OSTEOPOROSE
E OUTRAS DOENÇAS
OSTEOMETABÓLICAS

DIAGNÓSTICO E TRATAMENTO

Sociedade Brasileira de **Reumatologia**

OSTEOPOROSE
E OUTRAS DOENÇAS **OSTEOMETABÓLICAS**
DIAGNÓSTICO E TRATAMENTO

EDITORES
Marco Antonio A. da Rocha-Loures
Mariana Ortega Perez
Vera Lúcia Szejnfeld
Caio Moreira
Cristiano A. de Freitas Zerbini
Diogo Souza Domiciano

AMB
Associação Médica Brasileira

manole
editora

Editora: Eliane Usui
Projeto gráfico: Departamento Editorial da Editora Manole
Editoração eletrônica: HiDesign Estúdio
Ilustrações: HiDesign Estúdio
Capa: Ricardo Yoshiaki Nitta Rodrigues
Imagem de capa: freepik.com

CIP-BRASIL. CATALOGAÇÃO NA PUBLICAÇÃO
SINDICATO NACIONAL DOS EDITORES DE LIVROS, RJ

O94

Osteoporose e outras doenças osteometabólicas : diagnóstico e tratamento / editores Marco Antonio Araújo da Rocha-Loures ... [et al.]. - 1. ed. - Barueri [SP] : Manole, 2024.

Inclui bibliografia e índice
ISBN 9788520456774

1. Reumatologia. 2. Distúrbios do metabolismo dos ossos. I. Rocha-Loures, Marco Antonio Araújo da.

CDD: 616.71
24-93443 CDU: 616-002.77

Meri Gleice Rodrigues de Souza - Bibliotecária - CRB-7/6439

Direitos adquiridos pela:
Editora Manole Ltda.
Alameda Rio Negro, 967 – cj 717
Tamboré – Barueri/SP
CEP 06454-000
Tel.: (11) 4196-6000
www.manole.com.br | https://atendimento.manole.com.br

Impresso no Brasil | *Printed in Brazil*

Sobre os Editores

MARCO ANTONIO ARAÚJO DA ROCHA-LOURES

Doutor pela Universidade Estadual de Maringá. Membro da Comissão de Osteometabolismo e Osteoporose da Sociedade Brasileira de Reumatologia (SBR) (2022-2024). Presidente da Sociedade Paranaense de Reumatologia (2015-2019). Presidente da SBR (2022-2024).

MARIANA ORTEGA PEREZ

Reumatologista e Doutora pelo Serviço de Reumatologia do Hospital das Clínicas da Faculdade de Medicina da Universidade de São Paulo (HCFMUSP). Coordenadora da Comissão de Osteoporose e Doenças Osteometabólicas da Sociedade Brasileira de Reumatologia (SBR) (2022-2024). Reumatologista e Diretora da Imuno Brasil.

VERA LÚCIA SZEJNFELD

Professora Doutora Adjunta da Disciplina de Reumatologia da Escola Paulista de Medicina da Universidade Federal de São Paulo (EPM/Unifesp). Coordenadora do Setor de Doenças Osteometabólicas da EPM/Unifesp. Membro do Comitê de Osteometabolismo e Osteoporose da Sociedade Brasileira de Reumatologia (SBR) desde 2016 até o momento. Membro do Comitê de Osteoporose da FEBRASGO desde 2018 até o momento. Editora da revista *Conectividade Óssea* da Associação Brasileira de Avaliação Óssea e Osteometabolismo (ABRASSO).

CAIO MOREIRA

Membro Titular da Sociedade Brasileira de Reumatologia (SBR). Especialista em Parasitologia Médica pelo Instituto de Ciências Biológicas da Universidade Federal de Minas Gerais (UFMG). Presidente da SBR (2002-2004). Membro da Comissão de Doenças Osteometabólicas da SBR (2014-2016, 2017-2018, 2019-2020). Coeditor das obras *Noções Práticas de Reuma*tologia (Moreira C, Carvalho MAP. Belo Horizonte: Editora Health; 1996), *Reumatologia: Diagnóstico e Tratamento* (Moreira C, Carvalho MAP. 2ª edição. Rio de Janeiro: Medsi; 2001), *Reumatologia Essencial* (Moreira C, Castelar Pinheiro GC, Marques Neto JF. Rio de Janeiro: Editora Guanabara Koogan; 2009), *Livro da Sociedade Brasileira de Reumatologia* [Shinjo SK, Moreira C e editores associados. Barueri: Editora Manole; 2021 (2ª edição) e 2023 (3ª edição)] e *Osteoporose e outras Doenças Osteometabólicas* [Barueri: Editora Manole; 2024 (1ª edição)].

CRISTIANO AUGUSTO DE FREITAS ZERBINI

Livre-docente em Reumatologia pela Faculdade de Medicina de Ribeirão Preto da Universidade de São Paulo (FMRP-USP). Diretor do Centro Paulista de Investigação Clínica.

DIOGO SOUZA DOMICIANO

Médico Assistente Doutor do Serviço de Reumatologia do Hospital das Clínicas da Faculdade de Medicina da Universidade de São Paulo (HCFMUSP). Responsável pelo Laboratório de Metabolismo Ósseo da Disciplina de Reumatologia da FMUSP (LIM-17). Assessor Médico do Setor de Densitometria Óssea do Grupo Fleury. Membro da Comissão de Osteoporose e Doenças Osteometabólicas da Sociedade Brasileira de Reumatologia (SBR) (2022-2024). Membro do Departamento de Densitometria Óssea da Associação Brasileira de Avaliação Óssea e Osteometabolismo (ABRASSO) desde 2016. Diretor Científico da ABRASSO na gestão 2024-2026.

Sobre os autores

ALEX ROCHA BERNARDES DA SILVA

Residência e Mestrado em Reumatologia pela Universidade Federal de São Paulo (UNIFESP). Professor da Disciplina de Reumatologia da Universidade Santo Amaro (UNISA).

ANA CLARA RIBEIRO GAZETA

Graduada pela Universidade Estadual de Campinas (UNICAMP). Residência Médica no Hospital do Servidor Público Estadual de São Paulo – FMO. Doutoranda com ênfase em Osteometabolismo na Universidade Federal de São Paulo (UNIFESP). Médica Assistente na Faculdade de Medicina do ABC do Ambulatório de Reumatologia.

ANDRÉ MARUN LYRIO

Especialista em Reumatologia pela Sociedade Brasileira de Reumatologia (SBR). Certificação em área de atuação de Densitometria Óssea pelo Colégio Brasileiro de Radiologia (CBR). Professor de Reumatologia da Pontifícia Universidade Católica de Campinas (PUC-Campinas). Supervisor da Residência de Reumatologia da PUC-Campinas. Membro da Comissão de Tecnologia da Informação da Sociedade Paulista de Reumatologia, das Comissões de Artrite Psoriásica e de Doenças Osteometabólicas e Osteoporose da Sociedade Brasileira de Reumatologia (SBR), do Conselho Editorial da *Revista Paulista de Reumatologia*, do Group for Research and Assessment of Psoriasis and Psoriatic Arthritis (GRAPPA) e do Comitê Executivo do Young Panamerican League of Associations for Rheumatology (PANLAR jovem).

ANDRÉ SILVA FRANCO

Médico Assistente do Serviço de Reumatologia do Hospital das Clínicas da Faculdade de Medicina da USP (HCFMUSP). Especialista em Reumatologia pela Sociedade Brasileira de Reumatologia/Associação Médica Brasileira (SBR/AMB) e em Densitometria pelo Colégio Brasileiro de Radiologia/Associação Médica Brasileira (CBR/AMB). Membro da Comissão de Osteoporose e Doenças Osteometabólicas da SBR.

CAIO MOREIRA

Membro Titular da Sociedade Brasileira de Reumatologia (SBR). Especialista em Parasitologia Médica pelo Instituto de Ciências Biológicas da Universidade Federal de Minas Gerais (UFMG). Presidente da SBR (2002-2004). Membro da Comissão de Doenças Osteometabólicas da SBR (2014-2016, 2017-2018, 2019-2020). Coeditor das obras *Noções Práticas de Reuma*tologia (Moreira C, Carvalho MAP. Belo Horizonte: Editora Health; 1996), *Reumatologia: Diagnóstico e Tratamento* (Moreira C, Carvalho MAP. 2ª edição. Rio de Janeiro: Medsi; 2001), *Reumatologia Essencial* (Moreira C, Castelar Pinheiro GC, Marques Neto JF. Rio de Janeiro: Editora Guanabara Koogan; 2009), *Livro da Sociedade Brasileira de Reumatologia* [Shinjo SK, Moreira C e editores associados. Barueri: Editora Manole; 2021 (2ª edição) e 2023 (3ª edição)] e *Osteoporose e outras Doenças Osteometabólicas* [Barueri: Editora Manole; 2024 (1ª edição)].

CAMILA GUIMARÃES

Médica Assistente do Serviço de Reumatologia do Hospital das Clínicas da Universidade Federal de Goiás (UFG/EBSERH). Professora Efetiva da Faculdade de Medicina da Universidade de Rio Verde (UNIRV).

CAMILLE PINTO FIGUEIREDO

Graduada em Medicina pela Universidade do Estado do Pará (UEPA). Residência em Reumatologia pelo Hospital das Clínicas da Faculdade de Medicina da USP (HCFMUSP) e Doutora pela FMUSP. Pós-doutorado na Universidade Erlangen-Nuremberg e na FMUSP. Pesquisadora Colaboradora da FMUSP e Diretora Técnico-Científica da Imuno Brasil.

CHARLLES HELDAN DE MOURA CASTRO

Professor Adjunto de Reumatologia e Coordenador do Programa de Pós-graduação em Ciências da Saúde Aplicadas à Reumatologia da Disciplina de Reumatologia da Escola Paulista de Medicina/Universidade Federal de São Paulo (EPM/UNIFESP).

CRISTIANO AUGUSTO DE FREITAS ZERBINI

Livre-docente em Reumatologia pela Faculdade de Medicina de Ribeirão Preto da Universidade de São Paulo (FMRP-USP). Diretor do Centro Paulista de Investigação Clínica.

DANIELA GERENT PETRY PIOTTO

Reumatologista Pediatra. Membro da Sociedade Brasileira de Reumatologia (SBR). Professora Afiliada ao Departamento de Pediatria da Universidade Federal de São Paulo (UNIFESP).

DIOGO SOUZA DOMICIANO

Médico Assistente Doutor do Serviço de Reumatologia do Hospital das Clínicas da Faculdade de Medicina da Universidade de São Paulo (HCFMUSP). Responsável pelo Laboratório de Metabolismo Ósseo da Disciplina de Reumatologia da FMUSP (LIM-17). Assessor Médico do Setor de Densitometria Óssea do Grupo Fleury. Membro da Comissão de Osteoporose e Doenças Osteometabólicas da Sociedade Brasileira de Reumatologia (SBR) (2022-2024). Membro do Departamento de Densitometria Óssea da Associação Brasileira de Avaliação Óssea e Osteometabolismo (ABRASSO) desde 2016. Diretor Científico da ABRASSO na gestão 2024-2026.

ELAINE DE AZEVEDO

Médica Assistente Responsável pelo Setor de Doenças Osteometabólicas do Serviço de Reumatologia do Hospital do Servidor Público Estadual de São Paulo – FMO.

FELIPE MERCHAN FERRAZ GRIZZO

Graduado em Medicina, Mestre e Doutor em Ciências da Saúde pela Universidade Estadual de Maringá (UEM). Residência em Reumatologia pela Escola Paulista de Medicina/Universidade Federal de São Paulo (EPM/UNIFESP). Especialista em Reumatologia e em Área de Atuação em Densitometria Óssea pela Associação Médica Brasileira (AMB). Professor Adjunto da Disciplina de Reumatologia da UEM. Membro do Comitê de Doenças Osteometabólicas e Osteoporose da Sociedade Brasileira de Reumatologia (SBR). Membro do Departamento de Densitometria e Outros Métodos e do Programa de Controle de Qualidade em Densitometria Clínica (PROQUAD) da Associação Brasileira de Avaliação Óssea e Osteometabolismo (ABRASSO).

GLAUCE LEÃO LIMA

Médica Reumatologista pelo Instituto de Assistência Médica ao Servidor Público Estadual de São Paulo (IAMSPE). Especialista em Reumatologia pela Sociedade Brasileira de Reumatologia (SBR). Membro da Comissão Científica da SBR biênios 2020-2022 e 2022-2024. Doutora em Ciências Médicas pela Faculdade de Medicina da Universidade de São Paulo (FMUSP). Professora da Universidade Federal do Pará (UFPA) e do Centro Universitário do Pará (CESUPA).

JAQUELINE BARROS LOPES

Graduada em Medicina pela Universidade Federal do Mato Grosso. Residência em Reumatologia pelo Hospital das Clínicas da Faculdade de Medicina da Universidade de São Paulo (HCFMUSP). Doutora em Ciências pela FMUSP. Diretora de Desenvolvimento e Educação Médica do Imuno Brasil.

JOAQUIM IVO VASQUES DANTAS LANDIM

Reumatologista Preceptor do Hospital das Clínicas da Faculdade de Medicina da Universidade de São Paulo (FMUSP). Título de Especialista pela Sociedade Brasileira de Reumatologia (SBR).

JULIANE ALINE PAUPTIZ

Doutora em Ciências Médicas pela Faculdade de Medicina da Universidade de São Paulo (FMUSP). Médica Reumatologista na Secretaria Estadual de Saúde de Santa Catarina (SES/SC). Professora do Departamento de Clínica Médica da Universidade Federal de Santa Catarina (UFSC).

KETTY LYSIE LIBARDI LIRA MACHADO

Residência e Doutorado em Reumatologia pela Universidade de São Paulo (USP). Pós-doutorado pela Universidade Federal do Espírito Santo (UFES). Supervisora da Residência em Reumatologia do Hospital Universitário Cassiano Antonio Moraes (HUCAM-UFES).

LAURA CHRISTINA MARTINEZ COTRIM

Reumatologista pelo Hospital do Servidor Público Estadual de São Paulo. Mestre pela Escola Paulista de Medicina (EPM). Membro da Comissão da Sociedade Brasileira de Osteoporose e Doenças Osteometabólicas. Membro das Comissões da Sociedade Paulista de Reumatologia de Defesa Profissional e de Apoio ao Paciente.

LAURA MARIA CARVALHO DE MENDONÇA

Reumatologista pela Universidade Federal do Rio de Janeiro (UFRJ). Coordenadora do Núcleo de Prevenção de Fraturas por Osteoporose – UFRJ/HESFA. Densitometrista na DASA (CDPI Leblon/Mulher/MDX). Diretora Clínica da Osteolab Centro de Diagnóstico e Treinamento em Densitometria Óssea e Osteoporose. Membro do Comitê de Osteoporose da Sociedade Brasileira de Reumatologia (SBR). Coautora do PCDT de Osteoporose do Ministério da Saúde 2021. Representante da International Society for Clinical Densitometry (ISCD) para o Painel da América Latina.

LETÍCIA PLETSCH

Médica Residente do Serviço de Reumatologia do Hospital das Clínicas da Faculdade de Medicina da USP (HCFMUSP). Médica Internista pela FMUSP.

LEVI HIGINO JALES NETO

Graduado em Medicina pela Universidade Federal do Rio Grande do Norte (UFRN). Residência em Clínica e Reumatologia pela Universidade de São Paulo (USP). Título de Reumatologista e Membro da Sociedade Brasileira de Reumatologia (SBR). Título de Acupunturista pela Sociedade Médica Brasileira de Acupuntura (SMBA). Doutorado em Ciência do Sistema Musculoesquelético pela USP. Pós-doutorado pela USP. Chefe de Equipe da Reumatologia do Hospital São Camilo Santana e Hospital São Luiz do Morumbi. Pesquisador do Núcleo de Pesquisa do São Camilo.

LUCAS PEIXOTO SALES

Graduado em Nutrição pelo Centro Universitário das Faculdades Metropolitanas Unidas. Graduando em Medicina pela Faculdade das Américas. Especialista em Nutrigenômica e Nutrigenética pela Faculdade Unileya. Mestre e Doutor pela Faculdade de Medicina da Universidade de São Paulo (FMUSP).

LUCIANA PARENTE COSTA SEGURO

Assistente-doutora dos Ambulatórios de Doenças Osteometabólicas e de Lúpus Eritematoso Sistêmico do Hospital das Clínicas da Faculdade de Medicina da

Universidade de São Paulo (HCFMUSP). Membro da Comissão de Lúpus Eritematoso Sistêmico da Sociedade Brasileira de Reumatologia (SBR) e do Grupo Latino Americano de Estudos do Lúpus (GLADEL).

MAICON NUNES LOUREIRO

Graduado em Medicina pela Universidade Federal do Paraná. Especialista em Reumatologia pela Sociedade Brasileira de Reumatologia (SBR). Mestre em Desenvolvimento Regional na Universidade Tecnológica Federal do Paraná (UTFPR). Título de Densitometria Óssea pela Sociedade Brasileira de Densitometria Óssea (SBDens) e International Society for Clinical Densitometry (ISCD). Professor no curso de Medicina (Reumatologia) do Centro Universitário de Pato Branco (UNIDEP). Membro da Comissão de Mídias Sociais da Sociedade Paranaense de Reumatologia e da Comissão de Osteoporose da Sociedade Brasileira de Reumatologia (SBR).

MAILZE CAMPOS BEZERRA

Médica Reumatologista Doutora em Reumatologia pela Universidade de São Paulo (USP).

MARCELA MIGUENS CASTELAR PINHEIRO

Graduada pela Universidade Federal do Rio de Janeiro (UFRJ). Especialista em Clínica Médica e Reumatologia pela Universidade Federal de São Paulo (UNIFESP). Mestranda no Programa de Ciências da Saúde Aplicadas à Reumatologia da UNIFESP.

MARCELO DE MEDEIROS PINHEIRO

Assistente-doutor, Chefe do Setor de Espondiloartrites, Coordenador do Setor de Densitometria Óssea e Preceptor do Ambulatório de Doenças Osteometabólicas da Disciplina de Reumatologia da Escola Paulista de Medicina da Universidade Federal de São Paulo (EPM/UNIFESP). Membro da Comissão de Espondiloartrites da Sociedade Brasileira de Reumatologia (SBR) e do Assessment of Spondyloarthritis International Group (ASAS).

MARCO ANTONIO ARAÚJO DA ROCHA-LOURES

Doutor pela Universidade Estadual de Maringá. Membro da Comissão de Osteometabolismo e Osteoporose da Sociedade Brasileira de Reumatologia (SBR)

(2022-2024). Presidente da Sociedade Paranaense de Reumatologia (2015-2019). Presidente da SBR (2022-2024).

MARIA FERNANDA RESENDE GUIMARÃES

Mestre e Doutora em Medicina pela Universidade Federal de Minas Gerais (UFMG). Coordenadora do Ambulatório de Osteometabolismo do Hospital das Clínicas da UFMG. Presidente da Sociedade Mineira de Reumatologia (2022-2024). Membro da Comissão de Doenças Osteometabólicas da Sociedade Brasileira de Reumatologia (SBR). Secretária da Associação Brasileira de Avaliação Óssea e Osteometabolismo (ABRASSO) gestão 2022-2024.

MARIA ROBERTA MELO P. SOARES

Reumatologista. Membro da Comissão de Osteoporose da Sociedade Brasileira de Reumatologia (SBR). Mestre em Ciências da Saúde Aplicada à Reumatologia da Universidade Federal de São Paulo (UNIFESP). Preceptora responsável pelo Ambulatório de Osteoporose da Residência de Reumatologia do Hospital Universitário Lauro Wanderley da Universidade Federal da Paraíba (UFPB). Professora de Reumatologia na Faculdade de Medicina Nova Esperança (FAMENE).

MARIA TERESA TERRERI

Professora Associada do Departamento de Pediatria, Disciplina de Alergia, Imunologia Clínica e Reumatologia. Setor de Reumatologia Pediátrica da Universidade Federal de São Paulo (UNIFESP).

MARIANA ORTEGA PEREZ

Reumatologista e Doutora pelo Serviço de Reumatologia do Hospital das Clínicas da Faculdade de Medicina da Universidade de São Paulo (HCFMUSP). Coordenadora da Comissão de Osteoporose e Doenças Osteometabólicas da Sociedade Brasileira de Reumatologia (SBR) (2022-2024). Reumatologista e Diretora da Imuno Brasil.

MELISSA MARITI FRAGA

Assistente Doutora do Serviço de Reumatologia Pediátrica da Escola Paulista de Medicina da Universidade Federal de São Paulo (EPM/UNIFESP). Responsável pelo Ambulatório de Osteoporose Pediátrica e Dor Musculoesquelética

Pediátrica da EPM/UNIFESP. Responsável pelo Serviço de Reumatologia Pediátrica do Hospital Infantil Darcy Vargas-SP.

MURILLO DÓRIO

Reumatologista Doutor-Assistente do Hospital das Clínicas da Faculdade de Medicina da Universidade de São Paulo (HCFMUSP), do Hospital Sírio-Libanês e da Imuno Brasil. Membro das Comissões de Osteoartrite e Artrite Psoriásica da Sociedade Brasileira de Reumatologia (SBR).

NÁDIA EMI AIKAWA

Médica Assistente do Serviço de Reumatologia e da Unidade de Reumatologia Pediátrica do Instituto da Criança do Hospital das Clínicas da Faculdade de Medicina da Universidade de São Paulo (ICr-HCFMUSP). Especialista em Reumatologia Pediátrica pela Sociedade Brasileira de Pediatria/Associação Médica Brasileira (SBP/AMB).

NATALIA PEREIRA MACHADO

Assistente-doutora, Preceptora e Chefe do Ambulatório de Osteoporose e Espondiloartrites da Disciplina de Reumatologia da Universidade Federal do Paraná (UFPR). Membro da Comissão de Espondiloartrites da Sociedade Brasileira de Reumatologia (SBR).

OTÁVIO LOPES RIBEIRO FIOROTTO

Residente de Reumatologia no Hospital das Clínicas da Faculdade de Medicina da Universidade de São Paulo (HCFMUSP).

PEDRO PAULO DE ALCANTARA PEDRO

Reumatologista. Mestre em Osteometabolismo pela Escola Paulista de Medicina da Universidade Federal de São Paulo (EPM/Unifesp). Professor Adjunto da Disciplina de Reumatologia do Centro Universitário São Camilo. Comissão de Osteoporose da Sociedade Brasileira de Reumatologia (SBR) (2020-2024). Fundador do Reumatize: Educação e Inovação em Reumatologia.

RODOLFO ANDRADE WEIDMANN

Médico Reumatologista pela Universidade Estadual de Londrina (UEL). Especialista pela Sociedade Brasileira de Reumatologia (SBR). Pós-graduando

(Doutorado) na Disciplina de Reumatologia do Hospital das Clínicas da Faculdade de Medicina da Universidade de São Paulo (HCFMUSP).

SEBASTIÃO CEZAR RADOMINSKI

Professor Adjunto de Reumatologia da Universidade Federal do Paraná (UFPR). Ex-presidente da Sociedade Brasileira de Reumatologia (2000-2002) e Ex-presidente da Associação Brasileira de Avaliação Óssea e Osteometabolismo (ABRASSO) (2013-2014).

THIAGO QUADRANTE FREITAS

Especialista em Reumatologia pela Sociedade Brasileira de Reumatologia (SBR). Médico Assistente Voluntário do Ambulatório de Doenças Osteometabólicas do Serviço de Reumatologia do Hospital das Clínicas da Faculdade de Medicina da Universidade de São Paulo (HCFMUSP) e Pós-graduando (Doutorado) em Osteometabolismo pela USP.

VERA LÚCIA SZEJNFELD

Professora Doutora Adjunta da Disciplina de Reumatologia da Escola Paulista de Medicina da Universidade Federal de São Paulo (EPM/Unifesp). Coordenadora do Setor de Doenças Osteometabólicas da EPM/Unifesp. Membro do Comitê de Osteometabolismo e Osteoporose da Sociedade Brasileira de Reumatologia (SBR) desde 2016 até o momento. Membro do Comitê de Osteoporose da FEBRASGO desde 2018 até o momento. Editora da revista *Conectividade Óssea* da Associação Brasileira de Avaliação Óssea e Osteometabolismo (ABRASSO).

YHASMIN OLIVEIRA GONDIM MORAES

Reumatologista Pediatra. Membro da Sociedade Brasileira de Reumatologia (SBR).

Sumário

Seção III – Tratamento

Seção IV – Situações especiais

Seção V – Outras doenças osteometabólicas

Apresentação

Ao celebrar 75 anos de compromisso com a conscientização das doenças reumáticas e a valorização do papel do reumatologista, a Sociedade Brasileira de Reumatologia (SBR) identificou a necessidade de oferecer orientações atualizadas a seus associados e demais médicos interessados sobre um tema de crucial importância na prática clínica: o diagnóstico e manejo da osteoporose e outras doenças osteometabólicas. Essa iniciativa da SBR se alinha ao cenário demográfico atual, em que países como o Brasil enfrentam um dos processos de envelhecimento populacional mais acelerados do mundo.

Com o aumento da longevidade, prevê-se uma escalada significativa nos custos associados a doenças crônicas, como a osteoporose, especialmente em países de baixa e média renda. Esse panorama intensifica as preocupações com a crescente incidência de osteoporose e das fraturas por fragilidade nessas populações. No Brasil, projeções indicam que, em 2050, o país contará com cerca de 34,3 milhões de pessoas com mais de 70 anos, o que poderá resultar em um aumento expressivo nos casos de fraturas relacionadas à osteoporose. Estima-se que o número anual de fraturas de quadril, atualmente em torno de 121.700, possa alcançar 160.000 até 2050. Além das fraturas em si, a osteoporose traz consigo complicações clínicas como dor crônica, deformidades, perda de mobilidade, piora da qualidade de vida e aumento da mortalidade. A gravidade dessa situação é exacerbada pelo subdiagnóstico e pelo tratamento inadequado da doença, um desafio global que torna essa questão ainda mais urgente.

Assim, esta obra se propõe a explorar com profundidade as diversas facetas da osteoporose, abrangendo desde a forma mais comum, que acomete mulheres na pós-menopausa, até aquelas que incidem sobre homens e crianças. Adentramos também o vasto território das causas secundárias de fragilidade óssea, que podem acometer cerca de 30% das mulheres na pós-menopausa, 40% a 50% das mulheres na pré-menopausa e 50% a 60% dos homens diagnosticados com osteoporose. Entre essas causas, destacam-se as associadas a doenças reumáticas inflamatórias crônicas, ao uso prolongado de glicocorticoides, à doença renal crônica e às cirurgias bariátricas.

Além disso, abordamos as principais ferramentas utilizadas no diagnóstico e no acompanhamento dos pacientes com essas doenças, incluindo exames laboratoriais, densitometria óssea, avaliação da composição corporal, escore trabecular ósseo (TBS), tomografia computadorizada quantitativa periférica de alta resolução (HR-pQCT), biópsia óssea e o cálculo da probabilidade de fratura por meio da ferramenta FRAX®. O tratamento da osteoporose foi delineado com base nas mais recentes diretrizes brasileiras e internacionais, priorizando a estratificação precisa do risco de fratura para a seleção do tratamento farmacológico mais eficaz, incluindo as terapias sequenciais e combinadas.

Cientes de que o universo do osteometabolismo transcende a osteoporose, esta obra também aborda, com a devida atenção e detalhamento, outras doenças osteometabólicas. Entre elas, a doença de Paget do osso, a osteogênese imperfeita, hipofosfatasia, osteomalácia e o hiperparatireoidismo encontram seu espaço nas páginas que seguem.

A Comissão de Doenças Osteometabólicas da Sociedade Brasileira de Reumatologia (SBR), na gestão 2022-24, sob a liderança do Prof. Dr. Marco Antônio Araújo da Rocha-Loures e sua Diretoria, orgulha-se da distinção de ter sido escolhida para contribuir com esta primeira edição do livro *Osteoporose e outras Doenças Osteometabólicas*. Com gratidão, reconhecemos o esforço coletivo de todos os envolvidos nesta jornada, especialmente dos especialistas convidados que, com maestria, deram vida aos capítulos desta obra. Agradecemos à Editora Manole, representada brilhantemente pela diligente Editora Eliane Usui e sua competente Equipe, pelo profissionalismo desprendido, materializando perfeitamente nossas ideias. Almejamos que esta atualização, cuidadosamente elaborada pelos mais confiáveis formadores de opinião, seja uma fonte valiosa e inspiradora para todos que dela se aproximarem.

São Paulo, 29 de Agosto de 2024.
Os Editores

Prefácio
Prof. Dr. Marco Antonio Araújo da Rocha-Loures

A Sociedade Brasileira de Reumatologia (SBR) faz, neste ano de 2024, aniversário de 75 anos. Fundada em 15 de julho de 1949, por um grupo de médicos empreendedores, possui uma rica história de avanços na pesquisa, ensino e tratamento das doenças reumáticas. Nada melhor do que presentear nossa querida SBR com um livro sobre a osteoporose.

O objetivo de publicar o livro *Osteoporose e Outras Doenças Metabólicas – Diagnóstico e Tratamento*, idealizado pela Comissão de Osteoporose e Doenças Osteometabólicas da SBR e experts convidados, foi de atualizar o estudo de uma doença silenciosa, para que seja realizado mais precocemente o diagnóstico, com tratamento o mais cedo possível, evitando complicações indesejáveis.

Em 1822, Sir Astley Paston Cooper, cirurgião e anatomista britânico, comentou sobre uma associação observada entre ossos anormais e fraturas. A palavra "osteoporose" surgiu do médico patologista francês, nascido na Alemanha, Jean Georges Chretien Frederic Martin Lobstein, em 1830. Ele também descreveu um distúrbio conhecido hoje como osteogênese imperfeita tipo I, chamada também "doença de Lobstein". Em 1941, Fuller Albright, endocrinologista americano, relatou casos de mulheres com fraturas vertebrais após perda da função ovariana. O tratamento com estrogênio melhorou o equilíbrio do cálcio nessas mulheres e impediu a perda de altura.

Estima-se que cerca de 50% das mulheres e 20% dos homens com idade igual ou superior a 50 anos sofrerão uma fratura osteoporótica ao longo da vida.

Aproximadamente 5% dos indivíduos que apresentam fratura de quadril morrem durante a internação hospitalar, 12% morrem nos 3 meses subsequentes e 20% morrem no ano seguinte ao da fratura.

Essas estatísticas são de uma grande importância para aprofundar os estudos e diminuir a incidência e prevalência da doença.

Nesta primeira edição deste livro procuramos apresentar, nos capítulos, os assuntos mais abrangentes e mais atualizados da literatura do momento.

Enviamos nossos agradecimentos aos Editores, Mariana Ortega Perez, Vera Lúcia Szejnfeld, Caio Moreira, Cristiano Augusto de Freitas Zerbini e Diogo Souza Domiciano pela presteza e disponibilidade na elaboração da obra.

Aos autores dos capítulos, nosso reconhecimento pelas valiosas contribuições. Seremos sempre gratos aos vossos desprendimentos.

Agradecemos à Editora Manole pelo profissionalismo desprendido.

Agradecemos a Deus pela inspiração emanada.

Agradecemos aos colegas reumatologistas pela inspiração para realização desta obra.

Aproveitem todo o seu o conteúdo e que possamos auxiliar, cada dia mais, nossos pacientes.

"*A vida ideal consiste em ter bons amigos, bons livros e uma consciência sonolenta.*"
Mark Twain

Marco Antonio Araújo da Rocha-Loures
Presidente da Sociedade Brasileira de Reumatologia (biênio 2022-2024)

Prefácio
Prof. Dr. César Eduardo Fernandes

Quando da edição de um compêndio como este, *Osteoporose e Outras Doenças Osteometabólicas*, uma reflexão se faz imperiosa. Que lugar esta obra terá no contexto da literatura pregressa e atual que trata do mesmo assunto? Por quais razões? Afinal, temos hoje muito mais acessibilidade aos artigos científicos que outrora, em tempos não muito distantes. Sem os recursos tecnológicos atuais, não nos era possível obtê-los.

Entretanto, mister se faz reconhecer que os conteúdos da literatura médica oferecida nos periódicos científicos, em que pese a sua maior disponibilidade, são, muitas vezes, multidisciplinares, mesclando, em um mesmo artigo, aspectos diversos da doença em questão, desde as suas variantes clínicas, componentes genéticos e eficácia *versus* riscos da intervenção terapêutica, sem, no mais das vezes, ter como preocupação os aspectos educativos básicos de quem os acessa com propósitos de formação, quer no período de graduação, de especialização ou mesmo de pós-graduação. Ainda que esta abordagem possa enriquecer um artigo científico com grande contribuição para a comunidade acadêmica, muitas vezes, as informações neles contidas podem ser complexas e pouco assertivas para quem as busca com vistas ao aprendizado, ao aprimoramento do conhecimento médico e, sobretudo, fazer uso das informações obtidas no exercício da prática clínica em cuidar de pacientes.

Essas razões consubstanciam a importância da edição de livros-texto, eletrônicos ou impressos. Publicações como esta constituem-se em alternativa eficaz e prática para que o médico, especialista ou não, se atualize sem que tenha de se perder em um emaranhado de artigos científicos pesquisados em periódicos, muitas vezes de compreensão difícil, sem objetividade e com conceitos eventualmente contraditórios. Obras-primas como esta vão, em muito, facilitar as vidas dos colegas que se veem à frente de pacientes de risco ou acometidos pela osteoporose, que, como se sabe, representa hoje um dos maiores problemas de saúde pública em todo o mundo. As fraturas ósseas dela decorrentes, em particular as do quadril, são causa importante de morbidade e mortalidade, com repercussões sociais e econômicas significativas para os pacientes em sua singularidade e para o sistema de saúde como um todo.

Portanto, o presente compêndio vem em bom tempo. Com entusiasmo e abnegação, associados à competência dos autores dos diferentes capítulos, chegamos à excelência da presente publicação. Cuidada com extremo zelo, possui um conteúdo abrangente, dividido em quatro seções: Seção 1 – Epidemiologia e etiopatogenia; Seção 2 – Diagnóstico e exames complementares; Seção 3 – Tratamento; e Seção 4 – Situações especiais. Assim, com base nos conhecimentos atualmente disponíveis, aborda desde os aspectos conceituais até os mecanismos complexos da etiopatogenia e fisiopatologia que sustentam os mecanismos de ação dos novos fármacos envolvidos na prevenção e tratamento da doença. Também se mostra primoroso na abordagem diagnóstica clínica e subsidiária, abarcando, inclusive, em capítulo específico, os testes genéticos atualmente referidos para a avaliação de osteoporose e das outras doenças osteometabólicas.

Estão de parabéns e devemos manifestar o nosso reconhecimento a todos quantos contribuíram para a excelência desta publicação. De outra parte e por uma questão de reconhecimento, quero destacar a brilhante atuação do atual presidente da Sociedade Brasileira de Reumatologia, Doutor Marco Antonio Araújo da Rocha-Loures, que se empenhou para viabilizar a realização deste importante lançamento. Vejo que não foram poupados esforços para que fosse entregue a cada um de nós essa valiosa edição de *Osteoporose e Outras Doenças Osteometabólicas.* Ademais, sou testemunha também da belíssima história, da competência e do comprometimento de cada um dos demais editores responsáveis pela consecução dessa obra, os doutores Mariana Ortega Perez, Vera Lúcia Szejnfeld, Caio Moreira, Cristiano Augusto de Freitas Zerbini e Diogo Souza Domiciano. Parabéns a todos!

Com base na qualidade e relevância desta publicação, quero, como presidente da Associação Médica Brasileira (AMB), registrar minha enorme admiração a todos que se envolveram na edição de tão importante obra para o acervo da literatura médica nacional e em prol de uma medicina de qualidade para a população brasileira.

Meu enorme respeito!

César Eduardo Fernandes
Professor Titular de Ginecologia da Faculdade de Medicina do ABC (FMABC)
Presidente da Associação Médica Brasileira (AMB)

Seção I

Epidemiologia e etiopatogenia

1

Introdução

Mariana Ortega Perez

DESTAQUES DO TEMA

- Osteoporose é uma doença esquelética sistêmica caracterizada por comprometimento da densidade mineral óssea e microarquitetura óssea.
- A principal causa de osteoporose é a pós-menopausa, porém, deve-se estar atento a possíveis causas secundárias.
- Pacientes com fratura por fragilidade, independente da densidade mineral óssea, devem receber uma estratégia medicamentosa antifratura.
- O tratamento da osteoporose, com agentes antirreabsortivos ou anabólicos, deve ser guiado pela estratificação de risco de fratura.

A osteoporose é uma doença esquelética sistêmica caracterizada pelo comprometimento da massa óssea e microarquitetura óssea, com risco elevado de fraturas por fragilidade. A osteoporose acomete sobretudo mulheres na pós-menopausa, no entanto, homens e pacientes mais jovens também podem ser acometidos.

A fratura por fragilidade é o pior desfecho da osteoporose, caracterizada por fratura de baixo impacto, classicamente em antebraço, úmero, quadril, costelas e vértebras. A fratura pode desencadear uma cascata de eventos dramáticos no paciente com osteoporose, como aumento da morbidade e mortalidade, número de internações, agudização de comorbidades prévias, risco de tromboembolismo venoso, dor crônica e incapacidade. Além disso, uma fratura aumenta o risco de refratura, especialmente nos primeiros 1-2 anos da primeira, o que chamamos de risco iminente de fratura.

Anualmente, ocorrem quase 9 milhões de fraturas por fragilidade em todo o mundo, o que corresponde a uma fratura a cada 3 segundos, especialmente na região do quadril. A estimativa mundial é de que existam cerca de 500 milhões de pessoas com osteoporose, e que uma em cada três mulheres com mais de 50 anos, e um em cada cinco homens com mais de 50 anos, apresentarão uma fratura por osteoporose.

Dados de uma coorte retrospectiva com 96.887 pacientes submetidos à cirurgia pós-fratura de quadril mostraram que apenas 28,5% dos pacientes receberam uma estratégia medicamentosa para osteoporose até 12 meses após a alta hospitalar, isto é, os pacientes sofreram uma fratura osteoporótica, foram submetidos ao tratamento cirúrgico, porém a maior parte deles não recebeu tratamento medicamentoso para osteoporose.

O estudo OFELY mostrou que a maioria das pacientes na pós-menopausa (61%) apresentou fratura por fragilidade com densitometria óssea fora da faixa de osteoporose. Do mesmo modo, um estudo de Siris et al. mostrou que a maior parte das pacientes que apresentaram fratura por fragilidade tinham uma densitometria óssea com *T-score* entre -1,0 e -2,0, ou seja, fora da faixa de osteoporose. Sendo assim, pacientes podem fraturar independentemente da densidade mineral óssea, por comprometimento da microarquitetura óssea, sendo imprescindível avaliar um conjunto de fatores de risco para perda óssea, que vão além da densidade mineral óssea, como: tabagismo atual, etilismo, artrite reumatoide, diabetes *mellitus*, uso de glicocorticoide e outras causas secundárias, isto é, fatores de risco que são contemplados pela ferramenta FRAX© (*Fracture Risk Assessement Tool*).

Desse modo, o grande desafio na prática médica é, sem dúvida, evitar a primeira fratura do paciente, realizando o diagnóstico e o tratamento precoces da osteoporose. Nesse contexto, há três cenários possíveis: 1) pacientes com osteoporose densitométrica, isto é, com *T-score* menor ou igual a -2,5 em pelo menos um dos sítios avaliados na densitometria óssea; 2) pacientes com fratura por fragilidade, independente do *status* densitométrico; 3) pacientes com osteopenia e com alto risco de fratura. Os três cenários de pacientes merecem uma estratégia medicamentosa especifica. A escolha da melhor estratégia medicamentosa, entre agentes antirreabsortivos (bisfosfonatos orais ou intravenoso, e denosumabe) ou anabólicos (teriparatida e romosozumabe) dependerá da estratificação de risco de fratura de cada paciente, dos sítios acometidos e das contraindicações de cada paciente.

Recentemente, houve avanços no acesso às medicações para osteoporose no Brasil, com a incorporação via SUS (Sistema Único de Saúde) e via saúde suplementar de ácido zoledrônico e romosozumabe. A escolha da melhor medicação para cada cenário passará pela estratégia *Treat to Target*, isto é, uma estratégia guiada por alvos e metas bem estabelecidos na osteoporose.

Este livro traz uma revisão do que há de mais atualizado na literatura sobre osteoporose e doenças osteometabólicas, desde as vias de sinalização óssea, fisiopatologia, diagnóstico, investigação, tratamento medicamentoso e não medicamentoso, até diagnósticos diferenciais, com uma abordagem centrada no paciente. Que a jornada pela osteoporose e metabolismo ósseo possa ser enriquecida por esta obra que foi cuidadosamente preparada, para o aprofundamento neste tema tão instigante, a fim de propiciar a entrega dos melhores desfechos aos pacientes com osteoporose.

BIBLIOGRAFIA

1. Reid IR, Billington EO. Drug therapy for osteoporosis in older adults. Lancet. 2022;399(10329):1080-92.
2. Siris ES, Chen YT, Abbott TA, Barrett-Connor E, Miller PD, Wehren LE, Berger ML. Bone mineral density thresholds for pharmacological intervention to prevent fractures. Arch Intern Med. 2004;164:1108-12.
3. Solomon DH, Johnston SS, Boytsov NN, McMorrow D, Lane JM, Krohn KD. Osteoporosis medication use after hip fracture in U.S. patients between 2002 and 2011. J Bone Miner Res. 2014;29:1929-37.
4. Sornay-Rendu E, Munoz F, Garnero P, Duboeuf F, Delmas PD. Identification of osteopenic women at high risk of fracture: The OFELY study. J Bone Miner Res. 2005;20:1813-9.
5. Walker MD, Shane E. Postmenopausal osteoporosis. N Engl J Med. 2023;389:1979-91.
6. Zerbini CA, Szejnfeld VL, Abergaria BH, McCloskey EV, Johansson H, Kanis JA. Incidence of hip fracture in Brazil and the development of a FRAX model. Arch Osteoporos. 2015;10:224.

2

Epidemiologia da osteoporose

Marcelo de Medeiros Pinheiro
Cristiano Augusto de Freitas Zerbini

DESTAQUES DO TEMA

- Envelhecimento populacional no Brasil e a osteoporose como problema de saúde pública.
- Incidência e prevalência de fraturas por fragilidade no Brasil.
- Dieta e fatores de risco para perda de massa óssea no Brasil.
- Fratura, mortalidade e análise de custos.

A osteoporose é definida como uma doença óssea caracterizada por baixa massa óssea e deterioração da microarquitetura do tecido ósseo com consequente aumento da fragilidade óssea e suscetibilidade a fraturas. A fratura associada à baixa massa óssea (fratura por fragilidade) é conceituada como a fratura decorrente de um trauma da mesma intensidade que uma queda da própria altura.

O risco de fratura por fragilidade aumenta no decorrer da vida com a diminuição substancial da densidade mineral óssea (DMO), o que acarreta uma maior taxa de morbidade e mortalidade especialmente em idosos. Estima-se que 40% das mulheres e 25% dos homens que estiverem vivos até os 80 anos de idade terão fratura de fêmur.

Dados do último censo populacional brasileiro (IBGE/2022) mostram que a população do país chegou a 203,1 milhões em 2022, com aumento de 6,5% em relação ao censo demográfico anterior, em 2020, representando um acréscimo de 12,3 milhões de pessoas. No período de 2010 a 2022, a taxa de crescimento anual da população do país foi de 0,52%. A população de idosos de 60 anos foi, no total, de 32.113.490 pessoas, sendo 17.887.737 (55,7%) mulheres e 14.225.753 (44,3%) homens. Com base nos dados do censo é possível obter um índice de envelhecimento que avalie comparativamente o aumento de idosos na população. Esse índice é calculado pela razão entre o grupo de pessoas de 65 anos ou mais de idade em relação à população de 0 a 14 anos. Assim, quanto maior o valor desse indicador, mais envelhecida é a população. No Brasil, esse índice chegou a 55,2 em 2022, indicando que há 55,2 pessoas com 65 anos ou mais para cada 100 crianças de 0 a 14 anos. Em 2010, o índice de envelhecimento era menor, correspondendo a 30,7. O envelhecimento da população brasileira mostra que a prevalência e a incidência de fraturas tendem a aumentar progressivamente nos próximos anos, o que pode acarretar uma grande sobrecarga econômica para o sistema de saúde pública.

As fraturas por fragilidade foram avaliadas como um grave problema de saúde pública no início dos anos 90 pela Organização Mundial da Saúde (OMS), que elaborou uma avaliação objetiva da massa óssea, por meio da densitometria (DXA), como método de rastreamento do risco de osteoporose e fraturas por fragilidade, para permitir o diagnóstico e a abordagem terapêutica.

A incidência de fraturas em uma comunidade varia com a faixa etária e tem distribuição bimodal. Em jovens, as fraturas de ossos longos predominam e estão associadas a traumas maiores, como nos esportes. Nesse período da vida, jovens do sexo masculino são mais afetados que as mulheres. Por outro lado, após a idade de 35 anos, a incidência de fraturas por fragilidade ou baixo impacto aumenta gradativamente, com predominância nas mulheres e com maior predileção pela coluna vertebral, fêmur e punho.

Na América Latina, os estudos mostram prevalência de fratura de quadril de 4 a 36,2 por 10 mil pessoas. Com início na década dos anos 90, foram realizados estudos de epidemiologia da osteoporose e fraturas por fragilidade em amostragem representativa da população brasileira, assim como alguns fatores de risco associados, os quais serão apresentados em parte neste capítulo.

INCIDÊNCIA E PREVALÊNCIA

Alguns estudos regionais apontam para uma variação na incidência de fraturas em indivíduos acima de 50 anos (Tabela 1). As taxas de incidência anual de fratura de quadril nas cidades de Porto Alegre/RS, Sobral/CE e Fortaleza/CE, ajustadas para a idade, foram cerca de 4 vezes menores que as relatadas em populações caucasianas em outros locais do mundo. No entanto, em Marília/SP, a taxa de incidência anual foi mais elevada, especialmente entre as mulheres e naqueles com mais de 70 anos. Os estudos populacionais nessas cidades foram utilizados para o primeiro modelo da ferramenta FRAX® Brasil, como veremos no item "Fatores de risco".

TABELA 1 Incidência anual de fratura de quadril por 10 mil habitantes, acima de 50 anos de idade, no Brasil

Autor/ano	Região	Mulheres	Homens
Sisson de Castro JA, 1990-1992[8]	Porto Alegre/RS	20,2	10,5
Castro da Rocha FA, 1996-2000[9]	Sobral/CE	20,7	8,9
Silveira VAL, 2001-2002[10]	Fortaleza/CE	27,5	13
Komatsu R, 1994-1995[11]	Marília/SP	50	18,7

O BRAZOS (*The BRAZilian Osteoporosis Study*) foi o primeiro estudo epidemiológico realizado em amostra representativa de mulheres e homens brasileiros, com mais de 40 anos de idade, com o objetivo de estimar a prevalência e identificar os principais fatores clínicos de risco associados com fratura por baixo impacto e quedas recorrentes. Mais de 2.400 indivíduos (70% de mulheres), provenientes de todas as regiões do Brasil, incluindo população urbana e rural e de todas as classes socioeconômicas, foram avaliados por meio de entrevistas quantitativas, pessoais e domiciliares, de forma aleatória. Os principais resultados desse estudo populacional serão apresentados ao longo desse texto.

De acordo com os dados desse estudo, Pinheiro et al. demonstraram que a prevalência de fraturas por baixo impacto (úmero, fêmur, vértebra, antebraço e costelas) foi de 12,8% nos homens e de 15,1% nas mulheres.

Um estudo realizado na população geral do Rio Grande do Sul encontrou prevalência de fratura de 28,3%, com predomínio nos membros superiores e pés. A prevalência de fraturas, durante toda a vida, foi de 37,5% nos homens, principalmente decorrente da prática de esportes e em atividades de lazer, e de 21,3% nas mulheres, particularmente relacionada com quedas dentro de casa. É importante ressaltar que todas as fraturas foram incluídas no trabalho e não somente as de baixo impacto.

O LAVOS (*Latin American Vertebral Osteoporosis Study*) foi o primeiro estudo epidemiológico realizado na América Latina para avaliação de fraturas vertebrais morfométricas e os principais fatores de risco associados. Clark et al., ao avaliarem randomicamente 1.922 mulheres acima de 50 anos de idade, provenientes de cinco países da América Latina (Argentina, Brasil, Colômbia, México e Porto Rico), encontraram prevalência de fraturas vertebrais morfométricas (11,18; 95% IC 9,23-13,4), semelhante aos dados de Pequim-China e algumas regiões da Europa. Além disso, não houve diferença significativa entre os países, mas as deformidades vertebrais aumentaram com a idade (de 6,9% aos 50-59 anos para 27,8% naquelas com mais de 80 anos, $p < 0,001$). No Brasil, especificamente, a população estudada apresentou média de 14,8% de fraturas vertebrais morfométricas e de 23,8% de fraturas não vertebrais (excluindo-se pés, mãos e crânio, bem como aquelas decorrentes de acidentes ou traumas), incluindo quadril (2,5%).

Lopes et al., estudando 769 idosos da comunidade, verificaram prevalência semelhante das fraturas vertebrais morfométricas em mulheres (16,7%; IC95% 13,3-20,1), embora maior em homens (21,2%; IC95% 16,6-25,7).

Em uma grande coorte (SAPOS – *SAo Paulo Osteoporosis Study*) envolvendo mais de 4.000 mulheres na pré e pós-menopausa da área metropolitana da cidade de São Paulo, foi encontrada história de fraturas por fragilidade óssea em 11,5% dessa população, com média de idade do evento aos 65,5±10 anos. Fraturas vertebrais foram referidas por 6% das mulheres e as não vertebrais por 86%, incluindo úmero, antebraço, metacarpos, metatarsos, costelas e quadril. Fratura de fêmur foi relatada por 8% e história familiar de fratura de quadril, após os 50 anos de idade, em parentes de primeiro grau foi referida por 15% das mulheres, especialmente naquelas com fratura prévia ($p < 0,001$). Mais dados recentes sobre incidência de fratura de quadril podem ser vistos no item "Fatores de risco".

Pesquisadores da coorte *São Paulo Ageing and Health (SPAH) study* publicaram dados importantes sobre a incidência e prevalência de fraturas em uma população de idosos de baixa renda representativa da população brasileira. Um estudo transversal de prevalência de fraturas vertebrais radiográficas incluiu 943 idosos, 561 mulheres e 382 homens, dos quais foram obtidas radiografias das regiões torácica e lombar. A prevalência de fraturas vertebrais foi de 27,5% em mulheres e 31,8% em homens. Nesse estudo, idade e DMO do fêmur total foram fatores independentes para a predição de fratura vertebral no grupo de mulheres. Para o grupo de homens, a DMO do colo femoral foi um fator independente para a predição de fraturas vertebrais.

Um outro estudo, com base nessa coorte, teve como objetivo descrever a incidência e fatores de risco para fratura não vertebral (quadril, úmero proximal, costelas e antebraço). Foram incluídos cerca de 700 idosos (449 mulheres e 258 homens) seguidos por 4,3±0,8 anos. A incidência padronizada pela idade das fraturas não vertebrais foi de 1.562,3/100.000 pessoas-ano em mulheres e 632,8/100.000 pessoas-ano em homens. Em uma análise multivariada, idade, fratura não vertebral prévia e DMO do quadril total foram preditores de novas fraturas não vertebrais para o grupo de mulheres. Para o grupo de homens, o número limitado de eventos não permitiu análise dos fatores de predição.

BAIXA DENSIDADE ÓSSEA

Cerca de 30 a 40% das mulheres brancas na pós-menopausa apresentam osteoporose. A prevalência de osteopenia e osteoporose é bastante variável entre os estudos brasileiros, uma vez que possuem tamanho de amostra, critérios de elegibilidade e metodologias diferentes. Na maioria das vezes, esses trabalhos foram feitos em amostragens de conveniência e em populações de hospital terciário (Tabela 2).

O estudo SAPOS encontrou osteoporose em 33% das mulheres, de acordo com os achados da densitometria óssea. O estudo epidemiológico nacional BRAZOS mostrou que 6% da população geral adulta sabia ter o diagnóstico autorreferido de osteoporose. Porém, essa baixa prevalência não deve refletir a realidade, visto que a densitometria óssea não foi realizada. Além disso, houve elevada taxa de fraturas por baixo impacto. Assim, se utilizarmos a definição de osteoporose da Organização Mundial da Saúde, na qual o diagnóstico de osteoporose estabelecida pode ser feito na presença de fratura por baixo impacto, teríamos pelo menos 12,8% de osteoporose em homens e 15,1% em mulheres.

TABELA 2 Prevalência de baixa densidade óssea, de acordo com os estudos brasileiros

População	Osteopenia	Osteoporose	Autor
Pré-menopausa	22%	6%	Pinheiro et al.
Pós-menopausa	38 a 56,6%	14,7 a 43,4%	Lanzilotti et al.
	30%	33%	Pinheiro et al.
	33,6%	33,8%	Ragi-Eis et al.
Homens	44,6%	15,4%	Zerbini et al.
Idosos			
Homens	33,3 a 57,4%	6,4 a 16,1%	Rodrigues-Camargo et al.
Mulheres	36,6 a 56,5%	22,2 a 33,2%	

Na amostra brasileira do estudo epidemiológico LAVOS, mulheres recrutadas na região metropolitana de Vitória e Vila Velha/ES, por meio de planejamento amostral aleatorizado, foram identificadas 33,6% de mulheres com osteoporose e outros 33,8% com osteopenia, de acordo com os critérios densitométricos propostos pela Organização Mundial da Saúde, em 1994.

Martini et al., ao analisarem os dados do VIGITEL ("Vigilância de fatores de risco e proteção para doenças crônicas por inquérito telefônico", do Ministério da Saúde), descreveram a prevalência de osteoporose referida por 54.369 indivíduos adultos, de ambos os sexos, avaliados em todas as capitais e no Distrito Federal, bem como os principais fatores de risco e proteção associados. Em 2006, a frequência de osteoporose referida foi de 4,4%, predominantemente nas mulheres (7% vs. 1,3%). O relato de osteoporose aumentou significativamente com a idade (de 5,2% entre 45 e 54 anos para 32,7% nas mulheres acima de 65 anos). É importante salientar que os dados apresentados são aproximações de prevalência, pois foram baseados apenas no diagnóstico médico de osteoporose referido pelos indivíduos, representando muito mais o acesso aos serviços de saúde do que a prevalência real da enfermidade.

DIETA

O papel da ingestão deficiente de cálcio na etiopatogenia da osteoporose ainda não está bem estabelecido e é bastante controverso. No entanto, a correção da deficiência da ingestão de cálcio e vitamina D deve ser a primeira etapa em qualquer estratégia terapêutica ou de prevenção da doença, uma vez que é uma medida útil, segura, com boa tolerabilidade e de baixo custo. Atualmente, sabe-se que não apenas o cálcio, mas outros nutrientes também estão relacionados com a saúde óssea, em especial proteínas, fósforo, magnésio e outros.

Há pouco mais de uma década foram definidas a quantidade mínima e a ideal para o consumo diário desse elemento, com base no gênero, idade e momentos de maior necessidade ao longo da vida, como adolescência, lactação e climatério (Tabela 3). Homens idosos e mulheres com longo tempo de menopausa necessitam de maior ingestão de cálcio dietético, devido à piora da absorção intestinal e à diminuição da conservação renal do cálcio.

TABELA 3 Recomendações da ingestão dietética diária de cálcio, de acordo com a faixa etária

Idade	Cálcio (mg)
1-6 meses	210
7-12 meses	270
1-3 anos	500
4-8 anos	800
9-18 anos	1.300
18-50 anos	1.000
51-70 anos	1.200
> 70 anos	1.200-1.500

Fonte: Food and Nutrition Board, Institute of Medicine. Dietary Reference Intakes – AI (Adequate Intake), 1997.

No Brasil, diversos estudos apontam para o baixo consumo de cálcio em diferentes fases do desenvolvimento, especialmente durante a infância e adolescência, senilidade, gravidez e lactação, aumentando assim a chance de desenvolver osteoporose e fraturas. Aproximadamente 8 a 10% da variabilidade da densidade óssea vertebral pode ser atribuída aos fatores nutricionais, embora nenhum nutriente, isoladamente, seja de particular importância para predizer a massa óssea. É importante ressaltar que já existe validação para a avaliação da ingestão dietética de cálcio em nosso meio.

A média da ingestão diária de cálcio em adolescentes de São Paulo varia de 600 a 800 mg, aproximadamente, sem diferença significativa entre os gêneros e idade. Mais de 90% dos adolescentes possuem ingestão de cálcio abaixo da recomendada (1.300 mg/dia). Na fase do climatério e em mulheres com longo tempo após a menopausa, o consumo médio diário de cálcio não é diferente (600-700 mg). Em homens com idade acima de 50 anos, a ingestão de cálcio também está pelo menos 50% abaixo da recomendada.

O BRAZOS também avaliou o consumo dietético da população brasileira adulta e verificou que, de acordo com as recomendações diárias para cálcio (1.200 mg), vitamina D (10 µg), magnésio (350 mg para homens e 265 mg em mulheres), vitamina K (120 mg para homens e 90 mg em mulheres) e vitamina A (625 µg RAE para homens e 500 µg RAE em mulheres) (DRIs, 1997-2001), a ingestão média da população estava em níveis inferiores aos recomendados (Tabela 4). Em relação à proteína total (56 g/dia para homens e 46 g/dia para mulheres) e fósforo (780 mg/dia para homens e 580 mg/dia para mulheres), verificou-se consumo próximo aos valores recomendados. O consumo diário de cálcio e vitamina D, de acordo com a região do país, foi descrito no estudo BRAZOS.

TABELA 4 Ingestão diária de nutrientes relacionados à saúde óssea, de acordo com o sexo

	Homens	Mulheres
Energia (kcal)	1.591	1.203*
Proteína (g)	64	60*
Cálcio (mg)	403	422*
Fósforo (mg)	770	772
Magnésio (mg)	208	197*
Vitamina D (µg)	2,1	2,4*
Vitamina K (µg)	72	68
Vitamina A (µg RAE)	369	411

* $p < 0,05$ (teste t de Student). RAE: *Retinol Activity Equivalents.*

Em geral, acredita-se que países ensolarados e de menor latitude não apresentem deficiência de vitamina D. No entanto, recentemente, diversos trabalhos têm apontado para uma verdadeira "epidemia" de hipovitaminose D em todos os continentes, gêneros, faixas etárias e classes socioeconômicas. Em idosos não institucionalizados da cidade de São Paulo, também foi observada hipovitaminose D, principalmente no outono e inverno. A deficiência de vitamina D ocorreu em 15,4% dos pacientes, insuficiência em 41,9% e hiperparatireoidismo secundário em 55%. Achados semelhantes foram encontrados por Genaro et al. ao avaliarem mulheres na pós-menopausa com osteoporose.

Teoricamente, a suplementação de cálcio e vitamina D poderia minimizar os efeitos negativos da baixa ingestão diária desses micronutrientes e a elevada taxa de inadequação da vitamina D sobre a saúde óssea observada na população brasileira. No entanto, Pignotti et al., por meio de ensaio clínico controlado e randômico, envolvendo 64 mulheres na pós-menopausa com osteoporose, não conseguiram demonstrar benefício relevante da suplementação diária de 1.200 mg de carbonato de cálcio e 400 UI de colecalciferol sobre a concentração plasmática da vitamina D, após três meses de seguimento.

QUEDAS

Com o envelhecimento da população, as quedas têm apresentado impacto relevante na saúde pública. Em geral, cerca de 30% dos idosos caem a cada ano e quase metade deles tem eventos recorrentes. No entanto, a incidência de quedas é bastante variada e depende de vários aspectos da população estudada, como gênero, faixa etária, fatores genéticos, hábitos de vida e antecedentes pessoais. Os impactos individuais de cada um desses aspectos não estão ainda totalmente esclarecidos, mas podem ser cumulativos e aumentar o risco de consequências graves e trágicas na vida do idoso, em especial trauma cranioencefálico, hospitalização, institucionalização, fraturas e morte.

As quedas estão associadas com fraturas vertebrais e não vertebrais, especialmente de quadril, independentemente da densidade óssea. A combinação de fatores de risco, densidade óssea e quedas desempenha relevante papel na determinação do risco individual de fratura para cada paciente, bem como aumenta a sensibilidade e especificidade dos instrumentos de identificação de indivíduos com fratura em estudos populacionais. Atualmente, estratégias para a prevenção de fraturas por fragilidade óssea devem contemplar todos esses aspectos.

Os principais fatores de risco associados com quedas recorrentes estão enumerados no Quadro 1. Os principais fatores clínicos de risco associados com quedas em estudos brasileiros são demência, *delirium,* uso atual de bloqueadores de canal de cálcio, benzodiazepínicos, ambiente físico dentro de casa, idade avançada, consumo regular de bebidas alcoólicas, pior qualidade de vida, fratura prévia, diabete melito, menor consumo dietético de vitamina D e sedentarismo.

QUADRO 1 Principais fatores de risco associados com quedas

Sexo feminino	Fraqueza muscular	Deterioração cognitiva
Idade avançada	Uso de medicações psicotrópicas	Perigos dentro de casa
Baixo peso	Redução da velocidade da marcha	Ingestão de bebidas alcoólicas
Quedas anteriores	Sedentarismo	Doenças associadas (osteoarticulares, neuromusculares, depressão, incontinência urinária, diabetes *mellitus*)
Fratura prévia	Medo de cair	Pior qualidade de vida

Em idosos, a prevalência de quedas recorrentes no último ano pode variar de 10 a 40%. A prevalência de quedas, de acordo com estudos brasileiros, pode ser visualizada na Tabela 5.

TABELA 5 Prevalência de quedas em estudos brasileiros

Autor/ano	Cidade	Quedas nos últimos 12 meses	Quedas recorrentes no último ano
Chaimowicz, 2000	Belo Horizonte	17%	–
Perracini, 2002	São Paulo	29%	12%
Schwartz, 1999	São Paulo	29%	12,2%
Rozenfeld, 2003	Rio de Janeiro	37%	14%
Pinheiro, 2008	Brasil ▪ Homens ▪ Mulheres	 ▪ 27,1% ▪ 32,8%	 ▪ 15,5% ▪ 25,6%

Em geral, indivíduos da região Sul apresentavam menos quedas recorrentes do que aqueles das outras regiões. Homens provenientes de regiões rurais tinham significativamente mais quedas recorrentes do que aqueles da região metropolitana (16,3 e 13,1%, respectivamente). No entanto, esse achado não foi observado nas mulheres (24,5 e 25,5%, respectivamente).

No BRAZOS, a única enfermidade que se associou com maior risco de quedas e fraturas, em homens e mulheres, foi o diabete melito. Diversos mecanismos são apontados como responsáveis por esse achado, como neuropatia periférica, piora da função renal, controle glicêmico inadequado, hipoglicemia, fraqueza muscular relacionada ao diabete, deterioração da acuidade visual e auditiva e modificação da distribuição da composição corporal.

Um estudo realizado na coorte prospectiva *São Paulo Ageing & Health (SPAH) study* teve como objetivo estabelecer a possível relação de dados clínicos, parâmetros laboratoriais do metabolismo ósseo e da densidade óssea com o risco de queda em idosos. Um total de 705 idosos (448 mulheres e 257 homens) foram avaliados por meio de dados clínicos, DXA e testes laboratoriais do metabolismo ósseo em uma primeira visita e após 4,3 ± 0,8 anos. Participantes com quedas recorrentes (> 2 quedas no ano prévio da data da segunda avaliação) foram considerados caidores crônicos. Os resultados mostraram que a frequência de caidores crônicos foi de 16,5% e os fatores de risco para quedas recorrentes foram problemas visuais, uso de psicotrópicos, fratura clínica, 25OHD persistentemente baixa e diminuição da DMO do quadril total durante o estudo.

FATORES DE RISCO

A identificação precoce dos fatores de risco é a principal meta na introdução de estratégias efetivas de prevenção da osteoporose, bem como permite melhor compreensão da fisiopatologia da enfermidade. Os fatores de risco podem ser subdivididos em modificáveis e não modificáveis (Tabela 6).

TABELA 6 Fatores clínicos de risco associados com baixa densidade óssea e fratura por baixo impacto

Não modificáveis	Modificáveis
Idade avançada	Baixo peso
Raça branca	Corticoterapia prolongada*
Raça oriental	Tabagismo atual
Fratura prévia	Sedentarismo
História familiar de fratura	Consumo excessivo de bebidas alcoólicas e café
História familiar de osteoporose	Baixa ingestão de cálcio e baixo nível de vitamina D
Menor tempo de menacme ou hipoestrogenismo crônico	Fatores relacionados às quedas

*Dose maior que 5 mg/dia de prednisona ou equivalente por mais que 3 meses.

A observação dos fatores de risco em grandes coortes epidemiológicas permitiu a construção de instrumentos de análise para predição de fratura. O instrumento de análise mais utilizado em todo o mundo para analisar o risco de fratura é o algoritmo *online* de informática denominado FRAX® (*Fracture Risk Assessment Tool*), totalmente gratuito. Esse instrumento calcula o risco absoluto de fratura maior (quadril, úmero, radio e vertebral clínica) em 10 anos para mulheres e homens entre 40 e 90 anos de idade com base na epidemiologia de fraturas de quadril e mortalidade da população em cada país. O risco absoluto de fratura é calculado com base na idade, índice de massa corpórea e fatores clínicos de risco avaliados dicotomicamente (sim ou não), compreendendo fratura por fragilidade anterior, histórico familiar de fratura de quadril, fumo atual, uso de glicocorticoides, artrite reumatoide, outras causas de osteoporose secundária e consumo de álcool associados ou não ao resultado da densitometria óssea do quadril. Mais recentemente, fatores de risco adicionais foram incorporados ao FRAX®, denominando-se FRAX® Plus, incluindo o ajuste da ferramenta original pelo tipo de tratamento com medicações anabólicas e antirreabsortivas em pacientes expostos, detalhes sobre o uso de glicocorticosteroides, como dose e duração, e história de quedas, permitindo uma avaliação mais personalizada para a adequada tomada de decisão. No entanto, essa ferramenta tem custo financeiro para ser usada e ainda não foi validada plenamente em grandes e robustos estudos prospectivos.

O modelo FRAX® para o Brasil está disponível desde primeiro de maio de 2013 e seus resultados foram publicados em 2015. Na elaboração do modelo brasileiro do FRAX® foram utilizados dados de quatro estudos citados, que em conjunto calcularam a incidência de fratura de quadril no Brasil por idade e por 100.000 habitantes mostrada na Tabela 7.

TABELA 7 Incidência de fratura no Brasil com base nos estudos de quatro cidades

	Número de fraturas de quadril		População		Incidência por 100.000	
Idade	Homens	Mulheres	Homens	Mulheres	Homens	Mulheres
40-49	14	11	68.196	83.471	21	13
50-59	30	45	126.376	160.252	24	29
60-69	53	89	79.423	111.568	66	80
70-79	48	223	34.592	57.286	138	390
80-89	21	114	3.424	9.020	618	1.263
90+	3	21	297	953	1.144	2.252

Recentemente, um estudo para nova calibração do FRAX® modelo Brasil mostrou novos dados sobre a incidência da fratura de quadril no Brasil. O estudo observacional retrospectivo BRAVOS incluiu todos os pacientes com mais de 50 anos admitidos em hospitais por conta de fratura de quadril em três cidades brasileiras (Belém, Joinville e Vitória). Os dados foram obtidos pela análise dos prontuários médicos de 2010 a 2012. O estudo incluiu 1.025 fraturas de quadril, sendo 310 em homens e 715 em mulheres. Taxas de incidência não ajustada para a fratura de quadril foram de 103,3/100.000 habitantes; em homens, de 77,4/100.000 e em mulheres, de 125,2/100.000. A incidência padronizada para idade e sexo foi de 105,9 fraturas por 100.000 habitantes; 78,5/100.000 em homens e 130,6/100.000 em mulheres. Um gráfico mostrando a incidência de fraturas de quadril por idade observadas nesse estudo encontra-se na Figura 1. Belém, localizada na região equatorial, teve incidências menores do que Joinville e Vitória, as quais não mostraram diferenças significantes entre si. A insolação e a latitude com consequente melhora da produção de vitamina D podem ter tido papel importante na diferença da incidência de fraturas de quadril favorecendo Belém. O mesmo pode ser imputado a fatores étnicos, diversidade da ingestão alimentar e atividade física também favorecendo essa cidade.

A Associação Brasileira de Avaliação Óssea e Osteometabolismo (ABRASSO) incorporou a ferramenta FRAX® às diretrizes do *National Osteoporosis Guideline Group* (NOGG) para aumentar a acurácia para o manejo da osteoporose, uma vez que as recomendações podem orientar sobre a necessidade de iniciar o tratamento propriamente dito ou se há indicação de apenas monitorar ou aconselhar prevenção e mudanças do estilo de vida, de acordo com os limiares de intervenção baseados na estratificação de risco (baixo, intermediário e alto a muito alto). Em 2024, o FRAX® modificou o algoritmo com a inclusão de um modelo híbrido para estimar o risco absoluto de fratura de modo mais acurado e abrangente, sobretudo com relação ao risco de fratura em pacientes mais idosos, bem como para melhor individualizar o planejamento de tratamento, especialmente em pacientes com osteopenia e sem tratamento, mas com maior risco de fratura.

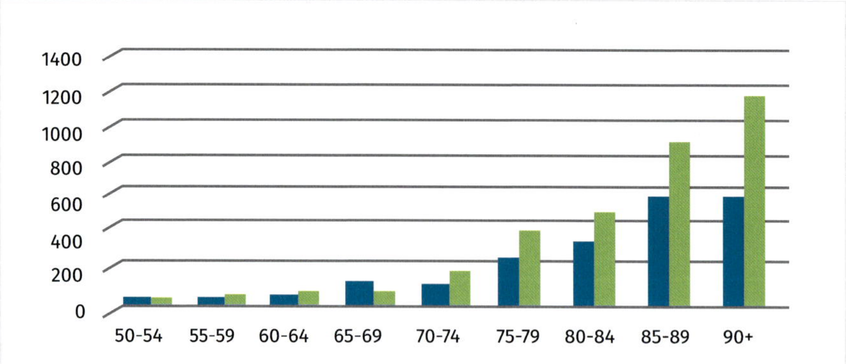

FIGURA 1 Incidência de fraturas de quadril em homens e mulheres brasileiros/100.000 habitantes em diferentes idades com base em 3 cidades. Homens em azul, mulheres em verde.

MORTALIDADE

Sabe-se que de 15 a 30% dos pacientes com fratura de fêmur morrem durante o primeiro ano após o evento, geralmente por complicações decorrentes da fratura – infecção, trombose venosa e úlceras de pressão – ou das doenças associadas, especialmente as cardiovasculares. Além disso, possuem maior risco de tornarem-se dependentes ou institucionalizados após a fratura. Pinheiro et al., em um estudo de coorte prospectivo com cinco anos de seguimento, demonstraram associação significativa entre baixa massa óssea e maior mortalidade geral e cardiovascular em mulheres idosas, independentemente da idade e de outros fatores de confusão, sugerindo relação inversa entre a calcificação vascular/aterosclerose e a osteogênese/osteoporose.

No primeiro ano após a fratura de quadril, a taxa de mortalidade geral, observada em estudo realizado no Rio de Janeiro, foi de 21,5%. A maioria das mortes (55,1%) ocorreu após a alta hospitalar, especialmente por eventos cardiovasculares e infecções. Fortes et al. mostraram que a taxa de mortalidade, após 6 meses de seguimento da fratura de quadril, foi de 23,2% em 56 idosos. Além disso, mostraram que somente 30% dos pacientes retornam às suas atividades prévias e 11,6% tornam-se completamente dependentes.

Em um estudo longitudinal e prospectivo da coorte *SPAH*, baixa densidade óssea e maior concentração plasmática do PTH foram fatores de risco independentes para mortalidade em 839 idosos residentes na comunidade. No período do estudo houve 132 mortes (15,7%) que foram comparadas com 707 indivíduos vivos.

Em idosos, os principais fatores relacionados com o maior risco de morte e piora da capacidade funcional, após a fratura de quadril, estão associados com o sexo masculino, idade avançada e pior capacidade funcional antes do evento, bem como maior número de comorbidades, sarcopenia e fenótipo frágil.

ANÁLISE DE CUSTOS

Os custos relacionados à osteoporose variam amplamente entre os diferentes países, não apenas devido a diferentes incidências da doença, mas também resultantes da ênfase dada à prevenção, hospitalização e tratamento. Por exemplo, no Canadá, em 2000, o custo anual da osteoporose foi estimado em torno de 250 milhões de dólares. No mesmo período, o custo nos Estados Unidos foi de cerca de 20 bilhões de dólares. No Reino Unido, verificou-se que o número de dias de internação hospitalar devido à fratura de quadril é maior do que o número de dias destinado ao infarto agudo do miocárdio, diabete melito e asma brônquica. No Brasil, esses valores também são bastante diferentes.

Em mulheres na pós-menopausa com osteoporose, a utilização de recursos e custos anuais para o tratamento da osteoporose foi de 775 dólares por paciente e os custos relacionados ao tratamento medicamentoso representaram 9% da renda familiar mensal.

Os custos diretos com a hospitalização relacionada à fratura de quadril por osteoporose em indivíduos com mais de 50 anos de idade e atendidos em hospital privado foi de 12 mil dólares, principalmente relacionados ao instrumental médico (61%). O impacto econômico anual dessas fraturas, para as companhias de planos de saúde, foi estimado em 6 milhões de dólares, aproximadamente. No cenário da América Latina, incluindo São Paulo, os custos diretos da fratura de quadril variaram de 4.500 a 6 mil dólares.

CONCLUSÃO

As evidências de estudos nacionais sobre fatores clínicos de risco para osteoporose, bem como desfechos de densidade óssea e fraturas por fragilidade com suas implicações, como acesso, custos e mortalidade, mostram um importante problema de saúde pública no Brasil, sobretudo em um país que envelhece e ainda não tem uma consistente estratégia para a instituição de medidas educativas e de prevenção, promoção e minimização do impacto da doença.

A estratificação do risco absoluto e relativo de fratura é uma abordagem interessante e que deveria ser implementada por todos os profissionais de saúde que lidam com a fragilidade óssea, a fim de que a melhor tomada de decisão seja implementada de forma mais acurada e individualizada, de acordo com as características dos brasileiros, incluindo ponderações étnicas, genéticas, ambientais e socioeconômicas.

BIBLIOGRAFIA

1. Albergaria BH, Zerbini CAF, Szejnfeld VL, et al. Um update fracture incidence rate for Brazil: the Brazilian Validation Osteoporosis Study (BRAVOS). Arch Osteoporos. 2022;17;224,1-9.
2. Araujo DV, Oliveira JH, Bracco OL. Cost of osteoporotic hip fracture in the Brazilian private health care system. Arq Bras Endocrinol Metabol. 2005;49(6);897-901.
3. Carvalho AM, Coutinho ES. Dementia as risk factor for severe bone fractures among the elderly. Rev Saúde Pública. 2002;36(4);448-54.
4. Castro da Rocha FA, Ribeiro AR. Low incidence of hip fractures in an equatorial area. Osteoporos Int. 2003;14(6);496-9.
5. Chaimowicz F, Ferreira TJ, Miguel DF. Use of psychoactive drugs and related falls among older people living in a community in Brazil. Rev Saúde Pública. 2000;34(6);631-5.
6. Clark P, Cons-Molina F, Deleze M, Ragi S, Haddock L, Zanchetta JR, et al. The prevalence of radiographic vertebral fractures in Latin American countries: the Latin American Vertebral Osteoporosis Study (LAVOS). Osteoporos Int. 2009;20(2);275-82.
7. Consensus Development Conference. Diagnosis, prophylaxis and treatment of osteoporosis. Am J Med. 1993;94:646-50.

8. Coutinho ES, Coeli CM. Accuracy of the probabilistic record linkage methodology to ascertain deaths in survival studies. Cad Saúde Pública 2006;22(10);2249-52.
9. Coutinho ESF, Silva SD. Medication as a risk factor for falls resulting in severe fractures in the elderly. Cad Saúde Pública. 2002;18(5);1359-66.
10. Domiciano DS, Machado LG, Figueiredo CP, Caparbo VF, Oliveira RM, Menezes PR, et al. Incidence and risk factors for osteoporotic non-vertebral fracture in low-income community-dwellng elderly: a population-based prospective cohort study in Brazil. The São Paulo Ageing and Health (SPAH) study. Osteoporos Int. 2021;Apr:32(4):747-57.
11. Domiciano DS, Machado LG, Lopes JB, Figueiredo CP, Caparbo VS, Oliveira RM, et al. Bone mineral density and para thyroid hormone as independent risk factors for mortality in community-dwelling older adults: a population-based prospective cohort study in Brazil. The São Paulo Ageing & Health (SPAH) study. J Bone Miner Res. 2016Jun;31(6):1146-57.
12. Fabrício SC, Rodrigues RA, Costa ML Jr. Falls among older adults seen at a São Paulo State public hospital: causes and consequences. Rev Saúde Pública. 2004;38(1);93-9.
13. Fortes EM, Raffaelli MP, Bracco OL, Takata ET, Reis FB, Santili C, et al. High morbid-mortability and reduced level of osteoporosis diagnosis among elderly people who had hip fractures in São Paulo City. Arq Bras Endocrinol Metabol. 2008;52(7);1106-14.
14. Furlaneto ME, Garcez-Leme LE. Delirium in elderly individuals with hip fracture: causes, incidence, prevalence, and risk factors. Clinics. 2006;61(1);35-40.
15. Garcia R, Leme MD, Garcez-Leme LE. Evolution of Brazilian elderly with hip fracture secondary to a fall. Clinics. 2006;61(6);539-44.
16. González-Rodríguez LA, Felici-Giovanini ME, Haddock L. Thyroid dysfunction in an adult female population: a population-based study of Latin American Vertebral Osteoporosis Study (LAVOS) – Puerto Rico site. P R Health Sci J. 2013 Jun:32(2):57-62.
17. Instituto Brasileiro de Geografia e Estatística (IBGE). Disponível em: https://www.ibge.gov.br.
18. Jaime PC, Latorre MR, Florindo AA, et al. Dietary intake of Brazilian black and white men and its relationship to the bone mineral density of the femoral neck. Sao Paulo Med J. 2006;124(5);267-70.
19. Juzwiak CR, Amâncio OM, Vitalle MS, Pinheiro MM, Szejnfeld VL. Body composition and nutritional profile of male adolescent tennis players. J Sports Sci. 2008;26(11);1209-11.
20. Kanis JA, on behalf of the World Health Organization Scientific Group.2008. Assessment of osteoporosis at the primary health-care level. Technical report. Who Collaborating Centre, University of Sheffeld, UK. Disponível em: http://www.shef.ac.uk/FRAX/index.
21. Komatsu RS, Ramos LR, Szejnfeld VL. Incidence of proximal femur fractures in Marilia, Brazil. J Nutr Health Aging. 2004;8(5);362-7.
22. Kowalski SC, Szenjfeld VL, Ferraz MB. Resource utilization in postmenopausal osteoporosis without incident fractures. J Rheumatol. 2004;31(5);938-42.
23. Lanzillotti HS, Lanzillotti RS, Trotte AP, et al. Osteoporosis in postmenopausal women, dietary calcium and other risk factors. Rev Nutr. 2003;16(2);181-93.
24. Lauritzen JB. Hip fractures: incidence, risk factors, energy absorption and prevention. Bone. 1996;18;565-75.
25. Lerner BR, Lei DLM, Chaves SP, et al. Consumption of calcium by adolescents from public schools em Osasco, São Paulo, Brazil. Rev Nutr. 2000;13(1);57-63.
26. Lopes JB, Danilevicius CF, Takayama L, Caparbo VF, Menezes PR, Scazufca M, et al. Prevalence and risk factors of radiographic vertebral fracture in Brazilian community-dwelling elderly. Osteoporos Int. 2011 Feb;22(2):711-9.
27. Machado KLLL, Domiciano DS, Machado LG, Lopes JB, Figueiredo CP, Takayama L, et al. Persistent hypovitaminosis D and loss of hip bone mineral density over time as additional risk factors for recurrent falls in a population-based prospective cohort of elderly persons living in the community. The São Paulo Ageing & Health (SPAH) Study. 2015 May;26(5):1535-42.
28. Martini LA, Moura EC, Santos LC, Malta DC, Pinheiro MM. Prevalência de diagnóstico auto-referido de osteoporose, Brasil, 2006. Rev Saúde Pública. 2009;43(Supl 2);107-16.
29. Montilla RNG, Marucci MFN, Aldrighi JM. Nutritional status and food intake assessment of climacterics women. Rev Assoc Med Bras. 2003;49(1);91-5.
30. Morales-Torres J, Gutierrez-Urena S; Osteoporosis Committee of Pan-American League of Associations for Rheumatology. The burden of osteoporosis in Latin America. Osteoporos Int. 2004;15(8);625-32.

31. Pereira GA, Genaro PS, Santos LC, Sarkis KS, Pinheiro MM, Szjenfeld VL, et al. Validation of a food frequency questionnaire for women with osteoporosis. J Nutr Health Aging. 2009;13(5);403-7.
32. Pereira GAP, Genaro PS, Pinheiro MM, Szejnfeld VL, Martini LA. Cálcio dietético: estratégias para otimizar o consumo. Rev Bras Reumatol. 2009;49(2);164-71.
33. Pignotti GA, Genaro PS, Pinheiro MM, Szejnfeld VL, Martini LA. Is a lower dose of vitamin D supplementation enough to increase 25(OH)D status in a sunny country? Eur J Nutr. 2009.
34. Pinheiro MM, Castro CM, Szejnfeld VL. Low femoral bone mineral density and quantitative ultrasound are risk factors for new osteoporotic fracture and total and cardiovascular mortality: a 5-year population-based study of brazilian elderly women. J Gerontol A Biol Sci Med Sci. 2006;61(2);196-203.
35. Pinheiro MM, Ciconelli RM, Martini LA, Ferraz MB. Clinical risk factors for osteoporotic fractures in brazilian women and men: The BRAZilian Osteoporosis Study (BRAZOS). Osteoporos Int. 2009;20(3);399-408.
36. Pinheiro MM, Ciconelli RM, Martini LA, Ferraz MB. Risk factors for recurrent falls among brazilian women and men: The Brazilian Osteoporosis Study (BRAZOS). Cad Saúde Pública. 2010;26(1);89-96.
37. Pinheiro MM, Jacques NO, Genaro PS, Ciconelli RM, Ferraz MB, Martini LA. Nutrient intakes related to osteoporotic fractures in Brazilian men and women – The Brazilian Osteoporosis Study (BRAZOS). Nutr J. 2009;8;6.
38. Pinheiro MM, Ragi-Eis S. Epidemiology of osteoporotic fractures in Brazil: what we have and what we need. Arq Bras Endocrinol Metabol. Arq Bras Endocrinol Metabol. 2010 Mar;54(2):164-70.
39. Pinheiro MM, Reis Neto ET, Yang JHK, Machado FS, Omura F, Szejnfeld J, et al. Risk factors for osteoporotic fractures and low bone density in pre and postmenopausal women: The SAo Paulo Osteoporosis Study (SAPOS). Rev Saude Publica. 2010 Jun;44(3):479-85.
40. Pinheiro MM. Mortalidade após fratura por osteoporose. Arq Bras Endocrinol Metabol. 2008;52(7);968-9.
41. Rodrigues Camargo MB, Cendoroglo MS, et al. Bone mineral density and osteoporosis among a predominantly Caucasian elderly population in the city of Sao Paulo, Brazil. Osteoporos Int. 2005;16(11);1451-60.
42. Santos LC, Martini LA, Cintra I P, Fisberg M. Relationship between calcium intake and body mass index in adolescents. Arch Latinoam Nutr. 2005;55(4);345-9.
43. Saraiva GL, Cendoroglo MS, Ramos LR, et al. Influence of ultraviolet radiation on the production of 25 hydroxyvitamin D in the elderly population in the city of Sao Paulo (23 o 34'S), Brazil. Osteoporos Int. 2005;16(12);1649-54.
44. Schwartz AV, Kelsey JL, Maggi S, et al. International variation in the incidence of hip fractures: cross--national project on osteoporosis for the World Health Organization Program for Research on Aging. Osteoporos Int. 1999;9(3);242-53.
45. Silva CC, Goldberg TB, Teixeira AS, Dalmas JC. Bone mineralization among male adolescents: critical years for bone mass gain. J Pediatr. (Rio J). 2004;80(6);461-7.
46. Silveira VA, Medeiros MM, Coelho-Filho JM, et al. Hip fracture incidence in an urban area in Northeast Brazil. Cad Saúde Pública. 2005;21(3);907-12.
47. Siqueira FV, Facchini LA, Hallal PC. The burden of fractures in Brazil: a population-based study. Bone. 2005;37(2);261-6.
48. Souza Genaro P, Paiva Pereira GA, Medeiros Pinheiro, Szejnfeld VL, Araújo Martini L. Relationship between nutrient intake and vitamin D status in osteoporotic women. Int J Vitam Nutr Res. 2007;77(6);376-81.
49. The European Prospective Osteoporosis Study (EPOS) Group. Incidence of vertebral fracture in Europe: results from the European Prospective Osteoporosis Study (EPOS). J Bone Miner Res. 2002;17;716-24.
50. Van Staa TP, Dennison EM, Leufkens HG, Cooper C. Epidemiology of fractures in England and Wales. Bone. 2001;29;517-22.
51. Vidal EI, Coeli CM, Pinheiro RS, Camargo KR Jr. Mortality within 1 year after hip fracture surgical repair in the elderly according to postoperative period: a probabilistic record linkage study in Brazil. Osteoporos Int. 2006;17(10);1569-76.
52. World Health Organization. Assessment of fracture risk and its application to screening for postmenopausal women. WHO Technical Report Series 843. Geneva: WHO; 1994.
53. Zerbini CA, Latorre MR, Jaime PC, et al. Bone mineral density in Brazilian men 50 years and older. Braz J Med Biol Res. 2000;33(12);1429-35.
54. Zerbini CAF, Szejnfeld VL, Abergaria BH, et al. Incidence of hip fracture in Brazil and the development of a FRAX model. Arch Osteoporos. 2015;10:224.

3

Etiologia e fisiopatologia da osteoporose

Charlles Heldan de Moura Castro
Diogo Souza Domiciano
Caio Moreira
Letícia Pletsch

DESTAQUES DO TEMA

- A osteoporose decorre do desequilíbrio entre os processos de reabsorção e formação óssea.
- Nos primeiros três a cinco anos após a menopausa há uma fase de perda óssea rápida associada à redução da produção de estrogênio.
- Os osteoclastos são responsáveis pela reabsorção óssea; sua diferenciação e atividade são estimuladas pela ação do RANKL sobre o seu receptor RANK e inibidas pela osteoprotegerina.
- Os osteoblastos são responsáveis pela formação óssea; sua diferenciação e atividade são induzidas pela ativação da via de sinalização Wnt/β-catenina e inibidas pela esclerostina e pela proteína dickkopf 1 (DKK-1).
- Os osteócitos, células mais abundantes no tecido ósseo, apresentam a função mecanossensorial e de coordenação da remodelação óssea.

O tecido ósseo é constantemente remodelado em processo finamente regulado, que inclui a reabsorção óssea pelos osteoclastos e a formação de novo tecido pelos osteoblastos. A remodelação óssea desempenha papel crucial para garantir a resistência mecânica e a capacidade de reparação do osso. A reabsorção óssea em humanos ocorre ao longo de quatro a seis semanas, enquanto a formação óssea se estende por um período aproximado de quatro a seis meses.

O equilíbrio entre a reabsorção e a formação óssea é essencial para manter a densidade óssea e a homeostase mineral.

MENOPAUSA E ENVELHECIMENTO

O desequilíbrio na remodelação óssea, com incremento da reabsorção óssea em relação à taxa de formação óssea, favorece o aparecimento de déficits estruturais que caracterizam a osteoporose (OP). Didaticamente, a OP pode ser classificada como primária ou secundária. Na osteoporose primaria, tanto a deficiência estrogênica (osteoporose da pós-menopausa) quanto o envelhecimento (osteoporose senil) parecem desempenhar papel fundamental na etiopatogênese da doença. Neste capítulo serão abordados os mecanismos etiopatogênicos primordiais da osteoporose.

OSTEOPOROSE DA PÓS-MENOPAUSA

Estrogênio, testosterona e hormônio da paratireoide (PTH) desempenham papéis vitais na renovação óssea, inibindo a degradação da matriz e estimulando a formação de novo tecido ósseo. O pico de massa óssea é alcançado entre os 25 e 30 anos de idade. A diminuição na produção de estrogênio após a menopausa associa-se a aumento da reabsorção óssea que não é adequadamente seguido pelo incremento da formação óssea. O desequilíbrio entre reabsorção e formação óssea resulta em rápida perda óssea nas mulheres, especialmente nos primeiros três a cinco anos após a menopausa. O processo é seguido por uma fase de perda óssea mais lenta, ao longo de 10 a 20 anos. Nos homens, por outro lado, ocorre redução mais gradual na densidade mineral óssea (DMO) com o envelhecimento. O envelhecimento também se associa à elevação dos níveis de PTH, parcialmente devido à insuficiência de vitamina D observada em idosos, o que favorece o processo de reabsorção óssea nesse grupo etário.

As alterações hormonais relacionadas à idade contribuem para perda óssea em homens e mulheres com mais de 60 anos e aumentam o risco de osteoporose. Especialmente em mulheres, o osso trabecular exibe afilamento das traves ósseas, enquanto o osso cortical apresenta redução na espessura e aumento na porosidade. Nos homens, a perda óssea tem sido principalmente relacionada à redução na formação óssea.

Além de estimular a reabsorção óssea, o PTH também é capaz de estimular a diferenciação e ativação dos osteoblastos. Esse efeito é observado quando das elevações intermitentes dos níveis séricos desse hormônio.

Fatores genéticos, idade, nível de atividade física, nutrição, presença de comorbidades, uso de medicamentos, tabagismo e índice de massa corpórea (IMC) influenciam de modo significativo a massa óssea e o risco de osteoporose. Um fator de proteção contra a OP é a maior massa corporal, que está associada a níveis mais elevados de estrogênio ao longo da vida, especialmente após a menopausa nas mulheres. A aromatase, expressa no tecido adiposo branco, é responsável pela conversão de androgênios de origem adrenal em estrógenos.

MECANISMOS CELULARES E MOLECULARES DA OSTEOPOROSE (FIGURA 1)

Osteoclastos

Células multinucleadas com capacidade de aderir à matriz óssea, os osteoclastos (OC) liberam enzimas relacionadas à osteólise e são responsáveis pela reabsorção óssea. São células de origem hematopoiética e diferenciam-se a partir de progenitor monocítico-macrofágico sob a ação do fator estimulador de colônias de monócitos/macrófagos (M-CSF) e pela ativação do receptor

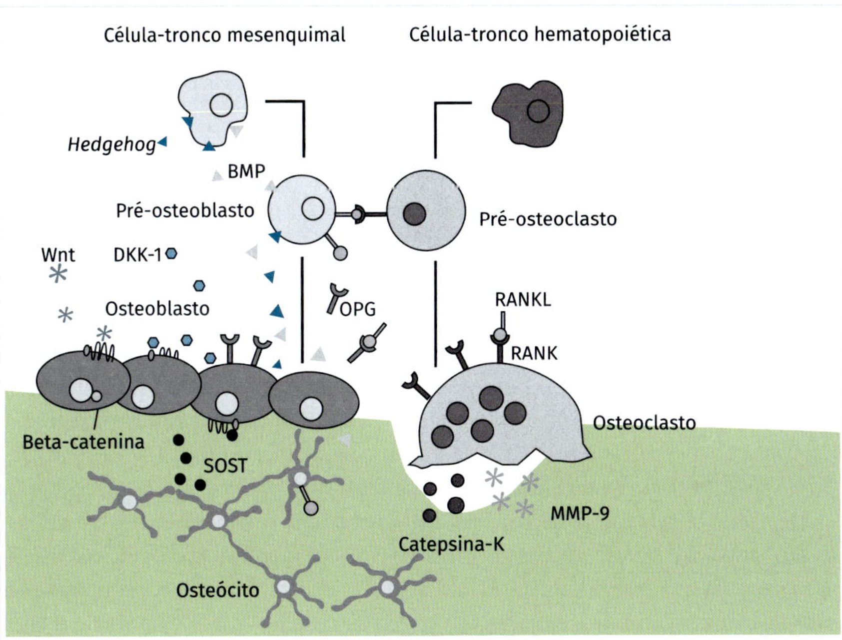

FIGURA 1 Mecanismos celulares e moleculares envolvidos na remodelação óssea.

BMP: proteína morfogenética do osso; DKK-1: *dickkopf* 1; MMP-9: metaloproteinase da matriz 9; OPG: osteoprotegerina; SOST: gene produtor da esclerostina.

Fonte: adaptada de Eastell R, O'Neill TW, Hofbauer LC, Langdahl B, Reid IR, Gold DT, et al. Postmenopausal osteoporosis. Nat Rev Dis Primers. 2016 Sep 29;2:16069.

ativador do fator nuclear kappa B (RANK) após a interação com seu ligante (RANKL). O RANKL, uma proteína transmembrana expressa por osteócitos, macrófagos, osteoblastos, células-tronco medulares e linfócitos T ativados, promove a fusão dos precursores e a ativação dos osteoclastos, além de inibir a sua apoptose. Com ação contrária, a osteoprotegerina (OPG), proteína solúvel secretada principalmente por osteoblastos e células estromais da medula óssea, atua como um receptor competitivo do RANKL, impedindo a sua ligação ao receptor RANK. Por esse mecanismo, a OPG impede a diferenciação dos osteoclastos e favorece a sua apoptose.

Além da via de sinalização RANKL/RANK/OPG, o PTH também exerce efeitos regulatórios sobre os osteoclastos. Sob ação do PTH, os osteoclastos apresentam aumento da secreção de ácido clorídrico, enzimas lisossômicas (p. ex., catepsina K) e de metaloproteinase da matriz 9 (MMP-9). A secreção dessas moléculas é fundamental para o processo de dissolução mineral e degradação da matriz óssea. O PTH também aumenta a expressão de RANKL pelos osteoblastos, contribuindo de forma indireta para proliferação e diferenciação dos osteoclastos.

Citocinas pró-inflamatórias tais como interleucina 1 (IL-1), interleucina 6 (IL-6) e o fator de necrose tumoral α (TNF-α) também modulam a função dos osteoclastos. O TNF-α é capaz de induzir a diferenciação dos precursores dos osteoclastos em osteoclastos maduros por três mecanismos principais. No primeiro deles, a presença da IL-1 induz o TNF-α a estimular a produção de M-CSF pelos osteoblastos. No segundo, o TNF-α estimula a expressão de RANKL pelos osteoblastos e células estromais da medula óssea. E, por fim, no terceiro, o TNF-α ativa diretamente a diferenciação dos precursores dos osteoclastos ao se ligar no receptor 1 do TNF (TNFR1), habitualmente presente nessas células.

Osteoblastos

Os osteoblastos (OB) são derivados de células-tronco mesenquimais pluripotentes e são responsáveis pela formação óssea, incluindo a síntese e secreção de proteínas da matriz extracelular óssea (p. ex., colágeno tipo I) e mineralização do fósforo inorgânico e dos íons de cálcio.

De modo similar aos osteoclastos, a diferenciação e a ativação dos osteoblastos são reguladas por diversas moléculas das vias de sinalização. Os efeitos osteoblastogênicos são exercidos por meio da regulação da atividade de proteínas e fatores de transcrição intracelulares. A via de sinalização Wnt/β-catenina e o fator de transcrição relacionado ao Runt2 (Runx2) merecem destaque especial entre os fatores que regulam a diferenciação e atividade das células de formação óssea.

De forma semelhante ao que ocorre com os osteoclastos, os osteoblastos e a osteogênese sofrem a interferência de citocinas pró-inflamatórias. Por exemplo, a interleucina 17A (IL-17A) reduz a expressão dos genes osteogênicos, alvos da via Wnt/β-catenina, induzindo perda óssea.

Além do papel na formação óssea, os osteoblastos regulam o processo de reabsorção através da secreção de OPG, M-CSF, da expressão do RANKL e da liberação de citocinas pró-inflamatórias, como a IL-1, IL-6 e o TGF-β.

Fundamental na homeostase esquelética, a via de sinalização Wnt/β-catenina é o regulador *master* do processo de formação óssea. As proteínas Wnt ligam-se ao receptor *Frizzled* e aos correceptores LRP5/6 (proteínas relacionadas a proteína de baixa densidade 5 e 6) expressos na membrana citoplasmática dos osteoblastos. A ativação dessas moléculas impede a degradação da proteína β-catenina e promove a sua translocação ao núcleo celular. Uma vez no núcleo, a β-catenina induz a expressão do fator de transcrição Runx2, o qual promove a expressão de genes relacionados à maturação e ativação de osteoblastos. Inibidores naturais da via de sinalização Wnt/β-catenina incluem as proteínas esclerostina (produto do gene SOST), secretada pelos osteócitos, e a *dickkopf 1* (DKK-1), secretada por osteoblastos e células estromais da medula. Proteínas solúveis, ambas esclerostina e DKK-1, ligam-se aos correceptores LRP5/6 e antagonizam os efeitos das proteínas Wnt.

Outras vias de sinalização importantes para a osteoblastogênese e osteogênese envolvem as proteínas morfogenéticas do osso (*bone morphogenetic proteins* – BMPs), pertencentes à superfamília do TGF-β (fator de transformação do crescimento β), e as proteínas *Hedgehog* (ouriço ou porco-espinho em português). Secretadas por osteoblastos (e por condrócitos da placa de crescimento, no caso particular das *Hedgehog*), essas proteínas sinalizadoras induzem a diferenciação das células-tronco mesenquimais em osteoblastos, por meio da ativação do fator de transcrição Runx2.

Osteócitos

Embebidos na matriz extracelular, os osteócitos diferenciam-se a partir dos osteoblastos e representam mais de 90% das células do tecido ósseo. Durante a diferenciação, os osteócitos desenvolvem projeções celulares dendríticas, formando uma rede de comunicação entre si e com os osteoblastos da superfície óssea.

Regulador *master* da homeostase óssea, o osteócito controla os processos de remodelação e de mineralização óssea. Isso ocorre através da secreção de moléculas ativadoras (p. ex., óxido nítrico e ATP) e inibidoras (esclerostina) da via osteogênica Wnt/β-catenina. O osteócito modula a reabsorção óssea através da expressão de mediadores que ativam (RANKL e o M-GSF) ou inibem (OPG e óxido nítrico) os osteoclastos. Além disso, a secreção do fator de crescimento derivado do fibroblasto 23 (FGF-23) pelos osteócitos auxilia na regulação da homeostase do fósforo.

Outra característica das células da linhagem osteocítica é a presença de mecanossensores de membrana celular, que lhes conferem a capacidade de traduzir estímulos mecânicos e coordenar as respostas de osteoblastos e osteoclastos, modelando o tecido ósseo conforme as demandas de carga.

Outras células da medula óssea

A adipogênese na medula óssea compete com a diferenciação das células-tronco mesenquimais em osteoblastos, sendo um dos mecanismos observados com a perda óssea associada ao envelhecimento. Os adipócitos maduros da medula óssea expressam RANKL, estimulando a osteoclastogênese e a reabsorção óssea. Além disso, eles também secretam adipocinas inibidoras da via Wnt/β-catenina, tais como a quemerina e a resistina, inibindo a osteoblastogênese e a formação óssea.

Por outro lado, a angiogênese na medula óssea associa-se à osteoblastogênese. Substâncias secretadas pelas células endoteliais, como o fator induzido pela hipóxia 1α (HIF-1α), são capazes de estimular ambas, a angiogênese e a osteogênese. A proteína SLIT-3, secretada pelos osteoblastos, também promove a neovascularização e a formação óssea. Estudos em murinos demonstraram que a proteína SLIT-3 recombinante promove o reparo de fraturas e inibe a perda óssea.

As principais moléculas envolvidas na homeostase óssea e suas funções são mostradas na Tabela 1.

TABELA 1 Principais moléculas e vias de sinalização envolvidas no metabolismo ósseo

Molécula/ via	Ações	Molécula/ via	Ações
M-CSF	Diferenciação de osteoclastos. Produzido por osteoblastos e osteócitos.	Wnt/β-catenina	Diferenciação e ativação de osteoblastos.
RANKL	Diferenciação e ativação de osteoclastos. Produzido por osteoblastos, osteócitos, células imunes.	Esclerostina	Antagonista da via Wnt/β-catenina. Produzida por osteócitos.
OPG	Receptor competitivo do RANKL. Produzida por osteoblastos, osteócitos, células estromais medulares.	DKK-1	Antagonista da via Wnt/β-catenina. Produzida por osteoblastos e células estromais medulares.

(continua)

TABELA 1 Principais moléculas e vias de sinalização envolvidas no metabolismo ósseo *(continuação)*

Molécula/ via	Ações	Molécula/ via	Ações
PTH	Secreção de catepsina-K e MMP-9. Estimula via RANKL/RANK. Diferenciação e ativação de osteoblastos.	Quemerina Resistina	Antagonistas da via Wnt/β-catenina. Produzidas por adipócitos da medula óssea.
IL-1, IL-6, TNF-α	Diferenciação e ativação de osteoclastos. Produzidos por osteoblastos, células imunes.	Hedgehog	Diferenciação de osteoblastos. Produzida por osteoblastos e condrócitos.
IL-17A	Modula negativamente a via Wnt/β-catenina.	BMP/TGF-β	Diferenciação de osteoblastos. Produzida por osteoblastos.
FGF-23	Homeostase do fósforo (efeito fosfatúrico) Produzido pelos osteócitos.	Estrogênio	Modula negativamente a via RANKL/RANK. Modula positivamente as vias Wnt/β-catenina e BMP. Aumenta OPG. Diminui citocinas inflamatórias.

BMP: proteína morfogenética do osso; DKK-1: *dickkopf* 1; FGF-23: fator de crescimento derivado do fibroblasto 23; IL-1: interleucina 1; IL-17A: interleucina 17A; IL-6: interleucina 6; M-CSF: fator estimulador de colônias de monócitos/macrófagos; MMP-9: metaloproteinase da matriz 9; OPG: osteoprotegerina; PTH: paratormônio; RANK: receptor ativador do fator nuclear kappa B; RANKL: ligante do receptor ativador do fator nuclear kappa B; SOST: gene produtor da esclerostina; TGF-β: fator de transformação do crescimento β; TNF-α: fator de necrose tumoral α.

Estrogênio – efeitos celulares e moleculares

Osteoclastos, osteoblastos e osteócitos expressam receptores de estrogênio alfa e beta (ERα e ERβ). Apesar de aumentar a expressão do RANKL em osteoblastos, o estrogênio reduz os efeitos intracelulares decorrentes da ativação da via RANKL/RANK. Desta forma, ao se ligar a receptores expressos na superfície de precursores do osteoclasto, o estrogênio reduz a diferenciação em osteoclastos maduros, ao tempo em que também induz o incremento da apoptose dessas células. Além disso, esse hormônio aumenta a expressão de OPG pelas células da linhagem osteoblástica e reduz a expressão de citocinas pró-inflamatórias (IL-1, IL-6, IL-17 e TNFα). Em conjunto, os efeitos do estrogênio sobre as células ósseas inibem a reabsorção óssea.

O estrogênio ainda estimula a diferenciação de osteoblastos e osteócitos e aumenta a sobrevida dessas células por meio da supressão da apoptose. Nos osteoblastos, o estrogênio também induz a produção e secreção das proteínas da matriz óssea. Esses efeitos ocorrem por intermédio da ativação das vias Wnt/β-catenina e BMP. Já nos osteócitos, o estrogênio inibe a produção de esclerostina. A deficiência estrogênica reduz a comunicação entre osteócitos e promove perda da função mecanossensorial dessas células.

Em cenário normal, o estrogênio é fundamental para estimular a formação óssea. Em situações de deficiência estrogênica, como visto na menopausa, observa-se significativo incremento da reabsorção óssea. Há aumento do número de precursores hematopoiéticos e da sua diferenciação em osteoclastos, além da redução da apoptose de osteoclastos maduros. Ademais, a deficiência de estrogênio e a perda óssea acelerada nos anos iniciais da pós-menopausa parecem induzir, em uma tentativa de compensação mecânica, o incremento da mineralização óssea secundária, aumentando o componente mineral ósseo em relação ao menacme.

OSTEOPOROSE SENIL

Processo de natureza multifatorial, o envelhecimento ou senescência é definido como a perda gradual, tempo-dependente, de várias funções somáticas, levando ao aumento da vulnerabilidade aos desafios ambientais e ao risco crescente de doenças e morte. O envelhecimento é o principal fator de risco para doenças como a osteoporose, aterosclerose, doenças neurodegenerativas (Parkinson e Alzheimer), diabetes *mellitus* tipo 2, osteoartrite, degeneração macular, glaucoma, perda auditiva e neoplasias. A OP promove o aparecimento de fraturas de baixo impacto nos idosos, e nessa população, a OP é denominada didaticamente como senil, estando mais associada ao processo do envelhecimento.

A perda óssea relacionada ao envelhecimento é resultado da redução no volume de osso formado por cada unidade básica multicelular do tecido ósseo. Embora não completamente elucidados, os mecanismos responsáveis pela redução na formação óssea envolvem a redução no número de osteoblastos, sua capacidade reduzida de formar matriz extracelular e a redução da sobrevida dessas células. O envelhecimento é acompanhado por uma diminuição no número de células-tronco mesenquimais que dão origem aos osteoblastos e na sua capacidade de diferenciação, resultando em diminuição da formação óssea. A redução da osteoblastogênese é acompanhada por um aumento na diferenciação das células-tronco mesenquimais em adipócitos, resultando em medula óssea infiltrada com gordura, fenômeno também observado com a deficiência estrogênica. Durante o envelhecimento também ocorre redução da diferenciação dos progenitores hematopoiéticos em osteoclastos, o que também diminui a reabsorção óssea. Entretanto, a reabsorção óssea diminui menos que a diminuição do volume ósseo formado pelos osteoblastos, resultando em um desequilíbrio que causa uma deterioração microestrutural, característica da osteoporose senil.

Alterações de mecanismos moleculares metabólicos e imunes no envelhecimento

O envelhecimento é um processo complexo marcado, pelo menos em parte, por alterações celulares e moleculares próprias, que incluem: senescência celular, aumento do estresse oxidativo, alterações dos mecanismos de autofagia, alterações epigenéticas, instabilidade genômica, desgaste dos telômeros, ações das sirtuinas, disfunção mitocondrial, exaustão de células-tronco e alteração da comunicação intercelular. Alterações da imunidade inata e adaptativa também são destaques do processo de envelhecimento que impactam na homeostase óssea (Figura 2).

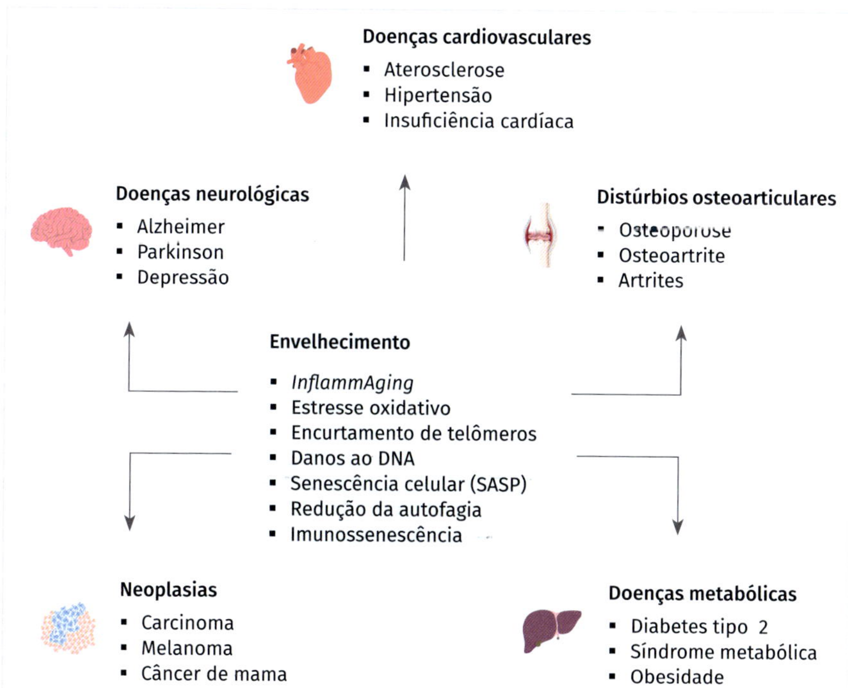

FIGURA 2 Múltiplos mecanismos de envelhecimento acelerado são encontrados de forma semelhante em doenças relacionadas à idade.

SASP: ***senescence-associated secretory phenotype*** – fenótipo secretor associado à senescência.

Fonte: Moreira C, modificado de Barbé-Tuana F, Funchal G, Schmitz CRR et al. The interplay between immunosenescence and age-related diseases. Semin Immunopathol. 2020;42:545-57.

Senescência celular

Induzida por vários tipos de estresse, a senescência celular refere-se a um processo que causa uma parada irreversível do ciclo celular, com alterações celulares distintas, incluindo mudanças profundas na expressão gênica, no metabolismo e organização da cromatina, bem como ativação e/ou reforço de vias antiapoptóticas e desenvolvimento de um secretoma pró-inflamatório, ou fenótipo secretor associado a senescência (*senescence-associated secretory phenotype* – SASP). As células senescentes e o fenótipo SASP podem pontualmente ter funções benéficas, como na regeneração de tecidos e na cicatrização de feridas. No entanto, quando as células senescentes se acumulam cronicamente em excesso nos tecidos, elas contribuem para o desenvolvimento de múltiplas doenças crônicas associadas à idade. O fenótipo patogênico SASP altera a homeostase tecidual, resultando na perda da capacidade de reparo e de regeneração tecidual. No fenótipo SASP, as células sintetizam e secretam excessivamente moléculas bioativas, que exercem efeito negativo sobre a homeostase tecidual. Foi demonstrado aumento significativo na proporção de osteócitos senescentes na cortical de ossos mais velhos em comparação com ossos jovens, e tal fenômeno contribui para perda óssea quantitativa e qualitativa, que ocorre no envelhecimento.

Vários mecanismos de sinalização intercelular têm sido implicados no fenótipo SASP. Destacamos as vesículas extracelulares, que fazem parte dessa rede de sinalização e desempenham um papel importante na comunicação entre as células ósseas e o sistema imune. As vesículas extracelulares secretadas pelas células senescentes são ricas em moléculas bioativas do fenótipo SASP, podem entrar no microambiente circulatório da medula óssea e modular a atividade de precursores dos osteoblastos, osteoclastos e osteócitos (Figura 3).

Aumento do estresse oxidativo

Aumento na expressão e secreção de espécies reativas, incluindo espécies reativas de oxigênio (ROS), espécies reativas de nitrogênio (RNS) e aldeídos lipídicos reativos, são observados com o avançar da idade. A maioria das ROS é gerada pelas mitocôndrias durante a fosforilação oxidativa. São moléculas instáveis, extremamente reativas e capazes de transformar outras moléculas. Fundamental para o desenvolvimento da OP, o aumento do estresse oxidativo induzido pelas ROS promove a apoptose de osteoblastos e inibe a via de sinalização Wnt/β-catenina, com consequente redução da osteoblastogênese.

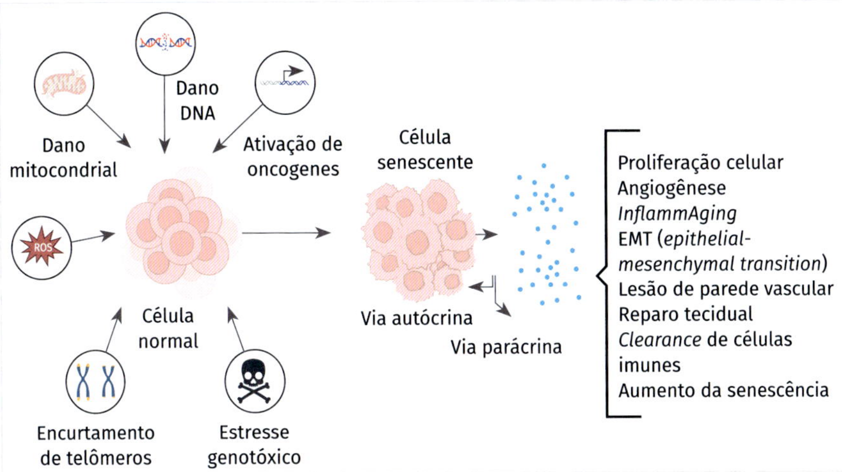

FIGURA 3 Vários agentes estressores desencadeiam a formação de células senescentes e a liberação de SASP, resultando em diferentes alterações patológicas e fisiológicas.
Fonte: Moreira C, modificado de Fan H, Qiao Z, Li J, Shang G, Shang C, Chen S, et al. Recent advances in senescence-associated secretory phenotype and osteoporosis. Heliyon. 2024 Feb 8;10(4): e25538.

Redução da autofagia

Virtualmente presente em todas as células, a autofagia é um processo que permite a remoção e reciclagem de proteínas e organelas danificadas. Com importante papel no controle de qualidade e na homeostase celular, a autofagia também pode ser induzida por vários estresses, como privação de nutrientes ou hipóxia, permitindo que a célula sobreviva até que melhorem as condições fisiológicas. No tecido ósseo, vários estudos demonstram que a autofagia está envolvida na sobrevivência, diferenciação e atividade de osteoblastos, osteócitos e osteoclastos. Uma redução da autofagia associada ao envelhecimento é observada em osteoblastos, osteoclastos e células-tronco hematopoiéticas, contribuindo significativamente para o desenvolvimento da OP. A modulação dos processos de autofagia surge como um promissor alvo farmacológico no tratamento da OP senil.

Alterações epigenéticas, instabilidade genômica, encurtamento dos telômeros e sirtuinas

Os telômeros são estruturas específicas posicionadas nas extremidades dos cromossomos que, juntamente com complexos proteicos específicos a eles ligados, fornecem proteção ao DNA e garantem a estabilidade genômica. Há evidências de que o encurtamento dos telômeros com a idade avançada está relacionado ao aumento do estresse oxidativo, contribuindo como fator epigenético para o desenvolvimento da OP.

A família das sirtuinas ou de proteínas desacetilases dependentes de NAD+ (dinucleotídeo de nicotinamida adenina), está associada com a longevidade e sua expressão reduz o desenvolvimento de doenças relacionadas à idade. Estudos mostraram que a Sirt1 em osteoblastos e osteoclastos estimula a formação óssea e inibe a reabsorção óssea, tornando-a potencial alvo terapêutico em doenças associadas à baixa massa óssea. Outros membros da família, notadamente Sirt3, Sirt6 e Sirt7, também são associados com alterações esqueléticas. Os distúrbios na produção dessas proteínas estão associados ao surgimento da OP senil.

Alterações no sistema imunológico

O envelhecimento está associado a alterações significativas na imunidade inata e adaptativa, que resultam na indução de um estado crônico de ativação imune (Figura 4). Alterações na função dos macrófagos durante o envelhecimento parecem ter papel importante na perda óssea, por exemplo: alteração na polarização de macrófagos durante o envelhecimento (aumento da diferenciação preferencialmente para o subtipo M1, classicamente pró-inflamatório, em lugar do M2, anti-inflamatório), promove a perda do equilíbrio entre formação e reabsorção óssea, com consequente perda de massa óssea; além disso, os macrófagos sofrem influência das células senescentes na medula óssea em processo que conduz à redução da osteoblastogênese.

O envelhecimento também está associado à alteração funcional das células T e da sua expressão de TNFα e RANKL, com implicações para a reabsorção óssea. A deficiência estrogênica promove a ativação das células T, que podem produzir citocinas, particularmente TNFα e interleucina 1 (IL-1), estimulando a atividade dos osteoclastos e inibindo os osteoblastos.

A remodelação óssea com o envelhecimento

Dados epidemiológicos mostram que após a quarta década ocorre o início do desbalanço na remodelação, favorecendo a reabsorção óssea em detrimento da formação de osso novo, fenômeno observado em ambos os sexos, embora mais intenso nas mulheres após a menopausa. A redução do número e da atividade de osteoblastos faz com que o preenchimento das cavidades de reabsorção seja efetuada em um tempo maior que o usual, e o resultado é a perda óssea. Além da perda quantitativa, há ainda deterioração da qualidade óssea, com consequente redução da resistência desse tecido.

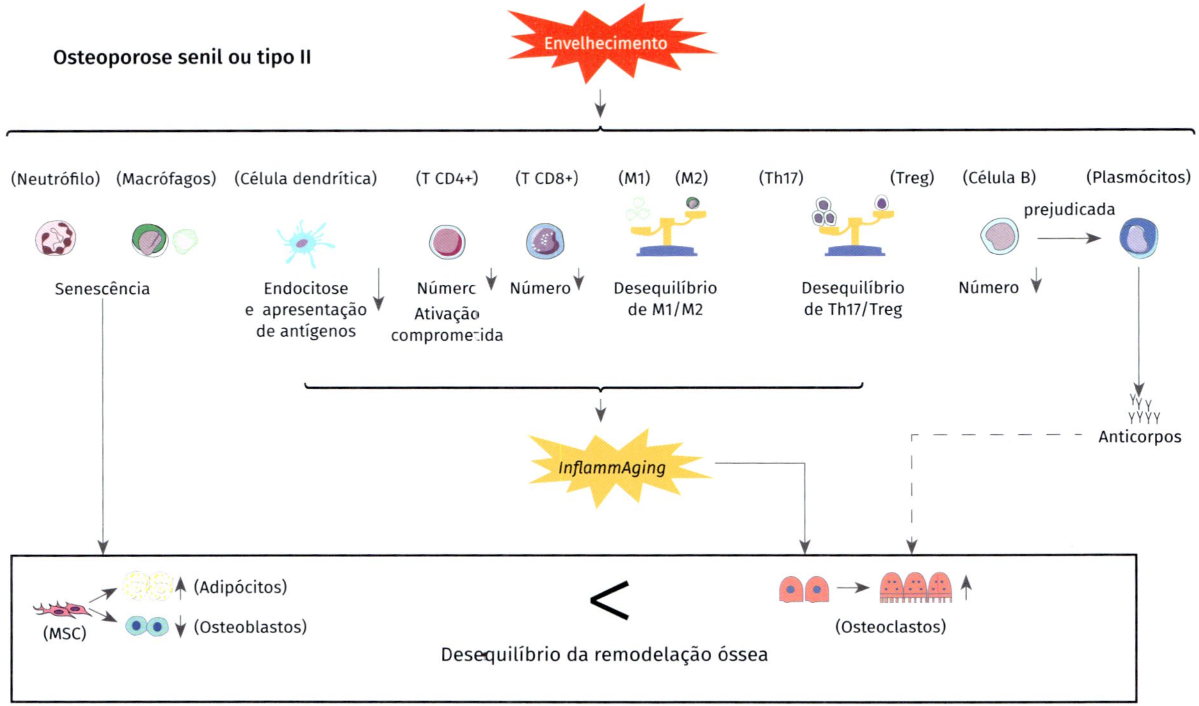

FIGURA 4 A osteoporose senil pode ser considerada uma doença com remodelação óssea reduzida. O envelhecimento se associa a incremento da imunosenescência com desequilíbrio da remodelação óssea causado por redução da diferenciação das células-tronco mesenquimais (MSC – *mesenchymal stem cells*) em osteoblastos com aumento paralelo da adipogênese.

Fonte: Moreira C, modificado de Zhang W, Gao R, Rong X, Zhu S, Cui Y, Liu H, et al. Immunoporosis: role of immune system in the pathophysiology of different types of osteoporosis. Front Endocrinol (Lausanne).2022 Sep 6;13:965258.

Fatores contribuintes para perda óssea associada ao envelhecimento

Muitos fatores, genéticos e ambientais, colaboram para a aceleração do desacoplamento do ciclo de remodelação óssea e das alterações da microarquitetura óssea observadas durante o envelhecimento. Destacam-se: a diminuição da viabilidade dos osteócitos, baixo pico de massa óssea atingido na juventude, disfunção renal, disbiose intestinal, redução dos hormônios sexuais, balanço negativo de cálcio, baixo peso e baixo índice de massa corporal, sedentarismo, obesidade, perda da massa muscular (com risco aumentado de quedas), déficits visuais, tabagismo, etilismo e a presença de comorbidades.

Fatores genéticos

A osteoporose tem sido reconhecida como doença de herança poligênica. O determinante genético é responsável por 50-85% da variação normal da DMO. Os estudos de associação genômica identificaram cerca de 100 *loci* associados à DMO e outras variáveis relacionadas à resistência óssea e ao risco de fratura.

InflammAging

Estado inflamatório de baixo grau, denominado *"InflammAging"*, com produção excessiva de citocinas pró-inflamatórias como IL-6, IL-1β e TNFα, é um contribuinte crucial para a deterioração da saúde óssea no envelhecimento.

Disbiose intestinal

Um desequilíbrio na microbiota intestinal caracterizado por uma redução na bifidobactérias anti-inflamatórias e um aumento das espécies pró-inflamatórias é frequentemente observado em idosos. Estudos em modelos animais demonstram que os distúrbios da microbiota intestinal influenciam na massa óssea e que a perda óssea pode ser revertida por intervenções na microbiota por meio de prebióticos e probióticos.

Alterações hormonais

A deficiência de estrogênio associada ao envelhecimento é um fator crítico para o desenvolvimento da OP tanto em mulheres quanto em homens. Após a menopausa, há um declínio relativamente rápido na função ovariana em mulheres. Nos homens, o envelhecimento é associado a um declínio mais lento dos níveis de andrógenos e estrogênios. Nos homens idosos, o estrogênio é o esteroide sexual dominante que regula a reabsorção óssea, enquanto a testosterona é importante para a manutenção da formação óssea.

Comorbidades, sedentarismo, obesidade e tabagismo

Doenças reumáticas autoimunes (especialmente a artrite reumatoide), doenças gastrointestinais (doença inflamatória intestinal, síndromes de má absorção, doença celíaca, cirurgia bariátrica), doenças endócrinas (hiperparatireoidismo primário, acromegalia, diabetes *mellitus*, hipertireoidismo e anorexia nervosa), neurológicas, hematológicas, alcoolismo, hipercalciúria idiopática, doença renal e hepática crônicas são causas de deterioração da microestrutura óssea e incremento do risco de fraturas. O sedentarismo reduz a carga mecânica sobre os músculos e ossos, estando associado à perda óssea e sarcopenia. Similarmente, a obesidade está também associada a alterações metabólicas que favorecem a fragilidade óssea. O tabagismo, por sua vez, pode ocasionar incremento de citocinas pró-inflamatórias, como IL-1, IL-6 e TNFα, favorecendo o incremento da reabsorção óssea.

Sarcopenia

Músculos e ossos são tecidos intrinsecamente conectados e exibem acentuada interação durante o desenvolvimento, crescimento, envelhecimento e em muitas doenças. A perda de massa óssea e da força muscular, característica da sarcopenia, favorece o risco de quedas e contribui significativamente para a fragilidade óssea e para morbimortalidade em idosos (osteossarcopenia).

Uso de medicamentos

Vários medicamentos podem contribuir para aumentar o risco de perda óssea (osteoporose secundária). Destacamos os glicocorticoides, a principal causa de osteoporose secundária, sendo responsáveis por ± 25% das fraturas por fragilidade, particularmente as vertebrais. O uso prolongado dos glicocorticoides promove a morte celular programada de osteoblastos e osteócitos, resultando em significativa diminuição da formação óssea. Entre outros medicamentos, destacamos os inibidores da aromatase, inibidores da bomba de prótons, anticoagulantes (heparina), inibidores seletivos da recaptação de serotonina e tiazolidinedionas.

CONCLUSÕES FINAIS SOBRE A OSTEOPOROSE SENIL

A remodelação óssea normal envolve o equilíbrio entre os processos de reabsorção óssea e formação óssea, nos quais os osteoclastos reabsorvem o tecido ósseo por acidificação e digestão proteolítica e os osteoblastos secretam o osteoide (matriz orgânica do osso) na cavidade reabsorvida. Em mulheres na pós-menopausa, a taxa da remodelação óssea aumenta dramaticamente, permanecendo elevada após a cessação da função ovariana, levando à perda óssea contínua e progressiva. A redução da osteoblastogênese e o incremento da atividade e sobrevida dos osteoclastos parecem ser mecanismos fundamentais. Fatores genéticos, senescência e aumento do estresse oxidativo contribuem para a redução da formação óssea, mecanismo principal para a perda óssea relacionada ao envelhecimento.

BIBLIOGRAFIA

1. Aaron N, Costa S, Rosen CJ, Qiang L. The implications of bone marrow adipose tissue on Inflammaging. Front Endocrinol (Lausanne). 2022;13:853765.
1. Barbé-Tuana F, Funchal G, Schmitz CRR et al. The interplay between immunosenescence and age-related diseases. Semin Immunopathol. 2020;42:545-57.
2. Cavalcanti de Araújo PH, Cezine MER, Vulczak A, et al. RANKL signaling drives skeletal muscle into the oxidative profile. J Bone Miner Res. 2024;39(6):753-64.
3. Cheng CH, Chen LR, Chen KH. Osteoporosis due to hormone imbalance: an overview of the effects of estrogen deficiency and glucocorticoid overuse on bone turnover. Int J Mol Sci. 2022 Jan 25;23(3):1376.
4. Ding P, Gao C, Gao Y, Liu D, Li H, Xu J, et al. Osteocytes regulate senescence of bone and bone marrow. Elife. 2022 Oct 28;11: e81480.
5. Eastell R, O'Neill TW, Hofbauer LC, Langdahl B, Reid IR, Gold DT, et al. Postmenopausal osteoporosis. Nat Rev Dis Primers. 2016 Sep 29;2:16069.
6. Ensrud KE, Crandall CJ. Osteoporosis. Ann Intern Med. 2024 Jan;177(1):ITC1-ITC16.
7. Fan H, Qiao Z, Li J, Shang G, Shang C, Chen S, et al. Recent advances in senescence-associated secretory phenotype and osteoporosis. Heliyon. 2024 Feb 8;10(4): e25538.
8. Fang CL, Liu B, Wan M. "Bone-SASP" in skeletal aging. Calcif Tissue Int. 2023 Jul;113(1):68-82.
9. Farr JN, Khosla S. Cellular senescence in bone. Bone. 2019 Apr;121:121-33.
10. Hu S, Wang S. The role of SIRT3 in the osteoporosis. Front Endocrinol (Lausanne). 2022 May 25;13:893678.
11. Kakridonis F, Pneumatikos SG, Vakonaki E, Berdiaki A, Tzatzarakis MN, Fragkiadaki P, et al. Telomere length as a predictive biomarker in osteoporosis (Review). Biomed Rep. 2023 Oct 3;19(5):87.
12. Kim DH, Rockwood K. Frailty in older adults. N Engl J Med. 2024;391(6):538-48.
13. Kushioka J, Chow SK, Toya M, Tsubosaka M, Shen H, Gao Q, et al. Bone regeneration in inflammation with aging and cell-based immunomodulatory therapy. Inflamm Regen. 2023 May 25;43(1):29.
14. Yang J, Andre P, Ye L, Yang YZ. The Hedgehog signalling pathway in bone formation. Int J Oral Sci. 2015 Jun 26;7(2):73-9.
15. Liang B, Burley G, Lin S, Shi YC. Osteoporosis pathogenesis and treatment: existing and emerging avenues. Cell Mol Biol Lett. 2022 Sep 4;27(1):72.
16. Liu K, Wang Z, Liu J, Zhao W, Qiao F, He Q, et al. Atsttrin regulates osteoblastogenesis and osteoclastogenesis through the TNFR pathway. Commun Biol. 2023 Dec 11;6(1):1251.
17. Liu J, Xiao Q, Xiao J, Niu C, Li Y, Zhang X, et al. Wnt/β-catenin signalling: function, biological mechanisms, and therapeutic opportunities. Signal Transduct Target Ther. 2022 Jan 3;7(1):3.
18. Luo G, Li F, Li X, Wang ZG, Zhang B. TNF-α and RANKL promote osteoclastogenesis by upregulating RANK via the NF-κB pathway. Mol Med Rep. 2018 May;17(5):6605-11.
19. Moreira C. Age-related osteosarcopenia mechanisms. Capital Reumato. 2018;7:11-5.
20. Noh JY, Yang Y, Jung H. Molecular mechanisms and emerging therapeutics for osteoporosis. Int J Mol Sci. 2020 Oct 15;21(20):7623.
21. McNamara LM. Osteocytes and estrogen deficiency. Curr Osteoporos Rep. 2021 Dec;19(6):592-603.
22. Pinzone JJ, Hall BM, Thudi NK, Vonau M, Qiang YW, Rosol TJ, et al. The role of Dickkopf-1 in bone development, homeostasis, and disease. Blood. 2009 Jan 15;113(3):517-25.

23. Rahman MS, Akhtar N, Jamil HM, Banik RS, Asaduzzaman SM. TGF-β/BMP signaling and other molecular events: regulation of osteoblastogenesis and bone formation. Bone Res. 2015 Apr 14;3:15005.
24. Saul D, Kosinsky RL. Epigenetics of Aging and Aging-Associated Diseases. Int J Mol Sci. 2021 Jan 2;22(1):401.
25. Tao J, Li H, Wang H, Tan J, et al. Metabolic dysfunction-associated fatty liver disease and osteoporosis: the mechanisms and roles of adiposity. Osteoporos Int. 2024; doi: 10.1007/s00198-024-07217-y.
26. Teissier T, Temkin V, Pollak RD, Cox LS. Crosstalk between senescent bone cells and the bone tissue microenvironment influences bone fragility during chronological age and in diabetes. Front Physiol. 2022 Mar 21;13:812157.
27. Tung S, Iqbal J. Evolution, aging, and osteoporosis. Ann N Y Acad Sci. 2007 Nov;1116:499-506.
28. van den Beld AW, Kaufman JM, Zillikens MC, Lamberts SWJ, Egan JM, van der Lely AJ. The physiology of endocrine systems with ageing. Lancet Diabetes Endocrinol. 2018 Aug;6(8):647-58.
29. Zhang C, Li H, Li J, Hu J, Yang K, Tao L. Oxidative stress: a common pathological state in a high-risk population for osteoporosis. Biomed Pharmacother. 2023 Jul;163:114834.
30. Zhang X, Tian L, Majumdar A, Scheller EL. Function and regulation of bone marrow adipose tissue in health and disease: state of the field and clinical considerations. Compr Physiol. 2024;14(3):5521-79.
31. Zhang W, Gao R, Rong X, Zhu S, Cui Y, Liu H, et al. Immunoporosis: role of immune system in the pathophysiology of different types of osteoporosis. Front Endocrinol (Lausanne).2022 Sep 6;13:965258.
32. Zhivodernikov IV, Kirichenko TV, Markina YV, Postnov AY, Markin AM. Molecular and cellular mechanisms of osteoporosis. Int J Mol Sci. 2023 Oct 30;24(21):15772.

Seção II

Diagnóstico e exames complementares

4

Anamnese e exame físico

Camila Guimarães
Laura Christina Martinez Cotrim

DESTAQUES DO TEMA

- A osteoporose é uma doença silenciosa. A anamnese e o exame físico auxiliam na identificação de seus fatores de risco e dos fatores relacionados à queda.
- A anamnese deve se pautar pela pesquisa de doenças e medicações que possam atrapalhar o pico de massa óssea ou que contribuam para sua rápida deterioração e na identificação de fatores de risco para quedas.
- O exame físico deve ser minucioso e direcionado para a investigação de sinais de fraturas prévias, causas secundárias da osteoporose e alterações que propiciam risco aumentado de quedas.

A osteoporose é caracterizada pela redução da massa óssea e deterioração da microarquitetura do osso. Sua principal complicação são as fraturas por fragilidade, que ocorrem espontaneamente ou após um trauma de baixo impacto. Por ser uma doença silenciosa, com poucos ou nenhum sintoma, a história clínica e o exame físico são de extrema importância para identificar os fatores de risco relacionados à baixa massa óssea e para o risco aumentado de quedas.

ANAMNESE

Apesar de a idade e a menopausa serem os principais fatores de risco para osteoporose, pacientes podem apresentam outros fatores que não esses e que contribuem para a perda de massa óssea e para a fragilidade esquelética. Esses fatores são coletivamente denominados causas secundárias e incluem condições médicas, comorbidades e o uso crônico de medicações que atrapalham o pico de massa óssea ou que contribuem para a sua rápida deterioração.

As causas secundárias de osteoporose não são incomuns e podem estar presentes em cerca de dois terços dos homens, em metade das mulheres na pré ou perimenopausa e em um quinto das mulheres pós-menopausadas. Por isso, se faz necessária a realização de uma adequada anamnese na avaliação de um paciente com osteoporose.

A história clínica deve iniciar na infância na procura de eventos como:

- Esclera azulada ao nascimento e/ou perda auditiva: possível associação com osteogênese imperfeita.
- Perda precoce de dentes decíduos (antes dos 5 anos de idade): possível manifestação clínica de hipofosfatemia.
- Fratura por fragilidade na criança: doença óssea hereditária.
- Atraso puberal: fator de risco para diminuição da densidade mineral óssea.

Em mulheres, interrogar sobre a idade da menarca, a regularidade dos ciclos menstruais e a idade da menopausa. O número de gestações prévias e o histórico de lactação também devem ser pesquisados, já que ambos têm sido considerados fatores de risco para osteoporose. Segundo Kovacs, durante a gestação existe um aumento da absorção intestinal de cálcio, a fim de atender a demanda para o feto. Quando a ingesta de cálcio materna não é suficiente, seu esqueleto sofre uma maior reabsorção, principalmente durante o terceiro trimestre. Já durante a lactação, várias alterações hormonais, independentemente da ingesta de cálcio, podem levar a uma perda de cerca de 5 a 10% do conteúdo ósseo trabecular da mulher. Apesar disso, após 6 a 12 meses da lactação, grande parte da massa óssea perdida tende a melhorar espontaneamente.

História pessoal e familiar de fraturas também deve ser investigada. Apesar de cerca de dois terços das fraturas vertebrais serem assintomáticas, a queixa de dor lombar de causa inexplicada em pacientes com fatores de risco ou diagnóstico prévio de osteoporose, principalmente associada a perda de peso, deve suscitar a hipótese de fratura vertebal.

A Tabela 1 fornece informações relevantes que devem ser pesquisadas durante a avaliação de um paciente com suspeita ou diagnóstico confirmado de osteoporose.

É importante ressaltar que a prática de automedicação também deve ser indagada, já que pode ser responsável pelo uso excessivo de suplementos nutricionais. O uso de vitamina D em altas dosagens pode causar implicações negativas ao organismo, como um aumento da captação intestinal de cálcio, da

TABELA 1 Históricos com relevância clínica na avaliação de osteoporose

Histórico clínico	Exemplos
Cirurgias prévias	Cirurgia bariátrica, gastrectomia, ressecções intestinais, tireoidectomia e paratireoidectomia, ooforectomia bilateral
Medicações	Glicocorticoides, inibidores de aromatase, terapia de privação androgênica, anticoagulantes, quimioterápicos e anticonvulsivantes
Estilo de vida	Veganismo/vegetarianismo, tabagismo, etilismo, sedentarismo
Doenças pulmonares	Doença pulmonar obstrutiva crônica (DPOC)
Doenças renais	Osteodistrofia renal, acidose tubular renal
Doenças reumáticas imunomediadas	Artrite reumatoide, lúpus eritematoso sistêmico, espondiloartrites
Desordens gastrointestinais	Doença celíaca, doença inflamatória intestinal, doença hepática crônica, hemocromatose
Desordens endócrinas	Obesidade, diabetes tipo 1, diabetes tipo 2, endocrinopatias, síndrome de Cushing, hipogonadismo, anorexia, hiperparatireoidismo primário, hiperprolactinemia
Doenças oncológicas/ hematológicas	Transplantes de órgãos, mieloma múltiplo
Doenças raras	Mastocitose sistêmica

Fonte: adaptada de Lewieck EM. Evaluating patients for secondary causes of osteoporosis. Curr Osteoporos Rep. 2022 Feb;20(1):1-12.

reabsorção renal tubular e da reabsorção óssea, podendo levar a hipercalcemia e aumento da calcificação vascular.

Em pacientes com necessidade de uso de medicações antifraturas, algumas informações devem ser questionadas. Nas mulheres com eventos tromboembólicos prévios, o uso de raloxifeno deve ser evitado. Em indivíduos com doença renal crônica, com o *clearance* de creatinina menor do que 30, é contraindicado o uso de bisfosfonatos. No caso dos bisfosfonatos de administração oral, além da função renal, questionar sobre o histórico prévio de úlceras pépticas e doenças esofagianas, situações que impedem a sua prescrição.

A anamnese também deve avaliar a presença de fatores relacionados a um risco elevado de quedas (Tabela 2). Um dos fatores de risco mais importantes nessa avaliação é o próprio histórico de quedas. Estima-se que o indivíduo que caiu anteriormente tem um risco de 1,5 a 3,0 vezes maior de sofrer uma nova queda. Além disso, menos de 25% das fraturas por fragilidade são declaradas pelo paciente e, portanto, os idosos passam por consultas médicas sem que estratégias de prevenção sejam discutidas e elaboradas.

TABELA 2 Fatores de risco para quedas que devem ser avaliados na anamnese

Fatores de risco ambientais
Uso de dispositivos auxiliares nos banheiros, tapetes soltos, iluminação fraca, obstáculos no caminho para caminhada, condições externas escorregadias
Fatores de risco médicos
Idade, ansiedade e agitação, arritmias, desidratação, depressão, sexo feminino, transferência e mobilidade prejudicadas, desnutrição, hipotensão ortostática, má visão e uso de óculos bifocais, queda anterior, redução da acuidade mental e diminuição das habilidades cognitivas, incontinência urinária urgente, medicamentos que causam sedação excessiva, diabetes
Fatores de risco neurológicos e musculoesqueléticos
Causa de cifose (quando presente), falta de equilíbrio, redução da propriocepção, fraqueza muscular

Fonte: adaptada de Cosman F, de Beur SJ, LeBoff MS, Lewiecki EM, Tanner B, Randall S, et al.; National Osteoporosis Foundation. Clinician's guide to prevention and treatment of osteoporosis. Osteoporos Int. 2014 Oct;25(10):2359-8.

EXAME FÍSICO

O exame físico deve ser minucioso e direcionado para a investigação de sinais de fraturas prévias, alterações sugestivas de causas secundárias de osteoporose e identificação dos fatores de risco para quedas.

A medida do peso e da altura do paciente é de suma importância. Peso menor que 57 quilos, índice de massa corpórea (IMC) menor que 20 kg/m^2 ou uma perda de 5% ou mais do peso corporal estão associados a uma menor densidade mineral óssea e a um risco aumentado de fratura. Além disso, estudos mais recentes têm associado a obesidade a um maior risco de fraturas, principalmente em tornozelo, terço superior da perna e úmero.

A medida precisa da altura é também uma ferramenta útil. Uma perda de 4,0 cm ou mais em comparação com a máxima histórica ou uma perda de 2,0 cm ou mais em comparação com uma altura medida anteriormente sugere uma alta probabilidade de fraturas.

A presença de cifose da coluna vertebral ou a diminuição da distância entre as costelas inferiores e a borda pélvica podem ser o resultado de uma ou mais fraturas vertebrais. A presença de fratura vertebral recente pode determinar uma sensibilidade localizada à palpação do processo espinhoso da respectiva vértebra.

O exame físico também pode auxiliar na avaliação de possíveis causas secundárias (Tabela 3) e na identificação de fatores que propiciam um risco elevado de quedas (Tabela 4).

TABELA 3 Alterações no exame físico que podem estar associadas a causas secundárias de osteoporose

Achado no exame físico	Possível implicação clínica
Pletora facial, estrias violáceas, acne, face em lua cheia, pescoço de búfalo	Síndrome de Cushing endógena ou exógena
Esclera azulada, alterações craniofaciais e de dentição	Osteogênese imperfeita
Rash maculopapuloso	Mastocitose sistêmica
Tireomegalia com ou sem taquicardia	Hipertireoidismo
Atrofia testicular	Hipogonadismo
Hepatomegalia	Doença hepática crônica
Diminuição do murmúrio vesicular pulmonar	Doença pulmonar obstrutiva crônica
Dor associada a sinais flogísticos de uma ou mais articulações	Osteoartrite, artrite reumatoide

Fonte**:** adaptada de Lewiecki EM. Osteoporosis: clinical evaluation. 2021 Jun 7. In: Feingold KR, Anawalt B, Blackman MR, Boyce A, Chrousos G, Corpas E, et al. (eds.). Endotext [Internet]. South Dartmouth (MA): MDText.com, Inc.; 2000.

TABELA 4 Identificação de fatores de risco associados a queda

Fatores de risco para quedas e sua respectiva avaliação ao exame físico
Anormalidade de marcha: avaliação da marcha do paciente ao adentrar o consultório e ao se deslocar para a maca de exame
Fraqueza muscular: teste de levantar da cadeira, teste de força de preensão manual
Alteração do equilíbrio: teste de Tinetti, *Timed Up and Go*
Hipotensão postural: queda na pressão arterial sistólica ≥ 20 mmHg OU queda na pressão arterial diastólica ≥ 10 mmHg após 3 minutos na posição ortostática

Fonte: adaptada de Lewieck EM. Evaluating patients for secondary causes of osteoporosis. Curr Osteoporos Rep. 2022 Feb;20(1):1-12.

BIBLIOGRAFIA

1. Cosman F, de Beur SJ, LeBoff MS, Lewiecki EM, Tanner B, Randall S, et al.; National Osteoporosis Foundation. Clinician's guide to prevention and treatment of osteoporosis. Osteoporos Int. 2014 Oct;25(10):2359-8.
2. Helsel BC, Kemper KA, Williams JE, Truong K, Van Puymbroeck M. Multidimensional risk score to stratify community-dwelling older adults by future fall risk using the Stopping Elderly Accidents, Deaths and Injuries (STEADI) framework. Inj Prev. 2020; 27:461-6.

3. Kovacs CS, Ralston SH. Presentation and management of osteoporosis presenting in association with pregnancy or lactation. Osteoporos Int. 2015 Sep;26(9):2223-41.
4. Lewieck EM. Evaluating patients for secondary causes of osteoporosis. Curr Osteoporos Rep. 2022 Feb;20(1):1-12.
5. Lewiecki EM. Osteoporosis: clinical evaluation. 2021 Jun 7. In: Feingold KR, Anawalt B, Blackman MR, Boyce A, Chrousos G, Corpas E, et al. (eds.). Endotext [Internet]. South Dartmouth (MA): MDText.com, Inc.; 2000.
6. Rinonapoli G, Pace V, Ruggiero C, Ceccarini P, Bisaccia M, Meccariello L, et al. Obesity and bone: a complex relationship. Int J Mol Sci. 2021 Dec 20;22(24):13662.
7. Rizzoli R. Vitamin D supplementation: upper limit for safety revisited? Aging Clin Exp Res. 2021 Jan;33(1):19-24.

5

Exames laboratoriais e osteoporose secundária

André Silva Franco
Glauce Leão Lima

DESTAQUES DO TEMA

- A avaliação laboratorial na osteoporose desempenha um papel crucial na confirmação do diagnóstico e na identificação de possíveis causas secundárias da doença.
- Os exames solicitados devem ser selecionados com base no princípio da custo-efetividade e no raciocínio clínico, priorizando aqueles que oferecem informações relevantes para o diagnóstico e manejo da osteoporose.
- A interpretação dos resultados dos exames deve ser feita dentro do contexto clínico do paciente, considerando outros fatores de risco, sintomas e achados de exames complementares, para fornecer um diagnóstico preciso e orientar o plano de tratamento mais adequado.

INTRODUÇÃO

Diante de um paciente com osteoporose densitométrica, cabe ao médico assistente questionar: trata-se realmente de osteoporose? Se sim, essa osteoporose é primária ou secundária? Isso é de extrema importância, pois o densitometrista avalia apenas a densidade mineral óssea e não o paciente como um todo. A possibilidade de causas secundárias sempre precisa ser aventada.

OSTEOPOROSE PRIMÁRIA E SECUNDÁRIA

Osteoporose primária é uma doença esquelética sistêmica caracterizada pela redução da densidade mineral óssea e pela diminuição da resistência óssea, resultando em aumento da fragilidade óssea e maior risco de fraturas. Quando não há causas identificáveis para esse distúrbio, é denominada osteoporose primária. Isso pode ocorrer devido à baixa formação óssea até atingir o pico de massa óssea (em torno dos 30 anos) ou devido ao aumento da reabsorção óssea ao longo do envelhecimento. Se houver algum fator que acelere essa perda de massa óssea (por exemplo, medicamentos ou alguma doença), será considerada osteoporose secundária.

Esse conceito é crucial, uma vez que cerca de 75% dos homens, 50% das mulheres pré-menopausa e 30% das mulheres pós-menopausa apresentam causas secundárias de osteoporose. Identificar esses fatores, muitos dos quais podem ser potencialmente reversíveis, além de auxiliar no tratamento da osteoporose, é fundamental para evitar a progressão da perda de massa óssea. Além disso, é conhecido que muitos pacientes com osteoporose primária apresentam condições que podem influenciar no seu manejo clínico.

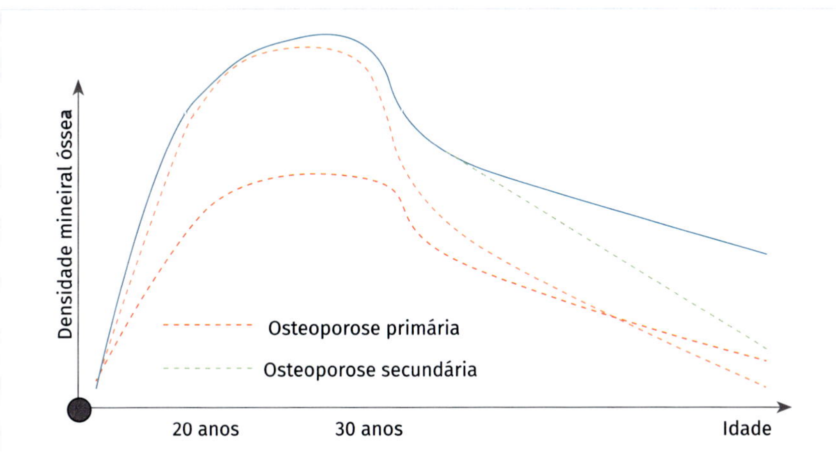

FIGURA 1 Densidade mineral óssea ao longo da vida. Inicialmente, ocorre um aumento da densidade até atingir o pico de massa óssea (entre 20 e 30 anos), seguido por uma redução gradual da densidade conforme o envelhecimento.

Fonte: elaborado pelos autores.

AVALIAÇÃO INICIAL

Os passos iniciais são fundamentais e, se forem omitidos, podem levar a erros diagnósticos graves. Uma anamnese cuidadosa e um exame físico completo podem identificar causas secundárias de osteoporose, direcionando exames para diagnóstico. Por exemplo, uma mulher jovem com fogachos, ou um homem com perda de libido ou alterações nos caracteres sexuais secundários, podem indicar hipogonadismo. Doenças inflamatórias, como artrite reumatoide ou espondiloartrites com artrites inflamatórias, e queixas de diarreia ou má absorção, sugerindo intolerância à lactose ou doença celíaca, são exemplos comuns. É importante também questionar sobre histórico familiar de osteoporose e de fraturas maiores, especialmente fraturas de colo de fêmur, uma vez que 70% da densidade mineral óssea tem influência genética. O uso de medicamentos, especialmente glicocorticoides, anticonvulsivantes, anticoagulantes e fármacos que causam castração química, é causa significativa de osteoporose. Por fim, os hábitos de vida, como tabagismo, consumo excessivo de álcool (pelo menos 3 doses por dia) e sedentarismo, representam fatores de risco adicionais para osteoporose.

Existem vários estudos que buscam identificar os principais exames para diagnosticar as principais causas de osteoporose secundária. Do ponto de vista da praticidade e custo-efetividade, a avaliação do metabolismo mineral é essencial. Além disso, a avaliação de algumas funções hormonais é de extrema importância. Os exames listados na Tabela 1 são capazes de identificar 85% das doenças do metabolismo ósseo sem diagnóstico prévio.

TABELA 1 Exames fundamentais para avaliação básica do metabolismo ósseo

Exame laboratorial
▪ Cálcio total sérico
▪ Calciúria de 24 horas
▪ Fósforo sérico
▪ 25-hidroxivitamina D
▪ Paratormônio (PTH)
▪ Fosfatase alcalina
▪ Creatinina sérica
▪ Função tireoidiana (TSH e T4 livre)

Cálcio

O cálcio é um dos componentes mais importantes do osso e deve estar dentro do intervalo de referência. Quando elevado (hipercalcemia), é necessário avaliar o PTH; se aumentado, trata-se de uma hipercalcemia PTH-dependente, compatível com hiperparatireoidismo primário. Se o PTH estiver normal ou baixo, trata-se de uma hipercalcemia PTH-independente, compatível com vários diagnósticos, incluindo hipercalcemia da malignidade, por medicamentos, por intoxicação por vitamina D ou calcitriol, hipertireoidismo, doença de Paget. Níveis reduzidos de cálcio sérico podem ocorrer devido a doenças disabsortivas, hiperfosfatemia, hipovitaminose D grave e hipercalciúria idiopática.

Como o cálcio circulante é ligado à albumina, o cálcio sérico deve ser corrigido especialmente em pacientes desnutridos ou com hipoalbuminemia. A correção é feita utilizando a fórmula:

Ca corrigido = Ca total + 0,8 x (4 - albumina [mg/dL])

Dessa forma, o cálcio sérico é aumentado 0,8 mg/dL para cada redução de 1 g/dL na albumina.

Pode-se também utilizar o cálcio iônico; entretanto, por conta de erros pré-analíticos mais frequentes, recomenda-se dar preferência à dosagem do cálcio total.

A avaliação da calciúria de 24 horas é de extrema importância e deve ser feita ao menos uma vez para todos os pacientes em investigação de osteoporose. Inicialmente, é necessário que os níveis séricos de 25-hidroxivitamina D estejam normais, a ingestão de cálcio seja adequada e não haja interferência, como diuréticos (de alça e tiazídicos). A orientação de como coletar o exame é fundamental, pois erros pré-analíticos são frequentes: frasco com conservante ácido, manter amostra refrigerada. A primeira urina do dia deve ser desprezada, coletando-se toda a urina até a primeira após acordar, no dia seguinte (após 24 horas).

O valor da calciúria é usualmente corrigido pelo peso do paciente, sendo considerado o valor normal entre 2 e 4 mg/kg/24 horas. Valores elevados (> 4 mg/kg/24 horas) podem indicar hipercalciúria idiopática (90% dos casos), hiperparatireoidismo primário (em geral, pela hipercalcemia), acidose tubular renal, imobilização, hipertireoidismo, doença de Paget e hipervitaminose D. Valores baixos (< 2 mg/kg/24 horas) podem indicar má absorção, baixa ingestão de cálcio ou hipercalcemia hipocalciúrica familiar. É importante lembrar que o uso de diuréticos tiazídicos aumenta a reabsorção tubular de cálcio e reduz a calciúria de forma secundária.

Para uma análise mais fidedigna, recomendam-se ao menos duas coletas, em dias da semana diferentes (por exemplo, durante a semana útil e aos finais de semana).

Fósforo sérico

O fósforo é outro elemento abundante no osso. A maior parte está na forma de fosfato inorgânico e deve estar dentro dos valores de referência. Valores elevados de fósforo são comuns na doença renal crônica e podem ocorrer no hipoparatireoidismo. Valores reduzidos de fósforo, mais relevantes na investigação da osteoporose, podem ocorrer no hiperparatireoidismo primário, na hipovitaminose D grave e na osteomalácia. Também podem ocorrer na hipofosfatemia ligada ao X.

Quando reduzido, é importante calcular a fração de excreção de fósforo utilizando a fórmula:

FE fósforo = (fósforo urinário x creatinina sérica)/(fósforo sérico x creatinina urinária)

Se a fosfatemia estiver normal, a FE de fósforo deve ser inferior a 15%. Se houver hipofosfatemia, a FE de fósforo deve ser inferior a 5%. Isso é crucial para avaliar se a hipofosfatemia é de origem renal, como na síndrome de Fanconi ou em outra tubulopatia, ou se tem outra causa, sendo a alimentação a mais relevante (mais detalhes sobre o metabolismo do fósforo no Capítulo 32, "Osteomalácia e defeitos da mineralização óssea").

Vitamina D

A vitamina D é um hormônio chave no metabolismo do cálcio. Pode ser obtida através da síntese própria por ação da radiação ultravioleta ou pela alimentação, seja por fontes animais (colecalciferol) ou fúngicas (ergocalciferol). Em seguida, ocorre uma metabolização hepática com a formação da 25-hidroxivitamina D (calcidiol) e, posteriormente, uma metabolização renal formando a 1,25-diidroxivitamina D (calcitriol).

Rotineiramente, analisamos os níveis séricos de 25-hidroxivitamina D, que é o teste que reflete melhor o estoque de vitamina D. Um alvo aproximado para boa saúde óssea é 30-50 ng/mL, valores que aumentam a absorção intestinal de cálcio e reduzem os níveis de PTH. Valores baixos contribuem para a osteoporose, pois diminuem a absorção de cálcio e fósforo no intestino. Valores muito baixos podem causar osteomalácia, resultando em alterações nos níveis séricos de cálcio, fósforo e fosfatase alcalina.

Em algumas situações, particularmente em pacientes com doença renal crônica ou suspeita de intoxicação por calcitriol ou doenças granulomatosas, pode ser necessária a dosagem de 1,25-diidroxivitamina D (calcitriol).

Paratormônio

O paratormônio (PTH) é um hormônio sintetizado pelas glândulas paratireoides e desempenha um papel crucial na regulação da calcemia. Pode estar elevado no hiperparatireoidismo primário (mais detalhes no Capítulo 33, "Hiperparatireoidismo primário") ou aumentado secundariamente à baixa ingestão de cálcio, hipovitaminose D ou doença renal crônica. O hipoparatireoidismo geralmente é iatrogênico, ocorrendo após tireoidectomia, mas também pode ter origem genética ou adquirida (raras).

Fosfatase alcalina

A fosfatase alcalina é uma enzima óssea essencial para a quebra do fosfato do ácido pirofosfórico, que posteriormente é convertido em hidroxiapatita durante a mineralização óssea. Existem duas formas dessa enzima: uma de origem óssea e outra hepática. Embora seja possível medir a fração óssea, esse teste está disponível em apenas alguns laboratórios. Portanto, geralmente dosamos a fosfatase alcalina e a enzima gamaglutamiltranspeptidase para avaliar a presença de patologias hepáticas.

Os níveis de fosfatase alcalina devem estar dentro dos valores de referência. Quando elevados, pode-se suspeitar de osteomalácia, doença de Paget do osso ou lesão hepática (nesses casos, geralmente acompanhados por aumento da gamaglutamiltranspeptidase). Altos valores também são visualizados em fraturas em recuperação, assim como em crianças na fase de crescimento. Por outro lado, quando reduzidos, devemos considerar a possibilidade de hipofosfatasia, uma doença genética rara, por vezes esquecida, efeitos de medicamentos (especialmente glicocorticoides e antirreabsortivos), hipotireoidismo, doença de Wilson e anemia perniciosa. Em casos de suspeita de hipofosfatasia, é de extrema importância repetir o exame e verificar os valores de referência corrigidos por idade e sexo.

Creatinina sérica

A creatinina sérica é um exame importante para estimar a taxa de filtração glomerular. Apesar de outros testes mais sensíveis, como o cálculo do *clearance* de creatinina a partir da creatininúria de 24 horas, a cistatina C e o *clearance* de inulina ou EDTA, são menos disponíveis ou de execução mais complexa no cotidiano. Dessa forma, várias fórmulas baseadas na creatinina sérica são utilizadas para essa estimativa, sendo a CKD-EPI (Colaboração para a Epidemiologia da Doença Renal Crônica) a mais empregada atualmente.

Pacientes com sarcopenia, massa muscular muito elevada e multicomórbidos (principalmente com histórico de neoplasia ativa ou candidatos a transplantes de órgãos sólidos) podem ter falha importante na estimativa da função renal pelas fórmulas. Nesses casos, justifica-se o uso de estratégias adicionais, como a dosagem da cistatina C, pois variações de até 15 mL/min podem ser encontradas nessas situações.

Até uma taxa de filtração glomerular de 30 mL/min (estágio IIIb da doença renal crônica), não são observadas grandes alterações em relação à saúde óssea. Contudo, nos estágios IV e V, a redução na síntese de calcitriol decorrente da diminuição da função renal, a acidose renal e os distúrbios de fosfato desempenham um papel importante e podem causar doença óssea. Além disso, existem considerações sobre o tipo e a dose de agentes farmacológicos para tratamento. Portanto, ter conhecimento sobre a função renal do paciente é fundamental.

Função tireoidiana

A tireoide, como grande reguladora do metabolismo, também exerce influência sobre os ossos. Alto *turnover* ósseo por hipertireoidismo pode causar osteoporose e deve sempre ser avaliado. Para isso, a dosagem rotineira do hormônio T4 livre e do hormônio estimulante da tireoide (TSH) é utilizada. Classicamente, os efeitos deletérios sobre a densidade óssea no hipertireoidismo têm sido atribuídos a altos níveis circulantes de T4 livre. No entanto, níveis baixos de TSH por si só também podem contribuir. O hipertireoidismo também causa hipercalcemia e hipercalciúria, levando à perda líquida de cálcio corporal total.

Para os pacientes em reposição hormonal de T4, é importante orientar sobre a coleta correta: tomar o medicamento apenas no dia do exame após a coleta de sangue.

Hormônios sexuais

Os hormônios sexuais desempenham um papel fundamental na saúde óssea, especialmente os estrogênios. Homens com deficiência na aromatase (condição extremamente rara, mas didática para entendimento do papel dos hormônios sexuais sobre o metabolismo ósseo), enzima responsável pela conversão da testosterona em estradiol, podem apresentar músculos e características sexuais secundárias normais, mas ossos frágeis. Portanto, o hipogonadismo é uma causa importante de osteoporose.

Nas mulheres, a menopausa leva a um aumento na perda de massa óssea. Esse processo pode ocorrer de forma precoce na insuficiência ovariana prematura ou em condições patológicas, como uso de certos medicamentos, infecções, histerectomia total ou doenças autoimunes. No caso dos homens, o hipogonadismo pode ser iatrogênico, resultante da necessidade de castração para tratar tumores dependentes de androgênios.

Assim, a dosagem dos hormônios sexuais pode ser fundamental para diagnosticar causas secundárias de osteoporose. Geralmente, são dosados os hormônios luteinizante (LH), testosterona, folículo estimulante (FSH), estradiol, globulina ligadora de hormônios sexuais (SHBG) e prolactina. Na mulher, essa dosagem é justificada apenas quando há dúvidas sobre o *status* hormonal, como em usuárias crônicas de contraceptivos e histerectomizadas. Dosagem de testosterona livre e total, assim como o LH, são úteis na investigação de osteoporose em homens.

A maioria dos homens com osteoporose tem uma causa secundária identificada, incluindo hipogonadismo masculino (HM). O HM é uma síndrome clínica associada à incapacidade dos testículos em produzir níveis adequados de testosterona e/ou um número normal de espermatozoides e pode resultar de doença no nível dos testículos (hipogonadismo primário), ou secundária à perturbação do sistema hipotálamo-hipófise-eixo gonadal.

As alterações fisiológicas do envelhecimento dos testículos também podem resultar em um declínio nos níveis de testosterona com níveis normais/inalterados de LH mais tarde na vida, levando ao hipogonadismo de início tardio.

OUTROS EXAMES

Considerando que o osso é um órgão-alvo em várias doenças, provavelmente há centenas de exames possíveis que poderiam deflagrar um diagnóstico de osteoporose secundária. Entretanto, para otimizar e evitar erros de superdiagnóstico, é necessário solicitar os exames pertinentes, sempre de forma cautelosa e com raciocínio clínico.

Por exemplo, caso haja suspeita de doença inflamatória sistêmica, como artrite reumatoide, espondiloartrites ou lúpus eritematoso sistêmico, a dosagem de provas de atividade inflamatórias como velocidade de hemossedimentação e proteína C-reativa são de extrema importância, pois a inflamação crônica pode estimular reabsorção óssea e contribuir para osteoporose secundária.

Pacientes com suspeita de mieloma múltiplo podem se beneficiar da dosagem de eletroforese de proteínas, imunofixação sérica e de urina de 24 horas e hemograma.

Pacientes com queixas intestinais ou sinais de má absorção devem ser investigados para doença celíaca, seja com análise sérica dos anticorpos antitransglutaminase IgA, antiendomísio IgA e níveis de imunoglobulina A (pela possibilidade de falsos negativos por deficiência de IgA), ou até mesmo endoscopia digestiva alta com biópsia de bulbo e segunda porção duodenal para investiga-

Cálcio
- Hipercalcemia: hiperparatireoidismo primário, malignidade, doenças granulomatosas...
- Hipocalcemia: má absorção, hipovitamina D

Fósforo
- Hiperfosfatemia: doença renal crônica
- Hipofosfatemia: hipovitaminose D, neoplasia produtora de FGF-23

Fosfatase alcalina
- FA alta: fraturas, osteomalácia, raquitismo, doença de Paget
- FA baixa: hipofosfatasia, glicocorticoides...

PTH
- PTH alto: hiperparatireoidismo primário, hiperparatireoidismo secundário
- PTH baixo: hipercalcemia

Vitamina D
- 25-OH-D alta: intoxicação
- 25-OH-D baixa: exposição solar inadequada, doenças disabsortivas

Calciúria 24 h
- Calciúria alta: hiperparatireoidismo primário, hipercalciúria idiopática (> 4 mg/kg/dia)
- Calciúria baixa: tiazídicos, baixa ingesta de cálcio, doenças disabsortivas

FIGURA 2

ção de doença celíaca. Em alguns casos, a tipificação do HLA-DQ2 e do HLA-DQ8 pode ser útil para excluir o diagnóstico de doença celíaca.

Pacientes jovens, com reações alérgicas graves ou anafilaxias recorrentes, podem ter mastocitose sistêmica, sendo útil a dosagem de triptase sérica.

Pacientes com litíase urinária, distúrbios do pH urinário ou outros distúrbios eletrolíticos podem ter acidose tubular renal, sendo útil a avaliação por gasometria ou urina tipo I.

TABELA 2 Exames para investigação de osteoporose secundária

Teste	Diagnóstico ou exclusão da doença
LH testosterona FSH, estradiol, prolactina	Hipogonadismo, hiperprolactinemia
Eletroforese de proteínas (pico monoclonal)	Mieloma múltiplo
Antiendomísio, antitransglutaminase	Doença celíaca
Creatinina, *clearance* de creatina	Doença renal crônica
TGO, TGP, GGT	Hepatopatias

(continua)

TABELA 2 Exames para investigação de osteoporose secundária *(continuação)*

Teste	Diagnóstico ou exclusão da doença
TSH, T4 livre	Hipertireoidismo
VHS, PCR	Doenças inflamatórias crônicas
Hemograma	Doenças mielo e linfoproliferativas
Triptase sérica, metil histamina urinária	Mastocitose sistêmica
Ferro, ferritina, saturação de transferrina	Hemocromatose
Homocisteína	Homocistinúria
Cortisol livre urinário	Síndrome de Cushing
Gasometria venosa + urina 1	Acidose tubular renal
Enzima glucocerebrosidase	Doença de Gaucher
IGF-1, GH	Acromegalia

FSH: hormônio folículo-estimulante; GGT: gamaglutamiltransferase; GH: hormônio do crescimento; IGF-1: fator de crescimento semelhante à insulina tipo 1; LH: hormônio luteinizante; PCR: proteína C-reativa; TGO: transaminase glutâmico-oxalocética; TGP: transaminase glutâmico-pirúvica; TSH: hormônio tireoestimulante; VHS: velocidade de hemossedimentação.

Marcadores de remodelamento ósseo

Os marcadores de remodelamento ósseo são exames específicos que tendem a fornecer informações sobre as taxas de formação e reabsorção óssea. Não são tão utilizados no dia a dia, mas podem ser muito úteis para o seguimento da terapia e para avaliar a adesão ao tratamento.

Os dois exames mais comuns na prática clínica são o CTX (telopeptídeo carboxiterminal do colágeno tipo 1) e o P1NP (propeptídeo aminoterminal do pró-colágeno tipo 1). O CTX é liberado após a reabsorção óssea com a degradação do colágeno, fornecendo informações sobre a taxa de reabsorção óssea. Por outro lado, o P1NP é liberado após a síntese do colágeno tipo 1, oferecendo informações sobre a taxa de formação óssea.

Quando utilizamos uma droga antirreabsortiva, como bisfosfonatos ou denosumabe, que atuam reduzindo a reabsorção óssea, observa-se redução nos valores do CTX em relação aos valores basais pré-tratamento. Se não houver uma alteração significativa, considera-se que não houve absorção adequada da droga ou que o paciente não está utilizando a medicação corretamente.

Por outro lado, ao utilizar uma droga anabólica, como a teriparatida, que promove a formação óssea, há aumento nos valores de P1NP. Novamente, alterações frustrantes podem indicar uso incorreto ou falha no mecanismo de ação da medicação.

TABELA 3 Marcadores de remodelamento ósseo

Teste	Resposta terapêutica adequada (3-6 meses)
CTX sérico	Reabsorção óssea Queda de 35-55% ou redução de 100 ng/L (manter < 280 ng/L) com tratamento antirreabsortivo
P1NP sérico	Formação óssea 40% com tratamento anabólico (teriparatida)

CTX: telopeptídeo carboxiterminal do colágeno tipo 1; P1NP: propeptídeo aminoterminal do pró-colágeno tipo 1.

CONCLUSÃO

Diante de um paciente com osteoporose, é crucial realizar uma avaliação laboratorial para confirmar o diagnóstico da doença e identificar possíveis causas secundárias. Os exames solicitados devem seguir o princípio da custo-efetividade e ser baseados no raciocínio clínico. Isso significa escolher cuidadosamente os testes que ofereçam o melhor custo-benefício em termos de fornecer informações relevantes para o diagnóstico e manejo da osteoporose.

Alguns dos exames laboratoriais que podem ser considerados incluem medições de cálcio, fósforo, vitamina D, paratormônio (PTH), fosfatase alcalina, creatinina sérica, função tireoidiana e hormônios sexuais (nos homens). Além disso, marcadores de remodelamento ósseo podem ser úteis para avaliar a atividade da doença e monitorar a resposta ao tratamento.

É essencial interpretar os resultados desses exames dentro do contexto clínico do paciente, levando em conta outros fatores de risco, sintomas e achados de exames de imagem, como densitometria óssea. Essa abordagem integrada ajudará a fornecer um diagnóstico preciso e personalizado, além de orientar o plano de tratamento mais adequado para cada paciente.

BIBLIOGRAFIA

1. Aboulaghras S, Piancatelli D, Taghzouti K, Balahbib A, Alshahrani MM, Al Awadh AA, et al. Meta-analysis and systematic review of HLA DQ2/DQ8 in adults with celiac disease. Int J Mol Sci. 2023 Jan 7;24(2):1188.
2. Adler RA. Update on osteoporosis in men. Best Practice & Research Clinical Endocrinology & Metabolism. 2018 Oct 1;32(5):759-72.
3. Adler RA. Laboratory testing for secondary osteoporosis evaluation. Clinical Biochemistry. 2012;45(12):894-900.
4. DeLange Hudec SM, Camacho PM. Secondary causes of osteoporosis. Endocr Pract. 2013;19(1):120-8.
5. Dreyer P, Vieira JG. Avaliação laboratorial de pacientes com osteoporose. Rev Paul Reumatol. 2011;10(S1):45-7.

6. Ebeling PR, Nguyen HH, Aleksova J, Vincent AJ, Wong P, Milat F. Secondary osteoporosis. Endocrine Reviews. 2021 Sep 3;43(2).
7. Franco AS, Murai IH, Takayama L, Caparbo VF, Marchi LL, Velloso EDRP, et al. Assessment of bone microarchitecture in patients with systemic mastocytosis and its association with clinical and biochemical parameters of the disease. Calcif Tissue Int. 2023 Sep;113(3):276-85.
8. Hundemer GL, Sood MM, Akbari A. Beyond creatinine: is cystatin C the new global standard for estimated glomerular filtration rate evaluation? Kidney Med. 2024 Feb 19;6(4):100806.
9. Jha S, Chapman M, Roszko K. When low bone mineral density and fractures is not osteoporosis. Curr Osteoporos Rep. 2019 Oct;17(5):324-32.
10. Lees JS, Fabian J, Shlipak MG. Cystatin C should be routinely available for estimating kidney function. Curr Opin Nephrol Hypertens. 2024 May 1;33(3):337-43.
11. Lewiecki EM. Evaluating patients for secondary causes of osteoporosis. Curr Osteoporos Rep. 2022 Feb;20(1):1-12.
12. Lewiecki EM. Osteoporosis: clinical evaluation. In: Feingold KR, Anawalt B et al. (eds.). Endotext [Internet]. South Dartmouth (MA): MDText.com, Inc.; 2021. Disponível em: https://www.ncbi.nlm.nih.gov/books/NBK279049/.
13. Painter SE, Kleerekoper M, Camacho PM. Secondary osteoporosis: a review of the recent evidence. Endocr Pract. 2006 Jul-Aug;12(4):436-45.
14. Rehling M. Measuring glomerular filtration rate from plasma clearance of 51Cr-EDTA: quality assurance. Eur J Nucl Med Mol Imaging. 2012 Apr;39(4):713-4.
15. Stumper NA, Wientgen H, Al-Hashimi L, Müller HW, Ohrndorf S, Gaber T, et al. Aromatase mutation in men as a rare cause of osteoporosis: a case report and review of the literature. Clin Exp Rheumatol. 2023 Jul;41(7):1434-42.
16. Walker-Bone K. Recognizing and treating secondary osteoporosis. Nat Rev Rheumatol. 2012 Aug;8(8):480-92.

6

Densitometria óssea

Felipe Merchan Ferraz Grizzo
Laura Maria Carvalho de Mendonça

DESTAQUES DO TEMA

- A densitometria óssea permite: 1. estabelecer o diagnóstico da osteoporose (padrão-ouro); 2. determinar o risco de fraturas; 3. monitorar as mudanças na massa óssea em pacientes tratados e não tratados.
- Os resultados em densitometria são expressos em densidade mineral óssea (DMO), *T-score* e *Z-score*.
- O *T-score* é recomendado para mulheres em transição menopausal ou na pós-menopausa e para homens com idade ≥ 50 anos.
- O *Z-score* é utilizado para o diagnóstico de baixa massa óssea em mulheres que ainda estão na menacme, homens com menos de 50 anos, crianças e adolescentes.
- A DMO é a medida de escolha para o monitoramento da massa óssea, devendo ser utilizada para comparação entre exames de um mesmo paciente ao longo do tempo.
- As mudanças da DMO são consideradas significativas apenas quando ultrapassam o valor da mínima variação significativa (MVS).

INTRODUÇÃO

História das técnicas densitométricas

A história das tentativas de medidas da densidade óssea começou há mais de 60 anos. A densitometria óssea (DXA – absorciometria por dupla emissão de raios X, ou densitometria óssea duo-energética), como utilizamos hoje, é mais recente.

Inicialmente essas medidas baseavam-se em radiografias planas e utilizaram critérios morfométricos qualitativos na coluna e o índice de Singh no fêmur, a radiogrametria (media a cortical dos metacarpos), a fotodensitometria radiográfica (comparava a atenuação do osso avaliado a perfis de alumínio de densidade conhecida) e, por último, a absorciometria radiográfica, que utilizava duas radiografias em dois níveis diferentes de radiação e que deu origem aos equipamentos atuais de DXA.

Em radiologia, atenuação refere-se à redução do número e energia dos fótons de um feixe de raios X. A atenuação do feixe depende da densidade dos tecidos. A diferença na densidade dos tecidos é responsável pela criação das imagens vistas em uma radiografia. Quanto mais denso um tecido, maior o número de elétrons que ele contém. A diferença de padrão de atenuação ou transmissão dos fótons cria o contraste necessário para discernir as imagens radiográficas. Se o grau de atenuação pode ser quantificado, então pode-se quantificar a densidade dos tecidos. Essa foi a premissa para a criação das "fótons absorciometrias" para medir a densidade mineral óssea.

As densitometrias passaram de uma absorciometria de fóton único (SPA), desenvolvida por John Cameron e James Sorenson em 1963, para uma absorciometria de fóton duplo (DPA), criada por vários cientistas. Utiliza um isótopo que emite o feixe em dois níveis energéticos, inicialmente gadolínio e posteriormente o raio X. Quando o feixe passa através de uma parte do corpo onde há tecido mole e osso, a atenuação ocorre nos dois níveis energéticos. Se um nível energético é preferencialmente atenuado pelo osso, a atenuação do tecido mole pode ser subtraída matematicamente. Com isso, o método torna-se capaz de distinguir entre tecido mole e tecido ósseo.

O primeiro equipamento de densitometria óssea comercial da história foi desenvolvido na Universidade de Wisconsin – Madison, EUA em 1972, por Richard B. Mazess, fundador da Lunar Corporation.

PRINCÍPIOS BÁSICOS DA DENSITOMETRIA ÓSSEA DUO-ENERGÉTICA

A DXA é um método de medida do conteúdo mineral em uma área definida, calculando, como resultado desses dois parâmetros, a densidade mineral óssea (DMO) em valores absolutos (g/cm²), em todo o esqueleto ou em regiões específicas (coluna, fêmur e antebraço), comparando-os às curvas de normalidade (*T-score e Z-score*).

O densitômetro atual consiste em uma mesa de exame contendo uma fonte de raios X em sua base e um braço mecânico com múltiplos detectores de cintilação (Figura 1).

Existem várias vantagens na troca do gadolínio pelo tubo de raio X:

1. Não existe decaimento do isótopo radioativo. Com isso, a acurácia não piora à medida que a fonte envelhece.
2. Maior fluxo de fótons e um *spot* focal permite um feixe mais colimado, o que resulta em uma menor sobreposição entre as linhas e melhora da imagem.
3. Menor tempo de exame.
4. Melhor precisão.

A densitometria óssea duo-energética é baseada na medida da atenuação de fótons em dois níveis energéticos ao passar através dos tecidos corporais. O detector impregna-se com maior ou menor intensidade dependendo do peso atômico do tecido varrido. Cálculos matemáticos transformam as informações físicas em parâmetros clínicos.

O tubo de raio X produz um feixe que abrange uma ampla gama de energias de fótons e deve ser estreitado de alguma forma para produzir os dois picos fotoelétricos distintos, necessários para separar o osso do tecido mole. Os principais fabricantes de densitometria optaram por fazer isso de duas maneiras: usar filtros de terras raras "*K-edge* " ou uma fonte de energia pulsada no tubo de raios X para criar o mesmo efeito.

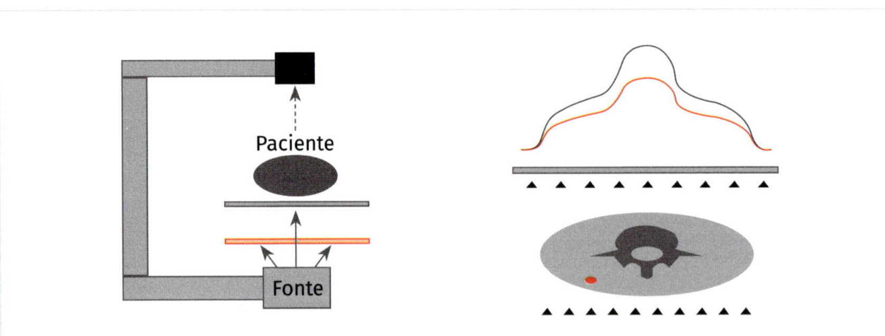

FIGURA 1 Representação esquemática do DXA e da construção de imagens em dois níveis energéticos.

INDICAÇÕES E CONTRAINDICAÇÕES

Posições oficiais da ABRASSO/ISCD 2023

- Todas as mulheres ≥ 65 anos e todos os homens ≥ 70 anos.
- Todas as mulheres que estejam em transição menopausal ou na pós-menopausa, com **fatores de risco***.
- Todos os homens entre 50 e 70 anos, com **fatores de risco***.
- Qualquer adulto com antecedente de fratura por fragilidade, condição clínica ou uso de medicamentos associados à baixa massa óssea ou perda óssea.
- Qualquer indivíduo para o qual são consideradas intervenções farmacológicas para osteoporose.
- Qualquer indivíduo em tratamento para osteoporose, para monitoramento de sua eficácia.
- Qualquer indivíduo que não esteja sob tratamento, porém no qual a identificação de perda de massa óssea possa determinar a indicação do tratamento.

***Fatores de risco:**

- Peso corporal < 55 kg.
- Fratura prévia por baixo impacto na idade adulta (decorrente de trauma semelhante ou inferior à queda da própria altura).
- História familiar de fratura após os 50 anos de idade em parentes de primeiro grau.
- Tabagismo atual.
- Corticoterapia prolongada (dose diária de prednisona > 5 mg, ou equivalente, por > 3 meses).
- Uso regular de bebidas alcoólicas (> 2 doses diárias).
- Sedentarismo.
- Mulheres que estão interrompendo a terapia hormonal (TH).

Contraindicações

- Absolutas: gestantes e peso acima do suportado pelo aparelho (exceto para realização de antebraço, sentado fora da mesa de exames).
- Relativas: exames contrastados recentes ou comprimidos de cálcio recém-ingeridos e que causem interferência na densitometria.

AQUISIÇÃO E ANÁLISE

A aquisição dos exames de densitometria óssea é realizada por profissionais técnicos ou tecnólogos em radiologia ou biomédicos, supervisionados por um médico radiologista ou que tenha título de habilitação pelo Colégio Brasileiro de Radiologia e Diagnóstico por Imagem. Médicos com título de especialista em reumatologia, endocrinologia, ginecologia, ortopedia e medicina nuclear podem realizar exames de certificação/área de atuação em densitometria óssea, conforme previsto pela Resolução CFM n. 1.845/2008. A integração entre toda a equipe é fundamental para o sucesso final do exame.

Na aquisição da coluna lombar, deve-se utilizar o bloco de espuma para apoiar as pernas, formando um ângulo de 60 a 90° (Figura 2A). Essa etapa é fundamental para retificação da lordose lombar, aumentando o espaçamento entre as vértebras e melhorando a identificação dos espaços intervertebrais (Figura 2B). Uma aquisição adequada deve estar centralizada e alinhada superiormente com o último par de costelas e parte de T12 visíveis (Figura 2C – seta superior) e inferiormente com cristas ilíacas e parte de L5 visíveis (Figura 2C – seta inferior). A análise deve envolver a região de interesse (ROI) com as primeiras quatro vértebras lombares (L1-L4) e os marcadores intervertebrais devem estar entre as estruturas vertebrais (Figura 2C – número 1) e localizados no ponto mais baixo de densidade óssea indicado pelo histograma ósseo (Figura 2C – número 2).

Em se tratando de fêmur, recomenda-se o uso do posicionador para que o membro inferior, em posição de rotação interna do quadril, seja fixado (Figura 3A). Uma aquisição adequada deve estar centralizada e alinhada (Figura 3B – linha), com áreas simétricas acima do trocânter maior e abaixo do ísquio (Figura 3B – setas duplas). O trocanter menor não deve estar visível (Figura 3B – seta simples) ou pode ser apenas discretamente notado. A análise deve envolver a ROI do colo, que corresponde à região de DMO mais baixa e a área mais estreita do colo (Figura 3C – seta vertical) e deve ser localizada com o auxílio da ferramenta "procurar", além da ROI do fêmur total (Figura 3C – seta horizontal), que envolve toda a área de análise, inclusive o colo femoral.

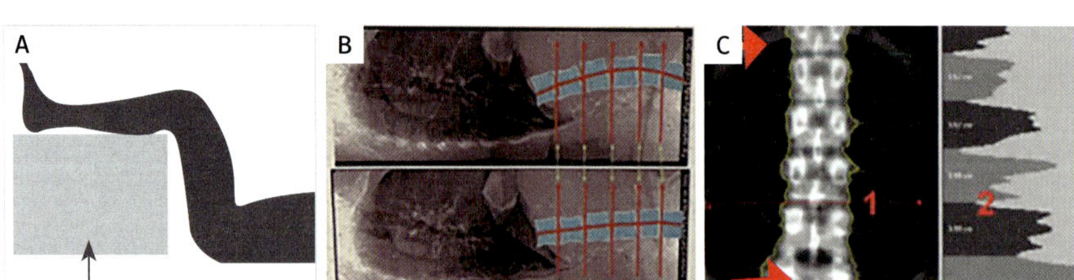

FIGURA 2 Aquisição de coluna lombar: (A) bloco de espuma, (B) retificação da lordose lombar, (C) aquisição adequada.

Quando o exame de antebraço estiver indicado, poderá ser feito com o paciente deitado na mesa de exames ou com o paciente fora dela sentado em uma cadeira (Figura 4A). Este último especialmente no caso de pacientes com peso que excede o limite tolerado pelo aparelho. Recomenda-se o uso do posicionador de antebraço (Figura 4A), para evitar movimentações durante a aquisição. Constitui também uma etapa importante a inserção da medida do comprimento do antebraço, ou seja, a distância entre o epicôndilo medial e o processo estiloide da ulna, que pode ser feita com fita métrica ou régua. Uma aquisição adequada deve estar centralizada e alinhada, com a primeira fileira dos ossos do carpo visível (Figura 4B – seta superior). A análise deve conter a linha de referência número 1 na extremidade distal, junto ao processo estiloide na ulna, e a linha 2 imediatamente abaixo, mas não contendo a placa terminal radial. As linhas verticais centrais (número 3) do ultradistal (UD) e do rádio 33% estão localizadas entre o rádio e a ulna. A região de interesse a ser analisada é o radio 33% (Figura 4B – seta inferior), conhecido também como rádio 1/3.

RESULTADOS

Os resultados em densitometria são expressos em densidade mineral óssea (DMO), *T-score* e *Z-score*. Devido à existência de múltiplos equipamentos, de diferentes fabricantes e que utilizam diferentes tecnologias para a medida da DMO (p. ex., *pencil beam* ou em lápis e *fan beam* ou em leque), a medida direta da DMO não mostrou ser útil para o diagnóstico da baixa massa óssea. Não existe um ponto de corte no valor absoluto de massa óssea acima ou abaixo do qual o paciente não fratura ou fraturará certamente. Por outro lado, a DMO é a medida de escolha para o monitoramento da massa óssea, devendo ser utilizada para comparação entre exames de um mesmo paciente ao longo do tempo, especialmente nas regiões da coluna lombar e fêmur total. A ISCD não recomenda o rádio a 1/3 para monitoramento.

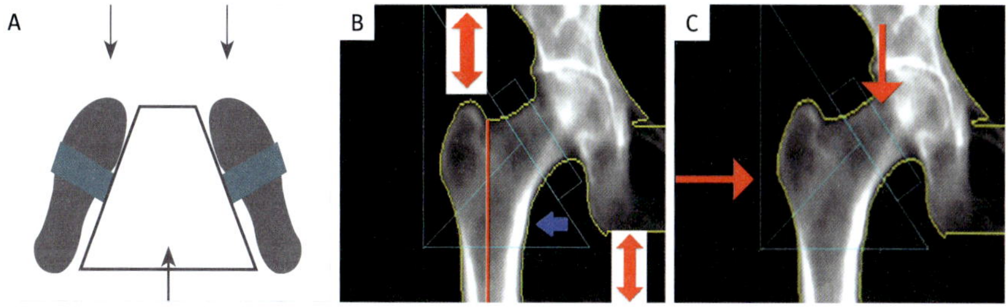

FIGURA 3 Aquisição de fêmur: (A) posicionador, (B) aquisição adequada, (C) ROIs (regiões de interesse) de colo e fêmur total.

Em 1994, a Organização Mundial da Saúde (OMS) publicou os critérios de classificação para a osteoporose na pós-menopausa. Os resultados foram expressos como um desvio-padrão (DP) da média prevista para a massa óssea em mulheres caucasianas adultas jovens, correspondente ao *T-score* (Tabela 1). O ponto de corte de *T-score* ≤ -2,5 DP foi estabelecido pois demonstrou identificar cerca de 30% das mulheres na pós-menopausa como tendo osteoporose quando avaliadas pela densitometria óssea de coluna, fêmur e antebraço, valor aproximado do risco de fratura osteoporótica ao longo da vida. Além disso, o *T-score* foi uma forma de usar o mesmo critério diagnóstico para todos os equipamentos e sítios esqueléticos e também leva em conta que o risco de fraturas osteoporóticas aumenta com a idade. Atualmente, recomenda-se o uso do critério baseado no *T-score*, comparando a DMO do paciente com um banco de dados de adultos jovens, para mulheres em transição menopausal ou na pós-menopausa e para homens com idade ≥ 50 anos.

TABELA 1 Classificação da Organização Mundial da Saúde (OMS) baseada no *T-score*

Classificação da OMS	*T-score*
Normal	≥ -1,0 DP
Osteopenia	Entre -1,0 e -2,5 DP
Osteoporose	≤ -2,5 DP
Osteoporose grave	≤ -2,5 DP e uma ou mais fraturas por fragilidade

DP: desvio-padrão.

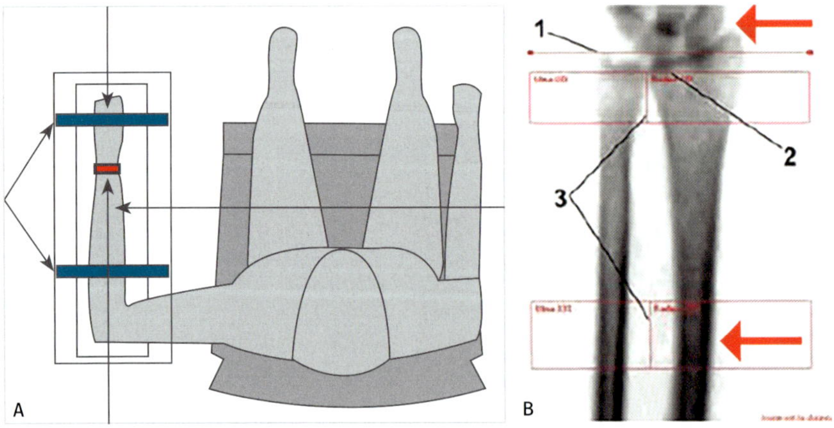

FIGURA 4 Aquisição de antebraço: (A) posicionador, (B) aquisição adequada.

Em relação ao *Z-score*, calcula-se o número de DP que a DMO do paciente é acima ou abaixo da DMO para população de referência do mesmo sexo, da mesma faixa etária e da mesma etnia. É o critério utilizado para o diagnóstico de baixa massa óssea em mulheres que ainda estão na menacme e homens com menos de 50 anos, quando avaliados através de coluna, fêmur e antebraço. Também é utilizado com a mesma finalidade em pessoas com menos de 20 anos, nesse caso avaliando-se apenas as regiões de coluna e corpo total, visto que as regiões de fêmur e antebraço sofrem interferência das cartilagens de crescimento. O ponto de corte de *Z-score* ≤ -2,0 DP é indicativo de massa óssea abaixo do esperado para a idade (Tabela 2). Nesses casos, não se trata de osteoporose primária, associada ao declínio hormonal em homens ou mulheres. Trata-se sim, na maioria dos casos, de causas secundárias de massa óssea reduzida, como diversas doenças ou alguns tipos de medicamentos.

TABELA 2 Classificação baseada no *Z-score*

Classificação	*Z-score*
Massa óssea dentro da esperada para a faixa etária	Até -1,9 DP
Massa óssea abaixo da esperada para a faixa etária	≤ -2,0 DP

DP: desvio-padrão.

ARTEFATOS E ARMADILHAS

Na aquisição de coluna, inúmeros artefatos podem interferir na DMO. Os mais frequentes são: artrodese (Figura 5A), aro do sutiã (Figura 5B), botão da calça, *piercing* do umbigo, cateter duplo J, sonda nasoenteral, anel gástrico, bolsa de colostomia, prótese endovascular, além de restos de contraste (Figura 5C), especialmente de contrastes de bário ou iodo, utilizados principalmente em radiografias contrastadas e tomografia, respectivamente. Sempre que possível, artefatos passíveis de remoção devem ser retirados e o exame deve ser refeito (p. ex., Figura 5B – aro de sutiã). No caso dos contrastes (Figura 5C), o exame deve ser refeito cerca de uma semana após o exame contrastado. No caso de artefatos não removíveis e que causem grande interferência na análise da DMO (p. ex., artrodese extensa – Figura 5A), a análise deve ser invalidada na coluna e deve-se proceder à aquisição e análise do antebraço.

Nas aquisições de fêmur, os artefatos mais frequentes são: artefatos metálicos de roupa, materiais de osteossíntese ou artroplastia (Figura 6A), prótese glútea (Figura 6B) ou bioplastia, fralda geriátrica, dispositivos urinários ou restos de contraste (Figura 6C). Da mesma maneira, artefatos passíveis de remoção devem ser retirados e o exame deve ser refeito. No caso dos contrastes (Figura 6C), o exame deve ser refeito cerca de uma semana após o exame contrastado. No caso de artefatos não removíveis e que causem grande interferência na análise da DMO (p. ex., osteossíntese – Figura 6A, prótese glútea – Figura 6B), a análise deve ser invalidada no fêmur e deve-se proceder à aquisição e análise do antebraço.

Inúmeras são as armadilhas em densitometria da coluna. Cerca de 83,5% das pessoas apresentam "anatomia padrão" com cinco vértebras lombares e o último par de costelas em T12, entretanto, 16,5% têm variações anatômicas, sendo a mais comum a ausência do último par de costelas em T12. Por esse motivo, padroniza-se que na presença de seis vértebras inferiores sem arcos costais, a segunda vértebra receba a denominação de L1 em densitometria. A imensa maioria das alterações anatômicas presentes na coluna lombar superestima a real DMO e podem ser caracterizadas por espondilodiscoartrose (Figura 7A), artrose interfacetária, discopatia degenerativa, espondilite anquilosante, fraturas vertebrais (Figura 7B), metástases blásticas (Figura 7C), osteopetrose, doença de Paget e calcificação da aorta, entre outros. Nesses casos, padroniza-se exclusão vertebral no caso da presença de alteração estrutural importante ou no caso de diferença > 1 desvio-padrão (DP) no *T-score* entre duas vértebras contíguas. Nesses casos, prefere-se laudar pelo segmento menos afetado e com menor massa óssea, usando pelo menos duas vértebras, não necessariamente contíguas. Se não houver duas vértebras válidas para análise, recomenda-se proceder à aquisição e análise do antebraço.

Por outro lado, poucas alterações subestimam a real DMO, entre elas laminectomias, ascite, hemangiomas e metástase líticas. Nesses casos, as vértebras alteradas devem ser excluídas.

No caso do antebraço, os artefatos e as armadilhas são muito menos frequentes e na maioria das vezes correspondem a artefatos de movimento, placas de fixação cirúrgica de fraturas, distorção arquitetural causada por fraturas que foram tratadas de maneira conservadora ou posicionamento inadequado das linhas de análise.

UTILIDADES CLÍNICAS

A absorciometria por dupla emissão de raios X, ou densitometria óssea duo-energética (DXA), é um método quantitativo que mede a DMO. É o padrão-ouro para o diagnóstico da osteoporose. As medidas quantitativas de massa óssea têm mostrado correlação entre os baixos níveis de DMO e fraturas por baixo impacto.

A DXA permite:

1. Estabelecer o diagnóstico da OP (padrão-ouro).

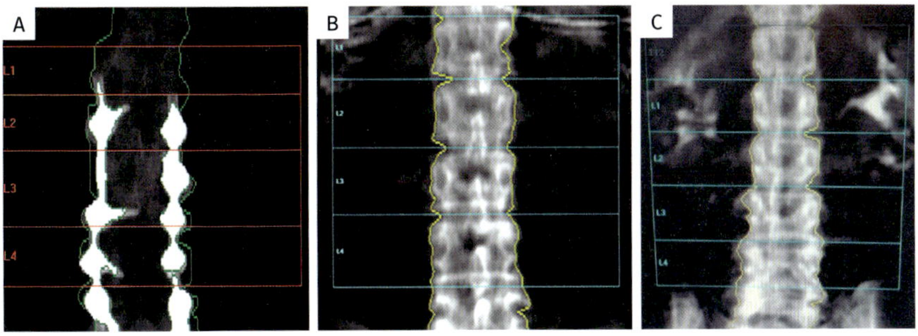

FIGURA 5 Densitometria da coluna lombar: (A) artrodese, (B) aro de sutiã, (C) restos de contraste.

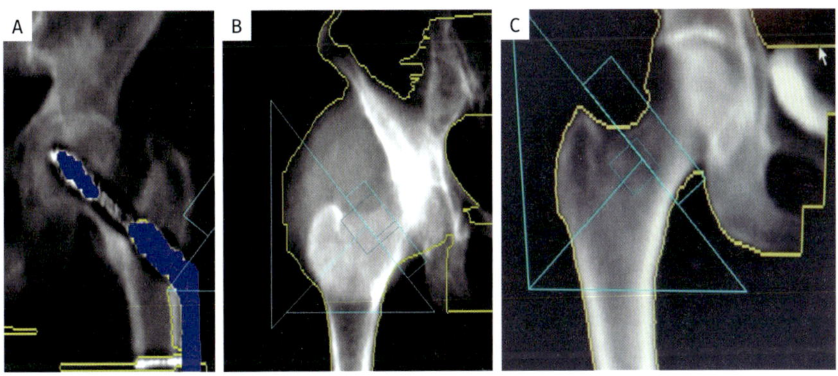

FIGURA 6 Densitometria de fêmur: (A) osteossíntese, (B) prótese glútea, (C) restos de contraste.

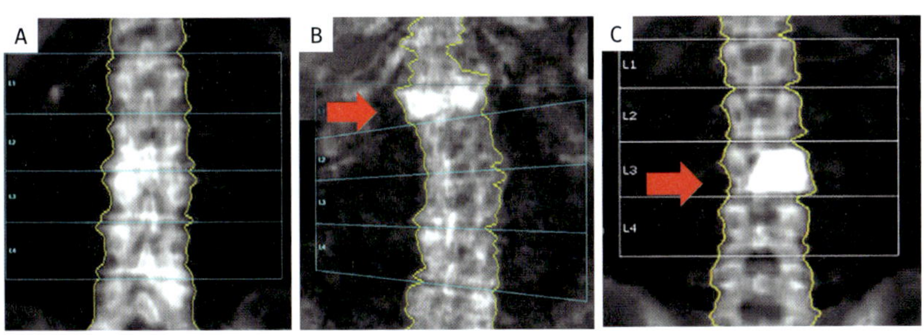

FIGURA 7 Densitometria da coluna lombar: (A) artrose, (B) fratura vertebral, (C) metástase blástica.

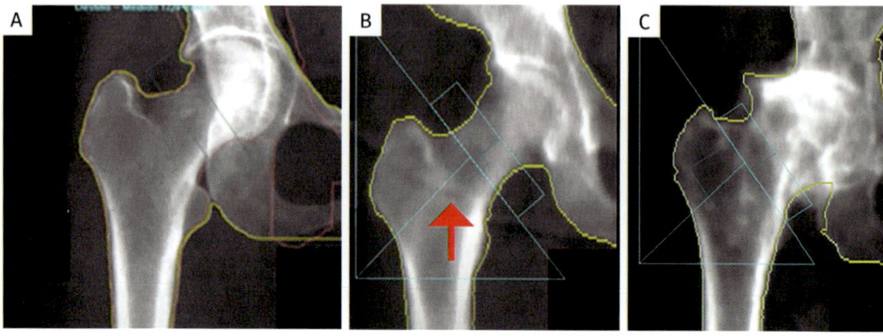

FIGURA 8 Densitometria de fêmur: (A) sobreposição colo-ísquio, (B) sobreposição de panículo adiposo, (C) artrose coxofemoral.

2. Determinar o risco de fraturas (excelente correlação com fraturas por baixo impacto).
3. Avaliar as mudanças na massa óssea em pacientes tratados ou na evolução natural da doença (monitoramento).

Para o diagnóstico da osteoporose, a escolha do local de aquisição e análise dependerá basicamente da idade do paciente, do tipo histológico de osso envolvido e da presença de alterações morfológicas ou artefatos.

Assim, mulheres na pós-menopausa apresentam inicialmente perda de osso trabecular e devem ter a coluna lombar e o fêmur proximal avaliados. Nos idosos, a diminuição do osso cortical se impõe e a coluna lombar pode ser acometida por doença degenerativa, majorando a massa óssea e falseando negativamente o resultado. A avaliação de um outro local, como o antebraço, poderá ser útil nesses casos.

O antebraço também poderá ser realizado em pacientes com peso acima do suportado pelo aparelho e nos casos de hiperparatireoidismo (perda principalmente de osso cortical). O peso máximo suportado é variável entre fabricantes e modelos.

TABELA 3 Peso máximo suportado pelos aparelhos

Modelo	Peso máximo (kg)
GE Lunar DPX-NT	136
GE Lunar Prodigy	159
GE Lunar iDXA	205
Hologic QDR 4500 A ou W/Wi	136
Hologic Discovery A ou W/Wi	205

Fonte: adaptada de Brownbill RA, Ilich JZ. Measuring body composition in overweight individuals by dual energy x-ray absorptiometry. BMC Medical Imaging. 2005;5:1-7.

O risco de fratura aferido pela densitometria é um risco relativo. Ou seja, aumenta a cada desvio-padrão abaixo do *T-score*. Quanto mais baixo o *T-score*, maior o risco de fratura daquele indivíduo. É também sítio-dependente. A medida de massa óssea em qualquer sítio é capaz de prever o risco de fratura nos demais sítios, mas o RR é maior para o local aferido.

EXATIDÃO (ACURÁCIA) E PRECISÃO: A DENSITOMETRIA ÓSSEA É UM MÉTODO QUANTITATIVO QUE PRECISA ACERTAR O CENTRO DO ALVO

A exatidão ou acurácia é a capacidade do método em medir o valor real do sítio escaneado. É importante para o diagnóstico correto. Os densitômetros foram calibrados através de ossos cadáveres pesados após incineração. A exatidão dos densitômetros atuais varia de equipamento para equipamento (Tabela 4).

A precisão é a capacidade do equipamento de repetir de maneira assertiva as mesmas leituras de maneira seriada. É importante para o monitoramento e foi estabelecida *in vitro* para todos os equipamentos. Quanto menor o erro de precisão, menor poderá ser o intervalo entre os exames. Todos os serviços de densitometria óssea devem fazer testes de precisão *in vivo* e determinar a mínima variação significativa (MVS) dos seus equipamentos e equipe, para cada sítio de análise (coluna, fêmur proximal, antebraço e corpo total). Esses testes devem contemplar voluntários que espelhem o perfil de pacientes atendido pela clínica (p. ex.: mulheres e homens idosos, mulheres na pós-menopausa etc.). Apenas após o cálculo da MVS os serviços estão autorizados a fazer exames comparativos e relatar em seus laudos se houve perda ou ganho de massa óssea significativa, em um exame sequencial. Os valores diferenciais entre os exames devem estar acima da MVS do equipamento.

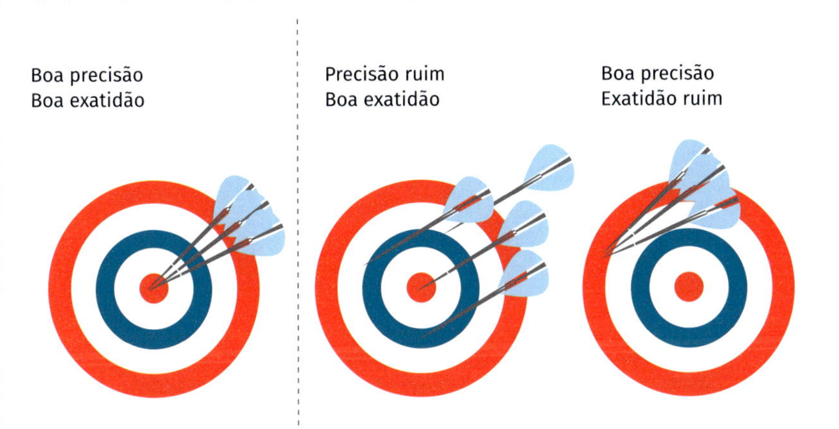

FIGURA 9 Exatidão (acurácia) e precisão.

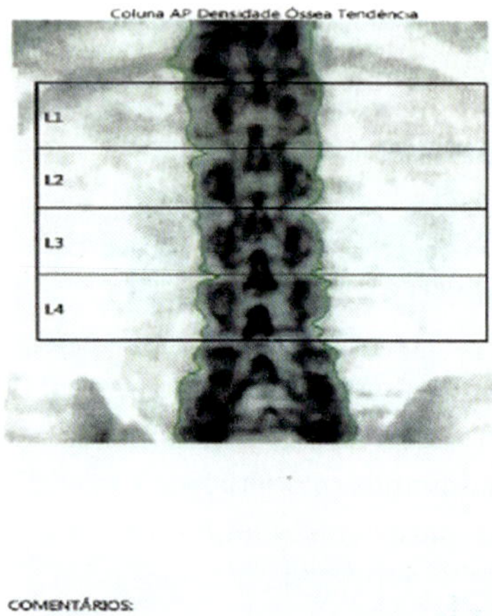

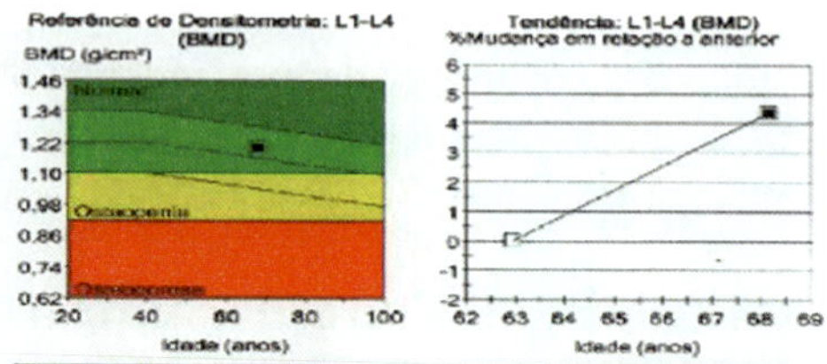

Região	BMD[1] (g/cm²)	Jovem Adulto[2] (%)	Jovem Adulto T-score	Corr. Etária[3] (%)	Corr. Etária Z-score
L1	1,075	93	-0,7	98	-0.2
L2	1,158	93	-0,7	98	-0.2
L3	1,271	102	0,3	108	0.8
L4	1,307	105	0,6	111	1,1
L1-L2	1,114	93	-0,7	98	-0.2
L1-L3	1.164	96	-0,4	101	0.1
L1-L4	1,201	98	-0,2	103	0.3
L2-L3	1,215	98	-0,2	103	0.3
L2-L4	1,247	101	0,1	106	0.6
L3-L4	1.289	104	0,4	109	0.9

Tendência: L1-L4				
Medido Data	Idade (anos)	BMD[1] (g/cm²)	Mudar vs Anterior (g/cm²)	Mudar vs Anterior (%)
15/09/2021	68,1	1.201	0,050 *	4.3 *
05/07/2016	62,9	1.151		

MVS do serviço para coluna = 3%
Perda significativa de -4,5% em relação ao exame anterior

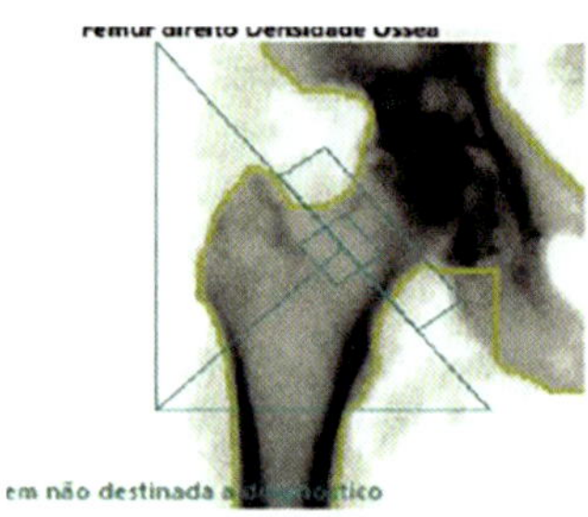

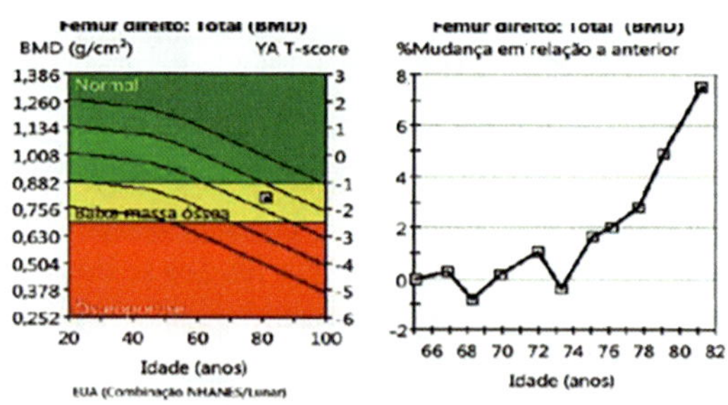

Densitometria: EUA (Combinação NHANES/Lunar)			
Região	BMD (g/cm²)	YA T-score	AM Z-score
Colo	0,796	-1,7	0,5
Truc.	0,717	-1,2	0,7
Total	0,810	-1,6	0,5

Tendência a densitometria: Total				
Data da Medida	Idade (anos)	BMD (g/cm²)	Mudar vs Anterior (%)	Mudar vs Linha de base (%)
05/08/2021	81,2	0,810	2,7	7,7 *
03/06/2019	79,1	0,789	2,1	4,9 *
08/01/2018	77,7	0,773	0,8	2,8
28/07/2016	76,2	0,767	0,4	2,0
01/07/2015	75,1	0,764	2,0	1,6
23/08/2013	73,3	0,749	-1,4	-0,4
28/05/2012	72,0	0,760	0,9	1,1
31/03/2010	69,9	0,753	0,9	0,1

MVS do serviço para fêmur total = 3%
Não se observa diferença significativa em relação ao exame anterior
Ganho cumulativo de 7,7% em relação ao primeiro exame realizado

FIGURA 10

TABELA 4 Densitômetros

Técnica	Acurácia (exatidão) %	Precisão %
DXA		
Coluna lombar *pencil beam*	1-10	1
Coluna lombar *fan beam*	1-100	1
Fêmur proximal	6	1-2
Antebraço	5	1
Corpo total	3	1
QCT		
Dual-energy QCT	3-6	4-6
pQCT		
Rádio trabecular	2-8	1-2
Rádio total	2-8	1-2

Genant HK, Gurglielmi G, Jergas M. Bone densitometry and osteoporosis. Springer; 1997. p. 274

BIBLIOGRAFIA

1. Bonnick SL. Bone densitometry in clinical practice: application and interpretation. 3. ed. Humana Press; 2009. p. 1-27.
2. Brandão C, Camargos BM, Zerbini CA, Plapler PG, Mendonça LMDC, Albergaria BH et al. Posições oficiais 2008 da Sociedade Brasileira de Densitometria Clínica (SBDens). Arquivos Brasileiros de Endocrinologia & Metabologia. 2009;53:107-12.
3. Brownbill RA, Ilich JZ. Measuring body composition in overweight individuals by dual energy x-ray absorptiometry. BMC Medical Imaging. 2005;5:1-7.
4. Conselho Federal de Medicina. Resolução CFM n. 1.845/2008. Disponível em: https://abrasso.org.br/certificacao/.
5. Frazão P, Naveira M. Prevalência de osteoporose: uma revisão crítica. Rev Bras Epidemiol. 2006;9(2):206-14.
6. Genant HK, Gurglielmi G, Jergas M. Bone densitometry and osteoporosis. Springer; 1997. p. 269-90.
7. Gluer C, Blake G, Lu Y, Blunt BA, Jerga M, Genant HK. Accurate assesment of precision error: how to measure reproducibility errors of bone densitometry. Osteoporosis Internat. 1995;5:262-70.
8. Kanis JA, Melton III LJ, Christiansen C, Johnston CC, Khaltaev N. The diagnosis of osteoporosis. Journal of Bone and Mineral Research. 1994;9(8):1137-41.
9. Krueger D, Tanner SB, Szalat A, Malabanan A, Prout T, Lau A, et al. DXA reporting updates: 2023 official positions of the International Society for Clinical Densitometry. Journal of Clinical Densitometry, 2023;27(1):101437.
10. Mendonça L. Exames de imagem e outros métodos. In: Moreira C, Shinjo S (eds.). Livro da Sociedade Brasileira de Reumatologia. 3. ed. Barueri: Manole; 2023. p. 153-61.
11. Mendonça L. Osteoporose. In: Moreira C, Shinjo S (eds.). Livro da Sociedade Brasileira de Reumatologia. 3. ed. Barueri: Manole; 2023. p. 902-22.
12. Peel NFA, Johnson A, Barrington NA, Smith TWD, Eastell R. Impact of anomalous vertebral segmentation on measurements of bone mineral density. Journal of Bone and Mineral Research. 1993;8(6):719-23.
13. The International Society of Clinical Densitometry. The official positions – 2023. Disponivel em: http:/www.iscd.org/official-positions.
14. World Health Organization. Technical report series. The Organization; 1994.

7

Composição corporal e sarcopenia

Rodolfo Andrade Weidmann
Marcelo de Medeiros Pinheiro
Diogo Souza Domiciano

DESTAQUES DO TEMA

- A absorciometria por dupla emissão de raios-X (DXA) é o método de escolha para avaliação da composição corporal (massa óssea, massa gorda e massa magra) na prática clínica.
- São componentes-chave do conceito de sarcopenia a baixa força e a função muscular.
- Além da quantidade, a avaliação da qualidade muscular mostra-se promissora na melhor caracterização da função muscular.

COMPOSIÇÃO CORPORAL

Medir de forma precisa a composição corporal em humanos sempre foi um desafio. Por meio da análise química direta de cadáveres foi possível avançar nas técnicas de avaliação *in vivo* da composição corporal, inicialmente em dois compartimentos (massa gorda e massa livre de gordura). Posteriormente, entendeu-se que o modelo bicompartimental não era apropriado para examinar indivíduos em amplas faixas etárias, particularmente entre grupos diferentes quanto ao sexo e à etnia. A tecnologia de absorciometria por dupla emissão de raios-X (DXA), mais conhecida como densitometria óssea e usando a aquisição do corpo inteiro, permite a avaliação tricompartimental da composição corporal, que inclui gordura, massa magra (água, proteína, glicogênio e tecidos moles) e conteúdo mineral ósseo.

As medidas antropométricas (peso, índice de massa corporal – IMC, espessura das dobras cutâneas, circunferência abdominal, relação cintura/quadril, circunferência do braço, circunferência da panturrilha) têm como principal limitação a não estratificação dos compartimentos de massa gorda e massa magra. Por exemplo, os valores do IMC podem revelar o excesso de peso de um indivíduo, o que nem sempre reflete o excesso de gordura, como no caso de atletas com elevada massa muscular. Por esse motivo, recomenda-se utilizar parâmetros que avaliem o compartimento de tecido adiposo separadamente dos demais componentes. Um exemplo é o índice de massa gorda (*fat mass index* – FMI; em kg/m^2), desenvolvido pelo *National Health and Nutrition Examination Survey* (NHANES), que utiliza dados de 1999-2004, que define a massa magra ajustada pela adiposidade. A Tabela 1 apresenta os pontos de corte para a classificação da adiposidade de acordo com o índice de massa gorda.

TABELA 1 Classificação da gordura corporal de acordo com o índice de massa gorda (*fat mass index* – FMI)

Classificação	Homens	Mulheres
Déficit grave de gordura	< 2	< 3,5
Déficit moderado de gordura	2,0 a < 2,3	3,5 a < 4
Déficit leve de gordura	2,3 a < 3	4 a < 5
Normal	a 6	5 a 9
Excesso de gordura	> 6 a 9	> 9 a 13
Obesidade classe I	> 9 a 12	> 13 a 17
Obesidade classe II	>12 a 15	> 17 a 21
Obesidade classe III	> 15	> 21

Valores são dados em kg/m^2.

Há outros métodos para avaliação da composição corporal, como pletismografia por deslocamento de ar, impedância bioelétrica (BIA), ultrassonografia (US), tomografia computadorizada (TC) e ressonância magnética (RM). Considerando aspectos de exatidão, precisão, custo, duração do exame, baixa radiação emitida (0,15 a 4,7 μSv) e acessibilidade, a DXA é considerada a metodologia padrão-ouro para avaliação da composição corporal na prática clínica.

A Tabela 2 apresenta as principais indicações para o exame de composição corporal por DXA.

TABELA 2 Principais indicações para medidas de composição corporal por DXA
Obesidade, perda de peso, distúrbios nutricionais e alimentares, suplementação proteica dietética em atletas, síndromes de má absorção, sarcopenia, quedas recorrentes, uso de antirretrovirais associados ao risco de lipodistrofia em indivíduos com vírus da imunodeficiência adquirida (HIV), estratificação de risco cardiovascular, treinamento físico, reabilitação de lesões, deficiência de hormônio do crescimento, distúrbios da tireoide, hipogonadismo, terapia com estrogênio/androgênio, terapia com glicocorticoides e medida de massa magra para cálculo de dose de medicamento.

ANÁLISE E INTERPRETAÇÃO DA COMPOSIÇÃO CORPORAL POR DXA

A utilidade clínica do DXA para avaliação da composição corporal é altamente dependente da qualidade da aquisição, análise e interpretação do exame. As melhores práticas em DXA exigem uma compreensão das fontes potenciais de erros, incluindo calibração do instrumento e o reconhecimento de artefatos. O posicionamento e a análise consistente do paciente são os fatores mais importantes para minimizar erros de medição. Apesar de pequenas diferenças entre os fabricantes em relação ao *software* de análise, as recomendações para o posicionamento do paciente são comparáveis entre eles. Os seguintes parâmetros devem constar no relatório de composição corporal (Figura 1):

Dados antropométricos:

- Peso corporal (kg).
- Estatura (m).
- IMC (kg/m^2).

Avaliação da massa óssea:

- CMO (em gramas).
- DMO (em g/cm^2).
- TBLH e *Z-score* (crianças e adolescentes).

Avaliação da massa gorda:

- Massa gorda total (kg).
- Porcentagem de gordura corporal.
- Índice de massa gorda (*fat mass index* – FMI; em kg/m^2).
- Se disponível: tecido adiposo visceral abdominal (*visceral adipose tissue* – VAT; em g ou g/cm^3 se avaliado com um dispositivo GE-Lunar ou g ou g/cm^2 se avaliado com um dispositivo Hologic).
- Razão da gordura androide-ginoide (A/G).

Avaliação da massa magra:

- Massa magra total (kg).
- Massa magra apendicular (MMA, em kg): soma dos valores de massa magra nos membros superiores e inferiores, que tem forte correlação com a massa muscular ao longo da vida.
- Índice de massa magra apendicular (MMA ajustado pela altura^2) (kg/m^2).
- Opcional: massa magra apendicular ajustada pelo IMC em pacientes acima de 65 anos (MMA/IMC).

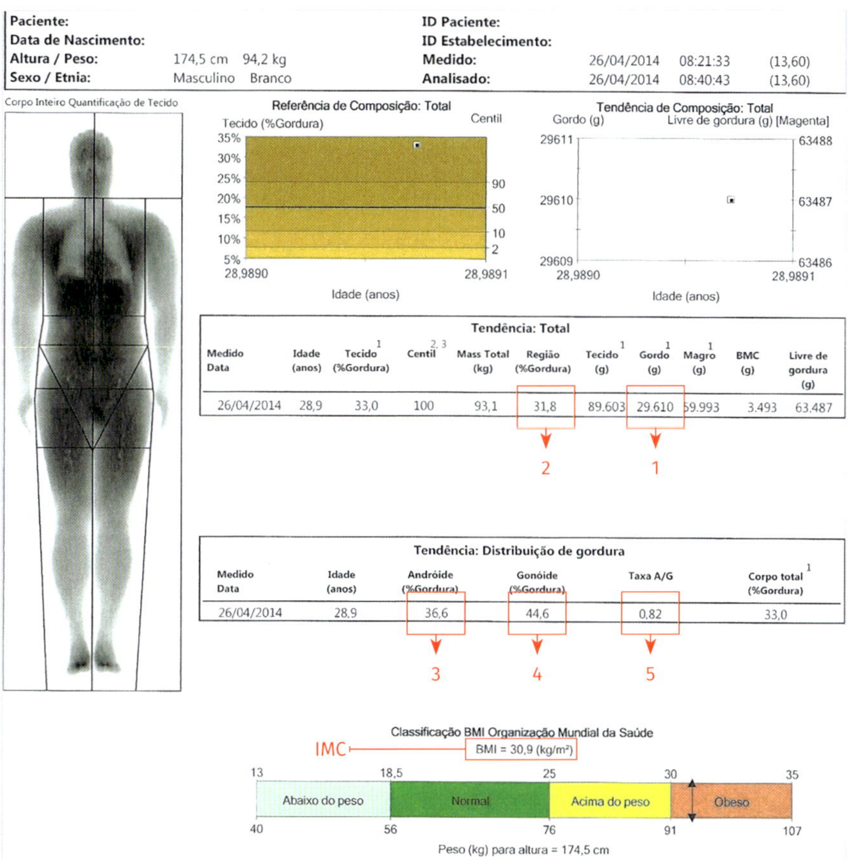

FIGURA 1 Exemplo de exame de composição corporal através da densitometria de corpo inteiro. (1) Massa gorda total; (2) percentual de gordura; (3) percentual de gordura androide; (4) percentual de gordura ginoide; (5) relação A/G (gordura androide-ginoide). O índice de massa gorda ou índice de gordura corporal deve ser calculado a partir dos valores de massa gorda total divididos pela altura ao quadrado (kg/m^2).

SARCOPENIA

Em 1989, Irwin Rosenberg propôs o termo "sarcopenia" (do grego "*sarx*" ou carne + "*penia*" ou perda) para descrever a diminuição da massa muscular relacionada com a idade. Assim, ela é primariamente atribuível ao envelhecimento (sarcopenia primária). Entretanto, em muitos casos, outras causas podem ser identificadas (sarcopenia secundária), incluindo doenças inflamatórias crônicas como artrite reumatoide e doença pulmonar obstrutiva crônica, doenças gastrointestinais que cursam com disabsorção, câncer e doenças neurodegenerativas.

A primeira definição operacional da sarcopenia incluía apenas baixa massa magra como medida substituta da massa muscular. Evidências subsequentes mostraram que a fraqueza muscular e a alteração da mobilidade são melhores preditores de mortalidade e incapacidade do que a baixa massa magra isoladamente. Desde então, a sarcopenia foi definida como uma síndrome de "falha muscular", em que há perda progressiva de força muscular (dinapenia), massa (quantidade) e função (desempenho físico), levando a um declínio na capacidade funcional e aumentando o risco de incapacidade, quedas, fraturas e mortalidade.

Há diferentes definições de sarcopenia, sem consenso em relação à melhor forma de classificar um paciente como tendo essa condição. Um ponto universalmente aceito é que baixa força e função musculares são componentes-chave. A força muscular é reconhecida como melhor preditor de resultados adversos do que a massa. Assim, definir sarcopenia apenas em termos de massa muscular é inadequado e tem valor clínico limitado.

Hoje, a definição mais utilizada é a do consenso do *European Working Group on Sarcopenia in Older People* (EWGSOP), publicado pela primeira vez em 2010 e atualizado em 2019 (EWGSOP2) (Tabela 3). Entretanto, atualmente está em desenvolvimento pela *Global Leadership in Sarcopenia* (GLIS) uma nova classificação a ser usada como padrão-ouro no diagnóstico da sarcopenia. A falta de um consenso traz limitações epidemiológicas e heterogeneidade na investigação clínica devido às divergências de pontos de cortes das medidas utilizadas, além de dificultar o desenvolvimento de programas de prevenção e tratamento da sarcopenia.

TABELA 3 Definição operacional de sarcopenia (EWGSOP2)

Provável sarcopenia: critério 1
Confirmação diagnóstica: critério 1 + 2
Sarcopenia severa: critério 1 + 2 + 3

1. Baixa força muscular
2. Baixa quantidade ou qualidade muscular
3. Baixo desempenho físico

OSTEOSSARCOPENIA

A sarcopenia e a osteoporose desempenham um papel importante na patogênese da síndrome de fragilidade, quedas e fraturas. O termo "osteossarcopenia" foi proposto para caracterizar um subconjunto frágil da população idosa com osteoporose e sarcopenia concomitantes. Além da maior frequência de quedas, fraturas e institucionalização, a osteossarcopenia confere maior risco de mortalidade do que qualquer uma das condições isoladamente. Em um estudo brasileiro com idosos da comunidade com elevado risco de quedas, a redução da massa muscular foi associada a menor densidade mineral óssea do quadril.

OBESIDADE SARCOPÊNICA

Esta é uma condição clínica caracterizada pela coexistência de obesidade e sarcopenia. A obesidade contribui para a perda de massa e função muscular, devido ao impacto negativo dos distúrbios metabólicos dependentes do tecido adiposo, como estresse oxidativo, inflamação e resistência à insulina. A obesidade agrava a sarcopenia pelo aumento da infiltração gordurosa nos músculos, enquanto a sarcopenia pode facilitar diretamente o acúmulo de gordura pela redução do gasto total de energia, o que gera um círculo vicioso de doença. Importante ressaltar que indivíduos com IMC acima de 30 kg/m^2 podem apresentar maior massa magra, decorrente da maior sobrecarga do próprio peso. No entanto, aqueles que possuem maior índice de flacidez muscular ou hipermobilidade podem cursar e evoluir com maior obesidade sarcopênica e, assim, maior risco de incapacidade, quedas e mortalidade.

FISIOPATOLOGIA DA SARCOPENIA

A massa e a força muscular variam ao longo da vida, alcançando seu pico por volta da 3ª década de vida. À medida que os indivíduos se aproximam da 4ª década, ocorre redução na força muscular em média de ≈8% a 10% por década. Aos 80 anos de idade, a maioria dos adultos perdeu quase 30% do pico de massa muscular e 50% do pico de força muscular.

A homeostase muscular é mantida por meio do equilíbrio entre a sinalização molecular anabólica e catabólica. A via anabólica é estimulada pela regulação positiva da cascata de serina/treonina quinase Akt/mTOR, e a via catabólica é regulada por Fox-O, NF-κB/ubiquitina proteassoma, cascata de caspases e via da miostatina. A miostatina é uma miocina do músculo esquelético que regula negativamente a via Akt/mTOR e diminui o número de células-satélites, inibindo formação e reparo muscular.

É provável que a atrofia muscular se desenvolva quando a degradação exceda a capacidade de síntese de proteína muscular, resultando em um balanço proteico negativo. A resposta do músculo esquelético aos estímulos anabólicos, particularmente aos aminoácidos essenciais, é atenuada com o envelhecimento, um fenômeno chamado "resistência anabólica", devido à expressão diminuída da sinalização Akt/mTOR. Propõe-se que essa resistência esteja relacionada a alterações vasculares associadas à idade, que diminuem a perfusão muscular, prejudicando subsequentemente o fornecimento de nutrientes e oxigênio. Além disso, observa-se que os músculos e vasos se tornam menos sensíveis à insulina na senescência, ocasionando diminuição do fluxo sanguíneo microvascular mediado pelo hormônio, reduzindo a síntese e liberação de aminoácidos e contribuindo para desregulação da homeostase muscular.

Na evolução da imunossenescência, observa-se um estado de inflamação sistêmica crônica de baixo grau, caracterizado por aumento de citocinas e reagentes pró-inflamatórios ("*inflammaging*"), como PCR (proteína C-reativa), IL-1 (interleucina 1), IL-6 (interleucina 6) e TNF-α (fator de necrose tumoral alfa), que são cruciais na indução da degradação celular por mecanismo de disfunção mitocondrial do músculo. Além disso, a IL-6 induz resistência à insulina, dificultando a ativação da via Akt/mTOR e reduzindo a síntese de proteínas musculares.

Acredita-se que as alterações degenerativas do sistema nervoso relacionadas à idade também contribuam para o desenvolvimento da sarcopenia. O comprometimento da integridade do sistema neuromuscular é decorrente da degeneração axonal, hipoexcitabilidade neuronal e perda de motoneurônios-α, desempenhando papel significativo para o declínio da força e potência muscular.

DIAGNÓSTICO DE SARCOPENIA

Rastreamento do paciente com sarcopenia

Na prática, podemos utilizar o questionário SARC-F para a triagem de sarcopenia. Ele é validado no Brasil e tem sensibilidade moderada e muito alta especificidade para predizer baixa força muscular. Usando cinco perguntas, avalia a percepção do paciente sobre suas limitações de força, capacidade de caminhar, levantar-se de uma cadeira, subir escadas e experiência com quedas. Adicionando a medida da circunferência da panturrilha (≤ 33 cm para mulheres e ≤ 34 cm para homens) aumenta-se a sensibilidade do teste (de 33,3% para 66,7%) (Tabela 4). É importante notar que o IMC não deve ser usado para rastrear sarcopenia, especialmente entre idosos, devido às alterações na composição corporal próprias da idade e à elevada prevalência de obesidade sarcopênica.

TABELA 4 Questionário SARC-F + circunferência da panturrilha (CP)

Componente	Perguntas	Pontuação
Força	O quanto de dificuldade você tem para levantar e carregar 5 kg?	Nenhuma = 0 Alguma = 1 Muita ou não consegue = 2
Ajuda para caminhar	O quanto de dificuldade você tem para atravessar um cômodo?	Nenhuma = 0 Alguma = 1 Muita, usa apoios ou incapaz = 2
Levantar-se da cadeira	O quanto de dificuldade você tem para levantar de uma cama ou cadeira?	Nenhuma = 0 Alguma = 1 Muita ou não consegue sem ajuda = 2
Subir escadas	O quanto de dificuldade você tem para subir um lance de escadas de 10 degraus?	Nenhuma = 0 Alguma = 1 Muita ou não consegue = 2
Quedas	Quantas vezes você caiu no último ano?	Nenhuma = 0 1 a 3 = 1 4 ou mais quedas = 2
Panturrilha	Meça a circunferência da panturrilha direita exposta do paciente em pé, com as pernas relaxadas e pés afastados 20 cm um do outro	Mulheres: > 33cm = 0 ≤ 33cm = 10 Homens: > 34cm = 0 ≤ 34cm = 10
Sem sinais sugestivos de sarcopenia no momento (considerar reavaliação periódica)	SARC-F = 0-5 pontos SARC-F + CP = 0-10 pontos	
Sugestivo de sarcopenia (prosseguir com investigação diagnóstica)	SARC-F = 6-10 pontos SARC-F + CP = 11-20 pontos	

Força muscular

A força muscular, parâmetro primário da definição de sarcopenia, não depende apenas da massa muscular, e a relação entre elas não é linear. A baixa força de preensão manual é um poderoso preditor de desfechos adversos, como internação hospitalar prolongada, limitação funcional, menor qualidade de vida e morte. Para sua avaliação, recomenda-se o teste da força de preensão manual, preferencialmente pelo dinamômetro Jamar, que é validado e amplamente utilizado. Os valores de corte para baixa força são < 27 kg para homens e < 16 kg para mulheres. Quando a medição da preensão não é possível, o teste de se levantar da cadeira pode ser usado como substituto para avaliar a força muscular de quadríceps. Ele mede o tempo necessário para o indivíduo levantar-se cinco vezes da posição sentada sem usar os braços. Considera-se alterado um valor superior a 15 segundos.

Massa muscular

O diagnóstico é confirmado pela medida da massa muscular (Figura 2). Três desas definições de baixa massa muscular são mais estudadas: a primeira ajusta a MMA para altura ao quadrado (de Baumgartner et al.), a segunda ajusta a MMA para gordura corporal (de Delmonico e Newman et al.) e, por fim, a terceira ajusta a MMA para o IMC (*Foundation for the National Institutes of Health* - FNIH - *Sarcopenia Project*).

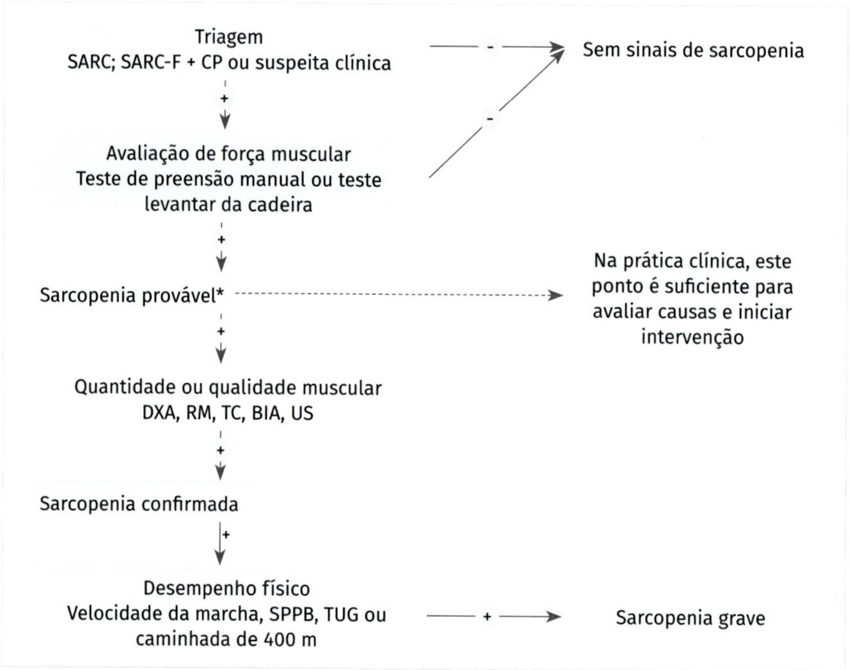

FIGURA 2 Algoritmo para triagem, diagnóstico e classificação da sarcopenia

* Considerar outras razões para a baixa força muscular, como depressão, acidente vascular cerebral, distúrbios de equilíbrio e doença vascular periférica.

BIA: impedância bioelétrica; CP: circunferência da panturrilha; DXA: absorciometria por dupla emissão de raios-X; RM: ressonância magnética; TC: tomografia computadorizada; US: ultrassonografia.

Fonte: adaptada de Cruz-Jentoft AJ, Bahat G, Bauer J, Boirie Y, Bruyère O, Cederholm T, et al. Writing Group for the European Working Group on Sarcopenia in Older People 2 (EWGSOP2), and the Extended Group for EWGSOP2. Sarcopenia: revised European consensus on definition and diagnosis. Age Ageing. 2019;16-31.

A mais utilizada é a proposta por Baumgartner et al., que define baixa massa muscular quando a relação entre a MMA (kg) ajustada para a altura (m^2) (MMA/altura^2) está a pelo menos dois desvios-padrão abaixo da média normal do grupo de referência medida por DXA. Os pontos de corte de baixa massa muscular recomendados são MMA < 20 kg para homens e < 15 kg para mulheres, e MMA/altura^2 < 7,26 kg/m^2 para homens e < 5,45 kg/m^2 para mulheres.

Em 2003, Newman et al. propuseram outro critério baseado na medida da MMA ajustada para massa gorda total, além da altura. Dados do estudo *São Paulo Ageing & Health* (SPAH), em população idosa brasileira, mostraram que essa definição que ajusta a massa magra pela massa gorda parece ter maior sensibilidade para identificar indivíduos obesos com baixa massa muscular (20%) quando comparada ao critério de Baumgartner et al. (MMA/altura^2) (4%). Entretanto, diferente deste último, o critério de Newman et al. tem pontos de corte que dependem de um modelo estatístico de regressão linear que pode ser variável de acordo com cada população, sendo menos utilizado.

A definição do FNIH leva em consideração pontos de corte bem definidos para baixa MMA ajustada pelo IMC (MMA/IMC), que foram validados em idosos da comunidade (> 65 anos): < 0,789 em homens e < 0,512 em mulheres.

Desempenho funcional

A compreensão da gravidade e do prognóstico da sarcopenia deve incluir a avaliação do desempenho físico. Este é um conceito multidimensional que envolve não apenas os músculos, mas também a função nervosa central e periférica, incluindo o equilíbrio. O desempenho físico pode ser avaliado de várias formas, preferencialmente pela velocidade de marcha, mas também pelo *Timed Up and Go* (TUG), *Short Physical Performance Battery* (SPPB) e pela caminhada de 400 m.

A velocidade da marcha é um teste rápido, seguro, confiável e amplamente utilizado na prática. Ela prediz resultados adversos relacionados à sarcopenia, como incapacidade, deficiência cognitiva, necessidade de institucionalização, quedas e mortalidade. O teste mede a velocidade de uma caminhada usual de 4 m, sendo um indicador de sarcopenia grave quando ≤ 0,8 m/s. O SPPB é um teste composto que inclui avaliação da velocidade da marcha, um parâmetro de equilíbrio e o teste de levantar-se da cadeira. Já no TUG os indivíduos são solicitados a levantar-se de uma cadeira padrão, caminhar até um marcador a 3 m de distância, virar-se, voltar e sentar-se novamente. Em um estudo brasileiro que comparou diferentes ferramentas para estimar a capacidade funcional em mulheres idosas saudáveis, Cabral et al. mostraram que o TUG apresentou o melhor desempenho para predizer funcionalidade usando a medida do VO_2 máximo como padrão-ouro em comparação a questionários de atividade física frequentemente utilizados na prática clínica. São indicadores de sarcopenia grave: SPPB com pontuação ≤ 8, TUG ≥ 20 s ou caminhada de 400 m ≥ 6 minutos.

Qualidade muscular

A avaliação da qualidade muscular pode incluir análise histológica, de imagem, metabólica e funcional, e tem recebido considerável atenção nos últimos anos. Ainda não estão validados os melhores parâmetros de qualidade a serem avaliados. A maioria dos estudos são realizados com TC e RM, incluindo avaliação de infiltração gordurosa do músculo.

A ultrassonografia muscular (US) tem sido utilizada em pesquisas clínicas e é promissora como ferramenta de avaliação da sarcopenia, principalmente por poder ser realizada à beira do leito e com baixo custo. Embora seja dependente do examinador, a US é uma técnica precisa e com boa reprodutibilidade em diferentes populações, fornecendo medidas de massa e qualidade muscular. Tem boa correlação com TC, RM e DXA. Na busca por padronização do método, foram propostos cinco parâmetros principais: espessura muscular, ângulo de penação, comprimento do fascículo, ecogenicidade e área de secção transversa. A ecogenicidade reflete a qualidade muscular, uma vez que seu aumento sinaliza substituição gordurosa ou fibrose do tecido. Recentes estudos demonstraram boa acurácia da avaliação de ecogenicidade muscular por US em pacientes com doenças reumáticas, seja usando uma escala visual semiquantitativa de quatro graus ou por medição quantitativa contínua. Assim, representa potencialmente uma ferramenta valiosa para a detecção "precoce" da sarcopenia nestes pacientes.

TRATAMENTO DA SARCOPENIA

Diferentes estratégias de manejo da doença são propostas, incluindo exercícios resistidos e suplementos nutricionais. Opções farmacológicas têm sido estudadas, como o uso de análogos de testosterona, moduladores seletivos do receptor androgênico, inibidores de miostatina e até denosumabe, porém as evidências mostram resultados conflitantes e inconsistentes. Atualmente não existe tratamento farmacológico específico para a sarcopenia.

O primeiro passo é identificar e abordar os fatores contribuintes subjacentes. Por exemplo, otimizar a saúde metabólica, combater a obesidade e tratar condições secundárias de prejuízo muscular. Programas de intervenção com exercícios, como treinamento resistido e aeróbico, demonstraram aumentar a massa muscular, a força e o desempenho físico. Treinos de força muscular e exercício aeróbico, este também associado à melhoria da aptidão cardiovascular, são as modalidades com melhor nível de evidência na literatura. Além disso, o exercício aeróbico permite que grandes grupos musculares se movam de maneira rítmica durante um período sustentado, o que aumenta o gasto energético e auxilia no tratamento da obesidade, quando presente.

A adequação da dieta é estratégia importante para mitigar os efeitos negativos da perda muscular. Intervenções dietéticas com suplementação proteica e de aminoácidos parecem benéficas. A incorporação na dieta de concentrados proteicos (por exemplo, soro de leite) ou aminoácidos de cadeia ramificada, como a leucina, pode aumentar a taxa de síntese proteica do músculo esquelético. O Conselho de Alimentação e Nutrição da Academia Nacional de Ciências dos Estados Unidos recomenda 0,8 g/kg/d de proteína para todos os adultos para prevenir a perda de massa muscular. Apesar dessa recomendação, cerca de 40% dos idosos não atingem essa necessidade diária. Maior quantidade diária de 1,2 a 1,5 g/kg pode ser necessária em pacientes com sarcopenia mais grave ou caquexia, mas a função renal deve ser monitorada.

Além disso, a suplementação de 3-5 g/dia de creatina monoidratada também é uma opção segura e eficaz em relação ao ganho de força muscular, quando combinada a exercícios, de acordo com evidências de boa qualidade.

A suplementação de vitamina D (colecalciferol) também pode ser benéfica para a função muscular, mantendo concentrações séricas entre 30-60 ng/mL, especialmente em idosos frágeis com hipovitaminose.

O avanço recente no conhecimento levou ao reconhecimento da sarcopenia como uma entidade de doença, com a atribuição de um código CID-10-CM (M62.84) para a condição em setembro de 2016. Com futura atualização da definição de sarcopenia pelo GLIS, espera-se facilitar o desenvolvimento e a padronização de novos tratamentos para essa condição.

BIBLIOGRAFIA

1. Ali S, Garcia JM. Sarcopenia, cachexia and aging: diagnosis, mechanisms and therapeutic options -- a mini-review. Gerontology. 2014;294-305.
2. Barbosa-Silva TG, Menezes AM, Bielemann RM, Malmstrom TK, Gonzalez MC. Grupo de Estudos em Composição Corporal e Nutrição (COCONUT). Enhancing SARC-F: Improving sarcopenia screening in the clinical practice. J Am Med Dir Assoc. 2016;1136-41.
3. Baumgartner RN, Koehler KM, Gallagher D, Romero L, Heymsfield SB, Ross RR, et al. Epidemiology of sarcopenia among the elderly in New Mexico. Am J Epidemiol. 1998;755-63.
4. Clark BC. Neuromuscular changes with aging and sarcopenia. J Frailty Aging. 2019;7-9.
5. Cruz-Jentoft AJ, Bahat G, Bauer J, Boirie Y, Bruyère O, Cederholm T, et al. Writing Group for the European Working Group on Sarcopenia in Older People 2 (EWGSOP2), and the Extended Group for EWGSOP2. Sarcopenia: revised European consensus on definition and diagnosis. Age Ageing. 2019;16-31.
6. Domiciano DS, Figueiredo CP, Lopes JB, Caparbo VF, Takayama L, Menezes PR, et al. Discriminating sarcopenia in community-dwelling older women with high frequency of overweight/obesity: the São Paulo Ageing & Health Study (SPAH). Osteoporos Int. 2013;595-603.
7. Donini LM, Busetto L, Bischoff SC, Cederholm T, Ballesteros-Pomar MD, Batsis JA, et al. Definition and diagnostic criteria for sarcopenic obesity: ESPEN and EASO consensus statement. Obes Facts. 2022;321-35.
8. Goodpaster BH, Park SW, Harris TB TB, Kritchevsky SB, Nevitt M, Schwartz AV, et al. The loss of skeletal muscle strength, mass, and quality in older adults: The Health, Aging and Body Composition Study. J Gerontol A Biol Sci Med Sci. 2006;1059-64.

9. Huo YR, Suriyaarachchi P, Gomez F, Curcio CL, Boersma D, Muir SW, et al. Phenotype of osteosarcopenia in older individuals with a history of falling. J Am Med Dir Assoc. 2015;290-5.
10. Kelly TL, Wilson KE, Heymsfield SB. Dual energy X-Ray absorptiometry body composition reference values from NHANES. PLoS One. 2009;e7038.
11. Kirk B, Cawthon PM, Arai H, Ávila-Funes JA, Barazzoni R, Bhasin S, et al. The conceptual definition of sarcopenia: Delphi Consensus from the Global Leadership Initiative in Sarcopenia (GLIS). Age Ageing. 2024;afae052.
12. Maeda SS, Albergaria BH, Szejnfeld VL, Lazaretti-Castro M, Arantes HP, Ushida M, et al. Official Position of the Brazilian Association of Bone Assessment and Metabolism (ABRASSO) on the evaluation of body composition by densitometry-part II (clinical aspects): interpretation, reporting, and special situations. Adv Rheumatol. 2022;11.
13. Maeda SS, Peters BS, Martini LA, Antunes HK, Gonzalez MC, Arantes HP, et al. Official position of the Brazilian Association of Bone Assessment and Metabolism (ABRASSO) on the evaluation of body composition by densitometry: part I (technical aspects)-general concepts, indications, acquisition, and analysis. Adv Rheumatol. 2022;7.
14. Mafra Cabral AF, Pinheiro MM, Castro CH, De Mello MT, Tufik S, Szejnfeld VL. Physical activity questionnaires do not accurately estimate fitness in older women. J Aging Phys Act. 2018;1-6.
15. Morley JE, Argiles JM, Evans WJ, Bhasin S, Cella D, Deutz NE, et al. Nutritional recommendations for the management of sarcopenia. J Am Med Dir Assoc. 2010;391-6.
16. Newman AB, Kupelian V, Visser M, Simonsick E, Goodpaster B, Nevitt M, et al. Sarcopenia: alternative definitions and associations with lower extremity function. J Am Geriatr Soc. 2003;1602-9.
17. Perkisas S, Bastijns S, Baudry S, Bauer J, Beaudart C, Beckwée D, et al. Application of ultrasound for muscle assessment in sarcopenia: 2020 SARCUS update. Eur Geriatr Med. 2021;45-9.
18. Smith K, Babraj J, Leese G, Waddell T, Atherton P, et al. Anabolic signaling deficits underlie amino acid resistance of wasting, aging muscle. FASEB J. 2005;422-4.
19. Studenski SA, Peters KW, Alley DE, Cawthon PM, McLean RR, Harris TB, et al. The FNIH sarcopenia project: rationale, study description, conference recommendations, and final estimates. J Gerontol A Biol Sci Med Sci. 2014;547-58.
20. Wilson D, Jackson T, Sapey E, Lord JM. Frailty and sarcopenia: the potential role of an aged immune system. Ageing Res Rev. 2017;1-10.

8

Avaliação de fratura vertebral

Alex Rocha Bernardes da Silva
Camille Pinto Figueiredo
Jaqueline Barros Lopes

DESTAQUES DO TEMA

- Fraturas vertebrais apresentam elevada prevalência na população geral.
- A maioria das fraturas vertebrais são assintomáticas.
- Fraturas vertebrais denotam risco elevado de novas fraturas subsequentes.
- Radiografia simples e *Vertebral Fracture Assessment* (VFA) são exames baratos e de fácil execução na triagem de fraturas vertebrais.

INTRODUÇÃO

As fraturas vertebrais estão entre as fraturas osteoporóticas mais comuns e representam um importante desafio no manejo da osteoporose. Essas fraturas não apenas comprometem a estrutura e a função da coluna vertebral, mas também exercem um impacto significativo na qualidade de vida dos indivíduos afetados.

Apesar da sua importância, o subdiagnóstico continua sendo um dos principais problemas em todo o mundo e estima-se que apenas um terço das fraturas vertebrais recebam atenção médica. Portanto, a avaliação adequada das fraturas vertebrais se mostra essencial para uma intervenção eficaz e direcionada, visando não apenas o tratamento das lesões existentes, mas também a prevenção de futuras complicações.

Assim, ao longo deste capítulo, abordaremos a importância da avaliação das fraturas vertebrais, no contexto da osteoporose, incluindo sua epidemiologia e destacando os diferentes métodos para o diagnóstico.

EPIDEMIOLOGIA DAS FRATURAS VERTEBRAIS

Em contraste com as fraturas de quadril, muitos fatores limitam a disponibilidade de informações confiáveis sobre a epidemiologia das fraturas vertebrais. O primeiro deles é que 2/3 a 3/4 das fraturas vertebrais são clinicamente silenciosas e menos de 10% requerem internação hospitalar, podendo ainda variar de acordo com a região geográfica e diferenças no acesso aos cuidados de saúde.

Além disso, mesmo quando há uma fratura vertebral na radiografia da coluna, muitas vezes ela passa despercebida pelo radiologista e raramente é anotada nos prontuários médicos. Como qualquer outra fratura osteoporótica, as taxas de incidência podem variar com a idade, e as diferenças nas faixas etárias incluídas nos estudos podem ter um grande impacto sobre os achados em cada um deles.

As taxas dependem ainda da definição da fratura, se clínica ou radiográfica. Se radiográfica, como veremos neste capítulo, irão depender também da análise utilizada para detecção, se morfométrica ou semiquantitativa. A definição morfométrica não é universal, visto que vários métodos foram utilizados em diferentes estudos. Dentro do mesmo método de análise morfométrica, as decisões dos limites também são variáveis, tornando complexa a definição de fratura vertebral e não sendo recomendada nos dias de hoje.

Um dos primeiros estudos epidemiológicos que avaliariam a prevalência das fraturas vertebrais radiográficas foi o *European Vertebral Osteoporosis* (EVOS). Nesse estudo, a prevalência de fraturas vertebrais foi semelhante entre homens e mulheres, na proporção de 1:1. Entretanto, quando se avaliou a prevalência de fraturas vertebrais nos dois gêneros nas diferentes faixas etárias, a presença de fraturas vertebrais aumentou nas mulheres em comparação aos homens, chegando a 1,36 mulheres para cada homem com fratura na faixa etária de 75-79 anos. Os autores justificaram que provavelmente isso ocorra em razão dos homens possuírem uma quantidade maior de osso do que as mulheres, ao mesmo tempo que perdem massa óssea em um ritmo mais lento após os 50 anos.

Mais tarde, o estudo *Latin American Vertebral Osteoporosis Study* (LAVOS) foi o primeiro a avaliar a prevalência de fraturas vertebrais radiográficas em mulheres com mais de 50 anos na América Latina. Esse estudo encontrou uma taxa de 11,2%, semelhante à encontrada no estudo EVOS (12%), que utilizou a mesma metodologia de análise morfométrica para definição de fratura.

Um pouco depois, no Brasil, a prevalência de fratura radiográfica foi determinada em idosos da comunidade maiores que 65 anos. Esse estudo identificou uma alta prevalência global de fraturas vertebrais (29,4%), sem diferença em relação ao gênero. Entretanto, quando separados por faixa etária e gênero, a prevalência de fraturas vertebrais aumentou com o avançar da idade apenas nas mulheres, corroborando com os dados encontrados previamente no estudo EVOS.

Posteriormente, a partir desse estudo de prevalência em idosos no Brasil, surgiu o estudo SPAH (*São Paulo Ageing & Health*), primeiro estudo de incidência de fraturas vertebrais radiográficas com base populacional da América Latina. No SPAH, a incidência de fraturas vertebrais foi de 40,3/1.000 pessoas-ano em mulheres e de 30.6/1,000 em homens. No geral, a taxa de incidência de fraturas vertebrais nesse estudo foi de 1,5 a 6 vezes maior que a observada nos países europeus, incluindo a Escandinávia (que tem as taxas mais altas da Europa). No entanto, os autores comentam que a comparação com esses dados europeus é dificultada pela diferença entre métodos utilizados para definição de fratura em cada estudo. O estudo europeu utilizou a análise morfométrica, enquanto o SPAH utilizou a análise semiquantitativa de Genant, a qual é mais recomendada nos dias de hoje. Quando o estudo SPAH é comparado a estudos que utilizaram a mesma definição de fratura, encontramos dados de incidência similares aos do Brasil.

Apesar dessas limitações, os estudos populacionais usando triagem radiológica estimaram uma prevalência de fraturas vertebrais cerca de 3 vezes maior que de fraturas de quadril.

Por último, apesar de esbarrarmos nas mesmas limitações já descritas em relação à avaliação dos fatores de risco, fraturas vertebrais prévias foram o fator de risco comum, independentemente do gênero, para a incidência de novas fraturas.

DIAGNÓSTICO CLÍNICO DAS FRATURAS VERTEBRAIS E SUAS CONSEQUÊNCIAS

Em termos gerais, é fundamental ressaltar que as fraturas vertebrais frequentemente não são diagnosticadas na prática diária. Entre os fatores que podem explicar esse fenômeno, destaca-se primeiramente que as fraturas vertebrais muitas vezes não se manifestam como eventos clinicamente reconhecíveis, exibindo sinais e sintomas inespecíficos, conforme ilustrado na Figura 1. Dentre esses sintomas inespecíficos, vale lembrar que devemos sempre pensar na presença de fratura vertebral quando temos clinicamente uma perda de altura acentuada. Já está bem estabelecido que diante de uma perda de 4 cm de altura, a busca por fraturas vertebrais por métodos de imagem deve ser realizada.

Em segundo lugar, muitas fraturas vertebrais evidentes em exames radiológicos não são relatadas ou são subnotificadas nos relatórios radiológicos. O termo "fratura" é muitas vezes evitado e substituído por terminologias ambíguas e potencialmente enganosas, como “deformidade”, “cunha”, “colapso” ou “redução da altura vertebral”. A presença de uma fratura vertebral constitui uma evidência incontroversa de diminuição da resistência óssea, sendo um marcador clínico associado a um risco aumentado de fraturas subsequentes e maior mortalidade. O uso do termo “fratura” possui consequências terapêuticas mais diretas e significativas do que outras designações, devendo, portanto, ser preferencialmente empregado nos relatórios radiológicos.

Em terceiro lugar, há ainda fatores associados à dificuldade de definir uma fratura leve em exames de imagens, tais como:

- O formato em cunha das vértebras (característica estrutural em que a altura anterior da vértebra é menor do que a altura posterior) é uma característica normal dos corpos vertebrais torácicos e lombares.
- A redução da altura vertebral é uma característica do envelhecimento e da degeneração da coluna na ausência de fratura por osteoporose detectável, bem como uma característica de outros distúrbios da coluna, como a doença de Scheuermann.
- As fraturas vertebrais variam consideravelmente em gravidade, frequentemente apresentando progressão incremental, muitas vezes sem associação a ruptura cortical radiográfica e frequentemente ocorrendo na ausência de trauma ou dor significativa.
- A escoliose degenerativa pode resultar em obliquidade radiográfica e discrepância lateral na altura do corpo vertebral.

Entretanto, todos esses fatores de confusão podem ser adequadamente interpretados por um leitor experiente.

Além da dor, as fraturas vertebrais podem resultar em imobilidade, aumentando o risco de infecções pulmonares, perda muscular e incapacidade de realizar atividades diárias, impactando significativamente na qualidade de vida dos pacientes.

As fraturas vertebrais devem ser consideradas um sinal importante de fragilidade óssea. Indivíduos com fraturas vertebrais apresentam alto risco de outras fraturas, incluindo fraturas de quadril. Quanto maior o número e a gravidade das fraturas vertebrais, maior o risco de uma nova fratura. Fraturas vertebrais

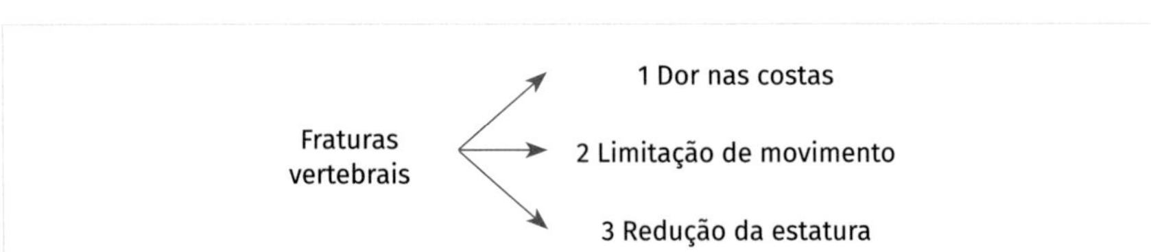

FIGURA 1 Sinais e sintomas associados.

estão associadas a um maior risco de institucionalização, hospitalização e maior mortalidade, independentemente daquelas relacionadas a fraturas.

MÉTODOS DIAGNÓSTICOS PARA FRATURAS VERTEBRAIS

O diagnóstico de fraturas vertebrais deve ser realizado por um especialista experiente, utilizando métodos que incluem radiografia simples (raio-X), avaliação de fraturas vertebrais (VFA, do inglês *Vertebral Fracture Assessment*), tomografia computadorizada (TC) e ressonância magnética (RM). Esses métodos apresentam diferenças em relação à resolução, exposição à radiação, disponibilidade, conveniência e custo. As principais vantagens e desvantagens de cada método estão descritas na Tabela 1.

TABELA 1 Vantagens e limitações dos métodos diagnósticos para fraturas vertebrais

	VFA	RX	RM	TC
Vantagens	▪ Baixa dose de radiação (3 mSv) ▪ Tempo de exame e custo relativamente baixo ▪ Avaliação simultânea da densidade mineral óssea	▪ Baixo custo ▪ Disponibilidade ▪ Duração do exame ▪ Bom para detectar fraturas ósseas agudas	▪ Avaliação de tecidos moles, medula óssea e alterações patológicas ▪ Não usa radiação ionizante ▪ Detecção de edema ósseo e lesões da medula espinhal	▪ Imagem de alta resolução das estruturas ósseas ▪ Detecta fraturas complexas e pequenas ▪ Útil para planejamento cirúrgico devido à visualização detalhada
Limitações	▪ Resolução depende do aparelho utilizado ▪ Pobre visualização das vértebras acima da vértebra torácica T7	▪ Imagem bidimensional pode não mostrar fraturas sutis ▪ Maior dose de radiação comparada à VFA (600 mSv) ▪ Limitações na avaliação de tecidos moles e estruturas complexas ▪ Menor resolução detalhada comparada à TC	▪ Custo elevado ▪ Duração do exame ▪ Não recomendado para pacientes com dispositivos metálicos implantados ▪ Menos disponível em ambientes de cuidados primários	▪ Maior dose de radiação comparada à VFA ▪ Custo elevado ▪ Menor eficácia na avaliação de tecidos moles

RM: ressonância magnética; RX: radiografia simples; TC: tomografia computadorizada; VFA: *Vertebral Fracture Assessment*.

A radiografia é um exame bidimensional frequentemente empregado como método inicial na avaliação de fraturas vertebrais, devido à sua ampla disponibilidade e rapidez. Embora apresente menor sensibilidade que a TC ou a RM na detecção de fraturas menores, a radiografia ainda desempenha importante papel na identificação de deformidades ósseas e no alinhamento vertebral. Além disso, pode ser empregada para monitorar a progressão de fraturas previamente conhecidas.

Como alternativa, emerge o VFA (*Vertebral Fracture Assessment*), uma técnica que utiliza imagens adquiridas pela absorciometria de raio-X de dupla energia (DXA). Estudos prévios evidenciaram a comparabilidade do VFA com a radiografia convencional da coluna no diagnóstico de fraturas vertebrais, especialmente para fraturas moderadas a graves. Contudo, sua sensibilidade pode ser reduzida na detecção de fraturas leves (Genant 1), devido à qualidade da imagem.

É importante salientar que a qualidade da imagem obtida varia conforme o aparelho. A precisão do VFA realizado com modelos mais antigos de sistemas DXA foi majoritariamente inferior, com uma sensibilidade de até 84% na detecção de fraturas vertebrais. Em contrapartida, a avaliação utilizando dispositivos mais modernos demonstrou sensibilidade e especificidade significativamente elevadas, com excelente concordância com a avaliação semiquantitativa da radiografia convencional da coluna. Nesse estudo, o VFA classificou erroneamente apenas 11 entre 4.550 vértebras, e apenas três fraturas leves identificadas pela radiografia convencional da coluna não foram diagnosticadas pelo VFA. Diante de suspeita de fraturas grau 1 na avaliação por VFA, a radiografia convencional pode ser realizada para confirmação.

A TC é uma técnica de imagem que oferece detalhamento das estruturas ósseas e dos tecidos moles. No contexto da avaliação de fraturas vertebrais, a TC destaca-se por sua alta sensibilidade na detecção de pequenas fraturas e lesões ósseas. Ela possibilita uma visualização tridimensional das vértebras afetadas, permitindo uma análise mais precisa da extensão da fratura e de possíveis complicações associadas. A TC é especialmente indicada em situações de trauma ou quando há suspeita de lesões de maior complexidade.

A RM é uma técnica de imagem que utiliza campos magnéticos e ondas de rádio para gerar imagens detalhadas. Na avaliação de fraturas vertebrais, a RM desempenha um papel essencial na diferenciação de fraturas benignas de malignas, na identificação de lesões ligamentares associadas e na avaliação da integridade dos tecidos circundantes. A Figura 2 demonstra a avaliação de fraturas vertebrais por diferentes métodos diagnósticos.

O diagnóstico de fratura vertebral em adultos deve ser fundamentado em avaliação visual e incluir a avaliação do grau/gravidade da lesão. Dentre os mé-

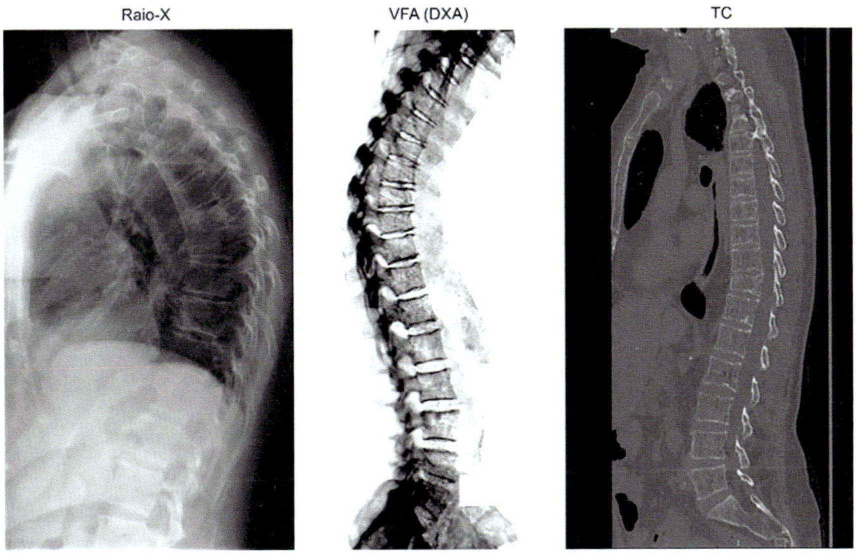

FIGURA 2 Avaliação de fraturas vertebrais por diferentes métodos.

todos de avaliação empregados para o diagnóstico de fratura vertebral, destacam-se os quantitativos, semiquantitativos e qualitativos.

O método semiquantitativo (SQ), desenvolvido por Genant, combina a avaliação morfométrica e visual, sendo amplamente reconhecido como o método preferencial para o diagnóstico de fraturas vertebrais. O método de Genant, em particular, tem se mostrado eficaz tanto em ensaios clínicos quanto na prática clínica ao longo dos anos. Esse método é utilizado para avaliar a gravidade das fraturas vertebrais com base na inspeção visual, levando em consideração a extensão da redução da altura vertebral, suas alterações morfológicas e a distinção entre fraturas e deformidades não fraturadas. A gravidade da fratura é avaliada medindo-se a extensão da redução da altura vertebral, analisando suas alterações morfológicas e diferenciando fraturas de deformidades não fraturadas.

As deformidades vertebrais resultantes de fraturas são classificadas como:

- Fraturas em cunha: causando perda de altura anterior.
- Fraturas bicôncavas: causando compressão central das regiões da placa terminal e manutenção das alturas anterior e posterior.
- Fraturas por esmagamento: causando compressão de todo o corpo vertebral.
  As notas são atribuídas a cada vértebra com base no grau de redução da altura:
- Leve ou grau 1: perda de 20-25% da altura vertebral.

- Moderado ou grau 2: perda de 25-40% da altura vertebral.
- Grave ou grau 3: perda superior a 40% da altura vertebral.

Embora esse método não relacione o tipo de deformidade com a classificação da fratura, uma de suas vantagens é a capacidade de avaliar a gravidade da deformação. Isso permite que novas deformidades, que ocorrem em uma fratura vertebral preexistente, sejam avaliadas dentro da mesma faixa de classificação.

Em síntese, a escolha do método diagnóstico para fraturas vertebrais deve considerar a suspeita clínica, a disponibilidade de recursos e a necessidade de informações específicas. Embora o raio-X permaneça como uma ferramenta inicial fundamental na avaliação de fraturas vertebrais, frequentemente complementado por outras modalidades de imagem para uma abordagem diagnóstica abrangente, o VFA, utilizando DXA, é particularmente útil na triagem de fraturas em pacientes com osteoporose. Em contraste, a TC e a RM proporcionam detalhes anatômicos mais precisos, sendo indicadas em casos de trauma ou lesões complexas.

DIRETRIZES E RECOMENDAÇÕES ATUAIS

As diretrizes da *International Society of Clinical Densitometry* (ISCD), atualizadas em 2023, recomendam a realização de imagem da coluna com radiografia simples (RX de coluna torácica e lombar em perfil) ou avaliação de fraturas vertebrais pela densitometria (VFA) quando o paciente apresentar *T-Score* < -1,0 pela densitometria e um ou mais dos seguintes critérios:

- Mulheres com idade ≥ 70 anos ou homens ≥ 80 anos.
- História de redução de altura > 4 cm (> 1,5 polegadas).
- Fratura vertebral prévia autorrelatada, mas não documentada.
- Terapia com glicocorticoides equivalente a ≥ 5 mg de prednisona ou equivalente por dia durante ≥ 3 meses.

O diagnóstico da fratura deve ser baseado na avaliação semiquantitativa e incluir avaliação da gravidade. O método visual semiquantitativo descrito por Genant é a técnica clínica atual de escolha para o diagnóstico de fratura vertebral pelo RX simples ou pelo VFA. A morfometria (método quantitativo) isoladamente não é recomendada para o diagnóstico. Porém, a gravidade da deformidade vertebral pode ser confirmada pela aferição morfométrica, se desejado.

A descrição do relatório do VFA deve conter, além da identificação do paciente e indicação, a qualidade técnica e interpretação do exame atual. Em exame de seguimento o relatório deve incluir se as imagens são comparáveis e sua interpretação clínica. Outros eventos que possam atrapalhar a interpretação também devem ser citados, como vértebras não avaliáveis (especialmente entre T4-T7), deformidades vertebrais não consistentes com fraturas, imagens vertebrais ou extravertebrais inexplicáveis.

Em alguns casos pode ser necessária a realização de exame de imagem adicional ao RX simples de coluna ou VFA, especialmente a TC ou a RM. A avaliação tomográfica pode trazer informações pertinentes sobre lesões ósseas líticas ou blásticas, enquanto a RM traz informações importantes sobre presença de edema ósseo e lesões de partes moles associadas. Indicações para exame de imagem adicional após avaliação pelo VFA ou RX simples de coluna pelas diretrizes de 2023 da ISCD são:

- Lesões vertebrais que não podem ser atribuídas a causas benignas.
- Deformidades vertebrais em paciente com história conhecida de malignidade.
- Fraturas duvidosas (deformidades vertebrais equívocas).
- Vértebras não corretamente identificáveis entre T7-L4.
- Alterações escleróticas ou líticas.
- Achados sugestivos de outras condições além da osteoporose.

No seguimento dos pacientes, é possível realizar nova triagem de fraturas vertebrais por RX ou VFA a cada 1-2 anos em caso de persistência de alto risco (história de redução de altura > 4 cm, fratura vertebral autorrelatada, mas não documentada, terapia com glicocorticoides equivalente a ≥ 5 mg/dia de prednisona ou equivalente por um período superior ou igual a três meses).

Nos últimos anos observou-se aumento no número de publicações acerca de inteligência artificial (IA), *machine learning* (ML) e *deep learning* (DL). Enquanto a IA cria *softwares* com capacidade de aprender e raciocinar como humanos, a ML cria algoritmos que permitem que os sistemas de IA aprendam sem intervenção humana, e a DL é focada na criação de redes neuronais artificiais que se adaptam e aprendem a partir de grandes quantidades de dados.

Em um futuro próximo podemos esperar novas tecnologias e protocolos de *machine learning e deep learning*, especialmente em exames tomográficos de tórax e abdome indicados para investigação de doenças clínicas, objetivando otimizar e agilizar diagnósticos radiográficos, além de aumentar a assertividade em casos mais complexos.

BIBLIOGRAFIA

1. Borges JLC, Sousa da Silva M, Ward RJ, Diemer KM, Yeap SS, Lewiecki EM. Repeating vertebral fracture assessment: 2019 ISCD Official Position. Journal of Clinical Densitometry. 2019;22:484-8.
2. Broy SB. The vertebral fracture cascade: Etiology and clinical implications. Journal of Clinical Densitometry. 2016;19:29-34.

3. Clark P, Cons-Molina F, Deleze M, Ragi S, Haddock L, Zanchetta JR, et al. The prevalence of radiographic vertebral fractures in Latin American countries: the Latin American Vertebral Osteoporosis Study (LAVOS). Osteoporos Int. 2009;20:275-82.
4. Domiciano DS, Machado LG, Lopes JB, Figueiredo CP, Caparbo VF, Takayama L, et al. Incidence and risk factors for osteoporotic vertebral fracture in low-income community-dwelling elderly: a population-based prospective cohort study in Brazil. The São Paulo Ageing & Health (SPAH) Study. Osteoporos Int. 2014;25:2805-15.
5. European Prospective Osteoporosis Study (EPOS) Group; Felsenberg D, Silman AJ, Lunt M, Armbrecht G, Ismail AA, Finn JD, et al. Incidence of vertebral fracture in Europe: results from the European Prospective Osteoporosis Study (EPOS). J Bone Miner Res. 2002;17:716-24.
6. Foreman SC, Schinz D, El Husseini M, Goller SS, Weißinger J, Dietrich AS, et al. Deep learning to differentiate benign and malignant vertebral fractures at multidetector CT. Radiology. 2024;310:e231429.
7. Genant HK, Li J, Wu CY, et al. Vertebral fractures in osteoporosis. Journal of Clinical Densitometry. 2000;3:281-90.
8. Griffith JF, Guglielmi G. Vertebral fracture. Radiol Clin North Am. 2010;48:519-29.
9. Griffith JF. Identifying osteoporotic vertebral fracture. Quant Imaging Med Surg. 2015;5:592-602.
10. Jiang Y, Cai J, Zeng Y, Ye H, Yang T, Liu Z, Liu Q. Development and validation of a machine learning model to predict imminent new vertebral fractures after vertebral augmentation. BMC Musculoskelet Disord. 2023;24:472.
11. Krueger D, Tanner SB, Szalat A, Malabanan A, Prout T, Lau A, et al. DXA reporting updates: 2023 official positions of the International Society for Clinical Densitometry. Journal of Clinical Densitometry. 2024;27:101437.
12. Lee J-H, Lee YK, Oh S-H, et al. A systematic review of diagnostic accuracy of vertebral fracture assessment (VFA) in postmenopausal women and elderly men. Osteoporos Int. 2016;27:1691-9.
13. Lips P, Cooper C, Agnusdei D, Caulin F, Egger P, Johnell O, et al. Quality of life in patients with vertebral fractures: validation of the Quality of Life Questionnaire of the European Foundation for Osteoporosis (QUALEFFO). Working Party for Quality of Life of the European Foundation for Osteoporosis. Osteoporos Int. 1999;10:150-60.
14. Lopes JB, Danilevicius CF, Takayama L, Caparbo VF, Menezes PR, Scazufca M, et al. Prevalence and risk factors of radiographic vertebral fracture in Brazilian community-dwelling elderly. Osteoporos Int. 2011;22:711-9.
15. Malgo F, Hamdy NAT, Ticheler CHJM, et al. Value and potential limitations of vertebral fracture assessment (VFA) compared to conventional spine radiography: experience from a fracture liaison service (FLS) and a meta-analysis. Osteoporos Int. 2017;28:2955-65.
16. O'Neill TW, Felsenberg D, Varlow J, Cooper C, Kanis JA, Silman AJ. The prevalence of vertebral deformity in european men and women: the European Vertebral Osteoporosis Study. J Bone Miner Res. 1996;11:1010-8.
17. Panda A, Das C, Baruah U. Imaging of vertebral fractures. Indian J Endocrinol Metab. 2014;18:295.
18. Sanders KM, Nicholson GC, Watts JJ, Pasco JA, Henry MJ, Kotowicz MA, et al. Half the burden of fragility fractures in the community occur in women without osteoporosis. When is fracture prevention cost-effective? Bone. 2006;38:694-700.
19. Szulc P. Vertebral fracture: diagnostic difficulties of a major medical problem. Journal of Bone and Mineral Research. 2018;33:553-9.
20. Zeytinoglu M, Jain RK, Vokes TJ. Vertebral fracture assessment: enhancing the diagnosis, prevention, and treatment of osteoporosis. Bone. 2017;2017;104:54-65.

9

Escore trabecular ósseo (TBS)

André Marun Lyrio
Laura Maria Carvalho de Mendonça

DESTAQUES DO TEMA

- O escore trabecular ósseo (*trabecular bone score* – TBS) consegue inferir a microarquitetura do osso e, portanto, estimar a qualidade óssea.
- O TBS é um parâmetro independente da densidade mineral óssea (DMO) para estimar o risco de fratura.
- Segundo o último consenso da Sociedade Internacional de Densitometria Clínica (ISCD) de 2023, o TBS é apropriado em adultos ≥ 40 anos.
- Os resultados têm maior probabilidade de alterar o manejo clínico em indivíduos que estão próximos de um limiar específico de intervenção farmacológica.
- Recomenda-se, se possível, que o TBS seja usado em associação com o FRAX® e a DMO para uma melhor precisão na predição do risco de fraturas.
- Existem controvérsias quanto à utilidade do TBS em monitorar tratamentos farmacológicos.

Na osteoporose, doença sistêmica caracterizada por baixa densidade mineral óssea associada à alteração de sua microarquitetura, tanto a conectividade quanto a espessura do trabeculado têm importância na resistência do osso esponjoso. O diâmetro ósseo, importante na resistência do osso cortical, e alguns outros fatores conferem risco de fratura, como a geometria, microdanos, remodelação óssea, idade, histórico familiar (genética) e quedas recorrentes, dentre outros.

A densitometria óssea diagnostica a osteoporose com base na medida da densidade mineral óssea (*T-score* ≤ -2,5 DP [desvios-padrão]); porém, um grande desafio advém do fato de que muitas das fraturas por fragilidade podem acontecer em indivíduos na faixa de osteopenia ou até mesmo com a densitometria normal, levando a falhas na identificação dos que deveriam ter recebido intervenção terapêutica precocemente.

Acessar a qualidade óssea depende de técnicas muito específicas, altamente invasivas ou com alto custo, como a análise histomorfométrica de biópsia de osso transilíaco ou a tomografia quantitativa periférica de alta resolução (HRp-QCT), respectivamente.

Na prática clínica, a qualidade óssea também pode ser aferida por meio das fraturas satélites decorrentes de um trauma de baixa energia ou por meio de algoritmo de análise multivariada (FRAX®). Com a evolução dos aparelhos de DXA e imagens de melhor qualidade, uma nova ferramenta pôde ser incorporada na prática clínica, visando inferir a microarquitetura do osso (qualidade óssea), o escore ósseo trabecular ou *trabecular bone score* (TBS), a partir de uma representação bidimensional de um osso tridimensional, com correlações bem estabelecidas entre a fração de volume ósseo e a espessura média do osso.

O TBS da coluna lombar é uma medida de textura dos níveis de cinza derivada de imagens de absorciometria de raios X de dupla energia (DXA) da coluna, sendo um fator de risco independente da densidade mineral óssea (DMO) para fratura.

É realizada através do *software* TBS iNsight instalado no equipamento de densitometria óssea (DXA) e utiliza a imagem de coluna lombar adquirida para fins de medida da massa óssea. Essa aquisição segue as recomendações já descritas no Capítulo "Densitometria óssea". O TBS não está habilitado para outras regiões de aquisição, como fêmur e antebraço. O modo de aquisição pode ser padrão, denso ou fino. Sem a modalidade *Quick View* (GE/LUNAR).

O TBS iNsight utiliza dados do paciente (idade, gênero, peso, altura) e parâmetros do exame de densitometria para calcular o TBS. Deve ser utilizado apenas em adultos acima de 20 anos, de preferência com índice de massa corporal (IMC) recomendado pelo fabricante, 15 a 37 kg/m^2. O algoritmo TBS explora a variabilidade espacial do brilho dos pixels na imagem, subtrai brilho dos pixels vizinhos e revela o resultado.

Revela, de modo padronizado, duas regiões diferentes de osso:

- Alta frequência das variações dos níveis de cinza, baixas diferenças: distribuição homogênea. TBS alto: osso normal.
- Baixa frequência das variações dos níveis de cinza, altas diferenças: distribuição heterogênea. TBS baixo: osso osteoporótico.

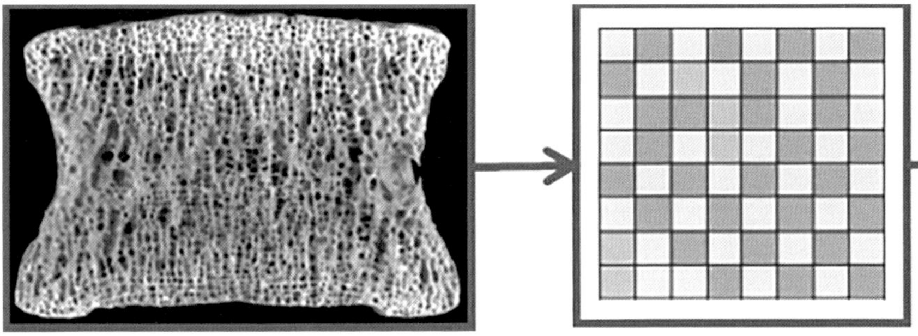

FIGURA 1 Escore ósseo trabecular ou *trabecular bone score* (TBS) alto: osso normal.
Fonte: adaptada de Didier H. The ABC of trabecular bone score (TBS) – from theory to clinical practice. Disponível em: https://www.ofnm.org/wp-content/uploads/2021/08/2014-TheABCofofTBSTrabecularBoneScore.pdf. Acesso em: 18/06/2024.

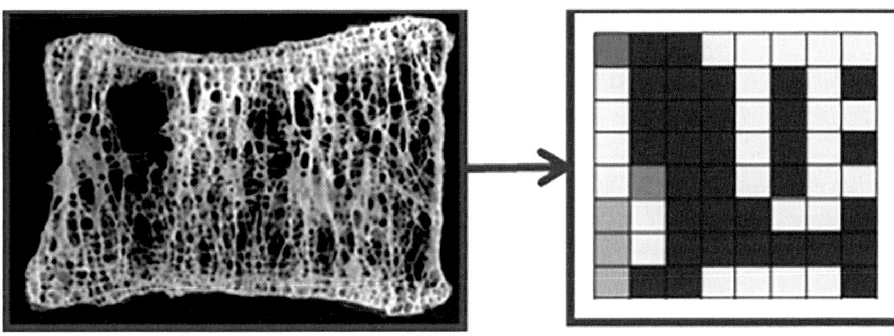

FIGURA 2 Escore ósseo trabecular ou *trabecular bone score* (TBS) baixo: osso osteoporótico.
Fonte: adaptada de Didier H. The ABC of trabecular bone score (TBS) – from theory to clinical practice. Disponível em: https://www.ofnm.org/wp-content/uploads/2021/08/2014-TheABCofofTBSTrabecularBoneScore.pdf. Acesso em: 18/06/2024.

Assim como na densitometria óssea, é importante o reconhecimento de fatores técnicos que podem alterar a exatidão e a precisão do método. O algoritmo TBS atualmente disponível utiliza o índice de massa corporal (IMC) para ajuste. O IMC é composto por peso e altura, e a distribuição do peso varia de acordo com o sexo; portanto, a alteração desses fatores pode modificar o TBS.

Isso chama a atenção para a medição precisa da altura e do peso no momento da DXA quando o TBS for realizado. A medição clínica da altura e o registo médico têm sido relatados como não confiáveis e a variação da medição da altura pode chegar a 2 cm em quase 20% dos casos. Além disso, não é raro inserir altura e peso autorreferidos pelo paciente.

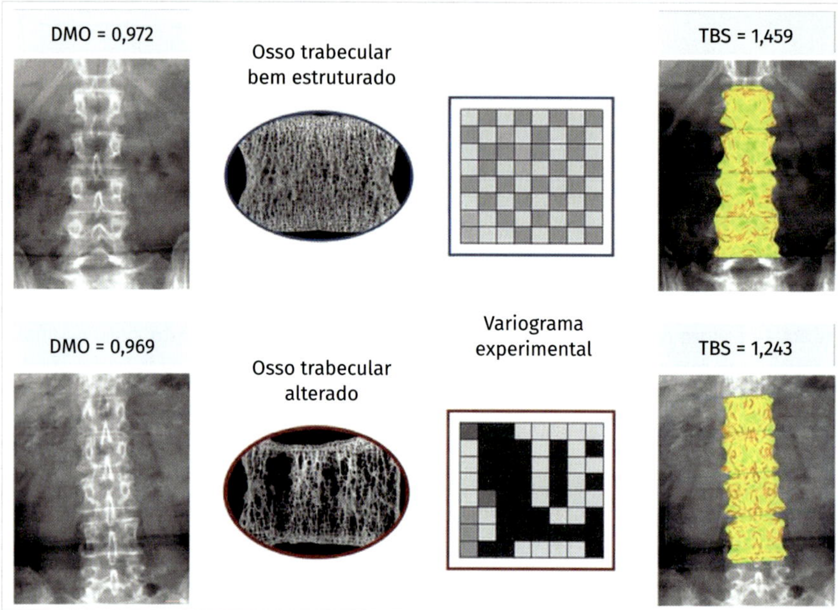

FIGURA 3 Representação esquemática do escore ósseo trabecular ou *trabecular bone score* (TBS).

DMO: densidade mineral óssea.

Fonte: adaptada de Didier H. The ABC of trabecular bone score (TBS) – from theory to clinical practice. Disponível em: https://www.ofnm.org/wp-content/uploads/2021/08/2014-TheABCofofTBSTrabecularBoneScore.pdf. Acesso em: 18/06/2024.

Na análise DXA é prática excluir alguns corpos vertebrais afetados por artefatos estruturais (fraturas, p. ex.) ou degenerativos (osteófitos e sindesmófitos) para obter uma medida mais real da DMO. O TBS é menos afetado por esses artefatos e a exclusão dos níveis vertebrais pode alterar a classificação e as recomendações de tratamento. A Sociedade Internacional de Densitometria Clínica (ISCD) em seu *guideline* de 2023 sugeriu que o TBS fosse relatado usando a medição L1-L4.

Em casos mais extremos, em que existem alterações degenerativas em todos os níveis vertebrais, escoliose, fraturas prévias, instrumentação ou cirurgia, artefato vascular sobrejacente ou espondiloartropatia axial, não está claro se o TBS pode ser usado. A ISCD recomenda não reportar TBS em tais casos.

Não está bem estabelecido ainda o uso do TBS no paciente em terapia renal substitutiva e ele parece não ser um preditor independente do risco de fratura nesses pacientes.

O TBS pode ser usado para predizer fraturas na osteoporose masculina e na feminina pós-menopausa, como fator independente ou associado à DMO.

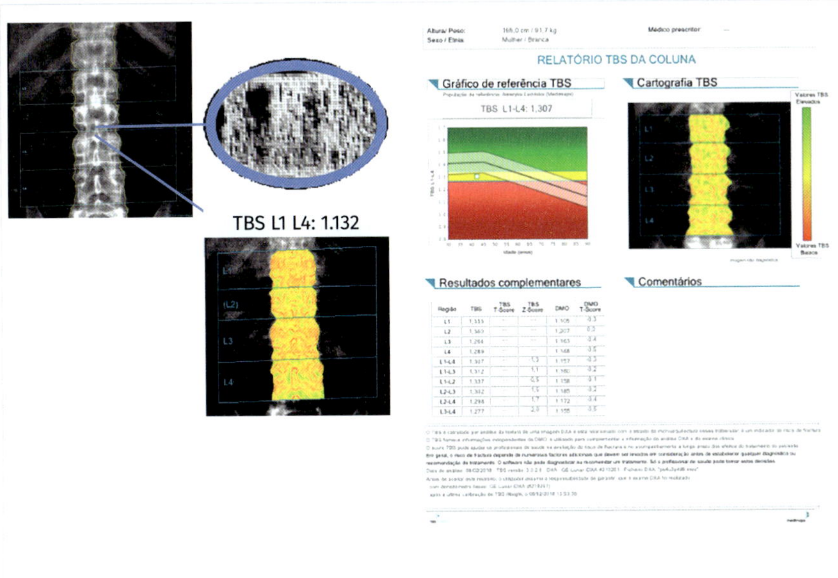

FIGURA 4

Fonte: adaptada de Didier H. The ABC of trabecular bone score (TBS) – from theory to clinical practice. Disponível em: https://www.ofnm.org/wp-content/uploads/2021/08/2014-TheABCofofTBSTrabecularBoneScore.pdf. Acesso em: 18/06/2024.

O registro DXA de base populacional de Manitoba, Canadá, avaliou se essa recomendação não era extremamente conservadora. Avaliou 19.093 indivíduos de ~66 anos, em três grupos: grupo 1 (DMO relatada sem exclusões), grupo 2 (DMO relatada com exclusões) e grupo 3 (DMO não relatada).

Concluiu que o TBS da coluna lombar é bem acurado em densitometrias nas quais duas ou mais vértebras podem ser avaliadas para a medida de DMO. No entanto, quando extensos artefatos acometem toda a coluna vertebral, as medições do TBS são significativamente afetadas (alterações degenerativas graves em vários níveis resultam em um aumento significativo no TBS, e a instrumentação extensa determina diminuição significativa no TBS). No entanto, a previsão de fraturas foi eficaz em casos com artefatos estruturais extensos com ou sem exclusões de vértebras.

A ISCD, em seu último consenso de 2023, recomenda utilizar os níveis vertebrais L1-L4, sem exclusões, mesmo na presença de alterações degenerativas moderadas e fraturas crônicas por compressão, e não relatar TBS se houver artefato estrutural ou patológico grave (por exemplo, vértebra colapsada, laminectomia, lesões metastáticas).

RESULTADOS

A DMO medida por DXA é o principal determinante da resistência óssea e do risco de fratura, mas a maioria dos indivíduos com fratura por fragilidade poderão ter valores de DMO na faixa de osteopenia ou normalidade densitométrica.

Outros fatores além da DMO influenciam a resistência óssea: deterioração da microarquitetura do tecido ósseo, geometria óssea, microdanos, mineralização, remodelação óssea, idade, história familiar de fratura, fratura prévia e risco de queda.

Vários desses fatores fazem parte do cálculo de medida de risco de fratura do algoritmo FRAX®, inclusive o TBS.

O TBS parece ser um índice da microarquitetura óssea que fornece informações adicionais à medida-padrão da DMO e está associado às fraturas osteoporóticas em mulheres na pós-menopausa e homens mais velhos, e alguns estudos, como o da coorte de Manitoba, mostraram uma melhor previsão de fraturas quando usado em combinação com o FRAX®.

O estudo da população de Manitoba envolveu aproximadamente 33.000 mulheres de 40 a 100 anos que já tinham densitometrias anteriores e mostrou que para cada redução do desvio-padrão no TBS, houve um aumento de 36% no risco de fratura osteoporótica e um aumento de 32% na mortalidade.

Uma metanálise que envolveu mais de 14 estudos realizada por McCloskey estabeleceu a relevância do TBS (Tabela 1) e concluiu que o TBS é um preditor consistente e significativo do risco de fratura e fornece informações independentemente da FRAX® em homens e mulheres de coortes internacionais independentes, incluindo múltiplas etnias. TBS da coluna e DMO preveem fraturas igualmente bem e de forma independente; esta combinação é superior a qualquer um dos parâmetros isolados.

O TBS não deve ser utilizado isoladamente para determinar recomendações de tratamento medicamentoso em situações clínicas. Não existe um estudo que determine um valor isolado de TBS abaixo do qual o tratamento antiosteoporótico deveria ser indicado.

Segundo o último Consenso da ISCD, a aferição do TBS é apropriada em adultos ≥ 40 anos. Os resultados têm maior probabilidade de alterar o manejo clínico em indivíduos que estão próximos de um limiar específico de intervenção farmacológica. Estudos recentes indicam que o uso do TBS modifica o risco de fratura estimado pelo FRAX® sobretudo em mulheres mais jovens e naquelas próximas ao limiar de intervenção farmacológica.

Ao associar o TBS ao FRAX® e DMO, há uma melhora na predição do risco de fratura demonstrado em diversos estudos clínicos, corroborando o conceito de que o risco de fratura advém da massa óssea (DMO), da microarquitetura do osso (TBS) e de fatores de risco (FRAX®). Em 2023, um esforço conjunto

TABELA 1 Gradientes de risco de fratura por mudança de desvio-padrão no escore de risco de fratura (com intervalo de confiança de 95%) em homens e mulheres com uso somente de TBS, somente variáveis clínicas e combinação[a]

	Indicador de risco		
Idade (anos)	**Somente TBS**	**Fatores de risco clínicos[b] + DMO**	**Fatores de risco clínicos[b] + DMO + TBS**
Fratura de quadril			
50	1,51 (0,89-2,55)	3,06 (1,58-5,94)	4,71 (2,14-10,40)
60	1,46 (1,01-2,11)	2,72 (1,59-4,64)	4,45 (2,27-8,73)
70	1,41 (1,12-1,77)	2,41 (1,54-3,77)	4,19 (2,29-7,69)
80	1,36 (1,18-1,57)	2,14 (1,39-3,28)	3,95 (2,16-7,24)
90	1,31 (1,06-1,62)	1,89 (1,17-3,08)	3,73 (1,91-7,28)
Geral	1,44 (1,28-1,62)	2,31 (2,07-2,57)	3,98 (2,90-5,45)
Outras fraturas osteoporóticas maiores			
50	1,54 (1,18-2,00)	1,46 (1,09-1,96)	1,53 (1,14-2,06)
60	1,51 (1,26-1,79)	1,45 (1,15-1,83)	1,52 (1,20-1,91)
70	1,47 (1,32-1,64)	1,44 (1,18-1,75)	1,50 (1,23-1,83)
80	1,44 (1,29-1,61)	1,42 (1,16-1,75)	1,49 (1,22-1,83)
90	1,41 (1,18-1,68)	1,41 (1,10-1,81)	1,48 (1,15-1,89)
Geral	1,42 (1,33-1,53)	1,42 (1,33-1,52)	1,48 (1,38-1,58)

DMO: densidade mineral óssea; TBS: escore ósseo trabecular.
[a]Os gradientes são ajustados para idade e tempo desde o valor de referência. Coeficientes usados para derivar o escore de risco de fratura para as variáveis clínicas de risco e TBS foram aqueles derivados de um estudo prévio em Manitoba.
[b]Fatores de risco clínicos incluídos no FRAX®.

de especialistas da ESCO e da IOF passou a recomendar então que o TBS, se possível, fosse sempre usado em associação com o FRAX® e a DMO para uma melhor precisão na predição do risco de fraturas.

Deve ser realizado apenas dentro da faixa de IMC recomendada pelo fabricante (15 e 37 kg/m^2), independentemente de sexo, etnia e tratamento anterior ou atual para osteoporose.

Limites de normalidade foram propostos pelo fabricante do *software* e são diferentes para as várias etnias, inclusive para a população da América Latina. No entanto, não há consenso para os pontos de corte. A Tabela 2 exibe uma proposta de Cormier para valores em mulheres na pós-menopausa.

Na população latino-americana, o fabricante propôs diferentes valores de TBS para mulheres (1.267-1.347) e para os homens (1,258- 1,338)·

TABELA 2 **Proposta de Cormier para valores em mulheres na pós-menopausa**

DMO	TBS
Normal *T-score* ≥ -1	Normal TBS ≥ 1.350
Baixa massa óssea -1 < *T-score* < -2,5	Parcialmente degradado 1.200 < TBS < 1.350
Osteoporose *T-score* ≤ -2,5	Degradado TBS ≤ 1.200

DMO: densidade mineral óssea; TBS: escore ósseo trabecular.
Fonte: adaptada de Cormier C, Lamy O, Poriau S. TBS in routine clinical practice: proposals of use. Medimaps. 2012;1-14 e Camargos BM, Elizondro Alan LJ, Albergaria BH, Clark P, et al. Normative spine TBS data for Latin American women; Annual meeting of the American Society for Bone and Mineral Research Houston; TX September 12-15; 2014 Feb;29(S1):S1–S1. Abstract MO0294.

Ainda existem controvérsias quanto à utilidade do TBS em monitorar o tratamento farmacológico. A ISCD não recomenda em suas últimas posições oficiais, no entanto, alguns estudos mostram que o TBS tem uma boa reprodutibilidade. O significado do valor de precisão a curto prazo (CV%) em L1-L4 é 1,8%. Parece ser mais útil nas respostas às terapias anabólicas.

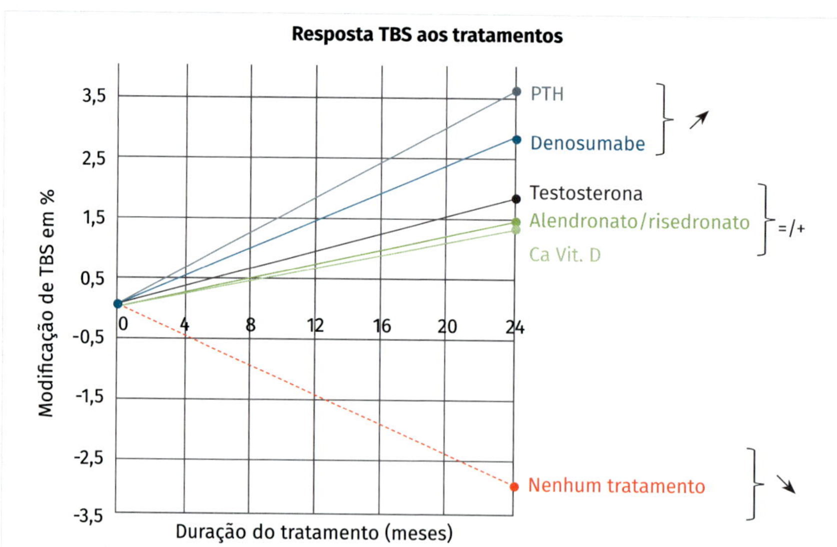

FIGURA 5 **Resposta do escore ósseo trabecular (TBS) aos tratamentos.**
Fonte: adaptada de Di Gregorio S, et al. Comparison between different bone treatments on areal bone mineral density (aBMD) and bone microarchitectural texture as assessed by the trabecular bone score (TBS). Bone. 2015;75:138-43.

BIBLIOGRAFIA

1. 2023 ISCD oficial positions adult. Disponível em: https://iscd.org/wp-content/uploads/2024/03/2023-ISCD-Adult-Positions.pdf. Acesso em: 18/06/2024.
2. Binkley N, Krueger D, Leslie WD. accurate weight and height measurement is essential for correct trabecular bone score determination. J Clin Densitom. 2023;26(1):52-4. Disponível em: https://www.ncbi.nlm.nih.gov/pubmed/36470791.
3. Camargos BM, Elizondro Alan LJ, Albergaria BH, Clark P, et al. Normative spine TBS data for Latin American women; Annual meeting of the American Society for Bone and Mineral Research Houston; TX September 12-15; 2014 Feb;29(S1):S1–S1. Abstract MO0294.
4. Cormier C, Lamy O, Poriau S. TBS in routine clinical practice: proposals of use. Medimaps. 2012;1-14.
5. Di Gregorio S, et al. Comparison between different bone treatments on areal bone mineral density (aBMD) and bone microarchitectural texture as assessed by the trabecular bone score (TBS). Bone. 2015;75:138-43. Disponível em: https://www.ncbi.nlm.nih.gov/pubmed/25571842.
6. Didier H. The ABC of trabecular bone score (TBS) – from theory to clinical practice. Disponível em: https://www.ofnm.org/wp-content/uploads/2021/08/2014-TheABCofofTBSTrabecularBoneScore.pdf. Acesso em: 18/06/2024.
7. Harvey NC, et al. Trabecular bone score (TBS) as a new complementary approach for osteoporosis evaluation in clinical practice. Bone. 2015;78:216-24 Disponível em: https://www.ncbi.nlm.nih.gov/pubmed/25988660.
8. Leslie WD, Binkley N, Hans D. Effects of severe lumbar spine structural artifact on trabecular bone score (TBS): The Manitoba BMD Registry. J Clin Densitom. 2023;26(4):101433. Disponível em: https://www.ncbi.nlm.nih.gov/pubmed/37862745.
9. Leslie WD, et al. Lumbar spine texture enhances 10-year fracture probability assessment. Osteoporos Int. 2014;25(9):2271-7. Disponível em: https://www.ncbi.nlm.nih.gov/pubmed/24951032.
10. Leslie WD, et al. Spine bone texture assessed by trabecular bone score (TBS) predicts osteoporotic fractures in men: the Manitoba Bone Density Program. Bone. 2014;67:10-4. Disponível em: https://www.ncbi.nlm.nih.gov/pubmed/24998455.
11. McCloskey EV, et al. A meta-analysis of trabecular bone score in fracture risk prediction and its relationship to FRAX. J Bone Miner Res. 2016;31(5):940-8. Disponível em: https://www.ncbi.nlm.nih.gov/pubmed/26498132.
12. Mikula AL, et al. Clinical height measurements are unreliable: a call for improvement. Osteoporos Int. 2016;27(10):3041-7. Disponível em: https://www.ncbi.nlm.nih.gov/pubmed/27207559.
13. Palomo T, et al. Update on trabecular bone score. Arch Endocrinol Metab. 2022;66(5):694-706. Disponível em: https://www.ncbi.nlm.nih.gov/pubmed/36382759.
14. Poiana C, Dusceac R, Niculescu DA. Utility of trabecular bone score (TBS) in bone quality and fracture risk assessment in patients on maintenance dialysis. Front Med (Lausanne). 2021;8:782837. Disponível em: https://www.ncbi.nlm.nih.gov/pubmed/35127749.
15. Pothuaud L, Carceller P, Hans D. Correlations between grey-level variations in 2D projection images (TBS) and 3D microarchitecture: applications in the study of human trabecular bone microarchitecture. Bone. 2008;42(4):775-87. Disponível em: https://www.ncbi.nlm.nih.gov/pubmed/18234577.
16. Shevroja E. et al. Update on the clinical use of trabecular bone score (TBS) in the management of osteoporosis: results of an expert group meeting organized by the European Society for Clinical and Economic Aspects of Osteoporosis, Osteoarthritis and Musculoskeletal Diseases (ESCEO), and the International Osteoporosis Foundation (IOF) under the auspices of WHO Collaborating Center for Epidemiology of Musculoskeletal Health and Aging. Osteoporos Int. 2023;34(9):1501-29. Disponível em: https://www.ncbi.nlm.nih.gov/pubmed/37393412.
17. Silva BC, et al. Trabecular bone score: a noninvasive analytical method based upon the DXA image. J Bone Miner Res. 2014;29(3):518-30. Disponível em: https://www.ncbi.nlm.nih.gov/pubmed/24443324.

10

Tomografia computadorizada periférica de alta resolução

Camille Pinto Figueiredo
Lucas Peixoto Sales

DESTAQUES DO TEMA

- HR-pQCT permite uma análise detalhada *in vivo* da microarquitetura e da densidade mineral óssea volumétrica.
- Fornece imagens tridimensionais detalhadas, oferecendo *insights* valiosos sobre a qualidade óssea e riscos de fratura.
- HR-pQCT pode detectar e monitorar lesões periarticulares anabólicas (osteófitos) e catabólicas (erosões).
- Avanços contínuos na tecnologia e na padronização dos protocolos poderão ampliar ainda mais suas aplicações clínicas.

INTRODUÇÃO

Até a introdução do primeiro dispositivo de tomografia computadorizada quantitativa periférica de alta resolução (HR-pQCT) em 2005, a avaliação da microarquitetura óssea humana era predominantemente restrita à análise histomorfométrica ou à micro-CT de biópsias da crista ilíaca, além da ressonância magnética microestrutural, que enfrentava limitações técnicas e de resolução. A capacidade de investigar a microarquitetura óssea *in vivo* possibilitou novas descobertas sobre as variações relacionadas à idade, sexo e algumas doenças, bem como respostas a intervenções farmacológicas. A HR-pQCT é uma tecnologia inovadora que permite a avaliação detalhada *in vivo* da microarquitetura óssea e da densidade mineral óssea volumétrica, proporcionando uma avaliação mais precisa da saúde óssea. Essa tecnologia pode ser especialmente útil em pacientes com doenças imunomediadas, especialmente reumáticas, nos quais o acometimento do tecido ósseo sistêmico e articular é frequentemente observado. Ao contrário de métodos mais convencionais como a densitometria óssea (DXA), a HR-pQCT oferece uma imagem tridimensional do osso periférico, proporcionando *insights* valiosos sobre a qualidade óssea e potenciais riscos de fratura. Este capítulo discutirá o papel da HR-pQCT no diagnóstico e manejo de pacientes com comprometimento do metabolismo ósseo, destacando suas aplicações clínicas, protocolos de imagem e o impacto no tratamento e prognóstico dos pacientes.

FUNDAMENTOS DA HR-PQCT

Princípios técnicos

A HR-pQCT é uma técnica de imagem que utiliza o processamento computadorizado da atenuação de raios-X (medidas em Unidades Hounsfield, HU) para a aquisição de imagens seccionais que possibilitam a criação de imagens tridimensionais detalhadas da microarquitetura óssea e da densidade mineral óssea volumétrica de regiões periféricas, como rádio e tíbia (Figura 1).

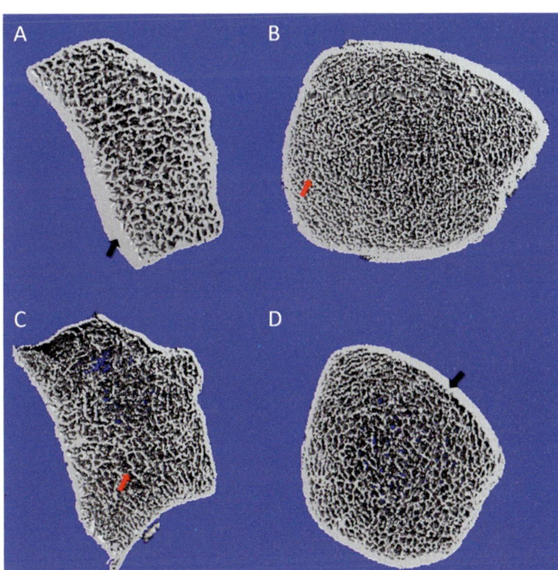

FIGURA 1 HR-pQCT da região do rádio e da tíbia, demonstrando avaliação trabecular (seta vermelha) e cortical (seta preta). HR-pQCT (A) do rádio e (B) da tíbia de indivíduo controle; HR-pQCT (C) do rádio e (D) da tíbia de paciente com artrite idiopática juvenil.

Essa técnica emprega os mesmos princípios da tomografia computadorizada (TC) tradicional, porém atinge uma resolução espacial superior, mantendo uma dose de radiação extremamente baixa. O tamanho do voxel determina a capacidade de detalhes que uma imagem proporciona, ou seja, sua resolução. A HR-pQCT possui voxels que variam entre 61 e 82 μm, resultando em resoluções espaciais de 100 e 142 μm, respectivamente, aproximadamente a espessura de uma trabécula humana individual. Esse método possibilita a diferenciação entre os componentes trabecular e cortical do osso, fundamental para a avaliação de doenças ósseas metabólicas e inflamatórias. O desenvolvimento da HR-pQCT foi impulsionado pela necessidade de entender com maior precisão as alterações ósseas associadas a condições como osteoporose e artrite reumatoide.

É importante salientar que atualmente dois modelos de HR-pQCT estão disponíveis no mercado. A primeira geração da HR-pQCT (XtremeCT) foi introduzida em 2005, enquanto a segunda (XtremeCT II) foi introduzida em 2014. Em comparação com a XtremeCT, a XtremeCT II é caracterizada por um tempo de varredura reduzido, resolução aprimorada e uma região de interesse selecionável maior. Além disso, a XtremeCT II permite a mensuração da microarquitetura trabecular e da espessura cortical diretamente, enquanto uma abordagem derivada (indireta) é utilizada na XtremeCT. A XtremeCT II também permite a avaliação da microestrutura óssea no joelho, bem como a avaliação de calcificação vascular e de tecido muscular e gorduroso. A Figura 2 exemplifica os resultados fornecidos pela XtremeCT.

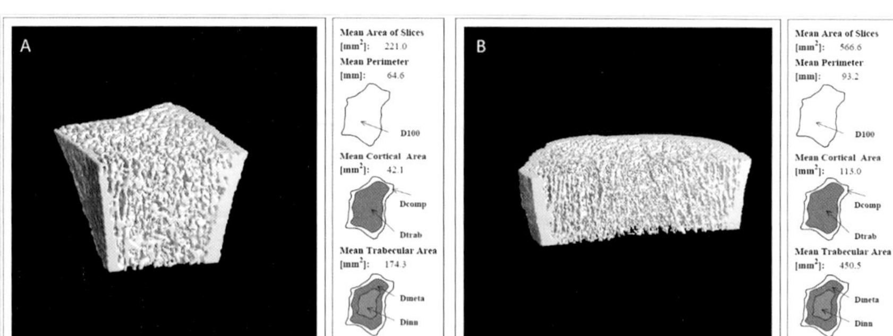

(A)

Densities			Structure		
D100	[mg HA/ccm]	309.7	BV/TV	[1]	0.134
Dtrab	[mg HA/ccm]	161.1	Tb.N	[1/mm]	2.34
Dmeta	[mg HA/ccm]	219.1	Tb.Th	[mm]	0.057
Dinn	[mg HA/ccm]	120.7	Tb.Sp	[mm]	0.370
Ratio: Meta/Inn	[1]	1.82	Tb.1/N.SD	[mm]	0.131
Dcomp	[mg HA/ccm]	865.2	Ct.Th	[mm]	0.65

(B)

Densities			Structure		
D100	[mg HA/ccm]	291.0	BV/TV	[1]	0.107
Dtrab	[mg HA/ccm]	127.9	Tb.N	[1/mm]	1.80
Dmeta	[mg HA/ccm]	212.2	Tb.Th	[mm]	0.059
Dinn	[mg HA/ccm]	70.1	Tb.Sp	[mm]	0.496
Ratio: Meta/Inn	[1]	3.03	Tb.1/N.SD	[mm]	0.265
Dcomp	[mg HA/ccm]	923.4	Ct.Th	[mm]	1.21

FIGURA 2 Resultados fornecidos pela HR-pQCT (XtremeCT). (A) Rádio e (B) tíbia.

Padronização dos protocolos

A padronização dos protocolos de imagem é essencial para garantir a reprodutibilidade e comparabilidade dos resultados em diferentes centros de pesquisa e prática clínica. Em 2011, o *Study Group for Extreme Computed Tomography in Rheumatoid Arthritis* (SPECTRA) foi formado para facilitar a colaboração mundial nos padrões de aquisição de imagens periarticulares, guias de interpretação e análise de imagens, e aplicações em pesquisa clínica. Um protocolo-padrão para a HR-pQCT deve incluir diretrizes específicas sobre o posicionamento do paciente, seleção da região de interesse e calibração do *scanner*. Essas práticas asseguram que as medidas de densidade mineral óssea e microarquitetura sejam confiáveis e comparáveis entre diferentes estudos e populações.

Aquisição e análise de imagens

A aquisição das imagens leva cerca de três minutos, e a dose efetiva de radiação do exame por HRpQCT é inferior a 5 μSv por medida. A análise de imagens obtidas pela HR-pQCT envolve a quantificação de vários parâmetros, incluindo densidade mineral óssea volumétrica (DMOv), número e espessura trabecular, separação trabecular e porosidade cortical (Figura 3). Além disso, as imagens obtidas pelo aparelho podem ser submetidas à análise de elemento finito. Essa técnica estima e analisa o comportamento do tecido ósseo quando submetido a uma força compressiva ao longo do seu maior eixo.

A Tabela 1 apresenta os principais parâmetros ósseos fornecidos pela HR-pQCT.

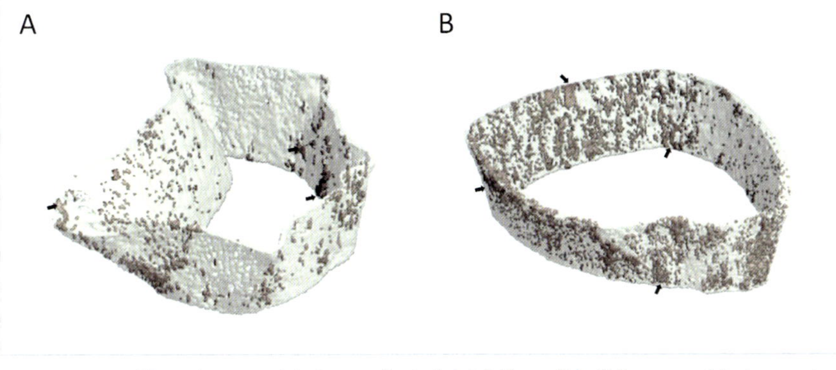

FIGURA 3 Análise de porosidade cortical. (A) Rádio e (B) tíbia; porosidade cortical (setas pretas).

TABELA 1 Principais parâmetros ósseos fornecidos pela HR-pQCT

Sigla	Unidade	Descrição
Parâmetros estruturais		
BV/TV		Relação entre volume ósseo e volume total de tecido
Tb.N	1/mm	Número médio das trabéculas
Tb.Th	Mm	Espessura média das trabéculas
Tb.Sp	Mm	Espaço médio entre as trabéculas
Tb.1/N.SD	Mm	Desvio-padrão do inverso do número de trabéculas
Ct.Th	Mm	Espessura média da cortical
Co.Po		Razão entre volume dos poros e volume cortical total
Tt.Ar	mm^2	Área média da seção transversal
Ct.Ar	mm^2	Área média ocupada pelo osso cortical
Tb.Ar	mm^2	Área média ocupada pelo osso trabecular
Parâmetros de densidade		
BMD (D100)	mg HA/cm^3	Densidade volumétrica total
Tb.BMD (Dtrab)	mg HA/cm^3	Densidade volumétrica trabecular
Dmeta	mg HA/cm^3	Densidade volumétrica trabecular externa (40% do volume trabecular)
Dinn	mg HA/cm^3	Densidade volumétrica trabecular interna (60% do volume trabecular)
Meta/Inn		Razão entre as densidades externa e interna do osso trabecular
Ct.BMD (Dcomp)	mg HA/cm^3	Densidade volumétrica cortical

APLICAÇÕES CLÍNICAS

A HR-pQCT pode ser empregada para oferecer *insights* sobre alterações na densidade mineral óssea e na microestrutura em diversos cenários clínicos. Por exemplo, pacientes com diabetes *mellitus* tipo 2 frequentemente apresentam densidade mineral óssea dentro ou acima dos parâmetros considerados normais. Entretanto, sofrem mais fraturas do que controles não diabéticos. Através da HR-pQCT, demonstrou-se que esse risco elevado pode ser atribuído ao aumento da porosidade cortical.

A Organização Mundial da Saúde (OMS) reconheceu o DXA como exame padrão-ouro no diagnóstico de osteoporose em 1994, baseando-se nos valores da densidade mineral óssea areal (DMOa). No entanto, existem diversas limitações associadas ao uso da DMOa para prever fraturas. É importante destacar que um número significativo de fraturas por fragilidade ocorre em indivíduos cujo valores de DMOa estão dentro do limite estabelecido pela OMS. No estudo BoMIC (*Bone Microarchitecture International Consortium*), os parâmetros obtidos pela HR-pQCT foram capazes de prever fraturas independentemente da DMOa determinada pelo DXA e da pontuação do FRAX® (*Fracture Risk Assessment Tool*).

Em pacientes com hiperparatireoidismo primário, observou-se que não houve comprometimento na tíbia distal, porém, foram encontradas densidades volumétricas cortical e trabecular reduzidas no rádio, juntamente com uma redução da espessura cortical e aumento da porosidade cortical em comparação com controles saudáveis pareados por idade. Esses achados sugerem que o efeito anabólico do paratormônio (PTH) no osso depende da carga mecânica, o que está em linha com o observado em modelos animais que examinam a influência do PTH no osso.

No contexto das doenças inflamatórias, a HR-pQCT tem sido amplamente utilizada em diversos estudos para investigar a microestrutura óssea de pacientes com artrite reumatoide (AR), artrite psoriásica (APs), gota, artrite idiopática juvenil e lúpus eritematoso sistêmico (LES). Pacientes com LES apresentam menor número de trabéculas e carga máxima suportada, maior separação trabecular no rádio, menor densidade mineral volumétrica total e espessura cortical na tíbia. Além disso, a HR-pQCT mostrou-se valiosa no monitoramento de mudanças longitudinais na densidade óssea e na microestrutura de pacientes com LES tratados com glicocorticoides ou suplementados com vitamina D.

A HR-pQCT permite identificar alterações ósseas em estágios iniciais de doenças reumáticas, permitindo intervenções mais precoces. Em pacientes com artrite reumatoide, a HR-pQCT pode detectar e monitorar lesões periarticulares anabólicas (osteófitos) e catabólicas (erosões) antes que se tornem visíveis em radiografias convencionais. As erosões ósseas (Figura 4) são importantes

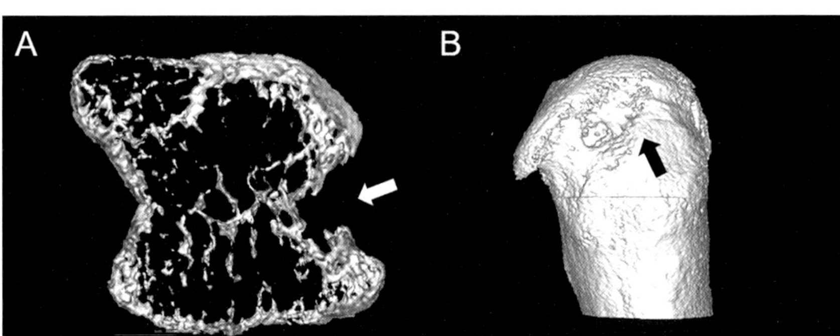

FIGURA 4 HR-pQCT na segunda cabeça da articulação metacarpofalângica. (A) Corte axial e (B) reconstrução 3D. Erosão óssea no quadrante IV (setas branca e preta).

preditores de incapacidade, gravidade da doença e até mesmo mortalidade, enquanto os osteófitos estão associados a uma duração mais longa da doença e manifestações mais graves.

A HR-pQCT, por meio de um algoritmo específico, também permite a avaliação e quantificação de calcificações vasculares na região inferior da perna. É interessante destacar que as calcificações vasculares e a osteoporose podem compartilhar mecanismos etiopatogênicos comuns. Estudos demonstraram que a presença de calcificações arteriais na região inferior da perna em mulheres está correlacionada com alterações na microestrutura óssea avaliadas pela HR-pQCT. Em resumo, a HR-pQCT melhora a compreensão da fisiopatologia da fragilidade óssea em diversos cenários clínicos, entretanto, é preciso ser cauteloso na tradução desses resultados em aplicações clínicas.

AVALIAÇÃO TERAPÊUTICA

Estudos longitudinais utilizando HR-pQCT têm demonstrado como os tratamentos farmacológicos podem influenciar a microarquitetura óssea ao longo do tempo, fornecendo assim um método valioso para monitorar a eficácia do tratamento. Agentes anabólicos aumentam a porosidade cortical e diminuem a densidade mineral volumétrica cortical, porém preservam a resistência óssea. Por outro lado, os agentes antirreabsortivos aumentam ligeiramente a densidade mineral volumétrica sem resultar em um aumento na resistência óssea. Na maioria dos estudos, foram observadas maiores mudanças na tíbia distal em comparação com o rádio, possivelmente devido à influência do impacto mecânico. No entanto, é crucial salientar que a maioria dos estudos apresenta limitações, como o número restrito de participantes, considerável heterogeneidade e curto período de acompanhamento. São necessárias evidências adicionais de estudos mais amplos para definir de forma mais precisa o papel da HR-pQCT no monitoramento do tratamento antiosteoporótico.

DESAFIOS E CONSIDERAÇÕES FUTURAS

Apesar dos avanços, a HR-pQCT enfrenta desafios técnicos, como a necessidade de padronização ainda maior dos protocolos e técnicas de análise para melhorar a precisão e a reprodutibilidade dos dados. Além disso, a adoção mais ampla da tecnologia é limitada pelo custo dos equipamentos e pela necessidade de *expertise* especializada para operação e interpretação dos resultados. Perspectivas futuras incluem o desenvolvimento de novas tecnologias de HR-pQCT com maior resolução e capacidades aprimoradas de análise de imagem, ampliando suas aplicações clínicas na reumatologia.

BIBLIOGRAFIA

1. Burghardt AJ, Issever AS, Schwartz AV, et al. High-resolution peripheral quantitative computed tomographic imaging of cortical and trabecular bone microarchitecture in patients with type 2 diabetes mellitus. J Clin Endocrinol Metab. 2010;95:5045-55.
2. Figueiredo CP, Kleyer A, Simon D, et al. Methods for segmentation of rheumatoid arthritis bone erosions in high-resolution peripheral quantitative computed tomography (HR-pQCT). In: Seminars in Arthritis and Rheumatism. Elsevier; 2018. p. 611-8.
3. Figueiredo CP, Perez MO, Sales LP, et al. Evaluation of bone erosion in rheumatoid arthritis patients by high-resolution peripheral quantitative computed tomography scans: comparison between two semi-automated programs in a three-dimensional setting. Int J Rheum Dis. 2021;24:948-53.
4. Figueiredo CP, Perez MO, Sales LP, et al. HR-pQCT in vivo imaging of periarticular bone changes in chronic inflammatory diseases: data from acquisition to impact on treatment indications. Mod Rheumatol. 2021;31:294-302.
5. Fuller H, Fuller R, Pereira RMR. Tomografia computadorizada quantitativa periférica de alta resolução para avaliação de parâmetros morfológicos e funcionais ósseos. Rev Bras Reumatol. 2015;55:352-62.
6. Gazzotti S, Aparisi Gómez MP, Schileo E, et al. High-resolution peripheral quantitative computed tomography: research or clinical practice? Br J Radiol. 2023; 96(1150):20221016.
7. Hansen S, Beck Jensen J-E, Rasmussen L, et al. Effects on bone geometry, density, and microarchitecture in the distal radius but not the tibia in women with primary hyperparathyroidism: a case-control study using HR-pQCT. Journal of Bone and Mineral Research. 2010;25:1941-7.
8. Klose-Jensen R, Tse JJ, Keller KK, et al. High-resolution peripheral quantitative computed tomography for bone evaluation in inflammatory rheumatic disease. Front Med (Lausanne). 2020 Jul 15;7:337.
9. Krug R, Burghardt AJ, Majumdar S, et al. High-resolution imaging techniques for the assessment of osteoporosis. Radiol Clin North Am. 2010;48:601-21.
10. Lespessailles E, Cortet B, Legrand E, et al. Low-trauma fractures without osteoporosis. Osteoporosis International. 2017;28:1771-8.
11. Lespessailles E, Hambli R, Ferrari S. Osteoporosis drug effects on cortical and trabecular bone microstructure: a review of HR-pQCT analyses. Bonekey Rep. 2016 Aug 31;5:836.
12. Lima GL, Paupitz JA, Aikawa NE, et al. A randomized double-blind placebo-controlled trial of vitamin D supplementation in juvenile-onset systemic lupus erythematosus: positive effect on trabecular microarchitecture using HR pQCT. Osteoporosis International. 2018;29:587-94.
13. Patsch JM, Zulliger MA, Vilayphou N, et al. Quantification of lower leg arterial calcifications by high-resolution peripheral quantitative computed tomography. Bone. 2014;58:42-7.
14. Paupitz JA, Lima GL, Alvarenga JC, et al. Bone impairment assessed by HR-pQCT in juvenile-onset systemic lupus erythematosus. Osteoporosis International. 2016;27:1839-48.
15. Pecherstorfer C, Simon D, Unbehend S, et al. A detailed analysis of the association between urate deposition and erosions and osteophytes in gout. ACR Open Rheumatol. 2020;2:565-72.
16. Perez MO, Figueiredo CP, Sales LP, et al. Association of bone erosions and osteophytes with systemic bone involvement on high-resolution peripheral quantitative computed tomography in premenopausal women with longstanding rheumatoid arthritis. Arthritis & Rheumatology. 2022;74:407-17.
17. Ribeiro SCCR, Sales LP, Fernandes AL, et al. Bone erosions associated with systemic bone loss on HR-pQCT in women with longstanding polyarticular juvenile idiopathic arthritis. Semin Arthritis Rheum. 2023;63:152247.
18. Samelson EJ, Broe KE, Xu H, et al. Cortical and trabecular bone microarchitecture as an independent predictor of incident fracture risk in older women and men in the Bone Microarchitecture International Consortium (BoMIC): a prospective study. Lancet Diabetes Endocrinol. 2019;7:34-43.
19. Sangondimath G, Sen RK, T. FR. DEXA and imaging in osteoporosis. Indian J Orthop. 2023;57:82-93.
20. Simon D, Haschka J, Muschitz C, et al. Bone microstructure and volumetric bone mineral density in patients with hyperuricemia with and without psoriasis. Osteoporosis International. 2020;31:931-9.

11

Biópsia óssea

Mariana Ortega Perez
André Silva Franco

DESTAQUES DO TEMA

- Pacientes podem fraturar independentemente da densidade mineral óssea, por comprometimento da microarquitetura óssea, não acessada pela DXA (*Dual-energy X-ray Absorptiometry*)
- A biópsia óssea é o método que extrai um fragmento ósseo da região de crista ilíaca (biópsia transiliaca) para posterior análise histomorfométrica do osso.
- Histomorfometria óssea é a análise histológica quantitativa do osso, a fim de fornecer informações sobre os mecanismos de perda óssea e avaliar os efeitos de potenciais agentes terapêuticos na osteoporose.

INTRODUÇÃO

A DXA (*Dual-energy X-ray Absorptiometry*) ainda é o principal e mais acessível método para avaliar a fragilidade óssea e considera que a densidade mineral óssea é a propriedade mais importante na determinação da competência mecânica óssea. No entanto, a estrutura e a microarquitetura óssea são parâmetros determinantes da resistência óssea. O estudo da microarquitetura óssea baseia-se na avaliação dos compartimentos trabecular (medida do número, espessura e separação trabecular) e cortical (especialmente a espessura e porosidade cortical).

Existem alguns métodos para avaliar a microarquitetura óssea, em particular a histomorfometria óssea, isto é, a análise histológica quantitativa de um fragmento ósseo retirado por biópsia da região da crista ilíaca. A histomorfometria óssea avalia parâmetros estruturais e dinâmicos do osso, sendo uma ferramenta poderosa no diagnóstico e estudo de doenças osteometabólicas.

As indicações da biópsia óssea de crista ilíaca para análise histomorfométrica visam diagnosticar doenças ósseas metabólicas, auxiliar na decisão terapêutica e, por fim, avaliar a resposta ao tratamento. Em geral, um dos principais atributos da biópsia óssea e da histomorfometria óssea é fornecer informações sobre os mecanismos de perda óssea e avaliar os efeitos de potenciais agentes terapêuticos na osteoporose.

INDICAÇÕES DE BIÓPSIA ÓSSEA

A biópsia da crista ilíaca é um procedimento minimamente invasivo, indicado nos casos em que as doenças osteometabólicas precisam ser melhor compreendidas, ou seja, para diagnóstico, decisão terapêutica ou avaliação da resposta ao tratamento (Tabela 1). Algumas possíveis indicações são: suspeita de osteomalácia, avaliação da doença mineral óssea no paciente com doença renal crônica classes IV e V, fraturas de repetição sem causa aparente, fraturas em jovens e avaliação de distúrbios ósseos genéticos.

As biópsias ósseas são realizadas para avaliar a qualidade óssea, incluindo o grau de mineralização e microarquitetura; avaliar os mecanismos de remodelação e perda óssea; e analisar os efeitos do tratamento na estrutura óssea e na remodelação óssea.

TABELA 1 Indicações para biópsia óssea

Suspeita de osteomalácia
Doença renal crônica – distúrbio mineral e ósseo
Fraturas de repetição sem causa aparente
Múltiplas fraturas em pacientes jovens
Suspeita de distúrbios genéticos ósseos

MARCAÇÃO COM A TETRACICLINA

A marcação *in vivo* com tetraciclina é uma etapa decisiva antes da realização da biópsia óssea. A tetraciclina é incorporada ao osso em locais de formação óssea nova, ligando-se à hidroxiapatita na frente de mineralização. A administração de tetraciclina varia de acordo com os diferentes protocolos. Em geral, a tetraciclina (1.000 mg/dia) é administrada duas vezes durante 3 dias com um intervalo sem medicamento de 10 dias entre os dois cursos. Uma técnica de marcação dupla, com um período entre dois ciclos de tetraciclina, é ideal (Figuras 1 e 2). Essa técnica fornece as melhores informações sobre a taxa de mineralização e formação óssea. A biópsia óssea deve ser realizada pelo menos 3-5 dias após o último dia de administração de tetraciclina. A interpretação histológica pode ser comprometida se a tetraciclina for absorvida inadequadamente durante o regime de marcação. Situações de absorção inadequada incluem síndromes de má absorção ou ingesta de tetraciclina com refeições, laticínios, medicamentos contendo ferro, suplementos de cálcio ou antiácidos.

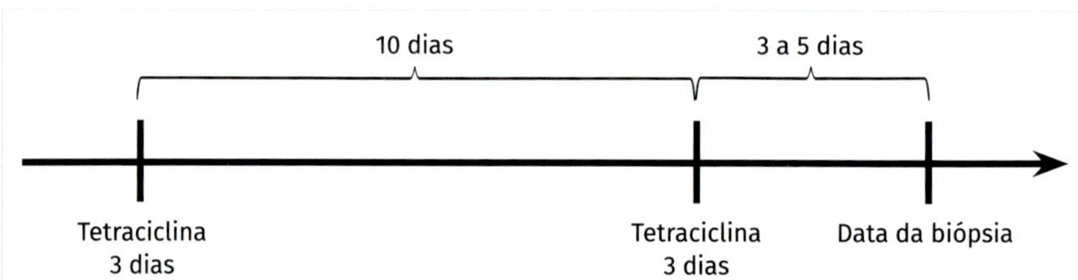

FIGURA 1 Esquema de tomada da tetraciclina para dupla marcação.
Fonte: figura elaborada pelos autores.

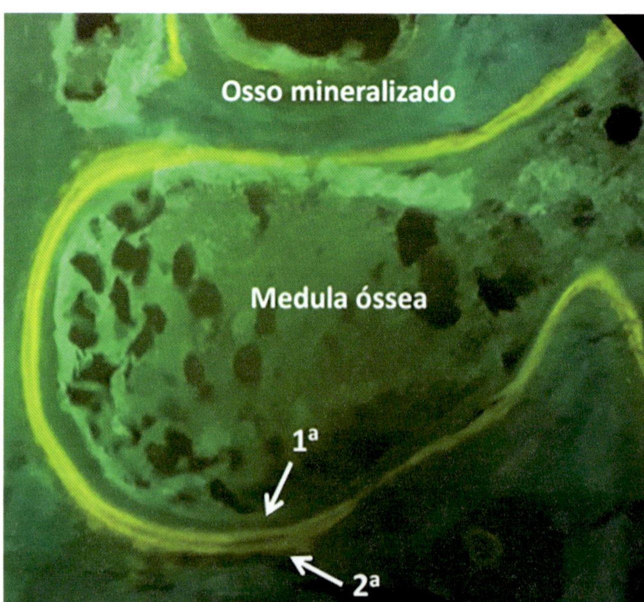

FIGURA 2 Imagem representando a dupla marcação óssea com tetraciclina.

BIÓPSIA ÓSSEA

A biópsia óssea pode ser realizada ambulatorialmente, desde que monitorada, pois o paciente será sedado e necessitará de recuperação monitorada. A crista ilíaca é o local de escolha para a biópsia, porque está associada ao menor número de complicações pós-operatórias, é de fácil acesso e não é tão invasiva. O procedimento é realizado por anestesia local da pele, subcutânea e periosteal, com incisão de 1,0-1,5 cm, dissecção dos planos profundos e retirada do fragmento ósseo com trefina elétrica acoplada a uma furadeira (Figura 3). O fragmento ósseo ideal é aquele que contém duas corticais separadas por uma trabecular, preferencialmente com 2 a 3 cm de comprimento e 4 mm de diâmetro (Figura 4).

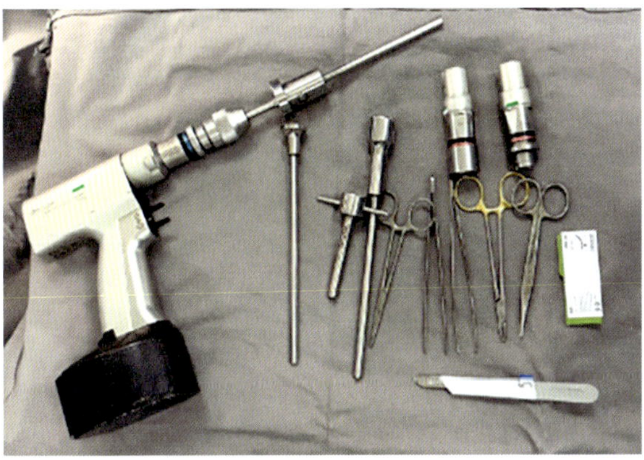

FIGURA 3 Materiais utilizados para biópsia óssea. Perfurador elétrico com trefina, bisturi, pinças e fio cirúrgico.
Fonte: imagem cedida pelos autores.

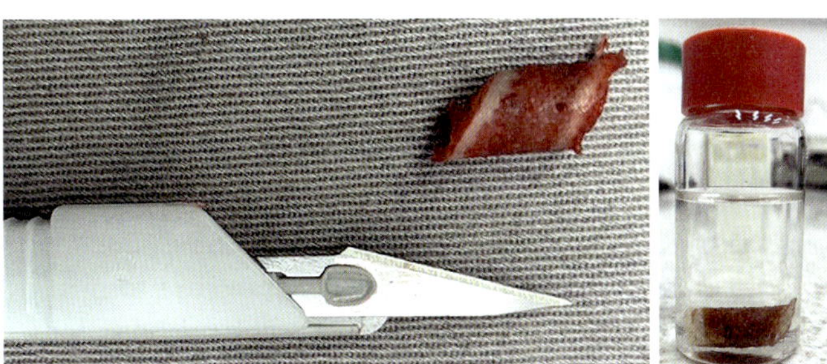

FIGURA 4 Fragmento ósseo obtido por procedimento de biópsia transilíaca com auxílio de perfurador elétrico. Atentar-se para as duas corticais com osso trabecular no interior.
Fonte: imagem cedida pelos autores.

COMPLICAÇÕES

A biópsia de crista ilíaca é um procedimento bem tolerado e causa pouco desconforto ao paciente. As complicações resultantes da biópsia óssea podem incluir dor, hematoma, infecção (osteomielite e infecção cutânea) e, raramente, neuropatia. O acompanhamento em longo prazo dos pacientes submetidos à biópsia óssea demonstrou baixa taxa de morbimortalidade relacionada ao procedimento. Um estudo de Duncan et al. avaliou as complicações de 9.131 biópsias de ilíaco. Complicações ocorreram em 0,6% dos pacientes: 22 (0,24%) apresentaram hematoma, 17 (0,20%) dor, 11 (0,12%) neuropatia transitória e 6 (0,07%) infecção de ferida operatória.

A temida infecção da ferida ocorre em menos de 1% dos pacientes. Já as lesões nervosas podem ser decorrentes de lesões de um nervo superficial, como o cutâneo femoral. A neuropatia é geralmente transitória, uma vez que pequenas lacerações no sistema nervoso periférico podem regenerar-se. Finalmente, a dor associada à biópsia óssea pode ser relatada por um período de 4 a 5 dias. Entretanto, naqueles com dor persistente no local da biópsia, a exostose do ilíaco deve ser excluída. A exostose do ilíaco é um achado incomum após a realização da biópsia óssea. Geralmente essa complicação está relacionada a trauma ou sangramento, podendo desencadear reação periosteal local.

Todas as complicações podem ser evitadas, com base na experiência do grupo que realiza o procedimento. Além disso, deve-se atentar para pacientes com discrasias sanguíneas, idosos com múltiplas comorbidades, hipersensibilidade à sedação, bem como ao uso de anticoagulantes e aspirina. Além disso, é importante que o procedimento seja absolutamente asséptico e que seja realizada anestesia adequada da pele e do periósteo.

PROCESSAMENTO DE AMOSTRAS E ANÁLISE HISTOMORFOMÉTRICA

A inclusão de amostras ósseas com metacrilato de metila é uma técnica amplamente utilizada para histomorfometria óssea e permite a análise do tecido ósseo não descalcificado. Posteriormente, o fragmento ósseo é cortado por micrótomo, gerando finos cortes histológicos que serão submetidos a coloração histológica especial. A análise histológica quantitativa envolve a compreensão dos parâmetros histomorfométricos que são obtidos com o *software* Osteomeasure® integrado a um microscópio. Os parâmetros histomorfométricos expressam a formação e reabsorção óssea e são divididos em dois grupos: estrutural e remodelador, este último classificado em estático e dinâmico (Tabela 2). Os parâmetros estruturais fornecem informações sobre a massa e estrutura óssea. Por outro lado, os parâmetros de remodelação estática informam sobre o osso não mineralizado (osteoide) e as cavidades de reabsorção, complementados pelos parâmetros de remodelação dinâmica que avaliam a taxa de formação óssea através da marcação com tetraciclina.

TABELA 2 Parâmetros histomorfométricos

Parâmetros estruturais	Abreviação	Significado
Volume ósseo/volume tecidual, %	BV/TV	Espaço ocupado por osso mineralizado e não mineralizado em relação ao tamanho total de um compartimento ósseo
Espessura trabecular, µm	Tb.Th	Espessura trabecular
Separação trabecular, µm	Tb.Sp	Separação trabecular
Número trabecular, número/mm	Tb.N	Número de trabeculas
Parâmetros de formação estáticos		
Volume osteoide/volume ósseo, %	OV/BV	Porcentagem do volume ósseo não mineralizado (osteoide)
Espessura osteoide, µm	O.Th	Espessura de tecido ósseo não mineralizado (osteoide)
Superfície osteoide/superfície óssea, %	OS/BS	Porcentagem da superfície óssea recoberta por osteoide
Superfície osteoblástica/superfície óssea, %	Ob.S/BS	Porcentagem da superfície óssea recoberta por osteoblastos
Parâmetros de formação dinâmicos		
Superfície mineralizada/superfície óssea, %	MS/BS	Porcentagem de superfície óssea apresentando atividade mineralizante
Taxa de aposição mineral, µm/dia	MAR	Distância entre duas marcações de tetraciclina dividida pela duração do intervalo de marcação
Tempo de mineralização, dia	MLT	Intervalo de tempo entre a deposição e mineralização da matriz
Taxa de formação óssea/superfície óssea, $\mu m^2/\mu m^3$/day	BFR/BS	Quantidade de osso formado por ano em uma determinada superfície óssea
Parâmetros de reabsorção estáticos		
Superfície osteoclástica/superfície óssea, %	Oc.S/BS	Porcentagem da superfície óssea coberta por osteoclastos
Superfície erodida/superfície óssea, %	ES/BS	Porcentagem da superfície óssea erodida

ACHADOS HISTOMORFOMÉTRICOS EM DOENÇAS ÓSSEAS

Distúrbios ósseos metabólicos como osteoporose (Figura 5), osteomalácia (Figura 6) e doença mineral óssea na doença renal crônica (osteíte fibrosa e doença óssea adinâmica) apresentam diferentes perfis histomorfométricos mostrados na Tabela 3.

TABELA 3 Achados histomorfométricos em algumas doenças ósseas

Doença óssea	Volume ósseo	*Turnover* ósseo	Mineralização
Osteoporose	Baixo	Alto ou baixo	Normal
Osteomalácia	Baixo	Alto ou baixo	Anormal
Osteíte fibrosa	Alto	Alto	Normal
Doença óssea adinâmica	Baixo	Baixo	Normal

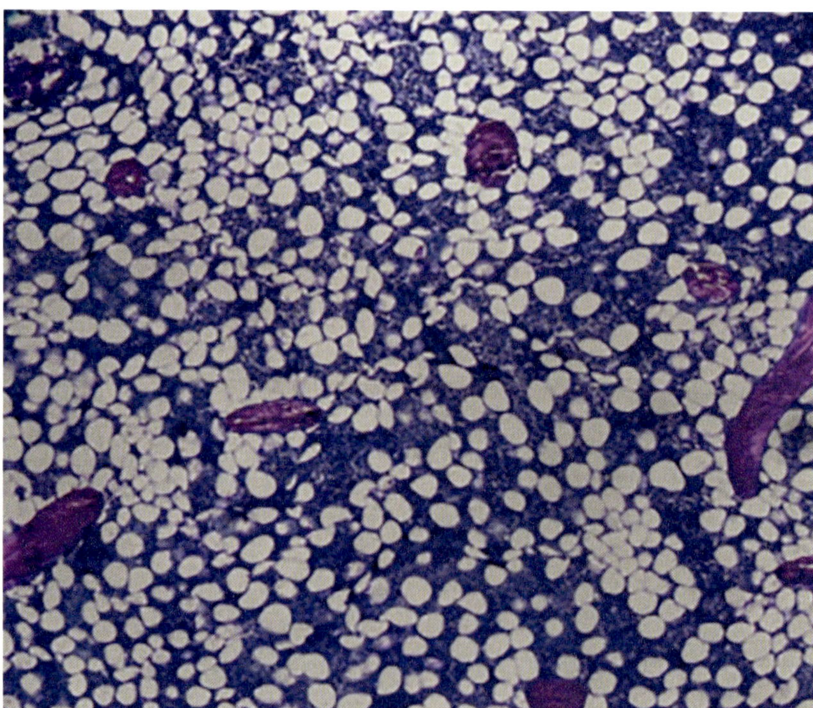

FIGURA 5 Imagem de biópsia óssea de crista ilíaca de paciente com osteoporose induzida por glicocorticoide. Notar a redução do número e espessura das trabéculas ósseas, aumento da separação entre as trabéculas e aumento da adiposidade de medula.

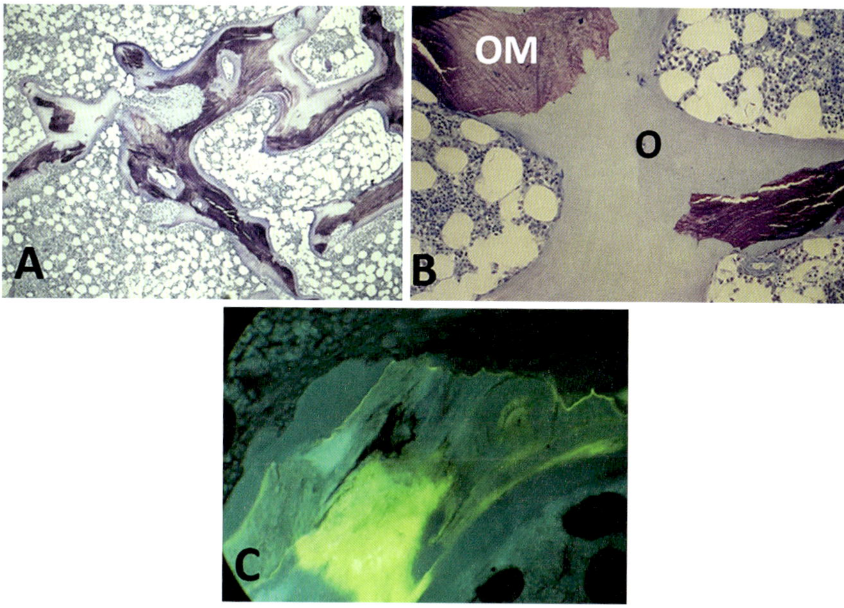

FIGURA 6 Imagem de biópsia óssea de crista ilíaca de paciente com osteomalácia. (A e B) Notar o aumento do tecido ósseo não mineralizado (osteoide). (C) Ausência de dupla marcação com a tetracilina. O: osteoide; OM: osso mineralizado.

PARÂMETROS DE CORTICAL ÓSSEA

Tradicionalmente, os estudos de biópsia da crista ilíaca têm se concentrado quase exclusivamente no osso trabecular e poucos dados estão disponíveis para o osso cortical, uma vez que distúrbios na remodelação óssea trabecular podem ser responsáveis por distúrbios ósseos metabólicos comuns, como a osteoporose pós-menopausa. Uma razão pela qual o osso cortical não recebeu tanta atenção quanto o osso trabecular pode estar relacionada a conceitos errôneos sobre a remodelação óssea nesses dois compartimentos. Acredita-se que as alterações por conta de doenças ósseas metabólicas ou terapias sejam mais proeminentes no osso trabecular do que no osso cortical. Isso pode estar relacionado ao fato de que a remodelação é uma atividade baseada na superfície, e o osso trabecular, com sua superfície muito maior, é afetado em maior extensão do que o osso cortical.

Por causa disso, poucos dados estão disponíveis para comparação das características estruturais entre as corticais da crista ilíaca em adultos saudáveis. No entanto, nos últimos anos, tornou-se evidente que a exclusão do osso cortical da análise pode limitar a capacidade de detectar aspectos fundamentais das características ósseas. O osso cortical constitui cerca de 80% da massa óssea total e suporta a maior parte da carga mecânica aplicada ao osso. Além disso, há evidências crescentes de que a remodelação óssea cortical desempenha um papel fundamental na manutenção da integridade esquelética no adulto.

As principais medidas dos parâmetros corticais são área cortical (Ct.Ar.; μm^2), perímetro periosteal (Ps.Pm.; μm), perímetro endosteal (Ec.Pm.; μm), largura cortical (Ct.Wi.; μm), área do canal haversiano (Ha.Ca.Ar; μm^2) e porosidade cortical (Ct.Po; %).

VALORES DE NORMALIDADE PARA HISTOMORFOMETRIA ÓSSEA

Existem poucos estudos avaliando a histomorfometria óssea em indivíduos normais e saudáveis, em diferentes populações, pelas esperadas dificuldades na realização de biópsia óssea em um indivíduo normal. Os valores dos parâmetros histomorfométricos podem variar entre diferentes populações devido à influência de fatores como raça, geografia e dieta. Revisões anteriores de dados histomorfométricos derivaram principalmente de estudos *post mortem*, geralmente em casos de morte súbita. Embora forneçam muitas informações úteis, apenas variáveis estáticas foram avaliadas e a doença óssea metabólica subjacente não pôde ser excluída com certeza.

Nos últimos 30 anos, vários autores estabeleceram seus próprios valores-padrão para osso normal, entre eles um estudo brasileiro com 125 indivíduos saudáveis. Em resumo, esses estudos mostraram que os achados da histomorfometria óssea podem variar amplamente entre indivíduos saudáveis, o que dificulta o estabelecimento de valores normais. Características como idade, sexo e raça têm uma influência importante.

EXTRAPOLANDO ACHADOS DE UMA AMOSTRA DE BIÓPSIA DA CRISTA ILÍACA PARA TODO O ESQUELETO

A importante questão de como a remodelação óssea na crista ilíaca representa o que acontece com todo o esqueleto ainda não foi totalmente elucidada. Algumas doenças ósseas metabólicas, como a osteomalácia e algumas formas de osteodistrofia renal, parecem afetar todo o esqueleto e, nesses casos, a biópsia da crista ilíaca é representativa. Na osteoporose, entretanto, há evidências de heterogeneidade da doença e um único fragmento da crista ilíaca não poderia representar de forma confiável o que ocorre com o restante do esqueleto. Ao considerar a atividade de remodelação óssea, o fragmento obtido da crista ilíaca parece ser representativo de locais esqueléticos semelhantes da medula vermelha, como o corpo vertebral.

CONCLUSÃO

A biópsia óssea da crista ilíaca é um procedimento minimamente invasivo, seguro e de baixa morbidade. A análise histomorfométrica é o padrão-ouro na avaliação de parâmetros estruturais e de remodelação óssea, auxiliando no diagnóstico e manejo de distúrbios do metabolismo ósseo. Biópsias ósseas são realizadas para estabelecer a qualidade óssea, incluindo grau de mineralização e microarquitetura; avaliar os mecanismos de remodelação e perda óssea; e estudar os efeitos do tratamento na estrutura óssea e na remodelação óssea.

BIBLIOGRAFIA

1. Audran M, Maury E, Bouvard B, Legrand E, Baslé MF, Chappard D. Is transiliac bone biopsy a painful procedure? Clin Nephrol. 2012;77:97-104.
2. Dempster DW, Compston JE, Drezner MK, Glorieux FH, Kanis JA, Malluche H, et al. Standardized nomenclature, symbols, and units for bone histomorphometry: A 2012 update of the report of the ASBMR Histomorphometry Nomenclature Committee. J Bone Miner Res. 2013;28:2-17.
3. Dempster DW, Compston JE, Drezner MK, Glorieux FH, Kanis JA, Malluche H, et al. Standardized nomenclature, symbols, and units for bone histomorphometry: a 2012 update of the report of the ASBMR Histomorphometry Nomenclature Committee. J Bone Miner Res. 2013;28:2-17.
4. Dos Reis LM, Batalha JR, Muñoz DR, Borelli A, Correa PH, Carvalho AB, et al. Brazilian normal static bone histomorphometry: effects of age, sex, and race. J Bone Miner Metab. 2007;25:400-6.
5. Frost HM. Preparation of thin undecalcified bone sections by rapid method. Stain Technol. 1958;33:273.
6. Frost HM. Tetracycline based analysis of bone dynamic. Calcif Tiss Res. 1969;3:211-37.
7. Hernandez JD, Wesseling K, Pereira R, Gales B, Harrison R, Salusky IB. Technical approach to iliac crest biopsy. Clin J Am Soc Nephrol. 2008;Suppl 3(Suppl 3):S164-9.
8. Malluche HH, Mawad H, Monier-Faugere MC. Bone biopsy in patients with osteoporosis. Curr Osteoporos Rep. 2007;5:146-52.
9. Malluche HH, Meyer W, Sherman D, Massry SG. Quantitative bone histology in 84 normal American subjects. Calcif Tissue Int. 1982;34:449-55.
10. Mellish RWE, Ferguson-Pell MW, Cochran GVB, Lindsay R, Dempster DW. A new manual method for assessing two-dimensional cancellous bone structure: comparison between iliac crest and lumbar vertebra. J Bone Miner Res. 1991;6:689-96.
11. Melsen E, Melsen B, Mosekilde L, Bergmann S. Histomorphometric analysis of normal bone from the iliac crest. Acta Pathol Microbiol Scand A. 1978;86:70-81.
12. Parfitt AM, Drezner MK, Glorieux FH, Kanis JA, Malluche H, Meunier PJ, et al. Bone histomorphometry: standardization of nomenclature, symbols, and units. J Bone Miner Res. 1987;2:595-610.
13. Parfitt AM, Qiu S, Rao DS. The mineralization index – a new approach to the histomorphometric appraisal of osteomalacia. Bone. 2004;35:320-5.
14. Parfitt AM. Stereologic basis of bone histomorphometry; theory of quantitative microscopy and reconstruction of the third dimension. In: Recker RR (ed.). Bone histomorphometry: techniques and interpretation. Boca Raton, FL: CRC Press; 1983. p. 53-85.
15. Vedi S, Kaptoge S, Compston JE. Age-related changes in iliac crest cortical width and porosity: a histomorphometric study. J Anat. 2011;218:510-6.

12

Testes genéticos na avaliação de osteoporose e outras doenças osteometabólicas

Alex Rocha Bernardes da Silva
Felipe Merchan Ferraz Grizzo
Levi Higino Jales Neto

DESTAQUES DO TEMA

- Na avaliação clínica rotineira para estratificação do risco de fraturas por osteoporose devem ser feitos densitometria óssea, FRAX® e investigação de causas secundárias frequentes.
- O *Genome-wide Polygenic Risk Score* (gSOS) mostrou-se útil para classificar o risco de fratura, com elevada sensibilidade e especificidade para indicar intervenções, indicando ser uma ferramenta de análise do risco poligênico da osteoporose.
- Quando a fratura por fragilidade ocorre na infância ou em adultos jovens e as causas secundárias de osteoporose forem descartadas, deve ser feita a investigação da possibilidade de uma doença óssea monogênica subjacente.
- Variantes ou mutações dos genes LRP5, WNT1, PLS3 e SGMS2 podem levar à osteoporose precoce.
- Osteogênese imperfeita, hipofosfatemia ligada ao cromossomo X e hipofosfasia são doenças que cursam com fragilidade óssea primária e têm grande relevância clínica.

AVALIAÇÃO DO RISCO DE FRATURA NA OSTEOPOROSE

Os critérios densitométricos de osteoporose propostos pela Organização Mundial da Saúde em 1994 identificam apenas cerca de metade das pessoas que irão sofrer fratura por osteoporose, pois não levam em conta fatores ósseos qualitativos. Desta forma, em 2008 foi incorporada na prática clínica a análise dos fatores de risco clínicos para fraturas por fragilidade através de ferramentas de avaliação do risco de fraturas, como o FRAX®, ajudando a predizer o risco de fratura em indivíduos com densitometria óssea normal ou osteopenia. A combinação de fatores clínicos e a densitometria são indicados para estratificação de risco para fraturas e decisão terapêutica.

Em paralelo, com a intenção de melhorar a prevenção da fratura por fragilidade óssea, os bancos de dados genéticos populacionais e a bioinformática têm se mostrado promissores quanto a predizer o risco de fratura. Dessa forma, o método de investigação científica *Genome-wide Association Studies* (GWAS) evidenciou a participação da genética no osteometabolismo e contribuiu para um avanço na busca de novos genes envolvidos na fisiopatologia da osteoporose. Diversos genes foram identificados e relacionados à baixa densidade mineral óssea (DMO) e à fratura por osteoporose. O *Genome-wide Polygenic Risk Score* (gSOS) é uma ferramenta de pontuação baseada em 20.000 genes, que foi desenvolvida pela análise de 341.499 indivíduos, e mostrou-se útil para classificar o risco de fratura, com elevada sensibilidade e especificidade para indicar intervenções, indicando ser uma ferramenta de análise do risco poligênico da osteoporose.

OSTEOPOROSE DE INÍCIO PRECOCE

Quando a fratura por fragilidade ocorre na infância ou em adultos jovens e as causas secundárias de osteoporose forem descartadas, deve ser feita a investigação da possibilidade de uma doença óssea monogênica subjacente. O teste genético é recomendado se a doença se manifesta em idade jovem ou se tem história familiar de osteoporose, massa óssea muito baixa para a idade, múltiplas fraturas em ossos longos e/ou vertebrais (especialmente se ocorrem desde a infância) e alterações fenotípicas sugestivas. Deve-se sempre lembrar que a forma leve de osteogênese imperfeita é um diagnóstico diferencial de osteoporose de início precoce. Muitas dessas variantes acometem o colágeno tipo I (genes Col1A1 e Col1A2). Variante ou mutações dos genes LRP5, WNT1, PLS3 e SGMS2 também levam à osteoporose precoce. Exames genéticos como o sequenciamento gênico ou a pesquisa direcionada pelo painel genético são indicados para a investigação de osteoporose monogênica, com importância clínica, visto que a identificação do gene pode ajudar a estabelecer prognósticos, aconselhamento gênico e na decisão terapêutica.

A Figura 1 mostra o fluxograma de investigação da osteoporose com causa monogênica na osteoporose de início precoce, adaptado de Constantini et al.

OSTEOGÊNESE IMPERFEITA

A osteogênese imperfeita (OI) é a fragilidade óssea primária mais comum em crianças ou adolescentes, com incidência de 1 para cada 15 a 20.000 nasci-

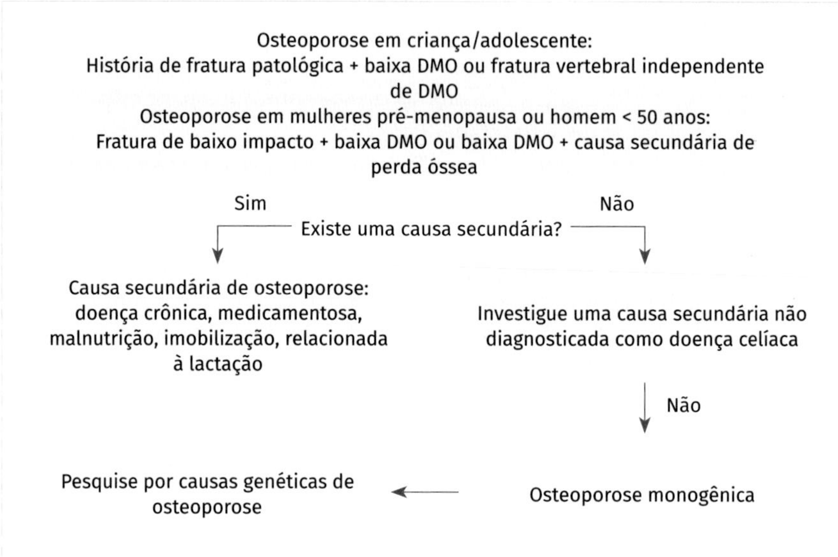

FIGURA 1 Fluxograma de investigação da osteoporose com causa monogênica.
DMO: densidade mineral óssea.
Fonte: adaptada de Costantini A, et al. Early-onset osteoporosis: rare monogenic forms elucidate the complexity of disease pathogenesis beyond type I collagen. Journal of Bone and Mineral Research. 2022;31(9):1623-41.

dos vivos. É causada principalmente por variantes patogênicas nos genes que codificam a síntese ou estrutura do pró-colágeno tipo I, sendo que cerca de 85 a 90% dos casos correspondem a mutações autossômicas dominantes nos genes COL1 A1 e COL1 A2. Bem menos comuns, foram descritas também variantes autossômicas recessivas e também ligadas ao cromossomo X.

Clinicamente, a OI pode resultar em um amplo espectro de gravidade clínica, variando desde fragilidade óssea leve até formas graves que se apresentam com numerosas fraturas, deformidades ósseas, baixa estatura e deficiências físicas ou até mesmo morte perinatal. Como a produção de colágeno tipo I em vários tecidos está prejudicada, indivíduos com OI também podem sofrer de outros sintomas clínicos como dentes quebradiços, escleras azuis, perda auditiva, hipermobilidade, função respiratória reduzida e regurgitação valvular cardíaca.

O tratamento da OI deve sempre ser multidisciplinar, incluindo a reabilitação, o tratamento clínico e o tratamento cirúrgico. Em termos farmacológicos, os bifosfonatos são os medicamentos mais estudados e mais utilizados para OI. Os bifosfonatos intravenosos geralmente apresentam melhores taxas de adesão e podem ser mais eficazes no aumento da DMO. O ácido zoledrônico é atualmente o bisfosfonato mais recomendado no tratamento da OI e tem sido proposto na dose de 0,05 mg/kg EV em 45 minutos (máximo de 4 mg/dose) em ciclos a cada 6 meses.

RAQUITISMO HIPOFOSFATÊMICO LIGADO AO CROMOSSOMO X

A osteomalácia é um distúrbio caracterizado pela mineralização diminuída ou defeituosa do osteoide recém-formado em locais de renovação óssea, enquanto o raquitismo é um distúrbio de mineralização defeituosa da cartilagem nas placas de crescimento epifisárias de crianças. A osteomalácia e o raquitismo podem ocorrer simultaneamente em crianças, mas apenas a osteomalácia ocorre em adultos.

Vários distúrbios diferentes causam osteomalácia por meio de mecanismos que resultam em hipocalcemia, hipofosfatemia ou inibição direta do processo de mineralização. A hipovitaminose D é a causa mais comum de osteomalácia em adultos. A osteomalácia também pode ocorrer em pacientes com hipofosfatemia primária devido ao raquitismo hipofosfatêmico ligado ao cromossomo X ou o raquitismo hipofosfatêmico autossômico dominante. Essas síndromes raras geralmente se apresentam na infância, mas persistem na idade adulta.

O raquitismo hipofosfatêmico ligado ao X ou, mais recentemente, a hipofosfatemia ligada ao cromossomo X (XLH), é considerado a causa mais comum de raquitismo hereditário, com prevalência estimada de 1:20.000 a 1:25.000, um pouco menor que a OI e maior que a hipofosfatasia. É uma doença dominante ligada ao cromossomo X, porém em 20-30% dos casos pode ocorrer de forma espontânea (mutações *de novo*). Mutações com perda de função do gene PHEX levam a um aumento da expressão do FGF23, desencadeando perda renal excessiva de fosfato e níveis reduzidos ou inapropriadamente normais de 1,25-OH-vitamina D.

Clinicamente, a suspeita de raquitismo na infância deve ser levantada para todo paciente que apresente redução na velocidade de crescimento, a qual pode levar à baixa estatura, fraqueza muscular, dores musculoesqueléticas e que apresente deformidades esqueléticas que mais comumente atingem os membros superiores e inferiores, com comprometimento do desenvolvimento motor do indivíduo. A presença de sinais clínicos e/ou radiológicos típicos de osteomalácia, como o aumento da fosfatase alcalina sérica, associado a baixos níveis de fosfato sérico levam à suspeita de XLH. Quando disponível, a dosagem de FGF23 no soro geralmente demonstra valores aumentados. Exames de 25-hidroxivitamina D sérica, hormônio da paratireoide (PTH) e cálcio sérico não costumam apresentar grandes alterações. A presença da mutação patogênica no gene PHEX define o diagnóstico molecular de XLH. A análise genética pode ser feita pelo sequenciamento do gene PHEX ou pela realização de um painel genético para raquitismo, que engloba uma série de genes associados a diferentes causas de raquitismo.

O tratamento convencional do XLH inclui uma suplementação oral de fosfato (quatro a cinco vezes por dia) e análogos ativos de vitamina D (calcitriol ou alfacalcidol). Essa abordagem visa a compensar a perda de fosfato renal e a deficiência de 1,25-OH-vitamina D; no entanto, não atua sobre a etiologia subjacente da doença. O objetivo principal desse tipo de tratamento em adultos é promover a melhora da osteomalácia e das fraturas, além de facilitar a recuperação cirúrgica e reduzir a dor. Em 2018 foi aprovado nos Estados Unidos pelo *Food and Drug Administration* (FDA) o burosumabe, um anticorpo monoclonal totalmente humano, anti-FGF23 para o tratamento do XLH. O burosumabe demonstrou eficácia em crianças e adultos no controle da hipofosfatemia, benefício clínico e radiológico em comparação com placebo e com coortes históricas da doença em quatro ensaios clínicos.

HIPOFOSFATASIA

A hipofosfatasia é uma doença genética rara, com prevalência entre 1:6.300 a 1:300.000 nascidos vivos. É caracterizada por mutações no gene da fosfatase alcalina não específica do tecido (TNSALP, codificada pelo gene ALPL), levando a uma atividade diminuída da enzima TNSALP em tecidos-alvo e acúmulo de substratos de TNSALP, incluindo pirofosfato inorgânico, um inibidor de mineralização. Devido ao grande número de mutações descritas no gene TNSALP e à expressão clínica variável, existe amplo espectro de gravidade da doença, desde formas perinatais letais até fenótipos de fratura mais leves que se apresentam na idade adulta, ou até mesmo manifestações dentárias isoladas (perda prematura de dentes decíduos e/ou cárie dentária extensa).

Na infância, as características da hipofosfatasia podem incluir comprometimento respiratório, hipotonia, arqueamento de ossos longos, atraso na marcha e anormalidades na marcha, craniossinostose, fraturas recorrentes, dor óssea e baixa estatura, perda prematura de dentes decíduos e convulsões. Na idade adulta, a hipofosfatasia é mais comumente caracterizada pela presença de fraturas recorrentes de difícil cicatrização em sítios incomuns (metatarso, tíbia, fíbula, femoral atípica), dor óssea (especialmente em coxas e quadris), assim como um aumento na incidência de doença por depósito de pirofosfato de cálcio.

Exames de imagem podem colaborar com o diagnóstico, especialmente RX simples de ossos longos. A densitometria óssea tem valor limitado, visto que a densidade óssea pode estar normal ou aumentada (especialmente em osso trabecular). Em relação aos exames laboratoriais, excluindo deficiência grave de vitamina D, a fosfatase alcalina sérica pode diferenciar entre hipofosfatasia e outras possíveis etiologias de osteomalácia.

A fosfatase alcalina (FAL) é um marcador da formação óssea, sendo que na hipofosfatasia os níveis de fosfatase alcalina total e específica do osso são tipicamente baixos, enquanto as concentrações séricas de cálcio e fosfato são normais. A gravidade da doença é altamente variável e não se correlaciona claramente com níveis séricos de FAL. Hipoparatireoidismo, hipotireoidismo grave, hipercortisolismo, osteodistrofia renal, intoxicação por vitamina D, anemia perniciosa, mieloma múltiplo, deficiência de zinco e vitamina C, doença celíaca e doença de Wilson são exemplos de enfermidades que também podem cursar com redução na FAL sérica.

Foram propostos critérios diagnósticos em 2024 por Khan et al. Dois critérios maiores ou um critério maior e dois menores são considerados suficientes para o diagnóstico nesta estrutura proposta. Tanto para crianças como para adultos, os critérios maiores incluem: uma variante patogénica (ou provavelmente patogénica) no gene ALPL e concentrações elevadas de substrato (fosfoetanolamina, pirofosfato inorgânico ou piridoxal 5'-fosfato, no sangue e na urina). Critérios maiores adicionais para adultos são fratura femoral atípica e fraturas recorrentes do metatarso e, para crianças, perda precoce de dentes decíduos e evidência radiográfica de raquitismo.

O tratamento da hipofosfatasia envolve a terapia de reposição enzimática com alfa-asfotase, isoenzima inespecífica de tecido humano recombinante da fosfatase alcalina (TNSALP) aprovada no Brasil para hipofosfatasia de início perinatal, infantil e juvenil. Estudos prospectivos abertos demonstraram melhora da sobrevida global, tempo fora de ventilação mecânica, crescimento e mineralização óssea em crianças. Estudos abertos menores demonstraram melhora da capacidade funcional em adolescentes e melhora sintomática em adultos. O uso de antirreabsortivos deve ser evitado e terapias anabólicas foram pouco estudadas nesses pacientes.

BIBLIOGRAFIA

1. Bregou Bourgeois A, Aubry-Rozier B, Bonafé L, Laurent-Applegate L, Pioletti DP, Zambelli PY. Osteogenesis imperfecta: from diagnosis and multidisciplinary treatment to future perspectives. Swiss Med Wkly. 2016 Jun 20;146:w14322.
2. Costantini A, et al. Early-onset osteoporosis: rare monogenic forms elucidate the complexity of disease pathogenesis beyond type I collagen. Journal of Bone and Mineral Research. 2022;31(9):1623-41.
3. Estrada K, Styrkarsdottir U, Evangelou E, Hsu Y-H, Duncan EL, et al. Genome-wide meta-analysis identifies 56 bone mineral density loci and reveals 14 loci associated with risk of fracture. Nat Genet. 2012;44(5):491-501.
4. Forgetta V, et al. Development of a polygenic risk score to improve screening for fracture risk: a genetic risk prediction study. PLoS Med. 2020;17(7):e1003152.
5. Forlino A, Marini JC. Osteogenesis imperfecta. Lancet. 2016;387(10028):1657-71.
6. Haffner D, Emma F, Eastwood DM, Duplan MB, Bacchetta J, et al. Clinical practice recommendations for the diagnosis and management of X-linked hypophosphataemia. Nat Rev Nephrol. 2019 Jul;15(7):435-55.
7. Jales Neto LH, Wicik Z, Torres GHF, Takayama L, Caparbo VF, et al. Overexpression of SNTG2, TRAF3IP2, and ITGA6 transcripts is associated with osteoporotic vertebral fracture in elderly women from community. Mol Genet Genomic Med. 2020 Sep;8(9):e1391.

8. Khan AA, Brandi ML, Rush ET, et al. Hypophosphatasia diagnosis: current state of the art and proposed diagnostic criteria for children and adults. Osteoporos Int. 2024;35:431.
9. Kishnani PS, Rockman-Greenberg C, Rauch F, et al. Five-year efficacy and safety of asfotase alfa therapy for adults and adolescents with hypophosphatasia. Bone. 2019;121:149.
10. Linglart A, Biosse-Duplan M. Hypophosphatasia. Curr Osteoporos Rep. 2016;14:95.
11. Mäkitie O, Zillikens MC. Early onset osteoporosis. Calcifed Tissue International. 2022;110:546-61.
12. Manolio TA. Genome wide association studies and assessment of the risk of disease. N Engl J Med. 2010;363(2):166-76.
13. Padidela R, Nilsson O, Makitie O, Beck-Nielsen S, Ariceta G, et al. The international X-linked hypophosphataemia (XLH) registry (NCT03193476): rationale for and description of an international, observational study. Orphanet J Rare Dis. 2020 Jun 30;15(1):172.
14. Rivadeneira F, Styrkarsdottir U, Estrada K, Halldorsson B, Hsu Y, et al. Twenty loci associated with bone mineral density identified by large-scale meta-analysis of genome-wide association datasets. Nat Genet. 2009;41(11):1199-206.
15. Schindeler A, Biggin A, Munns CF. Clinical evidence for the benefits of burosumab therapy for X-linked hypophosphatemia (XLH) and other conditions in adults and children. Front Endocrinol (Lausanne). 2020 May 28;11:338.
16. Uday S, Högler W. Nutritional rickets and osteomalacia in the twenty-first century: revised concepts, public health, and prevention strategies. Curr Osteoporos Rep. 2017;15:293.
17. Vuorimies I, Toiviainen-Salo S, Hero M, Mäkitie O. Zoledronic acid treatment in children with osteogenesis imperfecta. Horm Res Paediatr. 2011;75(5):346-53.
18. Whyte MP. Hypophosphatasia – aetiology, nosology, pathogenesis, diagnosis and treatment. Nat Rev Endocrinol. 2016;12:233.

Seção III

Tratamento

13

Estratificação do risco de fratura

Cristiano Augusto de Freitas Zerbini
Vera Lúcia Szejnfeld

DESTAQUES DO TEMA

- Conceito de muito alto risco: pacientes com risco de fratura iminente nos próximos 2 anos.
- Modelo híbrido do FRAX®: conceito do fator de risco fixo após os 70 anos.
- Estudo BRAVOS: um novo estudo da incidência de fraturas no Brasil.
- Novo FRAX® modelo Brasil: uma nova calibração do modelo original.

Nos últimos anos, diversas diretrizes com algoritmos variados foram divulgadas. A Sociedade Americana de Endocrinologia (*Endocrine Society*) publicou, inicialmente, diretrizes para o tratamento da osteoporose e posteriormente publicou uma atualização, incluindo um algoritmo de tratamento. De forma paralela, a comunidade europeia também lançou sua própria diretriz para o tratamento da osteoporose e os mesmos autores em nova publicação divulgaram um algoritmo específico para o tratamento da doença. Em 2020, a Associação de Endocrinologistas Clínicos também contribuiu com a publicação de um algoritmo para o tratamento da osteoporose. Em 2023, o Colégio Americano de Médicos (*American College of Physicians*) publicou um algoritmo para o tratamento da osteoporose semelhante aos anteriores.

De um modo geral, as novas diretrizes visam estabelecer direcionamentos práticos para o tratamento farmacológico da osteoporose em mulheres após a menopausa. A formulação dessas diretrizes baseou-se na avaliação crítica de evidências provenientes de ensaios clínicos e *insights* da prática clínica com medicamentos para osteoporose. Além disso, foram consideradas as preferências do paciente, dados sobre adesão e persistência, bem como os riscos e benefícios sob as perspectivas tanto do paciente quanto do provedor de saúde.

Uma observação recorrente nesses artigos é a ênfase dos autores na estratificação do risco do paciente, classificando-o como baixo, moderado, alto ou muito alto risco para, em seguida, prescrever a medicação antifratura apropriada com base nessa categorização de risco. Além disso, os diferentes grupos sugerem que intervenções nutricionais, mudanças no estilo de vida e medidas de prevenção de quedas devem ser incorporadas em todos os regimes farmacológicos para reduzir o risco de fraturas.

Harmonizando os dados de cada uma das diretrizes pode-se classificar os pacientes em baixo, alto e muito alto risco conforme a descrição a seguir:

- Baixo risco: mulheres após a menopausa, sem fraturas prévias, com *T-score* > -2,5 e baixo risco de fraturas calculado pelo FRAX®.
- Alto risco: as pacientes devem apresentar história de fratura prévia ou um *T-score* ≤ -2,5 ou um *T-score* entre -1,0 e -2,5 e alto risco calculado pelo FRAX®.
- Muito alto risco: os pacientes devem apresentar um ou mais dos seguintes eventos: fratura nos últimos 12 meses, múltiplas fraturas, fraturas durante o tratamento, fratura durante o tratamento com medicamentos que alteram o metabolismo ósseo, *T-score* < -3,0, muito alto risco pelo FRAX® ou alto risco de quedas.

Quase todas as diretrizes utilizam para estratificação de risco uma combinação de dados da densidade óssea, FRAX®, histórico de fraturas e alguns dados clínicos não contemplados no FRAX® como o risco de quedas. Compreender essas variáveis é crucial para a compreensão das diversas estratificações de risco.

DENSIDADE ÓSSEA

Desde os primeiros estudos sobre osteoporose são conhecidos fatores associados à perda de massa óssea, tais como idade avançada, sexo feminino, período pós-menopausa, baixo índice de massa corpórea, fratura prévia por fragilidade, história familiar de fratura por fragilidade, grande ingestão de bebida alcoólica, vida sedentária, fumo e uso de glicocorticoides. Esses fatores de risco podem predizer a possibilidade de fratura de forma independente ou parcialmente independente da densidade mineral óssea (DMO). Quando associados aos valores da DMO, podem prover informação superior à obtida pela DMO isolada. Dessa forma, a determinação criteriosa e a validação dos principais fatores clínicos de risco para a osteoporose podem melhorar a predição de fraturas e permitir uma melhor seleção de pacientes para o tratamento. O problema sempre foi como quantificar esses fatores de risco ou mesmo integrá-los. O que seria mais prejudicial ao esqueleto: ter uma fratura prévia e ingerir grandes quantidades de bebida alcoólica ou ser jovem, mas usar corticoide e ter um índice de massa corpórea baixo?

Em 1994, a Organização Mundial da Saúde (OMS) definiu osteoporose por meio da avaliação do densitômetro de dupla energia (DXA) como sendo a perda óssea equivalente a 2,5 desvios-padrão ou mais abaixo da massa óssea obtida aos 20 anos de idade (*T-score* ≤ -2,5) (Tabela 1).

TABELA 1 Classificação da Organização Mundial da Saúde com base na massa óssea avaliada pela densitometria óssea

Categoria	*T-score*
Normal	≥ -1
Baixa massa óssea (osteopenia)	-1 < -2,5
Osteoporose	≤ -2,5
Osteoporose estabelecida	≤ -2,5 com fratura

Desde essa definição, resultados obtidos pela DMO têm sido utilizados para diagnóstico e intervenção médica. Embora de grande utilidade, existem alguns problemas com o uso isolado desses resultados na avaliação do risco de fratura. Como exemplos, podemos citar:

A. Um paciente com *T-score* igual a -2,4 é diagnosticado como tendo osteopenia e um paciente com *T-score* igual a -2,6 é diagnosticado como tendo osteoporose, embora ambos tenham praticamente o mesmo risco de fratura.
B. Um paciente com *T-score* igual a -1,2 e um paciente com *T-score* igual a -2,3 são classificados como tendo osteopenia, embora possuam riscos de fratura bem diferentes.

A DMO isolada tem pouca sensibilidade para predizer o risco de fratura e muitas fraturas ocorrem entre os indivíduos classificados dentro da categoria osteopenia, estando, portanto, acima do limite de risco da OMS.

FRAX® E FRAX® BRASIL

Em maio de 1998, durante a 51ª Assembleia Mundial de Saúde, a osteoporose foi incluída na solicitação de uma estratégia global para a prevenção e controle de doenças não comunicáveis. Atendendo a essa solicitação, a OMS aprovou um programa de trabalho, referenciando, com esse objetivo, o Centro de Colaboração da OMS em Sheffield (Reino Unido), liderado pelo Dr. John Kanis. Esse projeto também teve o suporte da *International Osteoporosis Foundation* (IOF), da *National Osteoporosis Foundation* (NOF), da *International Society for Clinical Densitometry* (ISCD) e da *American Society for Bone and Mineral Research* (ASBMR). O objetivo foi identificar e validar fatores clínicos para uso na avaliação do risco de fratura em um contexto internacional, mesmo em locais onde não existissem aparelhos para medir a DMO.

O Centro Colaborador da OMS reuniu informações de 12 estudos prospectivos populacionais em diferentes localidades geográficas, com o objetivo de avaliar os fatores de risco com maior impacto sobre o desenvolvimento da osteoporose. Foram selecionados estudos realizados na Europa (estudos multicêntricos EVOS e EPIDOS e estudos unicêntricos das cidades de Roterdã, Kuopio, Lyon, Gothenburg e Sheffield), nos Estados Unidos (estudos CaMos e Rochester), na Austrália (estudo em Dubbo) e no Japão (estudo em Hiroshima). Os pacientes desses estudos tinham fatores de risco para fratura documentados na primeira visita do estudo e cerca de 75% deles tinham também resultado da DMO do fêmur. Os dados obtidos nesses estudos permitiram avaliar vários fatores de risco associados à fratura e suas relações com outras variáveis, em especial a DMO e a idade.

Dessa forma, após análise desses estudos epidemiológicos internacionais foram desenvolvidos algoritmos para avaliar o risco de fratura, os quais foram posteriormente convertidos em um *software* de fácil e livre acesso, via internet, denominado ferramenta de avaliação do risco de fratura ou FRAX®.

FRAX® é um algoritmo com base em computador desenvolvido pelo Centro de Doenças Ósseas Metabólicas de Sheffield e publicado pela primeira vez em 2008 (https://frax.shef.ac.uk/frax/). Esse algoritmo calcula o risco absoluto de fratura a partir de fatores clínicos de risco obtidos facilmente para mulheres e homens. Os resultados do FRAX® mostram a probabilidade em 10 anos de uma fratura maior (fratura clínica vertebral, antebraço, úmero e quadril) ou uma fratura de quadril isolada.

Os fatores clínicos de risco analisados na ferramenta FRAX® incluem: fratura por fragilidade prévia, fratura de quadril por fragilidade nos pais (mãe ou pai), uso de tabaco, uso de glicocorticoides, diagnóstico de artrite reumatoide, osteoporose secundária (causada por diferentes doenças) e uso de três ou mais unidades de bebida alcoólica por dia.

No modelo FRAX®, o risco absoluto de fratura é calculado para mulheres e homens entre as idades de 40 a 90 anos com os seguintes dados: idade atual, índice de massa corpórea (calculado a partir do peso e da altura) e as sete variáveis de risco independentes descritas a seguir.

A interação de todos esses dados é feita automaticamente pelo modelo FRAX® com ou sem a densidade mineral óssea (*T-score* do colo do fêmur) e baseia-se em fórmulas matemáticas desenvolvidas a partir dos estudos epidemiológicos anteriores, com atribuições particulares para cada fator de risco. Para que os fatores de risco relatados pelos pacientes possam ser captados com a maior objetividade possível, o Centro Colaborador da OMS proveu definições para utilização na anamnese clínica:

1. **Fratura prévia:** fratura que ocorreu na vida adulta espontaneamente ou fratura após um trauma que, em um indivíduo saudável, não resultaria em fratura (fratura por fragilidade).
2. **Fratura de quadril em pais:** história de fratura de quadril por fragilidade em mãe ou pai do paciente.
3. **Fumo atual:** uso atual de tabaco.
4. **Glicocorticoides:** exposição a glicocorticoides orais por três meses ou mais, em uma dose de prednisolona de 5 mg/dia ou mais (ou doses equivalentes de outros glicocorticoides).
5. **Artrite reumatoide:** por diagnóstico confirmado pelo médico.
6. **Osteoporose secundária:** presença de doença associada à osteoporose. Inclui diabetes tipo I, osteogênese imperfeita em adultos, hipertireoidismo duradouro não tratado, hipogonadismo ou menopausa prematura (menos de 45 anos), má nutrição crônica ou má absorção intestinal e doença hepática crônica.
7. **Álcool** (três ou mais unidades/dia): uma unidade de álcool varia levemente em diferentes países entre 8 e 10 g de álcool, o que equivale a um copo-padrão de cerveja (285 mL), uma medida simples de um coquetel (30 mL), um copo médio de vinho (120 mL) ou uma medida de um aperitivo (60 mL).

A ferramenta de cálculo FRAX® fornece a probabilidade imediata, em porcentagem, da ocorrência de uma fratura maior (fratura clínica vertebral, antebraço, úmero e quadril) ou fratura de quadril isolada nos próximos 10 anos. Essa probabilidade é o risco absoluto de fratura do paciente em avaliação.

O cálculo dessa probabilidade pode ser realizado com ou sem os dados da DMO. Na ausência da DMO, o cálculo é realizado com os valores do índice de massa corpórea. Os dados necessários ao uso do FRAX®, que devem ser inseridos no formulário *online*, são idade (ou data de nascimento), sexo, peso, altura, dados dos sete fatores de risco citados anteriormente e o valor de DMO do colo femoral, caso esteja disponível.

Os modelos do FRAX® são baseados em estudos epidemiológicos nacionais e específicos para cada país. Nesses modelos, a probabilidade de fratura é calculada levando em conta o risco de fratura e o risco de morte. As informações sobre o risco de morte em cada país são importantes por dois motivos:

A. Para as pessoas com maior risco de morte, a probabilidade de fratura é menor que para as pessoas que têm maior expectativa de vida.

B. Alguns fatores de risco afetam tanto o risco de fratura quanto o risco de óbito. Nessa categoria podem ser citados: idade avançada, baixo índice de massa corpórea, baixa densidade mineral óssea, uso de glicocorticoides e tabagismo.

A ferramenta FRAX® é o único método de avaliação do risco de fratura que leva em conta a possibilidade de óbito. Apenas países que têm estudos epidemiológicos incluindo o risco de fratura e informações sobre a mortalidade têm modelos FRAX® disponíveis. Desta forma, ao acessar a ferramenta *online*, é necessário escolher o país ao qual pertence o paciente. O modelo é acompanhado da bandeira nacional na tela.

O Brasil teve seu modelo elaborado e concluído por uma equipe internacional. Foram construídos gráficos e tabelas associando dados epidemiológicos de prevalência de fratura de quadril e mortalidade em diferentes áreas do Brasil com base em quatro estudos clínico-epidemiológicos realizados em nosso país.

O cálculo pelo FRAX® de probabilidade de fratura para os pacientes brasileiros é feito pela metodologia NOGG (*National Osteoporosis Guidelines Group*), e as curvas utilizadas no primeiro modelo do FRAX® Brasil estão na Figura 1. Esse modelo está disponível para acesso no *site* da Associação Brasileira de Avaliação Óssea e Osteometabolismo (ABRASSO) (http://www.abrasso.org.br). Esse modelo, denominado modelo de intervenções pela idade, será substituído pelo modelo híbrido descrito mais adiante.

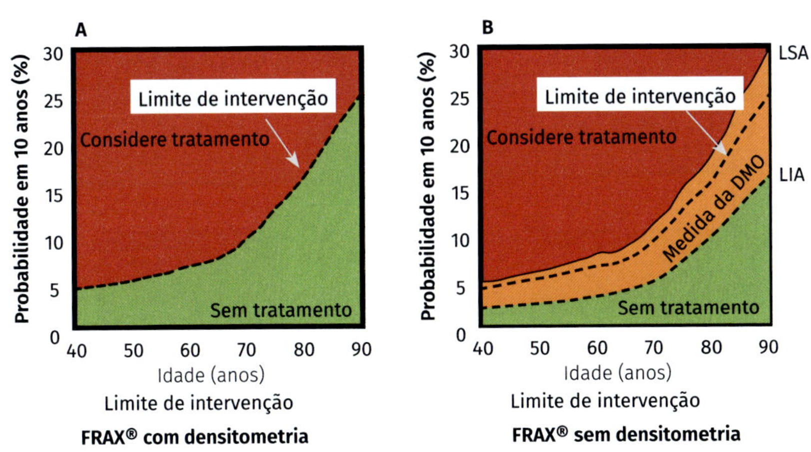

FIGURA 1 Curvas com os limites de intervenção e avaliação do primeiro modelo do FRAX® Brasil, denominado modelo de intervenção por idade.

DMO: densidade mineral óssea; LIA: limite inferior de avaliação; LSA: limite superior de avaliação.

Uma extensa revisão sobre o FRAX® modelo Brasil pode ser encontrada na revista *Diagnóstico e Tratamento* da Associação Paulista de Medicina.

Em anos recentes, foi postulado um novo conceito denominado "muito alto risco de fratura". Um estudo que analisou a epidemiologia de fraturas recorrentes mostrou que o risco de uma nova fratura é muito alto após uma fratura anterior e a incidência de uma segunda fratura é particularmente alta nos primeiros dois anos após o evento índice (fratura prévia). Esse risco imediato de uma segunda fratura no primeiro e segundo anos após a primeira fratura é denominado risco muito alto de fratura ou risco iminente de fratura. O risco de uma nova fratura é superior a 10%.

Esse novo conceito permitiu um aperfeiçoamento da estratificação do risco de fraturas e uma alteração no limite de intervenção clínica da ferramenta FRAX®, a qual que pode ser vista na Figura 2.

Recentemente, um estudo retrospectivo observacional denominado BRAVOS mostrou uma nova incidência de fraturas de quadril no Brasil. Foram incluídos nesse estudo todos os pacientes com 50 anos ou mais admitidos por fraturas de quadril em hospitais nas cidades Belém, Joinville e Vitória de

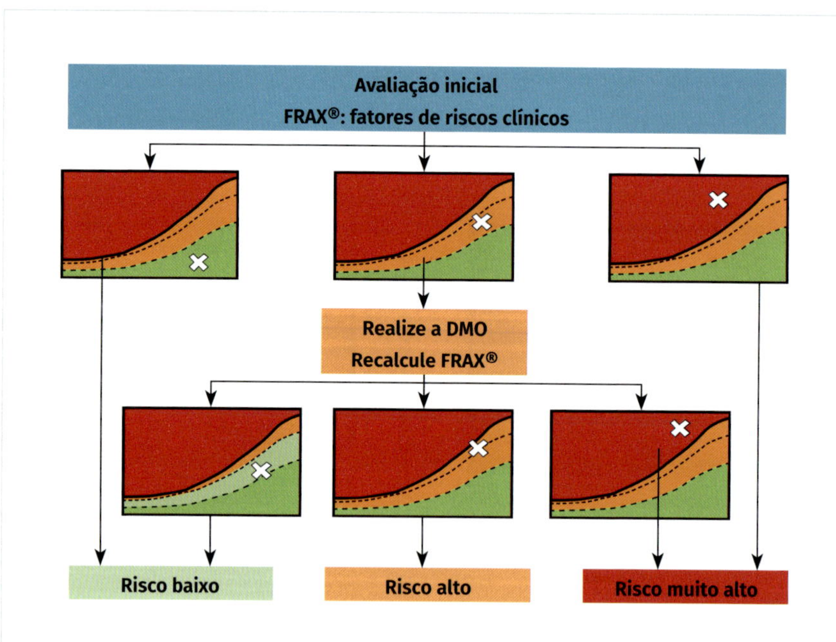

FIGURA 2 Risco de fratura conforme a posição do paciente na curva do limite de intervenção da ferramenta FRAX®.

DMO: densidade mineral óssea.

2010 a 2012. Os dados foram obtidos pela análise de prontuários médicos. O estudo incluiu 1.025 fraturas de quadril, sendo 310 em homens e 715 em mulheres. Taxas de incidência não ajustada para a idade da fratura de quadril foram no total de 103,3/100.000 habitantes; 77,4/100.000 em homens e 125,2/100.000 em mulheres.

A incidência padronizada para idade e sexo foi de 105,9 fraturas por 100.000 habitantes; 78,5/100.000 em homens e 130,6/100.000 em mulheres. Belém, localizada na região equatorial, teve incidências menores que Joinville e Vitória, as quais não mostraram diferenças significantes entre si. A insolação e a latitude com consequente melhora da produção de vitamina D podem ter tido papel importante na diferença da incidência de fraturas de quadril favorecendo Belém. O mesmo pode ser imputado a fatores étnicos e atividade física, também favorecendo essa cidade. Curvas de incidência de fraturas de quadril para a população de ambos os sexos nas três cidades podem ser observadas na Figura 3.

A incidência bruta e padronizada para idade e sexo de fratura de quadril nas três cidades pode ser vista na Tabela 2. Belém apresentou população com incidência de fraturas de quadril estatística e significativamente menor em relação a Vitória e Joinville. Não houve diferença estatisticamente significativa entre as populações de Joinville e Vitória.

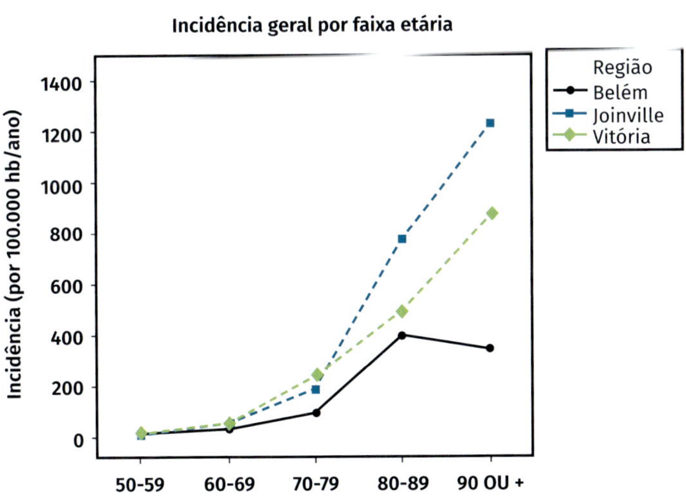

FIGURA 3 Incidência de fraturas de quadril em Belém, Joinville e Vitória por faixa etária em mulheres e homens.

Fonte: Albergaria BH, Zerbini CAF, Szejnfeld VL, Eis SR, Silva DMW et al. An updated hip fracture incidence rate for Brazil: the Brazilian Validation Osteoporosis Study (BRAVOS). Arch Osteoporos. 2022;17(1):90.

TABELA 2 Incidência bruta (coluna à direita) e padronizada (coluna à esquerda) para idade e sexo de fraturas de quadril nas três cidades

	Homens		Mulheres		Ambos	
Belém	34,9 (28,4-41,4)	39,0 (31,8-46,3)	72,4 (64,2-80,59)	39,0 (31,8-46,3)	56,2 (50,8-61,6)	60,9 (55,0-66,8)
Joinville	66,7 (51,1-82,3)	85,2 (65,3-105,26)	117,2 (98,0-136,4)	146,2 (122,2-170,2)	93,8 (81,2-106,5)	116,2 (100,6-131,8)
Vitória	76,1 (63,0-89,2)	81,7 (67,2-95,8)	121,9 (107,4-136,5)	129,6 (114,1-145,1)	102,0 (92,0-112,1)	106,6 (96,1-117,1)

Fonte: modificada de Albergaria BH, Zerbini CAF, Szejnfeld VL, Eis SR, Silva DMW et al. An updated hip fracture incidence rate for Brazil: the Brazilian Validation Osteoporosis Study (BRAVOS). Arch Osteoporos. 2022;17(1):90.

Nesse estudo, a incidência de fratura de quadril no Brasil mostrou-se significativamente menor que a avaliação no estudo anterior, quando foi calculada com base nessas três cidades, antes e após ajustamentos. Para mulheres, por exemplo, a taxa de fraturas de quadril padronizada para a idade foi de 190/100.000 no estudo anterior e 130/100.000 no estudo atual.

Com base no estudo BRAVOS foi então realizada uma nova calibração do modelo FRAX® Brasil. Comparado com o modelo original, o novo modelo mostra menor probabilidade de fratura em 10 anos para mulheres e homens em todas as idades. Permaneceu uma boa correlação nas probabilidades de fratura entre os modelos original e novo, de tal forma que a revisão teve pequeno impacto na ordem estabelecida de risco.

A nova calibração do FRAX® Brasil também mostra outra alteração: foi assumido o modelo de intervenção clínica por idade até os 70 anos como no modelo original, mas foi adotado o modelo híbrido com um limite fixo de intervenção dos 70 anos em diante. Esse modelo foi sugerido por estudo epidemiológico internacional. Nesse estudo, o principal objetivo foi a tentativa de diminuir as desigualdades presentes no modelo dependente da idade em relação ao acesso ao tratamento, especialmente em idades mais avançadas (70 anos ou mais), na dependência da presença ou não de fratura prévia. Um limite fixo de intervenção dos 70 anos em diante pode aumentar o acesso ao tratamento e diminuir a necessidade do uso da densitometria óssea. Nesse estudo, o modelo dos limites de intervenção por idade da NOGG, utilizados também no modelo original do FRAX® Brasil, foram comparados com o modelo onde os limites de intervenção permaneceram constantes dos 70 anos em diante, em uma população simulada de 50.633 mulheres com idade entre 50 e 90 anos de idade no Reino Unido.

Os resultados do estudo confirmaram a relevância clínica do limite híbrido que passou a ser uma alternativa para um melhor equilíbrio na avaliação dos limites de intervenção clínica e na redução no uso da densitometria óssea. Os gráficos mostrando os limites de intervenção por idade e o modelo híbrido podem ser vistos nas Figuras 4 e 5.

HISTÓRICO DE FRATURAS

As fraturas, especialmente no quadril e na coluna, aumentam o sofrimento, a morbidade e a mortalidade, com altos custos sociais e de saúde. Aos 50 anos

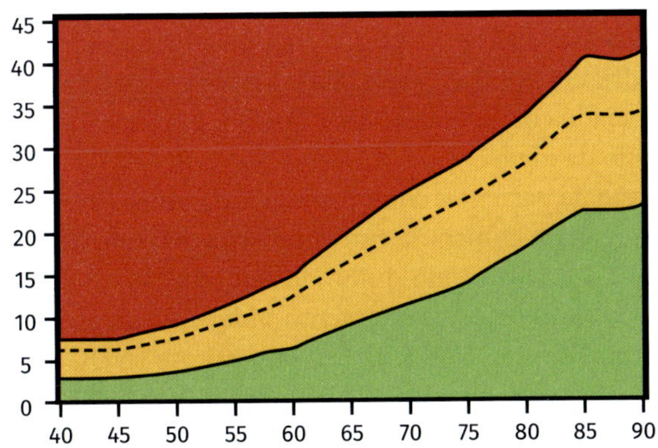

FIGURA 4 Limites de avaliação e intervenção no modelo por idade do modelo FRAX® Brasil atual.

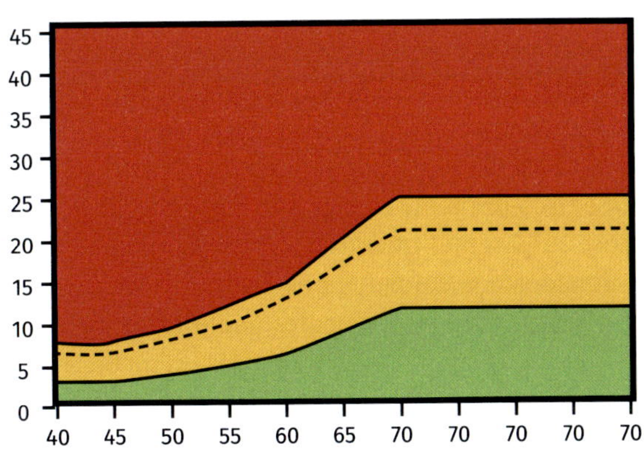

FIGURA 5 Limites de avaliação e intervenção no modelo híbrido do novo modelo FRAX® Brasil.

de idade, o risco ao longo da vida de sofrer uma fratura por fragilidade é de 50% para as mulheres e de 20% para os homens. Pacientes que sofrem uma primeira fratura apresentam risco aumentado de fratura recorrente, especialmente durante os primeiros 2 anos após a fratura inicial.

Um histórico de fratura prévia em um sítio característico da osteoporose é um importante fator de risco para fraturas subsequentes. Estudos mostraram que o risco de fratura é aproximadamente duplicado após uma fratura prévia, incluindo fraturas vertebrais morfométricas. Esse risco é em parte independente da densidade mineral óssea (DMO). No entanto, o aumento do risco não é uniforme com o avanço da idade. Por exemplo, uma extensa meta-análise revelou que o histórico de fratura prévia era um fator significativo de risco para fraturas de quadril em todas as faixas etárias, mas o risco relativo da população foi mais pronunciado em indivíduos mais jovens, diminuindo progressivamente com o aumento da idade.

A identificação de pacientes com histórico de fratura é uma prioridade bem estabelecida no manejo clínico da osteoporose, conforme delineado nas principais diretrizes clínicas em todo o mundo. Em muitos casos, indivíduos com fratura prévia são candidatos a tratamento independentemente da DMO. Por exemplo, o Grupo Diretivo Nacional de Osteoporose (NOGG) do Reino Unido recomenda tratamento para todas as mulheres com histórico de fratura por fragilidade. Recomendação semelhante é observada nas orientações europeias. Nos Estados Unidos, uma fratura vertebral ou de quadril prévia qualifica um paciente para tratamento, independentemente da DMO.

Considerando que uma fratura anterior implica em um risco de fratura que é em grande parte independente da DMO, as diretrizes de avaliação incorporaram as fraturas a uma série de outras variáveis de risco.

Alguns estudos relataram que ter uma fratura recente é um fator de risco maior para futuras fraturas do que uma fratura que ocorreu há mais tempo. O principal fator de risco é a ocorrência de uma fratura anterior, mas uma fratura recente é melhor fator de risco de fratura do que a história de fratura. O papel da atualidade da fratura foi demonstrado tanto para vértebras quanto para fratura não vertebral. Esse risco iminente é explicado tanto por fatores relacionados aos ossos (osteoporose subjacente) quanto fatores relacionados a quedas (incluindo aqueles relacionados aos cuidados pós-fratura). Esse risco aumentado em curto prazo também foi visto em pacientes que iniciam corticosteroides e em indivíduos frágeis com osteoporose com doenças ou medicamentos do sistema nervoso central (SNC), portanto, com alto risco de quedas.

Pacientes com risco iminente (ou seja, 2 anos) de fratura ou refratura devem ser identificados prioritariamente para receber tratamento imediato e um programa de prevenção de quedas.

A percepção do risco iminente de fratura modificou, inclusive, a abordagem terapêutica que foi padronizada com a contribuição de diferentes sociedades médicas. Para pacientes com muito alto risco de fratura, foi sugerido iniciar a terapêutica com um agente anabólico. A conduta clínica com base na estratificação do risco de fratura pode ser vista na Figura 6.

Enfim, o objetivo do presente capítulo foi introduzir e mostrar um novo conceito para o tratamento individualizado a partir da estratificação do risco em pacientes com osteoporose e, dessa forma, melhor direcionar as intervenções terapêuticas para a prevenção de fraturas por fragilidade em mulheres na pós-menopausa.

Baixo risco Todos os fatores	**Alto risco** Qualquer fator	**Muito alto risco** 1 ou mais fatores
▪ Idade: pós-menopausa ▪ Sem fraturas prévias ▪ *T-score* > -1,0 e baixo risco de fraturas pelo FRAX® ▪ Conduta: reasseguramento e conselhos para hábitos de vida. Considere TRH ou SERMs	▪ Idade: > 65 anos ou mais ▪ Fraturas prévias ▪ *T-score* ≤ 2,5 ▪ *T-score* -1,0 a 2,5 e alto risco de fraturas pelo FRAX® ▪ Conduta: terapia de reposição hormonal (TRH), bisfosfonato ou denosumabe	▪ Fraturas nos últimos 12 meses ▪ Múltiplas fraturas ▪ Fraturas durante o tratamento ▪ Fraturas em uso de medicação que altera o metabolismo ósseo ▪ *T-score* < -3,0 ▪ Muito alto risco de fraturas pelo FRAX® e quedas frequentes ▪ Conduta: considere agentes anabólicos seguidos por inibidores da reabsorção óssea

FIGURA 6 Atualizações recentes das diretrizes de intervenção quanto à estratificação do risco de fraturas.

SERMs: moduladores seletivos do receptor de estrogênio; TRH: terapia de reposição hormonal.

BIBLIOGRAFIA

1. Albergaria BH, Zerbini CAF, Lazzaretti-Castro M, Eis SR, Vilaca T, Johansson H, et al. A new FRAX for Brazil. Arch Osteoporos. 2023;18(1):144.
2. Albergaria BH, Zerbini CAF, Szejnfeld VL, Eis SR, Silva DMW, et al. An updated hip fracture incidence rate for Brazil: the Brazilian Validation Osteoporosis Study (BRAVOS). Arch Osteoporos. 2022;17(1):90.

3. Camacho PM, Petak SM, Binkley N, Diab DL, Eldeiry LS, Farooki A, et al. American Association of Clinical Endocrinologists/American College of Endocrinology Clinical practice guidelines for the diagnosis and treatment of postmenopausal osteoporosis – 2020 update. Endocr Pract. 2020 May;26(Suppl 1):1-46.
4. Castro da Rocha FA, Ribeiro AR. Low incidence of hip fractures in an equatorial area. Osteoporos Int. 2003;14(6):496-9.
5. Consensus development conference: diagnosis, prophylaxis, and treatment of osteoporosis. Am J Med. 1993;94(6):646-50.
6. Cooper C, Campion G, Melton LJ 3rd. Hip fractures in the elderly: a world-wide projection. Osteoporos Int. 1992;2(6):285-9.
7. Eastell R, Rosen CJ, Black DM, et al. Pharmacological management of osteoporosis in postmenopausal women: an Endocrine Society clinical practice guideline. J Clin Endocrinol Metab. 2019;104:1595-622.
8. Instituto Brasileiro de Geografia e Estatística (IBGE). Disponível em: https://www.ibge.gov.br. Acessado em 28/05/2024.
9. Kanis JA on behalf of the World Health Organization Scientific Group (2007). Assessment of osteoporosis at the primary health-care level. Technical Report. World Health Organization Collaborating Centre for Metabolic Bone Diseases, University of Sheffield, UK; 2007. Disponível em: https://www.sheffield.ac.uk/FRAX/pdfs/WHO_Technical_Report.pdf. Acessado em 28/05/2024.
10. Kanis JA, Harvey NC, McCloskey E, Bruyère O, Veronese N, Lorentzon M, et al. Algorithm for the management of patients at low, high and very high risk of osteoporotic fractures. Osteoporos Int. 2020;31:1-12.
11. Kanis JA, Johansson H, Odén A, Harvey NC, Gudnason V, Sanders KM, et al. Characteristics of recurrent fractures. Osteoporos Int. 2018;29:1747-57.
12. Kanis JA, Johnell O, Oden A, et al. FRAX and the assessment of fracture probability in men and women from the UK. Osteoporosis Int. 2008;19(4):385-97.
13. Kanis JA. Assessment of fracture risk and its application to screening for postmenopausal osteoporosis: synopsis of a WHO report. WHO Study Group. Osteoporos Int. 1994;4(6):368-81.
14. Kelsey MJ, Cooper C. Epidemiology of osteoporosis. In: Cooper C, Woolf AD (eds.). Osteoporosis: best practice and research compendium. Edinburgh, UK: Elsevier; 2006.
15. Komatsu RS, Ramos LR, Szejnfeld VL. Incidence of proximal femur fractures in Marilia, Brazil. J Nutr Health Aging. 2004;8(5):362-7.
16. McCloskey E, Kanis JA, Johansson H, Harvey N, Odén A, Cooper A, et al. FRAX-based assessment and intervention thresholds – an exploration of thresholds in women aged 50 years and older in the UK. Osteoporos Int. 2015;26:2091-9.
17. Schwartz AV, Kelsey JL, Maggi S, Tuttleman M, Ho SC, Jósnsson PV, et al. International variation in the incidence of hip fractures: cross-national project on osteoporosis for the World Health Organization Program for Research on Aging. Osteoporos Int. 1999;9(3):242-53.
18. Shoback D, Rosen CJ, Black DM, et al. Pharmacological management of osteoporosis in postmenopausal women: an Endocrine Society Guideline Update J Clin Endocrinol Metab. 2020;105(3):1-8.
19. Silveira VA, Medeiros MM, Coelho-Filho JM. Incidência de fratura do quadril em área urbana do Nordeste brasileiro [Hip fracture incidence in an urban area in Northeast Brazil]. Cad Saúde Pública. 2005;21(3):907-12.
20. Svedbom A, Hernlund E, Ivergård M, et al. Osteoporosis in the European Union: a compendium of country-specific reports. Arch Osteoporos. 2013;8(1):137.
21. van Staa TP, Dennison EM, Leufkens HG, Cooper C. Epidemiology of fractures in England and Wales. Bone. 2001;29(6):517-22.
22. Zerbini CAF, Szejnfeld VL, Abergaria BH, Johansson H, Harvey N, Kanis JA, et al. Incidence of hip fracture in Brazil and the development of a FRAX model. Arch Osteoporos. 2015;10:224.
23. Zerbini CAF. FRAX Modelo Brasil: um texto cínico explicativo. Diag Tratamento. 2019;24(2):41-9.

14

Cálcio

Ana Clara Ribeiro Gazeta
Elaine de Azevedo

DESTAQUES DO TEMA

- Muitos adultos obtêm níveis recomendados de cálcio e vitamina D através da ingestão alimentar (e da exposição solar) e não necessitam tomar quaisquer suplementos. No entanto, a suplementação de cálcio e vitamina D é normalmente sugerida como parte do tratamento da osteoporose, especialmente para pacientes que recebem medicamentos para osteoporose.
- A ingestão ideal pode ser alcançada com uma combinação de dieta (preferencial) e suplementos. Os produtos lácteos têm o maior teor de cálcio por porção.
- Sugere-se a suplementação de cálcio em associação com vitamina D em pacientes com osteoporose e ingestão alimentar inadequada. O carbonato de cálcio é a forma mais barata e acessível, enquanto o citrato deve ser indicado em situações como acloridria, nefrolitíase e síndromes disabsortivas.
- Há debate sobre o risco cardiovascular da suplementação de cálcio, especialmente quando a ingestão total de cálcio excede as quantidades recomendadas ou os suplementos são administrados em grandes doses. Até que essa questão seja resolvida, seria sensato evitar a suplementação excessiva e doses superiores a 500 mg de uma só vez e encorajar a ingestão alimentar em vez de comprimidos.

INTRODUÇÃO

O cálcio é o mineral mais abundante no corpo humano e está envolvido em inúmeros processos metabólicos, incluindo a contração dos músculos esqueléticos, cardíacos e lisos, a coagulação sanguínea, resposta imune, morte e diferenciação celular e a transmissão de impulsos nervosos.

Mais de 99% do cálcio é armazenado no tecido ósseo na forma de hidroxiapatita [$Ca_{10}(PO_4)_6(OH)_2$], desempenhando uma função estrutural fundamental, fornecendo rigidez ao sistema esquelético. Dessa forma, fatores relacionados à absorção, deposição e retirada do cálcio do tecido ósseo determinam a saúde, a estrutura e a resistência óssea.

METABOLISMO DO CÁLCIO

O esqueleto, o intestino e o rim desempenham, cada um, um papel importante na garantia da homeostase do cálcio. No geral, após ingestão de 1.000 mg/dia aproximadamente 200 mg serão absorvidos. O balanço do cálcio é demonstrado na Figura 1.

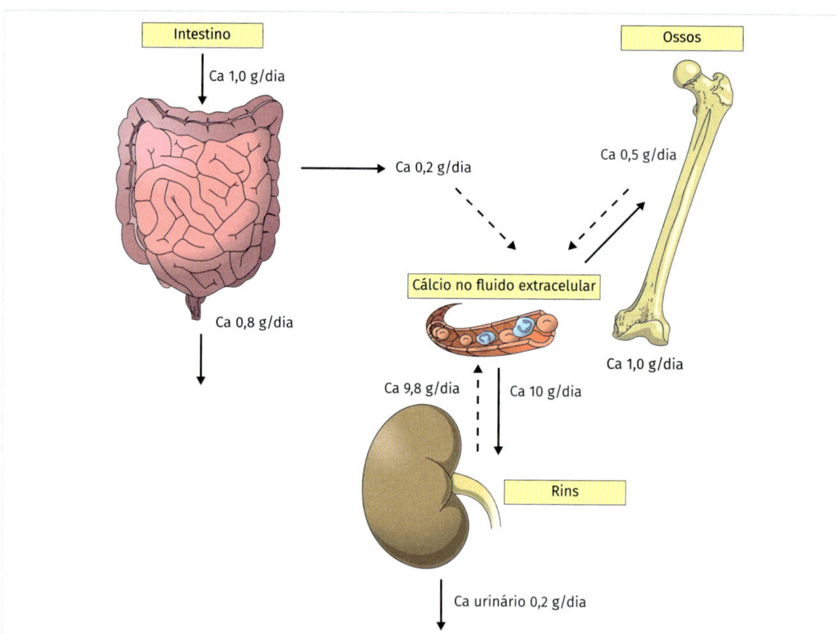

FIGURA 1 Balanço diário de cálcio no organismo.

Fonte: adaptada de Bilezikian JP (ed.). Primer on the metabolic bone diseases and disorders of mineral metabolism. 9. ed. v. 1. Pondicherry, India: American Society for Bone and Mineral Research; 2019.

ASPECTOS DA FISIOLOGIA DA ABSORÇÃO E EXCREÇÃO DE CÁLCIO

A absorção intestinal de cálcio é um processo essencial envolvido na manutenção da homeostase do Ca^{2+}. A maior parte da absorção é feita no íleo, principalmente pelo maior tempo de trânsito do quimo nessa região (diminuindo a sua absorção quando o trânsito aumenta de velocidade). Ela ocorre por meio de dois mecanismos de transporte distintos: transporte transcelular ativo saturável e transporte paracelular passivo não saturável. O transporte ativo é estimulado pela $1,25(OH)_2D$ (calcitriol) que aumenta a migração de cálcio nos enterócitos e o nível de sua proteína transportadora (calbindina), o que aumenta a permeabilidade da membrana.

O ambiente ácido do estômago aumenta a solubilidade dos sais de cálcio, permitindo que ele fique em sua forma ionizada, que é condição necessária para sua absorção no organismo. Mesmo com o aumento do pH subsequente no intestino, algumas moléculas permanecem ionizadas.

A concentração do cálcio ionizado é dependente do equilíbrio do sal e do pH, sendo alguns sais de cálcio menos solúveis do que outros, o que explica a diferença entre a absorção de cálcio dentre diferentes fontes alimentares.

O cálcio é filtrado e reabsorvido nos rins. Normalmente, cerca de 99% do cálcio filtrado é reabsorvido pelos túbulos (65% no túbulo proximal, 25-30% na alça de Henle, 4-9% nos túbulos distais e coletores), sendo ajustado para as necessidades do organismo.

NECESSIDADES NUTRICIONAIS

As necessidades de cálcio variam em função de idade, gênero e etnia, bem como durante a fase de crescimento, adolescência, gravidez e lactação. As recomendações de ingestão diária de cálcio podem diferir de acordo com as fontes, porém os valores são semelhantes, e podem ser avaliadas na Tabela 1.

TABELA 1 Recomendações de ingestão diária de cálcio (mg/dia)

	Idade	IOF*	OMS*
Infância	0-6 meses	200	300
	7-12 meses	260	400
	1-3 anos	700	500
	4-8 anos	1.000	4-6 anos: 600 7-9 anos: 700

(continua)

TABELA 1 Recomendações de ingestão diária de cálcio (mg/dia) *(continuação)*

	Idade	IOF*	OMS*
Adolescência	9-13 anos	1.300	1.300
	14-18 anos	1.300	1.300
Adultos	19-50 anos	1.000	19- 65 anos: 1.000
	51-70 anos	1.200 Mulheres 1.000 Homens	> 65 anos: 1.200
	> 70 anos	1.200	
Gravidez	14-18 anos 19-50 anos	1.300 1.000	1.200
Lactação	14-18 anos 19-50 anos	1.300 1.000	1.000

IOF: *International Osteoporosis Foundation*; OMS: Organização Mundial da Saúde.

Quanto às recomendações brasileiras, o *Guia Alimentar para a População Brasileira* cita que leite, queijo e iogurtes naturais podem ser boas fontes de cálcio, assim como feijões e outras leguminosas, focando no valor nutricional desses alimentos como um todo para além do cálcio, porém sem delimitação de valores de ingestão diária.

Apesar das recomendações, a ingestão adequada de cálcio não é atingida em boa parte do mundo, uma vez que o consumo de nutrientes depende de custo, hábitos e diferenças culturais. No Brasil, o estudo BRAZOS, transversal baseado nos dados do IBGE para amostra representativa de todos os estados, avaliou a ingestão de cálcio de uma população com média de 58 anos, encontrando uma mediana de 359 a 414 mg/dia a depender do gênero e presença de fraturas.

FONTES DE CÁLCIO: ALIMENTARES E SUPLEMENTAÇÃO

O cálcio é um nutriente essencial que não é sintetizado pelo corpo humano, devendo assim ser fornecido através de fontes exógenas, principalmente da alimentação.

A biodisponibilidade alimentar do cálcio é dependente de componentes intrínsecos como idade e regulação fisiológica e hormonal, e componentes extrínsecos que interferem na absorção e excreção do mineral, alguns já comentados previamente.

A principal fonte alimentar de cálcio é a ingestão de leite bovino e seus derivados. Componentes que influenciam negativamente a absorção de cálcio pela diminuição de solubilidade dos sais são os fitatos (leguminosas e cereais), oxalatos (alguns vegetais como espinafre e acelga, nozes e cacau em pó), cafeína (geralmente acima de 300 mg) e sódio, mas principalmente quando a dieta não é balanceada.

Exemplificando esses conceitos, a Tabela 2 demonstra o teor de cálcio de cada alimento e sua fração de absorção, por fim comparando o tamanho de porções para equivaler ao consumo de leite.

TABELA 2 Biodisponibilidade de cálcio nos alimentos

Alimento	Teor de cálcio (mg/g de alimento)	Absorção fracional (%)	Tamanho da porção (g) necessária para substituir 240 g de leite
Leite integral	1,25	32,1	240
Iogurte	1,25	32,1	240
Queijo cheddar	7,21	32,1	41,7
Queijo branco	10,0	32,1	30
Feijão branco	1,03	21,8	437,7
Brócolis	0,49	61,3	321
Suco de frutas com citrato malato de cálcio	1,25	52,0	148,2
Couve	0,72	49,3	275,1
Espinafre	1,35	5,1	1.375,7
Batata-doce	0,27	22,2	1.605,0
Tofu com cálcio	2,05	31,0	150,5

Fonte: adaptada de Buzinaro EF, Almeida RNA, Mazeto GMFS. Biodisponibilidade do cálcio dietético. Arquivos Brasileiros de Endocrinologia & Metabologia. 2006 Oct;50(5):852-61.

Nota-se que esses componentes que diminuem a absorção fracional de cálcio estão presentes principalmente nos alimentos de fonte vegetal, o que traz atenção para dietas com restrição de leite e derivados, que possuem menor biodisponibilidade de cálcio, e para dietas como a vegetariana estrita (popularmente conhecida como dieta vegana), com duas últimas metanálises comparando a massa óssea de população vegetariana estrita com onívoros (que comem carne), demonstrando diminuição de densidade mineral óssea de coluna e fêmur, respectivamente de 0,03 e 0,03 g/cm^2 e 0,07 e 0,05 g/cm^2 nos veganos. Uma grande coorte inglesa avaliou o risco de fraturas nas diferentes dietas, encontrando nos veganos maior risco de fraturas maiores com *hazard ratio* (HR) de 1,43 (IC 95% 1,20-1,70), e de fraturas de quadril de 2,31 (IC95% 1,66-3,22), o que demonstra necessidade de planejamento adequado para atingir as necessidades nutricionais nessa população, possivelmente com suplementação.

Além da escolha consciente pela dieta sem leite e derivados, a evolução dos hábitos populacionais também pode influir na diminuição de consumo desses alimentos, como: omissão de refeições como o café da manhã, aumento de consumo de refrigerantes, intolerância à lactose e custo dos alimentos lácteos onerando o orçamento familiar.

Estratégias devem ser tomadas para a otimização de consumo do cálcio, estabelecendo assim a prevenção de saúde óssea: planejamento e educação, consumo de alimentos fortificados com cálcio e, quando mesmo assim as metas não são atingidas, a adoção de suplementos de cálcio.

SUPLEMENTAÇÃO DE CÁLCIO: POTENCIAIS BENEFÍCIOS

Há evidências robustas de que a suplementação de cálcio em associação com vitamina D tem efeito benéfico para pacientes em tratamento para OP que apresentam alto risco para insuficiência desses nutrientes, desempenhando um fator protetor para a saúde óssea, melhorando a densidade mineral óssea (DMO) e diminuindo a morbidade da OP e das fraturas por osteoporose em diferentes grupos de gênero e idade.

- Mulheres na pós-menopausa: a maioria dos estudos envolvendo mulheres nessa etapa da vida não foi conduzido especificamente para verificar se a suplementação de cálcio tinha efeitos similares ou diferentes no contexto do diagnóstico de OP. Um ensaio clínico randomizado controlado (ECR) com 5 anos de seguimento, realizado em 1.471 mulheres na pós-menopausa recebendo 1.000 mg/dia de suplementos de cálcio ou placebo, mostrou que a suplementação de cálcio poderia diminuir a perda óssea. Uma metanálise que incluiu 29 ensaios randomizados com homens e mulheres > 50 anos (incluindo mulheres na pós-menopausa) indicou que o adequado consumo de cálcio com ou sem vitamina D está associado com um risco reduzido de fraturas de qualquer tipo (RR = 0,88, IC 95% 0,83-0,95), assim como um benefício modesto em reduzir a velocidade de perda óssea, e houve ainda uma redução de 24% no risco de fraturas por osteoporose em pessoas com maior taxa de adesão à suplementação. Esse estudo também sugeriu que a dose mínima de 1.200 mg/dia de cálcio com 800 UI/dia de vitamina D foi a melhor para o tratamento da OP.
- Mulheres na pré-menopausa: as evidências atuais não são suficientes para recomendar a suplementação de cálcio para prevenção primária de fraturas em mulheres assintomáticas na pré-menopausa e sem fatores de risco para OP.

- Mulheres grávidas ou lactantes: não há dados clínicos em relação à saúde óssea do feto e da mãe, ou na prevenção de nascimentos pré-termos ou recém-nascidos de baixo peso para recomendar a suplementação de cálcio em grávidas. A suplementação deve ser considerada em grávidas e lactantes com baixa ingestão de cálcio.
- Homens: existem poucos estudos em homens. Um estudo em coreanos, incluindo 5.955 homens, 1.256 mulheres pré-menopausadas e 4.494 mulheres pós-menopausadas, revelou que o aumento do consumo de cálcio na dieta melhorou significativamente a DMO em homens e mulheres.
- Crianças: para crianças saudáveis não há recomendação para suplementação de cálcio. Na prática, crianças com alto risco para OP (p. ex.: doença celíaca, doença inflamatória intestinal, desordens ósseas congênitas) ou com baixo consumo de cálcio podem se beneficiar da suplementação de cálcio.
- Doenças cardiovasculares (DVC): há evidências sugerindo que a suplementação de cálcio poderia ter um efeito protetor contra a doença cardiovascular. A despeito da qualidade e limitação dos estudos, o racional para tal efeito estaria no fato de que o cálcio poderia ligeiramente ajustar o perfil lipídico e, mais importante, diminuir o risco de desenvolver hipertensão. Em estudos prospectivos, houve redução no risco de desenvolver hipertensão em homens e mulheres que recebiam suplementação de cálcio.
- Doença gastrointestinal: o efeito do consumo de cálcio na dieta e o aparecimento do câncer colorretal são objetos de estudo há várias décadas. Existem evidências de que o consumo de 1.000 mg/dia de cálcio na dieta diminuiu em 37% a incidência de câncer colorretal e em 50% o risco de desenvolver câncer de cólon. Um estudo do tipo coorte prospectivo revelou que o maior benefício foi observado em indivíduos que tinham alto consumo diário de cálcio (mediana = 914 mg/dia) comparados com pessoas com baixo consumo (mediana = 486 mg/dia). Um efeito similar foi visto com o cálcio na forma de suplementos. A explicação para esses achados é a habilidade do cálcio de se combinar com os ácidos biliares nos intestinos, diminuindo a taxa de proliferação epitelial no reto.
- Cálculo renal: nefrolitíase é uma condição relativamente comum do sistema urinário. Os cálculos podem ter diversas composições, entretanto os formados por fosfato ou oxalato de cálcio são os mais frequentemente encontrados. Taylor e Curhan concluíram que uma alta ingestão de cálcio na dieta ou através de suplementos (> 500 mg/dia) poderia diminuir os níveis de oxalato urinário e consequentemente reduzir o risco de formação de cálculos renais. É possível que o cálcio da dieta – consumido ao mesmo tempo que o oxalato dos alimentos – diminua a absorção de oxalato.

SUPLEMENTAÇÃO DE CÁLCIO: POTENCIAIS EFEITOS ADVERSOS

- Osteoporose: embora a maioria dos estudos indiquem um efeito benéfico da suplementação de cálcio na osteoporose e nas fraturas por fragilidade, isso não foi confirmado por outros pesquisadores. Uma metanálise de 7 coortes totalizando 170.991 mulheres relatou que a suplementação de cálcio não reduziu o risco de fraturas de quadril e, ao contrário, o aumento desse risco seria possível. A partir desses resultados, é razoável admitir que os benefícios da suplementação são incertos e que deve existir uma "janela" terapêutica onde existiriam melhores resultados em relação à saúde óssea.
- Doenças cardiovasculares (DCV): uma metanálise (incluindo 11 ensaios controlados) estimou que os suplementos de cálcio podem elevar em 30% o risco para infarto do miocárdio. Um ECR envolvendo 1.471 mulheres pós-menopausadas saudáveis (com seguimento de 5 anos) revelou que o uso de suplementos de cálcio (1.000 mg/dia) aumentou a incidência de eventos cardiovasculares. Recentemente, um estudo utilizando dados da população do Reino Unido (UK Biobank) concluiu que o uso de suplementos de cálcio estava associado com maior risco de eventos cardiovasculares e mortalidade em diabéticos quando comparados a não diabéticos, encontrando incidência de DCV (HR 1,34; IC 95% 1,14-1,57) e mortalidade por DCV (HR 1,67; IC 95% 1,19-2,33), sem alterações nos não diabéticos. Esse aumento poderia ser explicado pelo fato de que os suplementos de cálcio potencialmente contribuem para a elevação da calcemia e isso possivelmente aceleraria a coagulação e a calcificação cardiovascular, o que é preditivo para eventos cardiovasculares. Por outro lado, existem resultados conflitantes entre o aumento de eventos cardiovasculares quando se comparam as populações que recebem cálcio de fonte alimentar ou de suplementos.
- Doenças gastrointestinais: os suplementos de cálcio podem aumentar a incidência de constipação, diarreia e dor abdominal. Dentre os suplementos, o carbonato de cálcio foi mais associado com essas queixas (constipação, flatulência, distensão).
- Cálculo renal: um dos principais fatores encontrados no surgimento dos cálculos renais seria uma supersaturação de cálcio (induzida, a princípio, por altas doses de cálcio via suplemento), a qual facilmente resultaria na formação de depósitos de cristais que, em ultima análise, são fatores de risco para formação de cálculos, porém a literatura não é consistente nesse sentido, uma vez que a formação dos cálculos é multifatorial, dependendo de acidez urinária, hábitos alimentares e variação no consumo de sais de cálcio.

INDICAÇÕES PARA SUPLEMENTAÇÃO DE CÁLCIO

A partir da análise dos potenciais efeitos positivos ou negativos expostos, a suplementação de cálcio – preferencialmente em associação com a vitamina D – deve ser considerada para indivíduos que não conseguem atingir as metas recomendadas no consumo dietético habitual e pacientes com risco para fraturas.

A suplementação está contraindicada em pacientes que apresentam hipercalcemia de qualquer origem: sarcoidose, hiperparatireoidismo, hipervitaminose D e certos tipos de neoplasia.

FONTES DE SUPLEMENTOS DE CÁLCIO

Na Tabela 3 são exemplificadas as formas mais comuns disponíveis para os consumidores e suas particularidades. Os suplementos podem ser encontrados nas mais diversas apresentações: comprimidos, cápsulas, balas, biscoitos, pós e líquidos.

Quando a suplementação estiver indicada, alguns fatores devem ser considerados: biodisponibilidade, presença de acloridria, uso de bloqueadores H2 ou bloqueadores de bomba de prótons, número de comprimidos necessários para se atingir a dose desejada, tamanho e forma do comprimido e custo do tratamento, dentre outros.

TABELA 3 Fontes para suplementação de cálcio, conteúdo percentual e particularidades

Sais de cálcio	Conteúdo de cálcio (%)	Observações
Carbonato de cálcio	40	Melhor absorvido em pH ácido (alimentação)
Citrato de cálcio	21	Escolha na acloridria/ síndromes disabsortivas, menor risco de litíase renal, $$
Fosfato de cálcio	17-36	Atenção na doença renal crônica
Malato lactato de cálcio	18,1	Comum nas bebidas com adição de cálcio

Recomendações práticas: a dose do suplemento, o horário da administração, a concomitância com alimentos e o uso de outros medicamentos podem afetar a absorção do cálcio. Para se obter um melhor resultado, a dose de cálcio não deve exceder 500 mg por tomada e preferencialmente deve ser fracionada, o que pode diminuir a adesão ao tratamento.

BIBLIOGRAFIA

1. Bilezikian JP (ed.). Primer on the metabolic bone diseases and disorders of mineral metabolism. 9. ed. v. 1. Pondicherry, India: American Society for Bone and Mineral Research; 2019. p. 165-72.
2. Brasil. Ministério da Saúde. Secretaria de Atenção à Saúde. Departamento de Atenção Básica. Guia alimentar para a população brasileira. 2. ed. v. 1. Brasília: Ministério da Saúde; 2014.
3. Buzinaro EF, Almeida RNA, Mazeto GMFS. Biodisponibilidade do cálcio dietético. Arquivos Brasileiros de Endocrinologia & Metabologia. 2006 Oct;50(5):852-61.
4. Hall JE, Guyton AC. Tratado de fisiologia médica. 12. ed. Rio de Janeiro: Elsevier; 2011. p. 387-9.
5. Iguacel I, Miguel-Berges ML, Gómez-Bruton A, Moreno LA, Julián C. Veganism, vegetarianism, bone mineral density, and fracture risk: a systematic review and meta-analysis. Nutr Rev. 2019 Jan 1;77(1):1-18.
6. Kim MK, Chon SJ, Noe EB, Roh YH, Yun BH, Cho S, et al. Associations of dietary calcium intake with metabolic syndrome and bone mineral density among the Korean population: KNHANES 2008-2011. Osteoporosis International. 2017 Jan 8;28(1):299-308.
7. Li T, Li Y, Wu S. Comparison of human bone mineral densities in subjects on plant-based and omnivorous diets: a systematic review and meta-analysis. Arch Osteoporos. 2021 Dec 18;16(1):95.
8. Pereira GAP, Genaro PS, Pinheiro MM, Szejnfeld VL, Martini LA. Cálcio dietético: estratégias para otimizar o consumo. Rev Bras Reumatol. 2009 Apr;49(2):164-71.
9. Pinheiro MM, Schuch NJ, Genaro PS, Ciconelli RM, Ferraz MB, Martini LA. Nutrient intakes related to osteoporotic fractures in men and women – The Brazilian Osteoporosis Study (BRAZOS). Nutr J. 2009 Dec 29;8(1):6.
10. Reid IR, Mason B, Horne A, Ames R, Reid HE, Bava U, et al. Randomized controlled trial of calcium in healthy older women. Am J Med. 2006 Sep;119(9):777-85.
11. Ross AC, Manson JE, Abrams SA, Aloia JF, Brannon PM, Clinton SK, et al. The 2011 report on dietary reference intakes for calcium and vitamin D from the Institute of Medicine: what clinicians need to know. J Clin Endocrinol Metab. 2011 Jan;96(1):53-8.
12. Shkembi B, Huppertz T. Calcium absorption from food products: food matrix effects. Nutrients. 2021 Dec 30;14(1):180.
13. Smeets-Peeters MJE, Minekus M, Havenaar R, Schaafsma G, Verstegen MWA. Description of a dynamic *in vitro* model of the dog gastrointestinal tract and an evaluation of various transit times for protein and calcium. Alternatives to Laboratory Animals. 1999 Nov 9;27(6):935-49.
14. Straub DA. Calcium supplementation in clinical practice: a review of forms, doses, and indications. Nutrition in Clinical Practice. 2007 Jun;22(3):286-96.
15. Tang BM, Eslick GD, Nowson C, Smith C, Bensoussan A. Use of calcium or calcium in combination with vitamin D supplementation to prevent fractures and bone loss in people aged 50 years and older: a meta-analysis. The Lancet. 2007 Aug;370(9588):657-66.
16. Taylor EN, Curhan GC. Oxalate intake and the risk for nephrolithiasis. Journal of the American Society of Nephrology. 2007 Jul;18(7):2198-204.
17. Terry P, Baron JA, Bergkvist L, Holmberg L, Wolk A. Dietary calcium and vitamin D intake and risk of colorectal cancer: a prospective cohort study in women. Nutr Cancer. 2002 May;43(1):39-46.
18. Tong TYN, Appleby PN, Armstrong MEG, Fensom GK, Knuppel A, Papier K, et al. Vegetarian and vegan diets and risks of total and site-specific fractures: results from the prospective EPIC-Oxford study. BMC Med. 2020 Dec 23;18(1):353.
19. Uusi-Rasi K, Kärkkäinen MUM, Lamberg-Allardt CJE. Calcium intake in health maintenance – a systematic review. Food Nutr Res. 2013 Jan 19;57(1):21082.
20. WHO – World Health Organization. Joint FAO/WHO expert consultation on human vitamin and mineral requirements. Bangkok, Thailand: WHO; 1994.

15

Vitamina D

Ketty Lysie Libardi Lira Machado
Charlles Heldan de Moura Castro

DESTAQUES DO TEMA

- É recomendada a mensuração dos níveis séricos de 25-hidroxivitamina D (25OHD) em pacientes com risco de deficiência ou fragilidade óssea.
- Em indivíduos saudáveis, nível sérico de 25OHD ≥ 20 ng/mL pode ser suficiente, mas em pacientes com doença osteometabólica conhecida ou suspeita, níveis ≥ 30 ng/mL são apropriados.
- A manutenção da suficiência da vitamina D (níveis séricos de 25OHD em torno de 30 ng/mL) está associada a menor risco de quedas e fraturas.
- Doses de vitamina D suplementar (800-1.000 UI/dia) são necessárias para suficiência em indivíduos com 50 anos ou mais. Doses mais elevadas podem ser necessárias, especialmente em pacientes com má absorção.

A VITAMINA D

A reposição de vitamina D é parte importante do grupo de intervenções recomendadas para preservar a saúde óssea. A vitamina D é conhecida por desempenhar um papel importante na mineralização óssea, na homeostase do cálcio e do fosfato e na saúde do esqueleto. Comprovadamente associada ao raquitismo, osteomalácia e osteoporose, a deficiência da vitamina D tem sido também investigada como potencialmente relacionada a doenças cardiovasculares, neoplasias, doenças autoimunes, doenças e infecções do trato respiratório.

METABOLISMO DA VITAMINA D

Caracterizada inicialmente como uma vitamina, a vitamina D é atualmente reconhecida como um pró-hormônio. Duas formas de vitamina D (ergocalciferol ou vitamina D2 e colecalciferol ou vitamina D3) contribuem para o *status* geral de vitamina D. A luz solar é responsável por mais de 90% das necessidades diárias de vitamina D em condições fisiológicas normais. A exposição à radiação ultravioleta B converte o 7-desidrocolesterol da pele em pré-vitamina D3, que sofre conversão térmica para formar a vitamina D3 (colecalciferol). Outras fontes de vitamina D3 incluem alimentos como peixes, óleo de fígado de bacalhau e gema de ovo. A vitamina D2 é encontrada principalmente em cogumelos expostos aos raios UV. Em indivíduos saudáveis, a deficiência de vitamina D resulta frequentemente da exposição solar reduzida, diminuição da ingestão alimentar ou de uma capacidade reduzida para sintetizar vitamina D (indivíduos de pele escura, envelhecimento) ou uma combinação desses fatores.

Independentemente da fonte, a vitamina D2 (ergocalciferol) e a vitamina D3 (colecalciferol) devem passar por um processo enzimático de duas etapas para se tornarem biologicamente ativas. Após a síntese cutânea e o transporte na circulação, a vitamina D tem meia-vida em torno uma semana. Após ligar-se à proteína ligadora da vitamina D, a vitamina D é transportada para locais de armazenamento (principalmente gordura e músculo) e para os tecidos, principalmente o fígado, onde ocorre a conversão para o pró-hormônio 25-hidroxivitamina D (25OHD). Das várias enzimas do citocromo P450 capazes de converter vitamina D para 25OHD, a CYP2R1 parece ser a mais importante, sendo responsável por até 50% do total de 25OHD sintetizado. Utilizada para fins clínicos como biomarcador do *status* da vitamina, o nível sérico de 25OHD é o indicador mais confiável dos estoques de vitamina D disponíveis. A 25OHD é biologicamente inerte e deve ser convertida via CYP27B1 (25OHD-1α-hidroxilase) em 1,25-dihidroxivitamina D [1,25$(OH)_2$D ou calcitriol], metabólito ativo e ligante específico do receptor de vitamina D (VDR). A célula epitelial do túbulo renal proximal é a mais rica fonte de CYP27B1, responsável por gerar quantidades relativamente grandes de 1,25$(OH)_2$D necessárias para atingir as funções endócrinas desse hormônio. Essa enzima também é encontrada em um número de sítios extrarrenais, incluindo placenta, células imunes e uma variedade de células epiteliais normais e malignas, onde tem a função de fornecer 1,25$(OH)_2$D para ações intrácrinas ou parácrinas nesses tecidos.

Forma biologicamente ativa da vitamina D, a 1,25$(OH)_2$D regula a homeostase do cálcio agindo na sua absorção intestinal, reabsorção tubular renal e mobilização a partir do osso. Reduções nas concentrações séricas de cálcio estimulam a secreção do hormônio da paratireoide (PTH), que ativa a síntese de 1,25$(OH)_2$D. Por outro lado, um aumento nas concentrações séricas de cálcio reduz a secreção de PTH e diminui a síntese de 1,25$(OH)_2$D. A ação da 1,25$(OH)_2$D é mediada pelo receptor VDR, receptor nuclear que regula a transcrição gênica de forma ligante-dependente e está presente na maioria das células. A homeostase do fosfato é mantida através da absorção intestinal de fosfato, reabsorção ou excreção renal de fosfato e ou metabolismo ósseo. A homeostase do fosfato é regulada pelas ações combinadas do PTH, 1,25$(OH)_2$D e fator de crescimento derivado de fibroblastos 23 (FGF23). Em resposta à hiperfosfatemia, o FGF23 suprime nos rins a reabsorção tubular de fosfato e a síntese de 1,25$(OH)_2$D. O excesso de FGF23 produz perda de fosfato (como observado no raquitismo hipofosfatêmico e na osteomalácia oncogênica) e é também observado na doença renal crônica.

CONSIDERAÇÕES NUTRICIONAIS

A exposição solar adequada é o meio mais econômico de obter vitamina D. Em indivíduos de pele clara, a radiação UVB em braços e pernas durante 5 a 10 minutos em dia ensolarado produz o equivalente a 3.000 UI de vitamina D3. Entretanto, preocupações com a associação entre luz solar e câncer de pele limitam essa abordagem na prevenção e no tratamento da deficiência da vitamina D.

A ingestão nutricional oferece pouco potencial para o manejo da deficiência da vitamina D. Com exceção do salmão selvagem, do óleo de fígado de bacalhau e de cogumelos tratados com UVB (enriquecidos em vitamina D2), os alimentos não fortificados contêm pouca vitamina D.

Níveis séricos de 25OHD abaixo de 12 ng/mL (ou 30 nmol/L) estão associados a alta prevalência de raquitismo ou osteomalácia. De acordo com o *Institute of Medicine* (IOM), níveis de 20 ng/mL (ou 50 nmol/L) são suficientes para 97,5% da população saudável e concentrações de até 50 ng/mL (ou 125 nmol/L) são consideradas seguras. Ainda segundo o IOM, 600 UI diários de vitamina D são suficientes para atingir níveis normais em indivíduos saudáveis entre as idades de 1 e 70 anos, e doses de até 4.000 UI de vitamina D por dia são consideradas seguras. Considerando evidências disponíveis, a *Endocrine Society* considera que a suficiência da vitamina D corresponde a valores séricos de 25OHD maiores que 30 ng/mL (ou 75 nmol/L), particularmente em indivíduos em risco de deficiência.

BENEFÍCIOS ESQUELÉTICOS DA VITAMINA D

Densidade mineral óssea (DMO)

A suplementação de cálcio em adultos associa-se a aumentos relativamente pequenos na DMO (0,54% a 1,19%). Em mulheres na pós-menopausa, o efeito do cálcio na forma de suplementos sobre a massa óssea é similar ao observado com o cálcio proveniente da dieta. Por sua vez, níveis mais altos de 25OHD são associados com maior DMO do quadril. A suplementação apenas com vitamina D reduz apenas modestamente as taxas de perda óssea em idosos, quando comparada com a combinação de cálcio e vitamina D.

Força muscular, equilíbrio e risco de quedas

O papel da vitamina D na prevenção de fraturas inclui seus efeitos sobre o desempenho muscular, equilíbrio e risco de queda. Níveis séricos normais de 25OHD estão associados a melhor função muscular em membros inferiores, enquanto valores de 25OHD < 20 ng/mL (ou 50 nmol/L) correlacionam-se com declínios mais rápidos no desempenho físico. Apesar da forte associação com desfechos musculares, a recomendação para uso clínico da vitamina D para este fim ainda carece de consenso, uma vez que os resultados dos estudos de intervenção mostram benefícios apenas em indivíduos com níveis séricos iniciais muito baixos (25OHD < 10 ng/mL ou 25 nmol/L). Doses combinadas de 800 UI de vitamina D e 1.000 mg de cálcio por dia melhoram o equilíbrio em idosos. Doses de vitamina D entre 700 e 1.000 UI/dia reduziram em 34% do risco de quedas. A persistência de concentrações séricas de 25OHD < 20 ng/mL em idosos foi associada com maior risco de quedas recorrentes. O nível sérico de 25OHD necessário para reduzir as quedas foi estimado em 24 ng/mL (ou 60 nmol/L).

Fraturas

As evidências recentes mostram que a suplementação isolada com cálcio tem efeito marginal em reduzir o risco de fratura. Entre os idosos com ingestão de cálcio abaixo de 700 mg/dia, entretanto, a suplementação produz redução mais significativa do risco. Por outro lado, parece bem estabelecido que a suplementação combinada com vitamina D e cálcio reduz significativamente o risco de fratura, com a maior benefício em idosos institucionalizados. Em pacientes com níveis mais baixos de vitamina D, a suplementação combinada produz efeito benéfico sobre o risco de fraturas totais e de quadril. Consistente com o nível necessário para reduzir o risco de quedas, concentração sérica de 25OHD em torno de 25-50 ng/mL (ou 60-75 nmol/L) parece ser suficiente para reduzir o risco de fraturas.

SEGURANÇA

Apesar de alguns estudos reportarem que o uso de suplementos de cálcio (isolado sem vitamina D) pode aumentar o risco de infarto do miocárdio, o conjunto das evidências aponta para a segurança da suplementação e que não há relação entre a suplementação de cálcio e vitamina D e o risco de doença cardiovascular. Dados do estudo *Women's Health Initiative* mostraram um aumento de 17% na incidência de litíase renal no grupo de mulheres que receberam cálcio e vitamina D em comparação com mulheres tratadas com placebo. O risco está eventualmente associado à ingestão total de cálcio superior a 1.600 mg/dia. Quanto a esse desfecho, nenhum risco foi associado à suplementação de vitamina D quando os níveis séricos de 25OHD não ultrapassam 50 ng/mL (ou 125 nmol/L).

Recomendações de cálcio e vitamina D

A ingestão dietética recomendada para cálcio e vitamina D varia em todo o mundo. Os valores recomendados pelo *Institut of Medicine* (IOM) e pela *Endocrine Society* e *National Osteoporosis Foundation* (NOF) são mostrados na Tabela 1. Segundo o IOM, ingestão diária de vitamina D de 600 UI e 800 UI é recomendada para idades de 51 a 70 anos e para aqueles com 71 anos ou mais, respectivamente. A maioria das recomendações vigentes sugerem um nível de 25OHD em torno de 30 ng/mL (ou 75 nmol/L), reduzindo ao máximo o risco de quedas e fraturas.

TABELA 1 Ingestão recomendada de cálcio e vitamina D para mulheres e homens, conforme recomendações do *Institut of Medicine* (IOM) e da *Endocrine Society* e *National Osteoporosis Foundation* (NOF)

Grupo	Cálcio IOM/NOF (mg/dia)	Cálcio Limite superior de segurança (mg/dia)	Vitamina D IOM/NOF (UI/dia)	Vitamina D Limite superior de segurança (UI/dia)
Mulheres de 51 a 70 anos	1.200	2.500	600/800-1.000	4.000
Homens de 51 a 70 anos	1.000	2.000	600/800-1.000	4.000
Homens e mulheres de 71+ anos	1.200	2.000	800/800-1.000	4.000

USO CLÍNICO DA VITAMINA D

Formulações

Em alguns países, o ergocalciferol (vitamina D2) e o colecalciferol (vitamina D3) são usados para fortificar alimentos (p. ex., leite, margarina, iogurtes, cereais matinais, óleo de cozinha) e como suplementos nutricionais. As duas formulações são comumente utilizadas com o objetivo de manter o *status* da vitamina D ou tratar sua deficiência ou insuficiência. O colecalciferol aumenta os níveis séricos de 25OHD de forma mais eficiente do que o ergocalciferol. Além disso, o ergocalciferol não é medido com precisão em todos os ensaios laboratoriais para mensurar os níveis de 25OHD. Por essas razões, o colecalciferol é a forma preferida para uso clínico.

Formulação de vitamina D que dispensa a primeira hidroxilação, o calcifediol é uma opção de suplemento para prevenção e tratamento da deficiência da vitamina D. Uma diferença molecular fundamental comparada ao colecalciferol (vitamina D3) é que o calcifediol está um passo adiante na via metabólica e, dessa forma, está mais próximo da vitamina D biologicamente ativa. A formulação pode ser vantajosa em certas situações clínicas, como a síndrome de má absorção, a insuficiência hepática e a obesidade. Em comparação ao colecalciferol, o calcifediol apresenta maior eficácia em síndrome de má absorção, não requer metabolização hepática para ativação, produz aumento maior e mais rápido no nível sérico de 25(OH)D e é menos propenso a sequestro em tecido adiposo. Devido à sua potência, doses diárias de calcifediol entre 10-20 mcg são geralmente adequadas para restaurar ao normal os níveis séricos de 25(OH)D.

O efeito terapêutico da suplementação da vitamina D para os desfechos esqueléticos é dependente do uso combinado do cálcio. Para as idades entre 51 e 70 anos, o IOM recomenda 1.200 mg diários de cálcio para as mulheres e 1.000 mg/dia para homens. Para homens e mulheres com 71 anos ou mais a ingestão recomendada de cálcio é 1.200 mg/dia. Os suplementos devem ser indicados apenas quando a necessidade não puder ser alcançada com a dieta.

Tratamento farmacológico da osteoporose

A eficácia antifratura dos medicamentos antirreabsortivos e anabólicos aprovados para o tratamento da osteoporose foi estabelecida apenas em pacientes repletos de cálcio e vitamina D. Os ensaios clínicos utilizados para aprovação de registro desses fármacos quase sempre suplementaram os participantes com cálcio e vitamina D, independentemente de receberem placebo ou tratamento ativo. Esses medicamentos são licenciados em associação à suplementação de cálcio e vitamina D. A ingestão alimentar é difícil de avaliar com precisão e, em muitos casos, o meio mais simples de garantir a adequação do cálcio e vitamina D ao administrar medicamentos antifratura é prescrever a suplementação adjuvante. Em pacientes com osteoporose, a baixa adesão ou a falta de suplementação de cálcio e vitamina D estão associadas à falha do tratamento.

A recomendação atual para o manejo da osteoporose da pós-menopausa inclui uma ingestão diária de cálcio entre 800 e 1.200 mg e ingestão proteica adequada, idealmente através de produtos lácteos. Doses diária de 1.000 a 2.000 UI de colecalciferol devem ser recomendadas para mulheres na pós-menopausa com elevado risco de fraturas.

Deficiência da vitamina D e situações especiais

A prevalência de hipovitaminose D é alta em pacientes com osteoporose, particularmente entre aqueles que sofreram fratura de quadril. É aconselhável medir os níveis séricos de 25(OH)D nos pacientes com risco de deficiência: idosos; gestantes e lactentes; pacientes com sarcopenia; na presença de doenças crônicas (nefropatias, hepatopatias, autoimunes); em uso de medicamentos que interferem no metabolismo ósseo (antirretrovirais, anticonvulsivantes, colestiramina, antifúngicos, glicocorticoides); síndromes de má-absorção (cirurgia bariátrica); neoplasias; e especialmente nos pacientes com osteoporose, fraturas ou doenças osteometabólicas. Indivíduos com contraindicação para exposição solar também devem ser considerados para avaliação do *status* da vitamina D. A dose de vitamina D necessária para corrigir a deficiência varia entre os indivíduos, e doses superiores a 1.000 UI ou até 4.000 UI de vitamina D por dia podem ser necessárias, especialmente em obesos, após cirurgia bariátrica, indivíduos afrodescendentes e receptores de transplantes.

A gestação e a lactação representam cenários de elevada demanda por cálcio e vitamina D. Mulheres gestantes e lactantes requerem pelo menos 600 UI de vitamina D por dia para a saúde da mãe, feto e lactente. Por outro lado, as recomendações reconhecem que doses de pelo menos 1.500-2.000 UI de vitamina D por dia são necessárias para atingir níveis séricos da 25(OH)D acima de 30 ng/mL.

As doses de vitamina D recomendadas para a prevenção e o tratamento da hipovitaminose D variam de acordo com a faixa etária e o *status* clínico. Para bebês e crianças de 0 a 1 ano com deficiência de vitamina D, o tratamento recomendado consiste em doses diárias de 2.000 UI de vitamina D ou doses semanais de 50.000 UI de vitamina D durante 6 semanas com a meta de atingir um nível sérico de 25(OH)D acima de 30 ng/mL, seguidas de doses de manutenção com 400-1.000 UI de vitamina D por dia.

Para crianças de 1 a 18 anos com deficiência de vitamina D, o tratamento recomendado deve ser 2.000 UI de vitamina D por dia ou 50.000 UI de vitamina D por semana durante pelo menos 6 semanas para obter níveis séricos de 25(OH)D acima de 30 ng/mL, seguido por terapia de manutenção com 600-1.000 UI de vitamina D por dia.

Os adultos com insuficiência ou deficiência de vitamina D (25OHD sérica entre 20 e 29 ou inferior a 20 ng/mL, respectivamente) devem ser tratados com doses de ataque de 50.000 UI semanais de vitamina D ou doses diárias equivalentes (7.000 UI) durante 8 semanas, com o objetivo de atingir nível sérico de 25OHD de 30 ng/mL. Atingida a suficiência com níveis adequados de 25OHD, as doses de ataque devem ser seguidas indefinidamente por doses de manutenção que variam de 800-2.000 UI/dia.

Em pacientes obesos, pacientes com síndromes de má absorção e pacientes em uso de medicamentos que afetam o metabolismo da vitamina D, são recomendadas doses mais altas (duas a três vezes maiores; pelo menos 6.000-10.000 UI de vitamina D por dia) para tratar a deficiência de vitamina D e manter níveis de 25(OH)D acima de 30 ng/mL, seguidas por terapia de manutenção com 3.000-6.000 UI de vitamina D por dia.

CONCLUSÕES

O reconhecimento precoce e o tratamento adequado da deficiência da vitamina D são importantes para minimizar os desfechos esqueléticos negativos. A suplementação adequada e combinada do cálcio e da vitamina D é reconhecidamente segura e associa-se a redução significativa do risco de quedas e fraturas e é parte fundamental do tratamento da osteoporose.

BIBLIOGRAFIA

1. Adami S, Isaia G, Luisetto G, Minisola S, Sinigaglia L, Gentilella R, et al. Fracture incidence and characterization in patients on osteoporosis treatment: the ICARO study. J Bone Miner Res. 2006;21(10):1565-70.
2. Autier P, Boniol M, Pizot C, Mullie P. Vitamin D status and ill health: a systematic review. Lancet Diabetes Endocrinol. 2014;2(1):76-89.
3. Bergwitz C, Jüppner H. Regulation of phosphate homeostasis by PTH, vitamin D, and FGF23. Annu Rev Med. 2010;61:91-104.
4. Bouillon R, Marcocci C, Carmeliet G, Bikle D, White JH, Dawson-Hughes B, et al. Skeletal and extraskeletal actions of vitamin D: current evidence and outstanding questions. Endocr Rev. 2019;40(4):1109-51.
5. Cashman KD, Seamans KM, Lucey AJ, Stöcklin E, Weber P, Kiely M, et al. Relative effectiveness of oral 25-hydroxyvitamin D3 and vitamin D3 in raising wintertime serum 25-hydroxyvitamin D in older adults. Am J Clin Nutr. 2012;95(6):1350-6.
6. Cesareo R, Falchetti A, Attanasio R, Tabacco G, Naciu AM, Palermo A. Hypovitaminosis D: is it time to consider the use of calcifediol? Nutrients. 2019;11(5).
7. Curtis EM, Moon RJ, Dennison EM, Harvey NC, Cooper C. Recent advances in the pathogenesis and treatment of osteoporosis. Clin Med (Lond). 2016;16(4):360-4.
8. Eastell R, Rosen CJ, Black DM, Cheung AM, Murad MH, Shoback D. Pharmacological management of osteoporosis in postmenopausal women: an Endocrine Society clinical practice guideline. J Clin Endocrinol Metab. 2019;104(5):1595-622.

9. Erben RG. Physiological actions of fibroblast growth factor-23. Front Endocrinol (Lausanne). 2018;9:267.
10. Gil Á, Plaza-Diaz J, Mesa MD. Vitamin D: classic and novel actions. Ann Nutr Metab. 2018;72(2):87-95.
11. Harvey NC, Biver E, Kaufman JM, Bauer J, Branco J, Brandi ML, et al. The role of calcium supplementation in healthy musculoskeletal ageing: an expert consensus meeting of the European Society for Clinical and Economic Aspects of Osteoporosis, Osteoarthritis and Musculoskeletal Diseases (ESCEO) and the International Foundation for Osteoporosis (IOF). Osteoporos Int. 2017;28(2):447-62.
12. Hilger J, Friedel A, Herr R, Rausch T, Roos F, Wahl DA, et al. A systematic review of vitamin D status in populations worldwide. Br J Nutr. 2014;111(1):23-45.
13. Holick MF, Binkley NC, Bischoff-Ferrari HA, Gordon CM, Hanley DA, Heaney RP, et al. Evaluation, treatment, and prevention of vitamin D deficiency: an Endocrine Society clinical practice guideline. J Clin Endocrinol Metab. 2011;96(7):1911-30.
14. Holick MF. The vitamin D deficiency pandemic: approaches for diagnosis, treatment and prevention. Rev Endocr Metab Disord. 2017;18(2):153-65.
15. Holick MF. Vitamin D deficiency. N Engl J Med. 2007;357(3):266-81.
16. Kanis JA, Cooper C, Rizzoli R, Reginster JY, and on behalf of the Scientific Advisory Board of the European Society for Clinical and Economic Aspects of Osteoporosis (ESCEO) and the Committees of Scientific Advisors and National Societies of the International Osteoporosis Foundation (IOF). European guidance for the diagnosis and management of osteoporosis in postmenopausal women. Osteoporos Int. 2019;30(1):3-44.
17. LeBoff MS, Hawkes WG, Glowacki J, Yu-Yahiro J, Hurwitz S, Magaziner J. Vitamin D-deficiency and post-fracture changes in lower extremity function and falls in women with hip fractures. Osteoporos Int. 2008;19(9):1283-90.
18. Machado KL, Domiciano DS, Machado LG, et al. Persistent hypovitaminosis D and loss of hip bone mineral density over time as additional risk factors for recurrent falls in a population-based prospective cohort of elderly persons living in the community. The São Paulo Ageing & Health (SPAH) Study. Osteoporos Int. 2015;26(5):1535-42.
19. Płudowski P, Kos-Kudła B, Walczak M, Fal A, Zozulińska-Ziółkiewicz D, Sieroszewski P, et al. Guidelines for preventing and treating vitamin D deficiency: A 2023 update in Poland. Nutrients. 2023;15(3).
20. Ross AC, Manson JE, Abrams SA, Aloia JF, Brannon PM, Clinton SK, et al. The 2011 report on dietary reference intakes for calcium and vitamin D from the Institute of Medicine: what clinicians need to know. J Clin Endocrinol Metab. 2011;96(1):53-8.
21. Tripkovic L, Lambert H, Hart K, Smith CP, Bucca G, Penson S, et al. Comparison of vitamin D2 and vitamin D3 supplementation in raising serum 25-hydroxyvitamin D status: a systematic review and meta-analysis. Am J Clin Nutr. 2012;95(6):1357-64.

16

Atividade física e osteoporose

Joaquim Ivo Vasques Dantas Landim
Murillo Dório
Maria Roberta Melo P. Soares

DESTAQUES DO TEMA

- Os músculos e ossos respondem ao estresse mecânico do exercício e conseguem estabelecer uma comunicação integrada, por meio de miocinas e osteocinas, com efeito final anabólico e potencial de gerar ossos com maior massa óssea, menor risco de queda e menos fraturas.
- A decisão e a escolha da melhor atividade física para o paciente devem ser individualizadas, após estratificação do risco de fratura, com valorização das preferências do paciente, prioridade e habilidades.
- Exercícios com ganho de força e melhora do equilíbrio são os mais indicados para ganho de densidade mineral óssea e redução de quedas, de preferência supervisionados.

INTRODUÇÃO

Dentre as medidas não farmacológicas para o tratamento da osteoporose, o exercício físico se destaca como uma intervenção segura e com potencial de trazer benefício em diversos aspectos da saúde do indivíduo.

Esses efeitos positivos passam pela capacidade dos músculos e ossos de responder ao estresse mecânico proveniente do exercício e conseguir estabelecer uma comunicação integrada com efeito final anabólico em ambos os tecidos, com potencial de gerar ossos mais fortes, menor risco de queda e menos fraturas.

CROSSTALK MÚSCULO E OSSO

Os ossos e os músculos são as unidades básicas do aparelho locomotor e, para que desempenhem suas funções de forma otimizada, é necessário que se comuniquem de forma eficaz. Nos últimos anos, estudos elucidaram como essa comunicação se dá e quais as suas implicações no binômio osso-músculo e nos demais órgãos do corpo.

Essa comunicação se dá em boa parte pela secreção de peptídeos com atividades endócrinas e parácrinas, as quais, dependendo do tecido secretor, podem ser coletivamente denominadas miocinas ou osteocinas (Tabela 1).

TABELA 1 Efeito muscular e ósseo das principais miocinas e osteocinas

Miocina/osteocina	Efeito no músculo	Efeito no osso
Miostatina	Catabólico	Catabólico
Irisina	Anabólico	Anabólico
IL-6	Aumenta captação de glicose e induz lipólise	Potencialmente anabólico quando provém do músculo
IGF-1	Anabólico	Anabólico
Osteocalcina	Potencialmente anabólico	Potencialmente anabólico
Esclerostina	Pouco conhecidos	Catabólico

Uma das miocinas mais estudadas é a miostatina, também conhecida como fator 8 de crescimento e diferenciação. Sendo uma proteína da família do fator de crescimento transformador (TGF), a miostatina é um potente inibidor do desenvolvimento ósseo e muscular. Já foi demonstrado também que, em situações de retirada da carga mecânica nos músculos, como restrição ao leito ou imobilização após fraturas, a expressão muscular da miostatina aumenta, sugerindo que essa miocina é um dos mediadores que aumentam o risco de osteoporose em indivíduos expostos a pouca carga mecânica no aparelho locomotor.

Após exercício físico, o tecido muscular aumenta a secreção da irisina. Essa miocina tem funções benéficas em diversos tecidos, como estimular a transformação da gordura branca em gordura marrom, melhorar o metabolismo da glicose e proteger os neurônios de dano. No osso, a irisina parece estimular a formação óssea e reduzir a reabsorção, com estudos clínicos demostrando relação direta entre os níveis dessa miocina e a massa óssea.

Outra substância secretada pelo tecido muscular após exercícios é a interleucina 6 (IL-6). Esse peptídeo parece exercer efeitos divergentes no tecido ósseo a depender da sua origem (linfócitos na inflamação ou músculo no exercício) e da concentração (alta ou baixa), refletindo a complexidade do metabolismo ósseo. Alguns estudos demonstram divergência quanto aos efeitos dessa citocina no metabolismo ósseo, mas sugere-se que a IL-6 proveniente do músculo após exercícios cause ganho de massa óssea.

O fator de crescimento semelhante à insulina do tipo I (IGF-1) é um hormônio majoritariamente secretado pelo fígado, sob regulação do hormônio do crescimento. No entanto, uma parte da IGF-1 é proveniente dos músculos e dos ossos. Nesses tecidos, a IGF-1 também exerce parte do seu papel biológico, promovendo ganho de massa muscular e óssea.

A osteocina mais estudada em modelos experimentais é a osteocalcina. No entanto, ainda há divergência quanto ao seu papel biológico. Sugere-se que a osteocalcina seja importante na manutenção de níveis séricos de testosterona e no aumento da massa óssea e muscular.

Outra osteocina muito relevante é a esclerostina. Esse peptídeo exerce função autócrina, inibindo a via Wnt/β-catenina e causando redução da massa óssea. Já no tecido muscular, seus efeitos são menos claros, com alguns estudos sugerindo associação negativa entre níveis séricos de esclerostina e massa muscular, enquanto outros sugerem associação positiva com força de preensão palmar.

EFEITO NO GANHO DA MASSA ÓSSEA

Representando 95% das células ósseas, os osteócitos ocupam o espaço lacunar, cercados pela matriz óssea, e se comunicam uns com os outros por meio de dendritos citoplasmáticos. Uma das principais funções dessas células é a percepção das forças mecânicas que atuam sobre o osso e a modulação do metabolismo ósseo a partir desses estímulos. Quando submetido a carga mecânica, o osteócito reduz a secreção de esclerostina e de proteína relacionada ao Dickkopf 1 (DKK-1), o que estimula a via Wnt/β-catenina e promove formação óssea. Por outro lado, a retirada de carga induz a secreção de RANK-L pelo osteócito, o que estimula a osteoclastogênese. Com isso, temos o racional fisiológico para o aumento da massa óssea em pessoas fisicamente mais ativas.

Do ponto de vista clínico, esse efeito foi encontrado em alguns estudos de intervenção em pacientes na pós-menopausa expostos a exercícios apresentando ganho ou manutenção de massa óssea comparados aos sedentários, que tendem a perder massa óssea com o tempo. Uma metanálise com mais de 1.700 participantes concluiu que os pacientes submetidos a exercícios tiveram ganhos pequenos, mas significativos, de densidade mineral óssea tanto na coluna lombar como no quadril. Além disso, esse efeito parece ser dose-dependente, com exercícios mais intensos e por mais tempo levando a ganhos mais significativos.

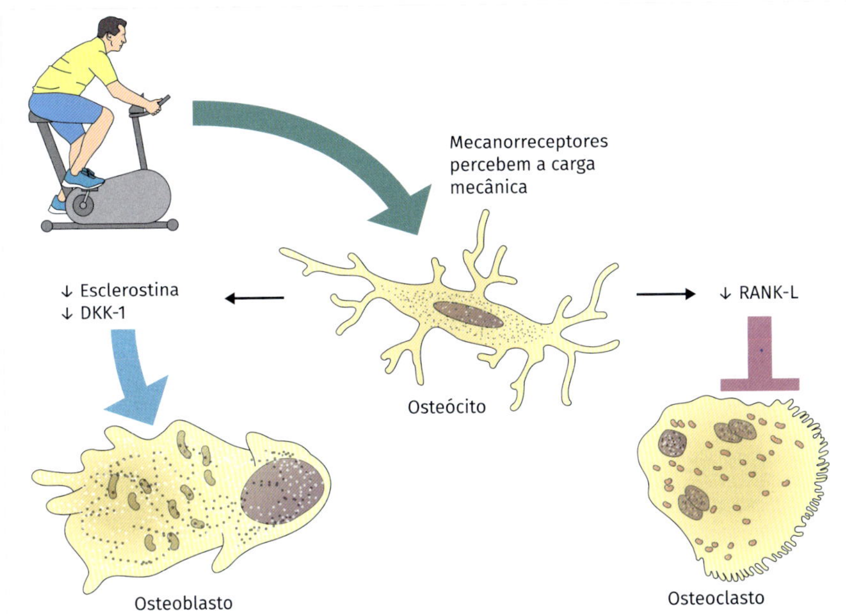

FIGURA 1 Efeito do exercício sobre osteócitos, osteoblastos e osteoclastos. Por meio de mecanorreceptores, os osteócitos conseguem perceber as forças mecânicas induzidas pelo exercício e traduzir esse estímulo em moléculas que irão estimular os osteoblastos e inibir os osteoclastos.

DKK-1: proteína relacionada ao Dickkopf 1; RANK-L: ligante do receptor do ativador do fator nuclear Kappa B.

EFEITO NA PREVENÇÃO DE FRATURAS

Além de potencialmente aumentar a densidade mineral óssea, o exercício físico pode reduzir o risco de quedas, aumentar a força muscular e melhorar a saúde global do paciente, podendo, em última análise, reduzir o risco de fraturas.

Diretrizes de diversas sociedades médicas indicam a prescrição de exercícios físicos para o tratamento não farmacológico da osteoporose, pelos seus diversos benefícios, a despeito de haver pouca evidência direta de redução do risco de fraturas somente com essa intervenção. De forma indireta, estima-se que, ao longo de 20 anos, pacientes que mantenham rotina de exercícios têm em torno de 10% a menos de risco de fraturas osteoporóticas comparados aos pacientes sedentários.

EFEITO NA PREVENÇÃO DE QUEDAS

As reduções da força muscular e da coordenação dos membros inferiores, da segurança na marcha e controle do equilíbrio, juntamente com a diminuição das funções cognitivas, levam a um maior risco de quedas entre os idosos. Sherrington C et al. mostraram, em metanálise, que o exercício, principalmente com intervenções que desafiam o equilíbrio com mais de 3 horas por semana, reduziram significativamente a taxa de quedas. Thomas E et al., em revisão sistemática, também concluíram que a maior diferença no risco de quedas foi para o treinamento focado no equilíbrio.

TIPOS DE ATIVIDADE FÍSICA

IMPORTANTE: ao indicar o exercício físico ao paciente, faz-se sempre necessária uma avaliação individual, com ênfase no risco de fratura, números de quedas no último ano, idade, presença de sarcopenia e se há déficit cognitivo. Atenção redobrada ao idoso frágil, que deve sempre ser supervisionado.

- Treinamento de resistência/força progressivo e dinâmico – musculação:
  - Estratégia mais eficaz.
  - Base de qualquer programa de exercícios para reduzir o risco de fraturas.
  - 2-3 séries, 8-12 repetições, 150 minutos por semana.
  - 70-85% da força muscular máxima (aumento progressivo).
  - Foco nos músculos do quadril e coluna.
  - Atenção ao uso das máquinas.

IMPORTANTE: o tempo de resposta do osso à carga é lento porque o ciclo típico de remodelação óssea dura de 3 a 8 meses. Assim, as intervenções devem durar um mínimo de 6 a 9 meses (de preferência 12 a 24 meses) para detectar quaisquer alterações esqueléticas fisiológicas mensuráveis ou "verdadeiras" além do transitório normal da remodelação óssea.

- Ioga e pilates:
  - Melhoram equilíbrio, postura e flexibilidade.
  - Risco de desequilíbrio – apoios ao redor.
  - Variedade de exercícios – necessitam profissional experiente.
  - Em uma revisão sistemática e metanálise, pilates e ioga não melhoraram significativamente a DMO em mulheres adultas quando comparadas ao grupo controle.

- Plataforma vibratória:
  - Opção atraente, especialmente para pacientes que não toleram prescrições de exercícios com levantamento de peso, como aqueles com doenças articulares, musculares e nervosas.
  - Mulheres pós-menopausa: foram observados aumentos significativos na DMO.
  - Idosos: sem aumento da densidade mineral óssea (DMO).
  - Baixa intensidade e alta frequência: melhora do equilíbrio e do controle postural.
  - Alta intensidade: aumento do risco de quedas, desorientação, dores lombares.
  - Prematuro indicá-la para pacientes idosos com alto e muito alto risco de fratura.

- Caminhada, hidroginástica e natação:
  - Efeitos mínimos na DMO e nenhum efeito significativo no risco de quedas em ensaios clínicos randomizados.
  - Pode aumentar (p. ex., caminhar) o risco de fratura, especialmente naqueles com equilíbrio deficiente, fragilidade e sarcopenia.
  - Por outro lado, hidroginástica e natação reduzem risco de fraturas traumáticas, comparados com exercícios terrestres.
  - As evidências atuais não apoiam a caminhada como uma intervenção única para a prevenção da osteoporose, quedas ou fraturas.

- Saltos, pulos e corrida:
  - Mantêm e/ou previnem a perda óssea.
  - Indicados para adultos jovens e pós-menopausa recente.
  - Contraindicados em idosos com OP e alto ou muito alto risco de fratura.

- Ciclismo:
  - Sem sustentação de peso.
  - Pouco ou nenhum efeito na prevenção da perda óssea relacionada à idade em mulheres na pós-menopausa.
  - Isso pode ser explicado pelo fato de que essa atividade normalmente transmite cargas (tensão) de baixo nível (ou habituais) sobre os ossos que não são suficientes para exceder o limite necessário para a adaptação esquelética.

Exercícios com flexão e torção da coluna devem ser evitados em idosos com OP e alto ou muito alto risco de fratura, como abdominais, alguns exercícios do pilates, golfe e tênis. Esportes coletivos com risco de contusão como basquete e vôlei também devem ser desencorajados.

O Colégio Americano de Medicina Esportiva (ACSM) recomenda os princípios gerais de treinamento ao projetar qualquer programa de exercícios para a saúde óssea (Tabela 2).

TABELA 2 Princípios gerais de treinamento recomendados pelo Colégio Americano de Medicina Esportiva (ACSM)

Princípio da especificidade	As adaptações esqueléticas à carga são específicas do local e não de natureza sistêmica. A prescrição de exercício deve incluir atividades direcionadas ao local de interesse do esqueleto.
Princípio da sobrecarga progressiva	À medida que o osso se adapta, o estímulo de carga deve ser aumentado progressivamente.
Princípio da reversibilidade	Quaisquer adaptações esqueléticas positivas resultantes do treinamento físico serão progressivamente perdidas quando o programa ou estímulo for interrompido.
Princípio dos valores iniciais	As maiores alterações no osso em resposta à carga ocorrerão tipicamente naqueles com a densidade mineral óssea inicial mais baixa.
Princípio dos retornos diminuídos	Após qualquer adaptação esquelética inicial induzida pelo exercício, os ganhos subsequentes provavelmente serão lentos e modestos com uma carga semelhante.

Fonte: adaptada de Koshy FS, George K, Poudel P, Chalasani R, Goonathilake MR, Waqar S, et al. Exercise prescription and the minimum dose for bone remodeling needed to prevent osteoporosis in postmenopausal women: a systematic review. Cureus. 2022;14(6).

CONCLUSÕES

A decisão e a escolha da melhor atividade física para o paciente devem ser individualizadas, após estratificação do risco de fratura, com valorização das preferências do paciente, prioridade e habilidades. Exercícios com ganho de força e resistência e melhora do equilíbrio são os mais indicados para ganho de DMO e redução de quedas, de preferência supervisionados.

BIBLIOGRAFIA

1. Beck BR, Daly RM, Singh MAF, Taaffe DR. Exercise and Sports Science Australia (ESSA) position statement on exercise prescription for the prevention and management of osteoporosis. Journal of Science and Medicine in Sport. 2017;20(5):438-45.

2. Daly RM, Dalla Via J, Duckham RL, Fraser SF, Helge EW. Exercise for the prevention of osteoporosis in postmenopausal women: an evidence-based guide to the optimal prescription. Brazilian Journal of Physical Therapy. 2019;23(2):170-80.
3. Fernández-Rodríguez R, Alvarez-Bueno C, Reina-Gutiérrez S, Torres-Costoso A, Arenas-Arroyo SN, Martínez-Vizcaíno V. Effectiveness of Pilates and Yoga to improve bone density in adult women: a systematic review and meta-analysis. PloS One. 2021;16(5).
4. Goldring SR. (The osteocyte: key player in regulating bone turnover. RMD Open. 2015;1(Suppl 1):e000049.
5. Gonzalo-Encabo P, McNeil J, Boyne DJ, Courneya KS, Friedenreich CM. Dose-response effects of exercise on bone mineral density and content in post-menopausal women. Scandinavian Journal of Medicine & Science in Sports. 2019;29(8):1121-9.
6. Hejazi K, Askari R, Hofmeister M. Effects of physical exercise on bone mineral density in older postmenopausal women: a systematic review and meta-analysis of randomized controlled trials. Archives of Osteoporosis. 2022;17(1).
7. Kelley GA, Kelley KS, Kohrt WM. Effects of ground and joint reaction force exercise on lumbar spine and femoral neck bone mineral density in postmenopausal women: a meta-analysis of randomized controlled trials. BMC Musculoskeletal Disorders. 2012;13.
8. Kohrt WM, Bloomfield SA, Little KD, Nelson ME, Yingling VR. American College of Sports Medicine Position Stand: physical activity and bone health. Medicine and Science in Sports and Exercise. 2004;36(11):1985-96.
9. Komori T. Functions of osteocalcin in bone, pancreas, testis, and muscle. International Journal of Molecular Sciences. 2020;21:7513.
10. Koshy FS, George K, Poudel P, Chalasani R, Goonathilake MR, Waqar S, et al. Exercise prescription and the minimum dose for bone remodeling needed to prevent osteoporosis in postmenopausal women: a systematic review. Cureus. 2022;14(6).
11. Ma D, Wu L, He Z. Effects of walking on the preservation of bone mineral density in perimenopausal and postmenopausal women: a systematic review and meta-analysis. Menopause (New York, N.Y.). 2013;20(11):1216-26.
12. McPherron AC, Lawler AM, Lee SJ. Regulation of skeletal muscle mass in mice by a new TGF-p superfamily member. Nature. 1997;387(6628):83-90.
13. Mohebbi R, Shojaa M, Kohl M, von Stengel S, Jakob F, Kerschan-Schindl K, et al. Exercise training and bone mineral density in postmenopausal women: an updated systematic review and meta-analysis of intervention studies with emphasis on potential moderators. Osteoporosis International . 2023;34(7):1145-78.
14. Sherrington C, Michaleff ZA, Fairhall N, Paul SS, Tiedemann A, Whitney J, et al. Exercise to prevent falls in older adults: an updated systematic review and meta-analysis. British Journal of Sports Medicine. 2017;51(24):1750-8.
15. Suh J, Kim NK, Lee SH, Eom JH, Lee Y, Park JC, et al. GDF11 promotes osteogenesis as opposed to MSTN, and follistatin, a MSTN/GDF11 inhibitor, increases muscle mass but weakens bone. Proceedings of the National Academy of Sciences of the United States of America. 2020;117(9):4910-20.
16. Thomas E, Battaglia G, Patti A, Brusa J, Leonardi V, Palma A, et al. Physical activity programs for balance and fall prevention in elderly. Medicine (United States). 2019;98(27):1-9.
17. Wochna K, Nowak A, Huta-Osiecka A, Sobczak K, Kasprzak Z, Leszczyński P. Bone mineral density and bone turnover markers in postmenopausal women subjected to an aqua fitness training program. International Journal of Environmental Research and Public Health. 2019;16(14).
18. Zhao R, Chen Y, Wang D, Zhang C, Song H, Ni G. Role of irisin in bone diseases. Frontiers in Endocrinology. 2023;14:1212892.
19. Zhao Z, Yan K, Guan Q, Guo Q, Zhao C. Mechanism and physical activities in bone-skeletal muscle crosstalk. Frontiers in Endocrinology. 2023;14:1287972.

17

Bisfosfonatos

Sebastião Cezar Radominski
Caio Moreira

DESTAQUES DO TEMA

- Compreenda a saga de um produto químico que foi utilizado inicialmente para limpar cascos de navios, passou a integrar os cremes dentais e se tornou um medicamento de primeira linha para o tratamento de inúmeras patologias caracterizadas por alta remodelação óssea.
- Sua absorção oral é fraca, sendo ainda menor quando ingerido junto com antiácidos ou alimentos contendo cálcio ou ferro.
- A utilização dos bisfosfonatos por tempo prolongado deve sempre levantar preocupações sobre possíveis efeitos adversos considerados graves, que são incomuns, detectados mais frequentemente quando de seu uso endovenoso, e os benefícios de sua utilização superam em muito o risco de seu emprego.
- São contraindicados em transtornos esofágicos, como dismotilidade ou acalasia, esôfago de Barrett, estenoses e varizes de esôfago, em pacientes submetidos a cirurgia do trato gastrointestinal, como cirurgia bariátrica, na doença renal crônica e somente utilizados em situações imprescindíveis nas mulheres em idade fértil.
- Devemos solicitar densitometria óssea para analisarmos mais detalhadamente a densidade mineral óssea, antes do início do tratamento com bisfosfonatos, durante o tratamento e após as "férias do medicamento", quando avaliamos a oportunidade de manter o paciente "em férias" ou reiniciar o tratamento.
- O conceito de que os pacientes precisam interromper o tratamento da osteoporose com bisfosfonatos orais após 5 anos

de tratamento e após 3 anos de tratamento com bisfosfonatos endovenosos ganhou força considerável em todo o mundo, mas o médico não deve generalizar suas decisões, deve analisar caso a caso.

- A magnitude da alteração nos marcadores de remodelação óssea com tratamento antirreabsortivo correlaciona-se com a redução no risco de fraturas e a intervenção terapêutica deve ser considerada eficaz quando os marcadores continuam suprimidos desde o início da intervenção terapêutica, juntamente com a estabilidade da DMO aos 12 meses de tratamento.
- Fornecer educação aos pacientes e familiares antes e durante o tratamento com bisfosfonatos, melhorará certamente os resultados do tratamento.

INTRODUÇÃO

Os bisfosfonatos (BFs) são medicamentos utilizados atualmente para tratamento de várias doenças ósseas, especialmente a osteoporose (OP) pós-menopausa, na qual são considerados tratamento de primeira linha, sendo os medicamentos mais amplamente utilizados. São também utilizados para o tratamento de outras doenças caracterizadas como "de alta remodelação óssea", como a OP induzida por glicocorticoides (GCs), hipercalcemia maligna, doença óssea de Paget, metástase esquelética relacionada a malignidade, mieloma múltiplo, osteogênese imperfeita e outras indicações *off label*, como a síndrome de SAPHO (sinovite, acne, pustulose, hiperostose, osteíte). Estudos clínicos recentes confirmaram outros efeitos dos BFs, que se tornaram possibilidades terapêuticas em situações anteriormente não imaginadas, como: a inibição da função dos ceratinócitos e da angiogênese, o alívio da dor relacionada à inflamação e edema da medula óssea, e em outras situações, tais como na síndrome da dor regional complexa do tipo I (CRISP-I), e talvez até na osteoartrite.

Foram sintetizados inicialmente no século XIX para fins não médicos (utilizados para "amaciar a água", para evitar incrustações calcáreas e corrosão de tubos marítimos e cascos de navio) e, já no final da década de 1960, amplamente utilizados nos cremes dentais, no tratamento da OP e de metástases ósseas, prevenindo a perda de densidade mineral óssea (DMO) e as consequentes fraturas provocadas por traumas de baixo impacto, por meio da inibição da reabsorção óssea mediada pelos osteoclastos (o etidronato e o clodronato foram os dois primeiros BFs usados na prática médica). Esse mecanismo de ação é a base de sua utilização em patologias ósseas, em que a reabsorção óssea excessiva, a "alta remodelação óssea" seja um traço característico. Sua administração, seja oral ou intravenosa, requer um conjunto específico de diretrizes para maximizar a eficácia e minimizar os eventos adversos. Além disso, o uso prolongado desses medicamentos pode levar a efeitos colaterais graves, como nefropatia, osteonecrose mandibulomaxilar e fraturas femurais atípicas, preocupação significativa que evoluiu ao longo dos anos de sua utilização. Este capítulo tem a finalidade de orientá-los na indicação dos BFs na prática clínica.

ESTRUTURA QUÍMICA E MECANISMOS DE AÇÃO

Os BFs são análogos sintéticos do pirofosfato, componente natural dos ossos. Sua estrutura química é caracterizada por dois grupos fosfonatos (PO_3) ligados a um único átomo de carbono, formando uma ligação P – C – P, que é fundamental para sua forte afinidade pelos cristais de Ca^{2+} e de hidroxiapatita dos ossos. Como resultado, os BFs alojam-se rapidamente no tecido mineral ósseo, particularmente em locais de reabsorção óssea, após administração *in vivo*. Enquanto os pirofosfatos são rapidamente degradados pela ação enzimática no corpo, a ligação P – C – P dos BFs os torna resistentes à hidrólise enzimática, garantindo sua longa permanência no tecido ósseo. As cadeias laterais ligadas ao carbono central desses compostos, com ou sem nitrogênio, ditam sua potência e mecanismo de ação. Essa diferença estrutural não afeta apenas sua capacidade antirreabsortiva, mas também influencia suas propriedades farmacocinéticas, como uma ação antirreabsortiva mais prolongada, característica desejável que os faz serem utilizados preferencialmente nos dias de hoje.

Os BFs podem ser classificados em um grupo contendo nitrogênio e em outro que não contém nitrogenio em suas cadeias laterais. Os BFs não nitrogenados – etidronato e clodronato – com menor ação antirreabsortiva e os BFs nitrogenados – pamidronato, alendronato, risedronato, ibandronato e ácido zolendrônico – com maior ação antirreabsortiva (Figura 1). Essas diferentes classes de medicamentos têm diferentes ações em relação a quais células elas têm como alvo. Os BFs não nitrogenados podem afetar células de mamíferos que expressam a farnesil pirofosfato sintase, além dos osteoclastos, enquanto os bifosfonatos nitrogenados apenas causam apoptose em osteoclastos. Em relação aos BFs contendo nitrogênio, sua potência individual é determinada pelo grau de afinidade à hidroxiapatita e à sua potência da inibição da enzima farnesil pirofosfato sintase (FPP sintase). Podem também ser classificados de outra maneira, levando em conta a cronologia de sua síntese e sua potência antirreabsortiva:

- **Medicamentos de primeira geração:** medronato, clodronato, etidronato e tiludronato. A geração inicial desses compostos consistia em cadeias laterais modificadas ou incluia um grupo clorofenol. São os menos potentes entre os atualmente disponíveis.

- **Medicamentos de segunda geração:** alendronato e pamidronato. Já apresentam um radical nitrogênio e isso os torna 10 a 100 vezes mais poderosos que a geração inicial de medicamentos.
- **Medicamentos de terceira geração:** risedronato e zoledronato. Esses medicamentos incorporam um átomo de nitrogênio dentro de um anel heterocíclico, tornando-os 10.000 vezes mais poderosos.

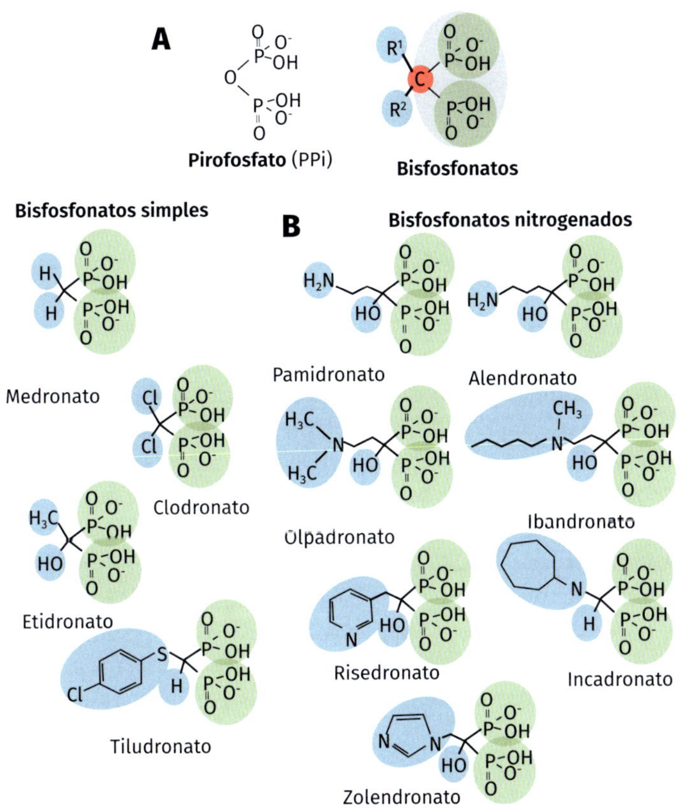

FIGURA 1 **Estrutura dos bisfosfonatos (BFs) não nitrogenados e BFs nitrogenados.** (A) Comparação entre a estrutura geral do pirofosfato (PPi) e um BF. A espinha dorsal da estrutura do BF é destacada em cinza, com o carbono central (C) em vermelho e os dois radicais fosfonatos com carga negativa (P) em verde. A parte variável das cadeias (R) é mostrada em azul. (B) Estruturas dos diversos BFs simples ou não nitrogenados e dos BFs nitrogenados.

Fonte: Moreira C, Radominski SC, adaptada de Rogers MJ, Mönkkönen J, Munoz MA. Molecular mechanisms of action of bisphosphonates and new insights into their effects outside the skeleton. Bone. 2020;139:115493.

O mecanismo de ação dos BFs varia de geração para geração por conta de diferenças na sua estrutura quimica.

Os BFs de primeira geração (etidronato, clodronato e tiludronato), que não contêm nitrogênio, são incorporados ao trifosfato de adenosina (ATP) não hidrolisável, e são absorvidos pelos osteoclastos na superfície óssea. Esse complexo com ATP não hidrolisável se acumula, inibindo numerosos processos celulares dependentes de ATP, o que leva à apoptose dos osteoclastos (Figuras 2 e 3).

Os BFs de segunda e terceira geração (alendronato, risedronato, ibandronato, pamidronato e ácido zoledrônico), também chamados de BFs nitrogenados ou aminobisfosfonatos, contêm uma cadeia lateral de nitrogênio, que permite ao medicamento inibir a via do ácido mevalônico, ligando-se e inativando a enzima FPP sintase. Isso provoca a inibição de modificações pós-tranducionais de proteínas (p. ex.: impedem a prenilação de pequenas GTPases, que atuam no trifosfato de guanosina), causando também a interrupção de atividade metabólica dos osteoclastos (Figura 4).

A ação principal dos BFs é inibir a reabsorção óssea provocada pelos osteoclastos (Figura 5). Mas existem outros mecanismos de ação adicionais, menos discutidos, tais como: retardar o recrutamento de células osteoprogenitoras na superfície erodida, dificultando o início da formação, após a reabsorção óssea (isto é, atrasando ou impedindo o acoplamento). O mecanismo possível encontrado em estudos pré-clinicos para explicar esse retardamento para recrutar células osteoprogenitoras pode ser atribuído ao fato de que os BFs podem diminuir a liberação de fatores osteogênicos pelos osteoclastos e/ou os BFs liberados pelos osteoclastos poderiam inibir diretamente as células osteoprogenitoras vizinhas. Os BFs também atenuam, até certo ponto, a formação óssea induzida pelo PTH. Isso está de acordo com o fato de que o PTH é conhecido por estimular o recrutamento de osteoprogenitores em superfícies erodidas, anulando assim as superfícies interrompidas de reversão. No entanto, esses mecanismos de ações adicionais não superam seu efeito sobre os osteoclastos na maioria das situações clínicas.

Embora os BFs não sejam atualmente utilizados para tratamento da OA, vários estudos *in vitro* e revisões sistemáticas e meta-análises publicadas desde 2013 indicaram que eles poderiam reduzir sintomas e danos à cartilagem na OA. Estudos principalmente em modelos animais de experimentação em OA sugerem que os BFs poderiam aumentar a densidade mineral óssea do osso subcondral e reduzir a degeneração da cartilagem articular do joelho, mostrando efeito condroprotetor dose-dependente e, em humanos, reduzir o número de pacientes que necessitam artroplastia total de joelho. Um estudo suíço, com duração de 4 anos, publicado em 2024 investigou a associação de BFs (aledronato e risedronato) com alterações radiográficas e dor em osteoartrite do qua-

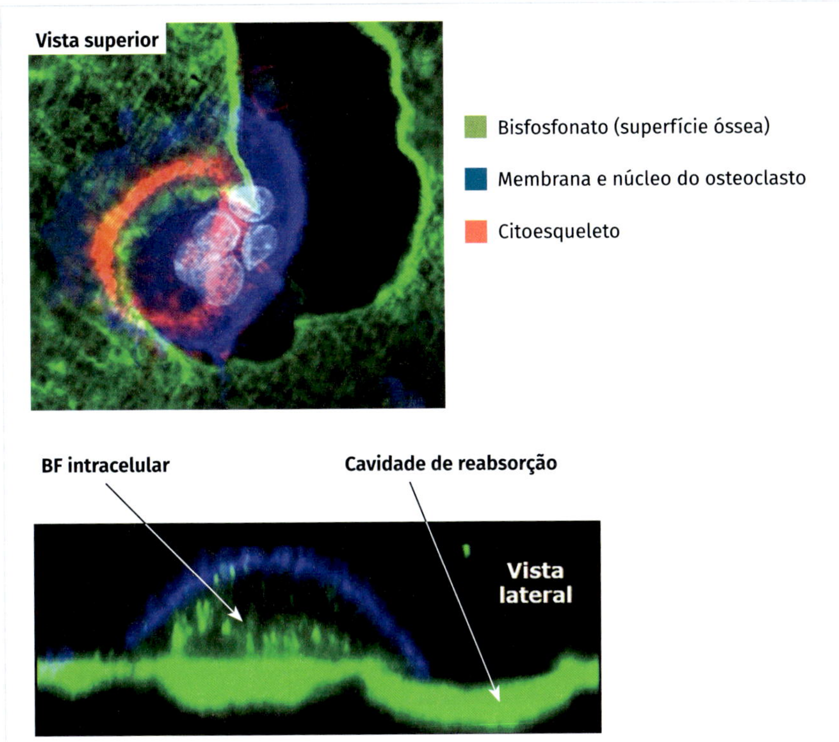

FIGURA 2 Micrografia de fluorescência demostrando a internalização do bisfosfonato (BF) (grânulos verdes) pelo osteoclasto.

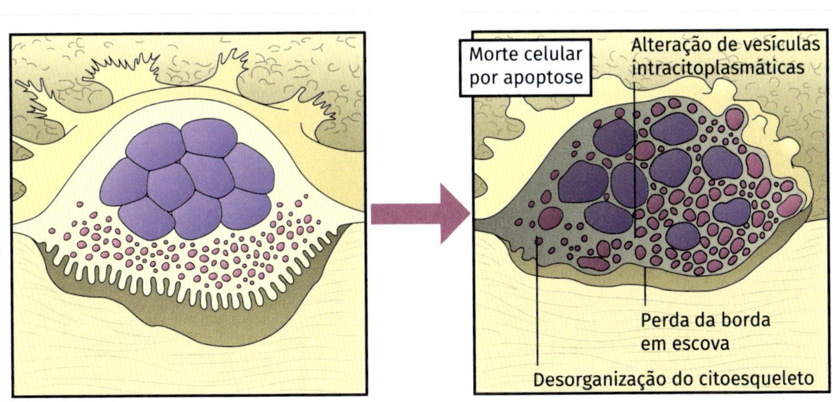

FIGURA 3 Um osteoclasto normal ligado à superfície óssea, reabsorvendo ativamente o osso (esquerda), e um osteoclasto que internalizou o bisfosfonato (direita), com aparência condensada e formação de bolhas sob a membrana, características da morte por apoptose.

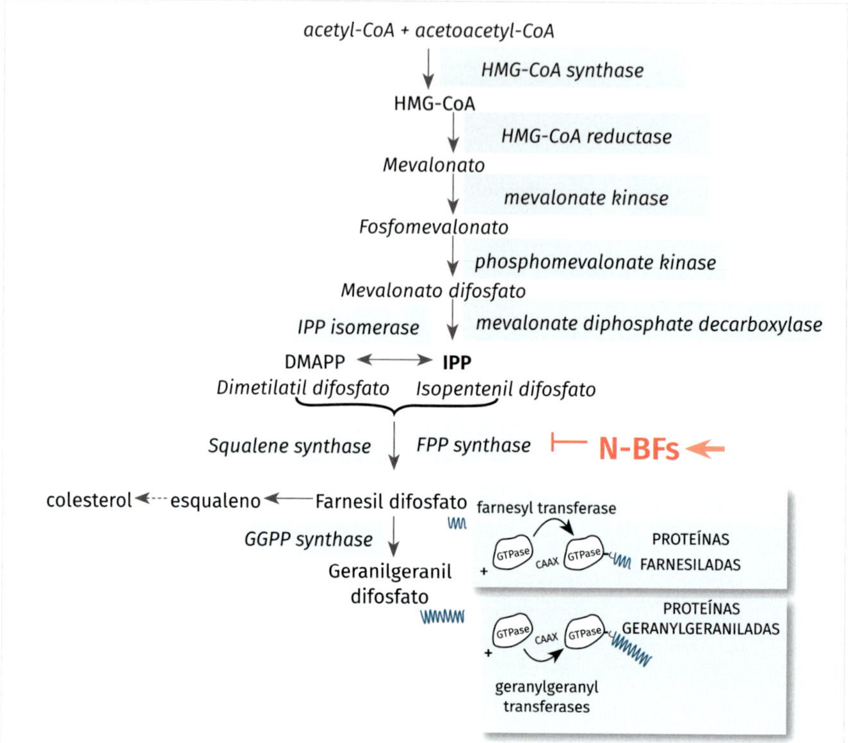

FIGURA 4 Ação dos N-BFs via do mevalonato. Os N-BFs são inibidores potentes da FPP sintase e previnem a prenilação das proteínas, o que interfere na síntese de lipídios isoprenoides necessários para a prenilação pós-transdução de proteínas. A prenilação de proteínas também pode ser inibida nos osteoclastos, causando ruptura dos anéis de actina, inibindo a reabsorção e estimulando a apoptose dos osteoclastos. Sugerimos ao leitor interessado no detalhamento do processo que consulte a referência bibliográfica citada nesta figura.

Fonte: Moreira C, Radominski SC, modificada de Rogers MJ, Mönkkönen J, Munoz MA. Molecular mechanisms of action of bisphosphonates and new insights into their effects outside the skeleton. Bone. 2020;139:115493.

dril (4.088 quadris de 2.057 participantes). Esse estudo longitudinal não sugeriu associação do uso desses BFs com a prevenção, retardo em alterações radiográficas ou dor na OA do quadril. Embora esses estudos *in vitro* em animais de experimentação e mesmo no homem sugiram que os BFs podem ser valiosos no tratamento da OA, ainda estão faltando dados consistentes colhidos em humanos, em estudos significativos, sendo que até agora os estudos são heterogêneos, não controlados e faltando acompanhamento de longo prazo.

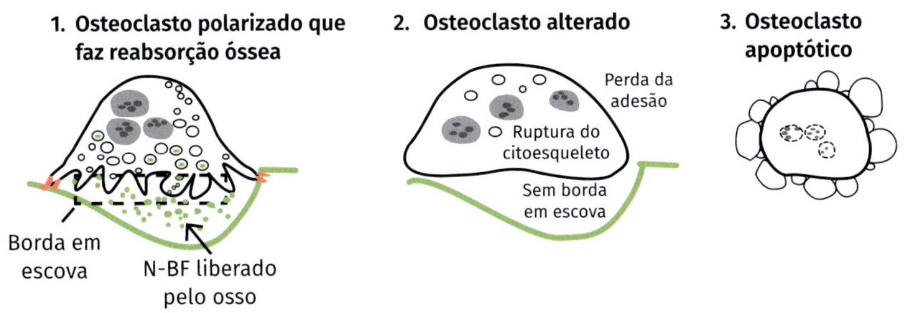

FIGURA 5 **Ligação seletiva dos bisfosfonatos (BFs) aos osteoclastos.** (1) Os osteoclastos ativos têm uma morfologia polarizada caracterizada pela presença da borda em escova, uma região de transporte vesicular dinâmico, onde ocorre a reabsorção óssea (retângulo tracejado). Depois de entrar na circulação, o BF (verde) liga-se avidamente aos íons cálcio da fração mineral óssea. Durante a reabsorção óssea pelos osteoclastos, o BF fixado à superfície óssea é liberado no espaço extracelular ácido, abaixo dos osteoclastos, sendo internalizado em vesículas. (2 e 3) Após a internalização, o N-BF provoca alterações estruturais celulares no osteoclasto, resultando na perda de polarização e adesão celular, inibindo a reabsorção óssea. Em altas concentrações intracelulares, os N-BFs causam a apoptose dos osteoblastos.

Fonte: Moreira C, Radominski SC, modificada de Rogers MJ, Mönkkönen J, Munoz MA. Molecular mechanisms of action of bisphosphonates and new insights into their effects outside the skeleton. Bone. 2020;139:115493.

FARMACOCINETICA E FARMACODINÂMICA

Os BFs aprovados para o tratamento da OP apresentam diferenças marcantes em suas propriedades farmacocinéticas e farmacodinâmicas. A avaliação da relevância clínica da diferente eficácia é limitada até hoje pela escassez de comparações diretas (estudos *head* x *head*) nos resultados sobre a prevenção de fraturas.

Os BFs não são metabolizados, são retidos no organismo e reciclados de volta à circulação com a mesma estrutura molecular que na formulação original. Sua absorção oral é fraca (cerca de ± 1% da dose formulada é absorvido pelo trato gastrointestinal e muito pouco por outros tecidos), sendo ainda menor quando ingeridos junto com antiácidos ou alimentos contendo cálcio ou ferro. Da fração que chega à circulação, ± 50% é excretada não metabolizada na urina, e os ± 50% restantes são avidamente absorvidos pelo esqueleto. Os BFs se ligam às superfícies ósseas expostas e penetram profundamente na matriz através do sistema canalicular. Depois disso, os BFs são lentamente liberados do tecido ósseo, de volta à circulação, sendo inicialmente absorvidos pelos osteoclastos na superfície óssea onde ocorre a reabsorção óssea. A fração restante do BF é excretada pelos rins, predominantemente nas primeiras horas após administração. A excreção renal ocorre de várias maneiras, tanto passivamente, pela filtração glomerular, quanto pelo transporte tubular ativo nas células proximais renais. Observa-se uma fase de eliminação total muito mais lenta, diretamente ligada à função renal, com estimativa de meia-vida terminal média > 10 anos.

Existem estudos sobre a possibilidade de que a incorporação dos BFs na matriz óssea possa afetar suas propriedades mecânicas, tornando as propriedades de resistência mecânica significativamente menores, especificamente em determinadas regiões do esqueleto. Sabemos também que a supressão da reabsorção óssea está intimamente ligada ao acúmulo de microdanos, que também são específicos dos locais onde ocorre o processo. Ainda não sabemos ainda se essas alterações seriam clinicamente significativas.

EFEITOS ADVERSOS

A toxicidade dos BFs pode ser observada tanto em doses terapêuticas como em sobredosagens, independentemente da função renal ou hepática do paciente. É detectada frequentemente com os BFs de uso endovenoso, em várias situações: com administração de doses elevadas (o que geralmente não ocorre na OP) e frequentes; quando a velocidade de infusão ideal não é obedecida (< 30 minutos); naqueles pacientes com ingestão inadequada de cálcio e vitamina D antes, durante e após a interrupção do tratamento com BFs.

Efeitos adversos considerados "leves"

Sintomas semelhantes aos da gripe (*flu-like*), também denominados "resposta de fase aguda", são observados com o uso de BFs endovenosos em 10 a 20% dos pacientes que podem apresentar vermelhidão no local da infusão, febre, fadiga, artralgia, mialgia, náuseas (até vômitos, diarreia e constipação, mais raramente) e até uma indefinida "dor óssea". Os sintomas geralmente ocorrem 24 a 72 horas após a administração do medicamento. Acredita-se que a liberação de citocinas, como TNFα, interferon-γ, IL-6 e ativação de linfócitos T específicos, precipite essa resposta inflamatória sistêmica.

Se o paciente necessitar de tratamento desses sintomas, devemos geralmente visar o alívio dos sintomas, e sua recorrência geralmente diminui com administrações subsequentes (o risco diminui de 30% com a primeira infusão para menos de 7% em infusões subsequentes). Essas reações sistêmicas são tipicamente autolimitadas e normalmente desaparecem em 48 horas. A base de seu manejo é o uso de paracetamol com ou sem AINEs. Somente a pré-medicação com paracetamol é aconselhada na recorrência dos sintomas e sinais em infusões subsequentes. É importante descartar outras causas de febre, como infecção etc.

Devemos ressaltar que embora a "resposta de fase aguda" seja a reação adversa mais comumente encontrada com administração endovenosa dos BFs, não parece afetar a adesão dos pacientes ao medicamento a longo prazo, devido à sua gravidade leve a moderada, por curto período e menor incidência com infusões subsequentes. Porém, seria ideal que a ocorrência de qualquer um desses sintomas levasse a uma avaliação mais aprofundada das condições gastrointestinais e gerais subjacentes, antes de aconselhar a descontinuidade da medicação.

Quando os BFs são administrados por via oral, os pacientes podem apresentar: irritação esofágica ("esofagite"), azia e mais raramente dor abdominal, perfuração esofágica, sangramento alto e diarreia. A esofagite erosiva pode ser observada e acredita-se que esteja principalmente relacionada à administração oral inadequada da medicação (p. ex.: não observar a posição ortostática após a tomada por pelo menos 30 minutos). BFs orais podem causar ou exacerbar sintomas e sinais de esofagite de refluxo. Uma ligação definitiva entre o uso de BFs orais e o câncer de esôfago ainda não foi ainda estabelecida com certeza, devido à inconsistência dos dados disponíveis até o momento. Seria prudente, no entanto, evitar o BF oral em pacientes com retardos no esvaziamento esofágico (como na esclerose sistêmica, por exemplo) e avaliar o custo/benefício desse tratamento em pacientes com condições pré-malignas conhecidas, como o esôfago de Barrett. A adição de inibidores da bomba de prótons ou outros tratamentos com supressores de acidez estomacal aos BFs orais para controlar os efeitos colaterais no trato gastrointestinal superior pode não ser o melhor para o paciente, pois esses medicamentos estão também associados a um risco aumentado de fratura, quando utilizados isoladamente ou em combinação com BFs. Assim, se os pacientes apresentarem queixas gastrointestinais superiores com BFs orais, seria apropriado mudar para outros tratamentos antiosteoporóticos, por exemplo, BFs parenterais.

Efeitos adversos considerados graves

Hipocalcemia

Em geral, os valores séricos de cálcio diminuem pouco com o tratamento com BFs devido à supressão da reabsorção óssea. A maior expressão desse efeito ocorre no primeiro mês de tratamento, sendo associada a uma elevação compensatória adequada dos níveis séricos do hormônio da paratireoide (PTH). Os valores séricos de cálcio e PTH retornam aos níveis basais com o uso continuado da medicação. A maioria dos pacientes não se torna hipocalcêmica, devido à secreção compensatória de PTH.

A hipocalcemia é rara nos pacientes sem insuficiência renal em tratamento da OP com BFs, mas pode ocorrer, principalmente na administração de zolendronato. Várias situações aumentam o risco de hipocalcemia durante o uso de BFs: insuficiência renal, deficiência de vitamina D, hipoparatireoidismo e hipomagnesemia, que seriam importantes fatores predisponentes. O risco se intensifica quando os BFs são utilizados em altas doses e administração mais frequente, para tratar metástases ósseas osteoblásticas. Apresentações clínicas raras variam, desde letargia e fraqueza inespecíficas até tetania grave e convulsões. Os sintomas podem ocorrer alguns dias após a primeira infusão, mas também podem ser observados após meses de infusões repetidas. Devemos avaliar a função renal de todos os pacientes antes de iniciar tratamento com BFs, oral ou endovenoso.

O manejo da hipocalcemia no contexto do uso de BFs envolve a identificação das principais fatores predisponentes. Se houver hipocalcemia, ela deverá ser corrigida e monitorada durante todo o tratamento com BFs. Qualquer hipocalcemia deve ser tratada idealmente antes de iniciar este tratamento. Todos os pacientes devem receber ingestão adequada de cálcio e vitamina D durante o tratamento com BFs para evitar a hipocalcemia.

Nefrotoxicidade

À medida que tanto a OP como a insuficiência renal (IR) se tornam mais predominantes com a idade e os BFs sejam o tratamento mais amplamente prescrito para tratar a OP, é importante entender o impacto desse tratamento em pacientes osteoporóticos com diferentes níveis de função renal. O risco torna-se ainda maior com doses mais altas e os intervalos entre as infusões mais curtos (isso ocorre mais com o tratamento da neoplasia metastática). Para o tratamento da OP, os BFs orais não são frequentemente associados a efeitos adversos na função renal nas populações tratadas rigidamente com as orientações das diretrizes vigentes, com as limitações declaradas no registro desses medicamentos e com as orientações contidas nas bulas dos medicamentos.

Em geral, os BFs são excretados pelos rins e têm o potencial de causar efeitos adversos renais, quando alcançam concentrações plasmáticas suficientemente altas para aquela determinada função renal do paciente. Infusões endovenosas rápidas (200 mg/h) de BFs como etidronato, tiludronato e clodronato estiveram associados à insuficiência renal aguda e outros efeitos renais adversos (p. ex., necrose tubular aguda). Também existem relatos de nefropatia em infusões rápidas de pamidronato e zolendronato (±5 minutos) e de pamidronato e/ou zolendronato mensais, em tratamentos de neoplasias metastáticas de próstata e mama (síndrome nefrótica). Devido ao fato de que os BFs são excretados por via renal e pela falta de dados de ensaios clínicos em pacientes com OP e insuficiência renal grave (taxa de filtração glomerular – TFG < 30 mL/min), os BFs de uso oral e endovenoso trazem advertências em bula sobre seu uso em pacientes com baixo *clearance* de creatinina (CrCl < 30 mL/min) para risedronato, ibandronato oral e IV ou < 35 mL/min para alendronato e ácido zolendrônico. Nas doses utilizadas no registro de tratamento para tratar a OP, ambos os BFs IV (ácido zolendrônico e ibandronato) apresentam baixo risco de efeitos adversos renais em pacientes com depuração de creatinina > 30 mL/min. Mesmo em pacientes com doença renal crônica (DRC) estágios 1 a 3 e DRC estágio 4, os BFs ainda podem ser considerados eficazes e seguros, desde que respeitadas as regras de sua utilização nesses pacientes. O uso de BFs no estágio 5 da DRC só deve ser considerada *off-label* em pacientes cuja mortalidade, como consequência apenas de suas possíveis fraturas, seja muito alta.

A prevenção e a detecção precoce da insuficiência renal são fundamentais no tratamento da nefrotoxicidade relacionada aos BFs. As medidas preventivas incluem verificações de creatinina sérica pré-infusão, hidratação adequada, evitar o uso simultâneo de medicamentos nefrotóxicos (p. ex., AINEs e contrastes IV), ajustes de dose em pacientes com insuficiência renal leve e observação rigorosa do tempo de infusão do medicamento. Geralmente, o ácido zolêndronico e o pamidronato não são recomendados se a depuração da creatinina for < 30 mL/min, ou se a creatinina sérica dobrar após a primeira infusão.

Uma vez que ocorra a nefrotoxicidade, o primeiro passo no manejo é a descontinuação do BF. A descontinuação do medicamento geralmente resulta na normalização da função renal em até meses. Entre os BFs disponíveis, o ácido zoledrônico apresenta o maior risco de causar insuficiência renal e a recuperação da lesão renal causada pelo ácido zoledrônico é possível, mas lenta. O manejo é principalmente de suporte, pois nenhum tratamento específico demonstrou benefício até o momento. O reinício da medicação é possível se o benefício superar o risco, mas deve ser considerado caso a caso, após uma discussão detalhada com o paciente e com a equipe de saúde.

Em pacientes com OP e DRC grave, devemos estar cientes da possibilidade de "doença óssea adinâmica", ou seja, de baixa remodelação óssea, que compartilha muitas características clínicas com OP de ↓DMO, associada a baixas taxas de PTH e baixa remodelação óssea. Nesses casos, a supressão adicional da remodelação óssea pode não ser recomendada, porque existe uma ligação hipotética entre a diminuição da renovação óssea e o aumento da calcificação vascular. O tratamento com cálcio e vitamina D também deve ser usado criteriosamente porque pode aumentar a calcificação vascular nesses pacientes, que têm capacidade muito baixa de absorção de cálcio no compartimento ósseo.

Em relação a tratamentos cirúrgicos de pacientes com insuficiência renal que apresentem fraturas em uso de BFs temos o seguinte: a cifoplastia ou a vertebroplastia podem ser indicadas se um fratura vertebral recente é encontrada, particularmente em caso de dor intensa, pois o manejo de opioides às vezes é difícil em pacientes com estágio 5 de DRC. As indicações para cirurgia de fratura não diferem daquelas de pacientes não urêmicos, porém como esses pacientes são mais frágeis, inclusive devido a inúmeras comorbidades, o prognóstico vital e funcional é pior do que em pacientes fraturados da mesma idade sem insuficiência renal.

Osteonecrose mandibulomaxilar (*Medication-Related Osteonecrosis of the Jaws* – MRONJ ou *osteonecrosis* mandibulomaxilar ou osteonecrose da mandíbula – ONM)

É caracterizada pela necrose da mandíbula ou maxila em indivíduos expostos ao tratamento com medicamentos que sejam fator de risco para a doença, na ausência de tratamento prévio com irradiação. Os BFs e o denosumabe são os medicamentos utilizados pelo reumatologista mais envolvidos no aparecimento da ONM, devido à sua ação antirreabsortiva na remodelação óssea.

Sua incidência com o uso de BFs para tratar a OP é de 2 em 100.000 pacientes/ano. A ONM é mais comum em pacientes com neoplasias que recebem doses muito elevadas e frequentes de BFs, com uma incidência de ±1-2% nesses pacientes. Podemos considerar um efeito adverso raro em pacientes que são tratados de OP com BFs.

Existem alguns fatores principais que influenciam o paciente a desenvolver a ONM. O primeiro é o tipo e a dose total de BF utilizada. Quanto mais potente for o medicamento e por mais tempo for usado, maior será o risco de ocorrer a iatrogenia. Além disso, o risco é 15 vezes maior com BFs intravenosos em comparação com BFs orais. Outro fator é a integridade da cavidade oral e o estado de conservação dentária prévia do paciente (como cáries, infecções orais, doença periodontal etc.).

Alguns pacientes relatam dor, mobilidade dentária e até dormência, com ou sem inchaço dos tecidos moles, no entanto, um terço dos casos são indolores. Mais raramente, os pacientes apresentam fraturas mandibulares/maxilares e formação de fístulas. A história sugestiva e os sinais e sintomas clínicos típicos, em um paciente em uso concomitante de BFs, geralmente são suficientes para fazer o diagnóstico. Diante da inespecificidade das imagens do raio-X convencional, as características clínicas muitas vezes são suficientes para suspeitar desse efeito, antes de encaminhar o paciente para a confirmação com o odontólogo.

A prevenção e a identificação precoce dos pacientes de alto risco são a estratégia-chave no tratamento da ONM. Um *check-up* odontológico e tratamento dentário prévio, se possível, são essenciais antes de iniciar os BFs orais ou endovenosos em pacientes de alto risco. Os pacientes também devem ser informados sobre o risco de desenvolverem a ONM e o benefício do atendimento odontológico profilático, e às vezes até contínuo, durante todo o tempo de uso dos BFs.

A interrupção temporária do uso de BFs, por ocasião de tratamentos dentários não invasivos, é sugerida frequentemente como medida profilática para reduzir o risco de desenvolver ONM, sem nenhum embasamento científico. Não deveríamos endossar essa conduta, que não faz sentido, devido à permanência da medicação nos ossos por anos após a interrupção de sua administração, com continuidade de sua ação antirreabsortiva. Diante da polêmica que geralmente se instala nesses casos, para a proteção do médico prescritor e do odontólogo, é conveniente a solicitação de um documento de consentimento assistido para todos os pacientes que irão se submeter ao uso de BFs.

A concomitância do tratamento com BFs e da indicação de cirurgias dentárias invasivas, como extrações e implantes, deve ser analisada caso a caso, mas de maneira geral, os pacientes devem evitar ser submetidos a cirurgias dentárias invasivas até o encerramento do tratamento ou, se programadas, realizá-las antes do início do uso de BFs.

Quando a ONM ocorre durante o tratamento com o antirresbsortivo, a conduta torna-se um desafio. Dependendo do estágio do quadro, o tratamento variará desde cuidados conservadores até desbridamento cirúrgico e ressecção dos tecidos envolvidos. O cuidado conservador consiste principalmente em visitas regulares ao dentista, uso de enxaguatório bucal com clorexidina e tratamento com antibióticos para infecções. A abordagem cirúrgica é limitada aos casos em que a abordagem conservadora falhou ou há exposição óssea. Modalidades adjuvantes têm sido testadas para recriar tecido ósseo local, ainda sem resultados claros para sua indicação generalizada.

Fraturas femorais atípicas

Em 2005 foram descritos pacientes tratados a longo prazo com BFs orais que desenvolveram fraturas incomuns de baixo impacto, muitas vezes envolvendo as diáfises femorais. Nos anos subsequentes, um número crescente de relatos de casos e séries foram publicados citando um risco aumentado de fraturas femorais atípicas (FFA) em pacientes tratados prolongadamente com BFs.

Uma revisão sistemática com recomendações da *European Calcified Tissue Society* de 2020 define uma FFA como uma fratura não cominutiva, subtrocanteriana ou da diáfise femural, com uma linha de fratura predominantemente transversal que pode se tornar oblíqua à medida que progride medialmente e que surge após a ocorrência de nenhum trauma ou trauma mínimo. Uma forma incompleta de FFA foi definida como um espessamento endosteal localizado ou periosteal da cortical lateral do fêmur subtrocantérico com ou sem apresença de uma linha transparente.

A verdadeira incidência das FFA não é conhecida até hoje. Há relatos de que a incidência de FFA em um grupo de 1,8 milhão de pacientes idosos matriculados no *Kaiser Southern* da California gradualmente aumentou de 1,78 por 100.000 pessoas-ano em pacientes que receberam BFs por menos de 2 anos para 113,1 por 100.000 pessoas-ano em pacientes recebendo tratamento por 8,0 a 9,9 anos. Em outro estudo separado de um único centro americano, a taxa de incidência de FFA foi baixa (3,2 casos por 100.000 pessoas-ano) e, em média, aumentou em 10,7% ao ano em pacientes recebendo tratamento com BFs. Embora esses dados epidemiológicos não provem uma associação causal entre o uso de BFs e a FFA, o aumento do risco com o aumento da exposição aos BFs apoia essa associação e, ao mesmo tempo, a incidência de FFA parece ser rara em comparação com a incidência de fraturas osteoporóticas do quadril.

Esses achados levaram a *Society for Bone and Mineral Research* a publicar conclusões de que um nexo de causalidade entre FFA e o uso de de BFs ainda não pôde ser estabelecido, mas que seria possível possível sua associação com uso prolongado de BFs e de que deveria haver uma mudança das advertências em bula para a possibilidade da ocorrência desse efeito adverso. Interessante notar que as FFA também foram relatadas em pacientes que nunca usaram BFs, sugerindo que o uso de BFs não é absolutamente necessário para a ocorrência dessas fraturas.

Apesar da possibilidade da inter-relação de FFA com BFs, existe ainda um debate interminável sobre essa associação, principalmente pela falta de confiabilidade da coleta de dados e a não execução obrigatória de radiografias em todos os estudos publicados. Alguns sugerem que as FFA fazem parte do espectro de fraturas por fragilidade osteoporótica e outros argumentam contra, diante do relato de que as FFA são independentes da DMO e da idade, ao contrário das fraturas osteoporóticas do colo do fêmur mais tradicionais, que são mais comuns em indivíduos de idade mais avançada e com menor DMO.

Os fatores de risco predisponentes para FFA ainda não são completamente compreendidos. Diversos estudos descreveram consistentemente que o uso de BFs a longo prazo aumenta o risco para FFA e o risco conferido pelo uso desse antirreabsortivo parece ser independente da idade e da DMO. Parece que após a descontinuação do tratamento com BFs, ocorre uma redução de 70% no risco de AFF. Fatores de risco adicionais relatados na literatura incluem: etnia asiática, a presença de córtices ósseas espessas, uso de GCs e de inibidores da bomba de prótons. No entanto, esses resultados são inconsistentes, e avaliações adicionais para determinar a sua verdadeira contribuição para a FFA ainda são necessárias.

A patogênese da FFA é multifatorial e ainda não completamente compreendida, mas certamente a ocorrência da diminuição da renovação óssea foi sugerida como uma das responsavéis pela fratura. Como fatores adicionais encontramos citações de vários eventos: alterações da mineralização e da qualidade óssea (alterações no padrão normal de reticulação do colágeno, acúmulo de microdanos, aumento da mineralização, redução da heterogeneidade de mineralização), redução da vascularização, da capacidade de reparar microfissuras, a geometria femoral, fatores genéticos etc.

A equipe de saúde deve prestar muita atenção à queixa de dor persistente na raiz da coxa em paciente em uso de BF, que pode sugerir uma fratura por

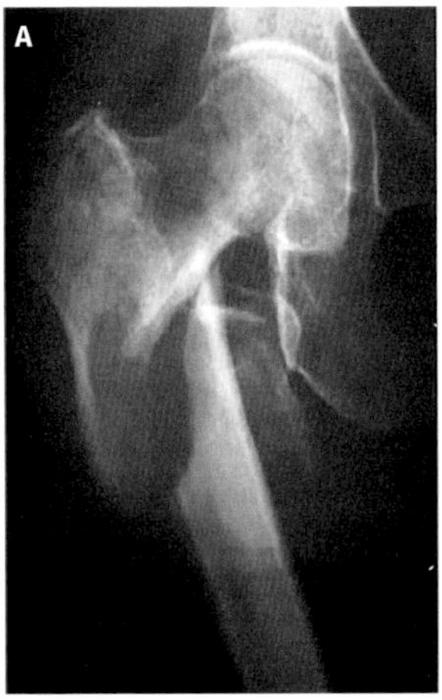

Fratura osteoporótica típica
- Padrão espiral
- Pode ser cominutiva
- Córtex fino

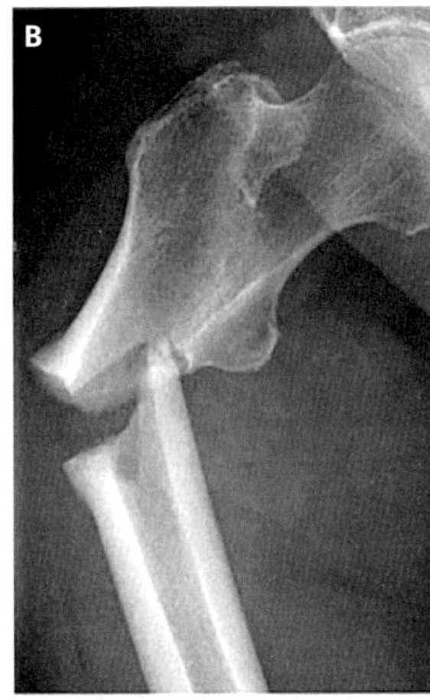

Fratura atípica
- Transversa ou oblíqua
- Não cominutiva
- Córtex espessado

FIGURA 6 Imagem radiográfica de uma fratura femoral atípica completa (B).

estresse ou atípica femoral. Se for encontrada evidência de FFA, o fêmur contralateral deve ser examinado cuidadosamente, devido à alta frequência de envolvimento bilateral.

Os exames de imagem ajudam a diagnosticar essa fratura e suas linhas têm uma aparência radiográfica distinta (configuração transversal em vez de espiral, com espessamento cortical e muitas vezes uma reação de estresse cortical). Imagens radiográficas ou até de ressonância magnética do fêmur contralateral podem ser realizadas periodicamente, até independentemente do relato de dor na coxa contralateral (Figura 6).

Após a confirmação da fratura, os BFs devem ser descontinuados e considerada a suplementação de cálcio e vitamina D, além do encaminhamento ao ortopedista para os cuidados necessários. O tratamento de pacientes com FFA completa inclui fixação o mais cedo possível da ocorrência da fratura e a fixação ideal ainda é controversa, mas a reconstrução intramedular com hastes é a preferida na atualidade. A sustentação de peso deve ser restrita por dois a três meses.

Toxicidade ocular

As complicações oculares provocadas pelos BFs são raras e geralmente não ameaçam a visão. Recomenda-se sempre o encaminhamento ao oftalmologista, imediatamente às eventuais queixas, para o diagnóstico e tratamento dessas complicações oculares.

As oculopatias descritas variam de transitórias e inespecíficas como conjuntivite (hiperemia conjuntival), irite fibrinosa e episclerite (irritação e dor leves, fotofobia, eritema nos vasos episclerais) até alterações mais graves, como esclerite (dor intensa, sensibilidade orbitária, eritema escleral), uveíte anterior (dor ocular associada à hiperemia dos vasos ciliares, fotofobia e visão embaçada), complicações neuro-oftálmicas (neuropatia ótica isquêmica) e até rejeição de enxerto de córnea associada aos BFs.

Os relatos de casos de inflamação ocular que ocorrem no contexto do uso de BFs existem desde a década de 1990. A incidência de sintomas/sinais oculares associados aos BFs foi estimada em dois grandes estudos de coorte. Uma coorte canadense examinou queixas oculares relatadas ao oftalmologista entre 2000 e 2007 para 934.147 pessoas, incluindo 10.827 pacientes que iniciaram o uso de BFs. A taxa de incidência de uveíte foi de 29 por 10.000 pessoas-ano entre usuários primários de BFs *versus* 20 por 10.000 pessoas-ano em não usuários. As taxas de incidência de esclerite foram de 63 por 10.000 pessoas-ano entre usuários primários de BFs *versus* 36 por 10.000 pessoas-ano em não usuários. Análise semelhante revelou o mesmo risco de esclerite e uveíte entre usuários de BFs em uma coorte de veteranos nos EUA, com período de acompanhamento de 12 meses.

Sintomas/sinais oculares foram descritos com BFs nitrogenados, tanto orais quanto os de uso endovenoso e, na maioria dos casos, os sintomas oculares ocorrem dentro de 2 a 3 dias após exposição ao BF de uso endovenoso e 6 a 8 semanas após o início do BF oral, embora existam relatos de início dos sintomas 1 a 3 anos após uso de BF oral. Os BFs de utilização endovenosa tendem a ter taxas mais altas e início mais rápido de inflamação ocular, geralmente apresentando-se dentro de dias após a infusão. Com os BFs orais, como o alendronato e o risedronato, essas complicações apresentam-se mais esporadicamente. As taxas dessas complicações também são maiores quando os BFs são usados para tratamento de metástases de doenças malignas, pois nesses casos as doses de BFs tendem a ser mais altas em comparação com as doses empregadas no tratamento da OP.

Embora os mecanismos causais subjacentes não tenham sido totalmente esclarecidos, foi postulado que ocorreria a liberação de mediadores inflamatórios induzida pelo medicamento. Polarização de macrófagos M1, proliferação de células T gama-delta e deposição de complexos imunes foram propostos como mecanismos para as respostas imunológicas observadas durante o tratamento com BFs endovenosos.

Em alguns casos, os sintomas recorrem com reexposição ao mesmo ou com outro BF, corroborando um relacionamento de causalidade. Complicações potenciais das apresentações mais graves (esclerite e uveíte anterior) incluem o desenvolvimento de catarata, glaucoma, edema macular e perfuração escleral, daí a necessidade de reconhecimento precoce e intervenção apropriada, que inclui a descontinuidade do uso do BF.

Casos graves precisam ser tratados adequadamente para prevenir a perda de visão como sequela da inflamação e às vezes exigem a administração sistêmica de GC para reduzir a inflamação o mais rapidamente possível. Reações leves, como conjuntivite, geralmente desaparecem com a descontinuação do medicamento, mas AINEs e esteroides tópicos podem ajudar a melhorar os sintomas mais rapidamente. Cicloplégicos são indicados para uveíte anterior para alivio da dor e prevenir formação de sinéquias. Em alguns casos, deve-se considerar a descontinuação do BF se a inflamação persistir. Não há consenso sobre a readministração do BF após um efeito ocular adverso e vários relatos demonstram uma recorrência dos sintomas na reintrodução da medicação.

Outros efeitos adversos

Dor musculoesquelética

Desde a aprovação do alendronato em 1995 foram relatados casos de dor musculoesquelética intensa surgida com o uso de BFs, que compreenderam sintomas "extremos" ou "incapacitantes" de dor difusa nos ossos, articulações e/ou músculos. Esses sintomas ocorreram em diferentes épocas após o início do tratamento, tendo sido relatadas com o uso de alendronato em alguns casos e risedronato em outros, sugerindo um efeito de classe. Alguns pacientes relataram alívio dos sintomas com a descontinuação do BF, e um subgrupo apresentou recorrência da dor na reintrodução do mesmo BF ou com um BF diferente, sugerindo uma relação causal.

Determinantes da associação entre BFs e dores musculoesqueléticas graves foram avaliados em uma coorte de 26.545 veteranos dos EUA com > 65 anos. Nesse estudo observacional, a dor musculoesquelética difusa identificada foi significativamente mais comum entre usuários de BFs do que entre não usuários, mas não levou à descontinuação mais frequente dos BFs nos pacientes afetados. Sexo feminino, depressão, ansiedade e presença de uma síndrome reumática também foram significativamente associadas ao desenvolvimento de dor musculoesquelética nessa coorte. Após análise multivariada, o uso de BFs não estava significativamente associado ao diagnóstico de dor musculoesquelética difusa. Em outros ensaios clínicos com uso de BFs orais controlados com placebo, a incidência de dor musculoesquelética grave não foi diferente no grupo de BFs *versus* grupo placebo.

Tomados em conjunto, esses resultados não sugerem uma associação forte entre o uso de BFs e dor musculoesquelética grave, e nenhum mecanismo foi comprovado para explicar tal associação. No entanto, esses casos de dor musculoesquelética intensa com o uso de BFs podem aparecer em nossa clínica e, se aparecerem, a descontinuação da medicação muitas vezes deve ser considerada, dado o sofrimento intenso desses pacientes.

Esses relatos levaram também o FDA a exigir que uma declaração fosse incluída na bula de todos os BFs sobre a possível associação de dor musculoesquelética intensa e recomendando que os pacientes alertem seu médico assistente se esses sintomas ocorrerem, de modo que a descontinuação do BF possa ser considerada. Sintomas de dor musculoesquelética semelhante, embora mais transitória, foram descritos como parte da resposta de fase aguda ("sintomas semelhantes aos da gripe") após infusão intravenosa de BFs.

Fibrilação atrial

Foi detectada uma associação entre fibrilação atrial (FA) e uso de BFs. Grandes ensaios clínicos, como o *Fracture Intervention Trial* e o *HORIZON Pivotal Fracture Trial*, relataram um risco aumentado de desenvolvimento de FA (risco de 1,3% no grupo zolendrônico *versus* 0,5% no grupo placebo). No entanto, esses achados não foram comprovados por vários outros estudos, que não encontraram essa associação. Vários estudos observacionais mostraram resultados diversos, que variaram em relação a qual BF foi estudado, qual o método diagnóstico utilizado para captar a ocorrência da FA, o que poderia explicar os resultados díspares. Além disso, quatro meta-análises publicadas separadamente também chegaram a conclusões inconsistentes.

Atualmente, a possível associação de BFs com FA não está bem fundamentada, e o FDA concluiu que "*em todos os estudos, não existe uma associação clara entre a exposição global aos BFs e a incidência de fibrilação atrial grave ou não grave*". O FDA revisou os dados fornecidos pelos fabricantes dos quatro BFs aprovados para tratamento da OP nos Estados Unidos que compreenderam 19.687 pacientes tratados com BFs e 18.358 pacientes tratados com placebo, que foram acompanhados por 6 meses a 3 anos. A revisão constatou que a ocorrência de FA foi rara em ambos os grupos do estudo, e que a diferença absoluta nas taxas desse evento entre cada um dos braços do estudo variou de 0 a 3 por 1.000 pacientes/ano.

Assim, com as evidências disponíveis não há razoabilidade da necessidade de evitar BFs em pacientes com risco aumentado de desenvolver FA. Os médicos e pacientes que se preocuparem com essa associação devem ser informados de que o risco de FA é insignificante e que os benefícios da prevenção de fratura com a utilização do BF superam em muito o risco da ocorrência de FA.

Vários mecanismos foram postulados para explicar uma potencial associação entre o uso de BFs e a FA, incluindo a liberação de substâncias pró-inflamatórias da resposta de fase aguda após administração endovenosa do medicamento, alterações nos eletrólitos que predisporiam a arritmias (p. ex., hipocalcemia), e/ou alterações estruturais atriais. No entanto, essas alternativas permanecem especulativas e nenhum desses mecanismos é apoiado por evidências sólidas.

Deve-se notar que os BFs são geralmente administrados a pacientes idosos com comorbidades preexistentes, incluindo FA. Estudos adicionais poderiam esclarecer essa associação. Fazer um ECG antes de administrar BFs pode ser uma boa e cautelosa prática médica.

Retardo na formação do calo ósseo das fraturas

Embora exista estudo relatando um retardo de união de fratura umeral associado à introdução do tratamento com BFs após a fratura, não foi demonstrada posteriormente em revisões sistemáticas uma clara evidência de que a introdução, o momento ou a dose de BF resultem em um atraso significativo na consolidação de fraturas de fêmur, tíbia proximal e rádio distal, apesar de que os osteoclastos sejam importantes para a remodelação do calo ósseo cortical. Resultados de estudos em animais, entretanto, diferem daqueles das revisões em humanos. Um atraso significativo, tanto da formação do novo revestimento cortical quanto da remodelação do córtex original, foi observado em animais.

Um estudo multicêntrico europeu publicado em 2023 incluiu 19 ECRs (4.067 pacientes) relativos à ação de agentes farmacológicos utilizados para tratamento da OP na consolidação de fraturas ósseas. Dados desses 19 ECRs foram coletados. Concluiu-se que a calcitonina pode favorecer a cicatrização de fraturas ósseas. BFs (alendronato, zoledronato, clodronato), anticorpos monoclonais (denosumabe, romosozumabe), estatinas, suplementação de vitamina D e cálcio, ranelato de estrôncio e ibuprofeno não influenciaram a cicatrização óssea. Quanto ao efeito do PTH, as evidências atuais de nível 1 são controversas e estudos adicionais são necessários. Uma metanálise chinesa publicada em 2024, arrolando 2.543 pacientes, também chegou à conclusão que o tratamento com BFs durante o período pré-operatório não afetou o processo de cicatrização e teve efeito positivo no tratamento das fraturas por fragilidade.

Portanto, achados clínicos em humanos contrastam com estudos animais, pré-clínicos e clínicos, havendo também dados conflitantes em estudos em humanos, o que destaca a necessidade de desenvolver melhores modelos animais para estudar a consolidação de fraturas na vigência do tratamento com BFs; estudos robustos também em humanos precisam analisar o tempo de consolidação e as taxas de não união, a ação, tempo de uso e dose, de diferentes BFs na vigência de diferentes fraturas dos membros superiores e inferiores.

Reações cutâneas

Reações graves como síndrome de Stevens-Johnson (SSJ) e necrólise epidérmica tóxica (NET) são muito raras (menos de 1 em 10.000 pacientes), mas as reações cutâneas incluindo urticária e prurido com o uso de BFs não são tão raras. A erupção cutânea está entre as 15 razões mais frequentes de interrupção do alendronato. Utilizando a técnica de monitoramento de eventos de prescrição, há um relato da ocorrência de 42 casos de reações cutâneas, que foram classificadas como possivelmente ou provavelmente relacionadas ao medicamento, entre 13.180 pacientes que receberam risedronato, incluindo um caso de SSJ. Em uma revisão recente de eventos adversos cutâneos com BFs e outros medicamentos para a OP, com base em informações da Agência Europeia de Medicamentos, em uma pesquisa bibliográfica e em informações obtidas do serviço PharmaPendiumTM, os autores concluíram que as taxas de eventos estão no mesmo nível das observadas com antibióticos e antiepilépticos.

Hepatotoxicidade

A hepatotoxicidade foi descrita raramente após o uso de BFs, com poucos casos publicados na literatura.

CONTRAINDICAÇÕES

Os BFs orais são contraindicados em transtornos esofágicos, como dismotilidade ou acalasia, esôfago de Barrett, estenoses e varizes de esôfago, em pacientes submetidos a cirurgia do trato gastrointestinal, como cirurgia bariátrica, na doença renal crônica (contraindicados com a depuração da creatinina < 30 a 35 mL/min) e somente utilizados em situações imprescindíveis nas mulheres em idade fértil.

As principais preocupações com o uso de BFs nas mulheres em idade fértil são:

A. O BF atravessa a placenta devido ao seu ↓ peso molecular.
B. A meia-vida esquelética do BF é muito longa e medida em anos e, portanto, há possibilidade de potencial exposição para o feto, mesmo muito tempo após a interrupção do tratamento.
C. Os BFs são possivelmente teratogênicos.
D. Há risco de hipocalcemia (tanto na mãe como no recém-nascido).

Se o BF precisar ser utilizado em mulheres que estão em idade fértil ou que desejam ter filhos, os riscos/benefícios devem ser avaliados individualmente. Um estudo relativamente recente mostrou que após a interrupção do tratamento, o alendronato pôde ser detectado na urina por até 19 meses, enquanto o risedronato não pôde ser detectado após 5 meses. Por isso, alguns especialistas sugeriram que se o tratamento com BFs for imperioso para uma mulher em idade fértil, o risedronato talvez deva ser o preferido. Mesmo conhecendo a realidade de sua longa vida média no tecido ósseo, é de praxe que o tratamento com BFs seja descontinuado cerca de 6 a 12 meses antes de uma concepção planejada. Nesse caso, é importante monitorar o cálcio sérico, tanto na mãe quanto no recém-nascido.

MONITORAMENTO, EXAMES COMPLEMENTARES, PROGNÓSTICO DE TRATAMENTO

Estudos laboratoriais simples podem fornecer muitas informações para o diagnóstico das complicações do uso de BFs. Por exemplo, uma hemoglobina baixa pode ser observada na esofagite erosiva; os níveis de cálcio e vitamina D podem ajudar a identificar a hipocalcemia, e o aumento da creatinina é uma característica fundamental no diagnóstico de nefrotoxicidade.

Devemos solicitar DXA para analisar mais detalhadamente a DMO antes do início do tratamento com BFs, durante o tratamento (de 2 em 2 anos, período discutível de acordo com as características do paciente) e após as "férias do medicamento", quando avaliamos a oportunidade de manter o paciente em férias ou reiniciar o tratamento.

Os marcadores de remodelação óssea (BTMs – *bone turnover markers*) deverão estar idealmente reduzidos com o tratamento com BFs. A *International Osteoporosis Foundation*, a *European Calcified Tissue Society* (IOF-ECTS), a *Endocrine Society* e a *American Association of Clinical Endocrinology*, cujas diretrizes contemporâneas são seguidas em todo o mundo, propuseram recentemente o uso de CTX (telopeptídeo C-terminal do colágeno tipo I) ou PINP (propeptídeo N-terminal do procolágeno tipo I) para monitorar a adesão ao tratamento com BFs.

Na prática clínica, devemos considerar uma diminuição de pelo menos 25% do CTX, do PINP, da BSAP (fosfatase alcalina específica do osso) e uma diminuição de pelo menos 30% do NTX (telopeptídeo N-terminal da urina do colágeno tipo I) na urina em 3 a 6 meses em relação aos níveis antes do início do tratamento, como uma indicação de resposta terapêutica adequada ao tratamento com BFs. A magnitude da alteração nos BTMs provocada pelo tratamento antirreabsortivo correlaciona-se com a redução no risco de fraturas. A intervenção terapêutica é considerada eficaz quando o marcador continua suprimido desde o início do tratamento, juntamente com a estabilidade da DMO aos 12 meses de tratamento.

Ao interpretar os BTMs, deve-se ter em mente que eles flutuam em resposta a qualquer processo que manipule o processo de remodelação óssea e que seus dados variam muito de laboratório a laboratório em todo o mundo. Ao usar um BTM para monitoramento, é importante determinar a diferença crítica ou alteração menos significativa (LSC). O LSC é a menor diferença entre a nova aferição e a aferição anterior, que está associada a uma mudança real no paciente. De acordo com as diretrizes da IOF/ECTS, se a magnitude do declínio nos BTMs for maior que o LSC, então o tratamento deve ser continuado; se a diminuição for menor, deve-se reavaliar possíveis problemas com o tratamento, incluindo adesão ao tratamento.

As radiografias simples podem mostrar fraturas vertebrais e em outras localizações, assim como fraturas femorais atípicas que raramente estão presentes. O aumento da captação na área afetada pode ser observado na cintilografia óssea com tecnécio (Tc)-99m. Nos casos com radiografia negativa e alta suspeita clínica, a TC e a RM podem ser úteis. Na suspeita de ONM é importante estar atento a outras condições que tenham aparência radiográfica semelhante à da ONM, como osteonecrose induzida por infecções e até mesmo pela radiação.

O prognóstico do tratamento varia dependendo das complicações observadas. Embora a maioria delas sejam de caráter leve e toleráveis, como sinais e sintomas semelhantes aos da gripe, benignos e autolimitados, a esofagite erosiva, a osteonecrose mandíbulomaxilar e a nefrotoxicidade são complicações graves, que podem causar morbimortalidade significativa.

EFICÁCIA DOS BISFOSFONATOS

Os BFs aprovados no Brasil para o tratamento da OP pós-menopausa são: alendronato, de sódio, risedronato, ibandronato e zolendronato (ou zoledronato) (Tabela 1). Os BFs mais comumente utilizados são os que contêm nitrogênio na molécula, o que confere maior potência de inibição da via do mevalonato. A biodisponibilidade oral dos BFs é baixa, cerca de 1% da dose ingerida, sendo prejudicada pela alimentação, cálcio, ferro, café, chá e suco de laranja. Os BFs são rapidamente eliminados do plasma, sendo cerca de ± 50% deles depositados nos ossos e o restante excretado na urina. Sua meia-vida no osso é muito prolongada.

TABELA 1

Medicamentos Tipo de fratura	Osteoporose pós-menopausa		
	Vertebrais	Fêmur	Não vertebrais
Estrogênio	✓	✓	✓
Raloxifeno	✓	–	–
Alendronato	✓	✓	✓
Risedronato	✓	✓	✓
Ibandronato	✓	–	–
Zolendronato	✓	✓	✓
Denosumabe	✓	✓	✓
Teriparatida	✓	–	✓
Romosozumabe	✓	✓	✓

O tratamento com BFs diminui a reabsorção óssea em até 70% e também a formação óssea é subsequente diminuída. Isso leva a aumento na DMO da coluna e do quadril, durante os primeiros 3-4 anos de tratamento. Depois disso, o aumento da DMO é mantido, porém sem novos ganhos significativos. A redução da remodelação óssea e o aumento da DMO levam a reduções clinicamente relevantes do risco de fraturas. Uma recente metanálise concluiu que o tratamento de mulheres com OP primária durante 2 a 3 anos com alendronato, risedronato, ibandronato e zolendronato resultou em reduções no risco de fraturas vertebrais em 43%, 39%, 33% e 62%, respectivamente. As reduções nos riscos de fraturas não vertebrais e de quadril após 3 anos de tratamento com alendronato, risedronato e zolendronato foram de 16%, 22% e 21% e 39%, 27% e 40%, respectivamente. Não foram observadas reduções significativas nas fraturas não vertebrais ou de quadril com o ibandronato. Outra meta-análise de ensaios clínicos de fase 3 demonstrou que o preditor mais importante da redução do risco de fraturas durante o tratamento é o aumento da DMO.

Os efeitos a longo prazo dos BFs foram predominantemente investigados nas extensões dos principais estudos de prevenção de fraturas do alendronato e zolendronato. O estudo de prevenção de fraturas com alendronato, *Fracture Intervention Trial*, foi estendido para o estudo *Fracture Intervention Trial Long-term Extension* (*FLEX*). O estudo de prevenção de fraturas do zolendronato, *Health Outcomes and Reduced Incidence with Zoledronic Acid Once Yearly Pivotal Fracture Trial* (*HORIZON*), foi estendido para o estudo *HORIZON Extension*. Em ambos os estudos de extensão, os participantes foram randomizados para continuar ou descontinuar o tratamento com bisfosfonatos. Esses estudos de extensão incluíram relativamente poucos pacientes e, portanto, o poder estatístico para detectar diferenças nas fraturas, especialmente fraturas não vertebrais, foi limitado. Não há evidências nos ensaios clínicos sobre efeitos do tratamento com BFs ou qualquer outro tratamento medicamentoso antiosteoporótico, além de 10 anos de duração.

O estudo *FLEX* demonstrou que a continuação do alendronato durante 10 anos levou a um aumento contínuo da DMO da coluna lombar e a uma estabilização da DMO no quadril, em comparação com uma estabilização da DMO na coluna lombar e à diminuição da DMO do quadril em mulheres que interromperam o alendronato após 5 anos. A incidência de fraturas não vertebrais foi semelhante nos dois grupos. No entanto, a incidência de fraturas vertebrais clínicas foi maior nas mulheres que interromperam o alendronato em comparação com as mulheres que continuaram seu uso.

Da mesma forma, o estudo *HORIZON Extension* mostrou que a DMO da coluna vertebral continuou a aumentar, enquanto a DMO do quadril permaneceu estável em mulheres que continuaram o tratamento com zolendronato durante 6 anos. Nas mulheres que interromperam o tratamento após 3 anos, a

DMO na coluna vertebral manteve-se estável, mas a DMO do quadril diminuiu em relação ao valor basal. A incidência de fraturas não vertebrais foi semelhante durante os 4 a 6 anos em mulheres que continuaram e interromperam o tratamento com zolendronato, mas a incidência de fraturas vertebrais morfométricas foi maior entre as mulheres que interromperam o tratamento.

Quando o tratamento com BFs é interrompido, a DMO é geralmente estável na coluna lombar, mas diminui na região do quadril, sugerindo que o efeito antirreabsortivo dos BFs está se estabilizando e a remodelação é reativada. Isso foi recentemente confirmado em estudos com mulheres em tratamento prolongado com BFs na prática clínica e em participantes do estudo *TRIO* – embora a duração do tratamento tenha sido mais curta no estudo *TRIO*. O resultado da fratura dos estudos *FLEX* e *HORIZON Extension* sugere que a menor supressão da reabsorção óssea pode ser suficiente para prevenir fraturas não vertebrais em mulheres que tiveram a remodelação óssea substancialmente reduzida durante 3-5 anos.

No entanto, os estudos *FLEX* e *HORIZON Extension* também mostraram que a interrupção do tratamento estava associada ao aumento do risco de fraturas vertebrais. A atividade de remodelação em mulheres na pós-menopausa não tratadas é maior em osso trabecular. Uma menor supressão da reabsorção óssea levará à reativação da remodelação nas superfícies trabeculares mais rapidamente do que no osso cortical. O aumento da atividade de remodelação e a desestabilização associada da estrutura trabecular são causas mais importantes de fraturas vertebrais do que a baixa massa óssea, enquanto as fraturas não vertebrais são mais dependentes da massa óssea, além de quedas. Essa interpretação é corroborada pela redução muito rápida do risco de fraturas vertebrais observada com potentes tratamentos antireabsortivos. A redução de fraturas ocorre antes de aumentos substanciais na massa óssea da coluna lombar, enquanto a redução em fraturas não vertebrais leva mais tempo, sendo mais dependente de aumentos na massa óssea em todo o quadril.

A evidência do resultado da fratura em pacientes que descontinuaram o tratamento com BFs fora dos ensaios clínicos ainda é escassa e inconclusiva.

Análises *post hoc* do estudo de extensão *HORIZON* com o objetivo de identificar subgrupos de mulheres que apresentavam risco aumentado de fraturas clínicas durante a descontinuação do tratamento demonstraram que fraturas vertebrais prevalentes e baixa DMO do quadril foram preditores de fraturas vertebrais durante a descontinuação do tratamento.

A baixa DMO do quadril, fraturas vertebrais prevalentes e fraturas não vertebrais durante o período de tratamento ativo previram fraturas não vertebrais durante a descontinuação do tratamento. No estudo *FLEX*, descobriu-se que mulheres com baixa DMO do quadril e idade mais avançada apresentavam um risco aumentado de fraturas. Os marcadores basais de remodelação óssea nos estudos *FLEX* ou *HORIZON Extension* não foram preditores de fraturas. Também foi demonstrado que alterações na DMO ou nos marcadores de remodelação óssea, 1 ano após a interrupção do alendronato, não previram fraturas no estudo *FLEX*. Esses achados dificultaram a formulação de recomendações sobre em quais pacientes a descontinuação do tratamento pode ser apropriada e como monitorar os pacientes durante a descontinuação do tratamento.

Os BFs são geralmente bem tolerados, porém desconforto gastrointestinal, artralgia e mialgia ocorrem em até 10% dos pacientes. A uveíte é um efeito colateral mais raro. A osteonecrose mandibulomaxilar (ONM) e as fraturas femorais atípicas (FFAs) são efeitos adversos muito raros. A osteonecrose mandibulomaxilar é observada em 0,001-0,01% e fraturas femorais atípicas ocorrem anualmente em 0,05-0,1% dos pacientes tratados para OP com BFs ou denosumabe. Apesar de muito raras, a ONM e as FFAs têm ganhado muita atenção entre médicos, odontólogos e pacientes.

Um conjunto substancial de evidências indica que algumas formulações genéricas de alendronato são mais mal toleradas do que as preparações patenteadas, o que resulta em adesão significativamente menor e, portanto, menor eficácia.

TRATAMENTO DA OP NO PACIENTE MUITO IDOSO (*OLD OLD*) – CONSIDERAÇÕES BREVES

Shine et al. apresentaram em uma edição de 2024 do *JBMR* uma análise de dados individuais de pacientes de 23 ensaios clínicos randomizados sobre medicamentos para tratar a OP, incluindo 11 *trials* com BFs que incluíram 123.164 participantes (99% mulheres – 43% tinham ≥ 70 anos). Os ensaios concluíram que os BFs reduziram de forma semelhante o risco de fraturas, independentemente da idade. Com esses novos dados não se sustenta a hipótese de que os medicamentos para tratar a OP, particularmente os BFs, funcionem menos em pessoas ≥ 70 anos em comparação com aquelas < 70 anos.

NOVOS BISFOSFONATOS

A nanotectologia oferece opções promissoras para melhorar a saúde óssea com novos tipos de transporte de medicamentos no interior do corpo. Também o encapsulamento do medicamento e o controle de sua liberação podem ser feitos de várias maneiras usando nanopartículas orgânicas.

BFs ligados a tetraciclinas e oligopeptídeos facilitam o fornecimento do medicamento ao tecido ósseo. O alendronato tamponado procura reduzir os eventos adversos gastrointestinais superiores, e o risedronato gastrorresistente visa reduzir a complexidade do procedimento da tomada (p. ex., jejum antes do consumo), mantendo a eficácia da redução do risco de fratura. O risedronato gastrorresistente é revestido de ácido etilenodiaminotetracético (EDTA), que atua como estabilizador alimentar e quelante de cálcio, contornando o esôfago e o estômago, antes da desintegração mais distalmente no trato gastrointestinal. Isso também elimina a necessidade de jejum pré-consumo e, portanto, permite instruções mais "amigáveis" para o consumo do medicamento e fornece absorção potencialmente melhor, independentemente do jejum alimentar anterior.

Infelizmente, ainda não há pesquisas suficientes sobre esse assunto. Mais pesquisas concentradas na liberação de medicamentos usando a nanotecnologia estão sendo impulsionadas pelo otimização da indústria farmacêutica, e o aprimoramento da nanotecnologia oferece a possibilidade de melhores soluções terapêuticas no futuro para as doenças caracterizadas pela alta remodelação óssea.

"FÉRIAS DA MEDICAÇÃO" OU *DRUG HOLIDAYS*

A utilização dos BFs por tempo prolongado deve sempre levantar preocupações sobre possíveis efeitos adversos. Dada a gravidade de alguns eventos adversos e a suspeita de associação destes eventos com longos períodos (> 5 anos) de uso de BFs, e seu uso contínuo pode não ser apropriado para todos os pacientes com OP, especialmente aqueles com menor risco de fratura por fragilidade.

Daí o conceito de "férias do medicamento" para os pacientes que fazem tratamento com BFs. O conceito de que os pacientes precisam interromper o tratamento da OP com BFs orais após 5 anos e após 3 anos de tratamento com BFs endovenosos, sendo os pacientes reavaliados a cada 2 anos pela DXA, ganhou força considerável em todo o mundo. O médico deve individualizar a decisão para cada paciente com base no risco de fratura e suspensão da medicação. Nâo deve generalizar suas decisões, deve analisar caso a caso.

Existem algumas evidências sugerindo que pacientes de baixo risco, aqueles com um *T-score* de DMO < -2,0 DP ou aqueles com um *T-score* entre -2,5 e -2,0 DP, sem histórico de fratura por fragilidade, nem perda de altura (é fundamental que ao iniciar a suspensão do medicamento seja medida a altura do paciente), poderiam interromper o uso do BF por ± 2 anos, sem resultar em aumento do risco de fratura. Um período de "férias do medicamento" pode também ser considerado para pacientes de risco moderado (pacientes com *T-score* < -2,5 DP no quadril, sem fratura de quadril/coluna vertebral). Recomenda-se uma suspensão do uso de medicamentos após 5 a 7 anos de tratamento para pacientes de alto risco (aqueles com pontuação *T-score* < -2,5 DP no quadril, fratura de quadril/coluna vertebral ou tratamento em curso com GCs), desde que a perda óssea tenha se estabilizado.

Durante as "férias" devemos anualmente solicitar a aferição de DMO pelos marcadores do *turnover* ósseo (CTX ou PINP), além de medir a altura do paciente. Aumento do nível dos marcadores de metabolismo ósseo e perda de altura em mais de 50% após 1 ano de suspensão do tratamento indicam perda óssea significativa, e então devemos solicitar DXA e/ou imagem vertebral para analisar mais detalhadamente a DMO e a necessidade do reinício do tratamento.

A duração dessas "férias do medicamento" não está bem estabelecida, simplesmente porque a duração do tempo durante o qual os pacientes ficam protegidos de fraturas após a descontinuação do BF ainda não é bem conhecida. As "férias do medicamento" provavelmente podem ser consideradas por 2 a 3 anos (mas até encerradas mais cedo).

As "férias do medicamento" nem sempre são bem-sucedidas. Infelizmente, os BFs orais têm absorção muito baixa, e a adesão do paciente ao tratamento nem sempre é a ideal e isso pode se traduzir em menor proteção no esqueleto e talvez em menor duração das "férias do medicamento". Essa informação é especialmente importante em relação aos nossos pacientes muito idosos, pois a quantidade de BF destes pacientes no esqueleto pode ser muito baixa e frequente ocorre o aparecimento de fraturas com a perda óssea após a interrupção do tratamento.

INSTRUÇÕES FUNDAMENTAIS PARA OS MÉDICOS E PACIENTES SOBRE A UTILIZAÇÃO DOS BFs

Antes de indicar o tratamento com BFs, é necessário discutir com os pacientes seus possíveis efeitos adversos. A avaliação de risco é fundamental no manejo de pacientes candidatos ao uso de BFs. Uma discussão dentro e entre as equipes de profissionais de saúde, odontólogos e nefrologistas ajudará ainda mais a selecionar os pacientes apropriados, nos quais os benefícios dos BFs superam os riscos associados à sua utilização. Em certa circunstâncias é aconselhável obter previamente a declaração de consentimento assistido.

Os BFs de uso oral devem ser ingeridos preferencialmente pela manhã, com o estômago vazio, após o jejum da noite. Para sua ingestão é necessário pelo menos um copo de água (evitar água mineral) e ficar de pé ou sentado em uma cadeira por pelo menos 30 minutos após ingestão do medicamento, para evitar lesões iatrogênicas esofágicas. Para pacientes com problemas do trato gastrointestinal superior, os BFs de utilização oral devem ser evitados, e formulações endovenosas devem ser a escolha preferida nesses casos. As infusões venosas devem sempre ter duração ≥ 30 minutos. Durante ou após a infusão, antipiréticos podem ser prescritos se o paciente apresentar sintomas semelhantes aos da gripe (*flu-like*) ou febre.

Os médicos precisam estar atentos a esses efeitos colaterais tóxicos. *Check-ups* regulares e exames físicos de rotina, bem como análises sanguíneas frequentes, são fundamentais no tratamento contínuado dos pacientes que recebem BFs. Uma história completa antes da exposição ao medicamento, juntamente com o exame físico, auxiliará na tomada de decisão para avaliação e tratamento adicionais. Isso é melhor alcançado com uma abordagem de equipe multiprofissional. A contribuição da equipe multiprofissional é essencial no manejo rápido das toxicidades, assim que elas ocorrem, e esse reconhecimento imediato da toxicidade é importante para melhorar os resultados finais do tratamento. Fornecer educação aos pacientes e familiares antes e durante o tratamento com BFs também melhorará os resultados do tratamento.

BIBLIOGRAFIA

1. Abrahamsen B. Treating osteoporosis in the oldest old. J Bone Miner Res. 2024;zjae045.
2. Abrahamsen B, Eiken P, Prieto-Alhambra D, Eastell R. Risk of hip, subtrochanteric, and femoral shaft fractures among mid and long term users of alendronate: nationwide cohort and nested case-control study. BMJ. 2016;353:i3365
3. Adams AL, Adams JL, Raebel MA, Tang, BT, Kuntz JL, Vijayadeva V, et al. Bisphosphonate drug holiday and fracture risk: a population-based cohort study. Journal of Bone and Mineral Research. 2018;33(7);1252-9.
4. Allen MR. Recent advances in understanding bisphosphonate effects on bone mechanical properties. Curr Osteoporos Rep. 2018;16(2):198-204.
5. Bando K, Oizumi T, Takahashi T, Mizoguchi I, Sugawara S, Endo Y. Release of nitrogen-containing bisphosphonates (NBPs) from hydroxyapatite by non-NBPs and by pyrophosphate. Biol Pharm Bull. 2021;44(11):1670-80.
6. Barrionuevo P, Kapoor E, Asi N, Alahdab F, Mohammed K, Benkhadra K, et al. Efficacy of pharmacological therapies for the prevention of fractures in postmenopausal women: a network meta-analysis. The Journal of Clinical Endocrinology and Metabolism. 2019;104(5):1623-30.
7. Bauer DC, Schwartz A, Palermo L, Cauley J, Hochberg M, Santora A, et al. Fracture prediction after discontinuation of 4 to 5 years of alendronate therapy: The FLEX study. JAMA Internal Medicine. 2014;174(7):1126-34.
8. Black DM, Cummings SR, Karpf DB, Cauley JA, Thompson DE, Nevitt MC, et al. Randomised trial of effect of alendronate on risk of fracture in women with existing vertebral fractures. Fracture Intervention Trial Research Group [see comments]. Lancet. 1196;348(9041):1535-41.
9. Black DM, Delmas PD, Eastell R, Reid IR, Boonen S, Cauley JA, et al. Once-yearly zoledronic acid for treatment of postmenopausal osteoporosis. The New England Journal of Medicine. 2007;356(18):1809-22.
10. Black DM, Geiger EJ, Eastell R, Vittinghoff E, Li BH, Ryan DS, et al. Atypical femur fracture risk versus fragility fracture prevention with bisphosphonates. N Engl J Med. 2020;383(8):743-53.
11. Black DM, Reid IR, Boonen S, Bucci-Rechtweg C, Cauley JA, Cosman F, et al. The effect of 3 versus 6 years of zoledronic acid treatment of osteoporosis: a randomized extension to the HORIZON-Pivotal Fracture Trial (PFT). Journal of Bone and Mineral Research. 2012;27(2):243-54.
12. Black DM, Schwartz AV, Ensrud KE, Cauley JA, Levis S, Quandt SA, et al. Effects of continuing or stopping alendronate after 5 years of treatment: the Fracture Intervention Trial Long-term Extension (FLEX): a randomized trial. JAMA. 2006;296(24):2927-38.
13. Black DM, Thompson DE, Bauer DC, Ensrud K, Musliner T, Hochberg MC, et al. Fracture risk reduction with alendronate in women with osteoporosis: the Fracture Intervention Trial. FIT Research Group. The Journal of Clinical Endocrinology and Metabolism. 2000;85(11):4118-24.
14. Bouxsein ML, Eastell R, Lui LY, Wu LA, de Papp AE, Grauer A, FNIH Bone Quality Project. Change in bone density and reduction in fracture risk: a meta-regression of published trials. Journal of Bone and Mineral Research. 2019;34(4):632-42.
15. Burr DB. Fifty years of bisphosphonates: what are their mechanical effects on bone? Bone. 2020;138:115518.
16. Cavalcanti de Araújo PH, Cezine MER, Vulczak A, et al. RANKL signaling drives skeletal muscle into the oxidative profile. J Bone Miner Res. 2024;39(6):753-64.
17. Compston J. Pathophysiology of atypical femoral fractures and osteonecrosis of the jaw. Osteoporos Int. 2011;22(12):2951-61. Erratum in: Osteoporos Int. 2012;23(2):793.

18. Cosman F, Cauley JA, Eastell R, Boonen S, Palermo L, Reid IR, et al. Reassessment of fracture risk in women after 3 years of treatment with zoledronic acid: when is it reasonable to discontinue treatment? The Journal of Clinical Endocrinology and Metabolism. 2014;99(12):4546-54.
19. Coxon FP, Thompson K, Roelofs AJ, Ebetino FH, Rogers MJ. Visualizing mineral binding and uptake of bisphosphonate by osteoclasts and non-resorbing cells. Bone. 2008;42(5):848-60.
20. Cremers S, Drake MT, Ebetino FH, Bilezikian JP, Russell RGG. Pharmacology of bisphosphonates. Br J Clin Pharmacol. 2019;85(6):1052-62.
21. Cremers S, Ebetino FH, Phipps R. On the pharmacological evaluation of bisphosphonates in humans. Bone. 2020;139:115501.
22. Cummings SR, Black DM, Thompson DE, Applegate WB, Barrett-Connor E, Musliner TA, et al. Effect of alendronate on risk of fracture in women with low bone density but without vertebral fractures: Results from the Fracture Intervention Trial. JAMA. 1998;280(24):2077-82.
23. Fuggle N, Al-Daghri N, Bock O, et al. Novel formulations of oral bisphosphonates in the treatment of osteoporosis. Aging Clin Exp Res. 2022;34(11):2625-34.
24. Gehrke B, Alves Coelho MC, Brasil d'Alva C, Madeira M. Long-term consequences of osteoporosis therapy with bisphosphonates. Arch Endocrinol Metab. 2023;68:e220334.
25. George EL, Truesdell SL, Magyar AL, Saunders MM. The effects of mechanically loaded osteocytes and inflammation on bone remodeling in a bisphosphonate-induced environment. Bone. 2019;127:460-73.
26. Giusti A, Papapoulos SE. Bisphosphonates for posmenopausal osteoporosis. In: Bilezikian JP, et al (eds.). Primer on the metabolic bone diseases and disorders of mineral metabolism. 9. ed. Hoboken-NJ: Willey Blackwell; 2019. p. 545-52.
27. Giustina A, Bilezikian JP, Adler RA et al. Consensus statement on vitamin D status assessment and supplementation: whys, whens, and hows. Endocr Rev. 2024:bnae009.
28. Jelin-Uhlig S, Weigel M, Ott B, et al. Bisphosphonate-related osteonecrosis of the jaw and oral microbiome: clinical risk factors, pathophysiology and treatment options. Int J Mol Sci. 2024;25(15):8053.
29. Jobke B, Milovanovic P, Amling M, Busse B. Bisphosphonate-osteoclasts: changes in osteoclast morphology and function induced by antiresorptive nitrogen-containing bisphosphonate treatment in osteoporosis patients. Bone. 2014;59:37-43.
30. Kanis JA, Reginster JY, Kaufman JM, Ringe JD, Adachi JD, Hiligsmann M, et al. A reappraisal of generic bisphosphonates in osteoporosis. Osteoporos Int. 2012;23:213-22.
31. Khan SA, Kanis JA, Vasikaran S, Kline WF, Matuszewski BK, McCloskey EV, et al. Elimination and biochemical responses to intravenous alendronate in postmenopausal osteoporosis. J Bone Miner Res 1997,12:1700-7.
32. Kim DH, Rockwood K. Frailty in older adults. N Engl J Med. 2024;391(6):538-48.
33. Langdahl B, Benhamou C, Johnston CC, Saag K, De Villiers T, Denker A, et al. Resolution of effects of bone turnover markers and bone mineral density after discontinuation of long-term bisphosphonate use. J Bone Min Res. 2012.
34. McCLung MR, Geusens P, Miller PD, Zippel H, Bensen WG, Roux C, et al. Effect of risedronate on the risk of hip fracture in elderly women. Hip Intervention Program Study Group. The New England Journal of Medicine. 2001;344(5):333340.
35. Migliorini F, Cocconi F, Vecchio G, et al. Pharmacological agents for bone fracture healing: talking points from recent clinical trials. Expert Opin Investig Drugs. 2023;32(9):855-65.
36. Miller PD, Jamal SA, Evenepoel P, Eastell R, Boonen S. Renal safety in patients treated with bisphosphonates for osteoporosis: a review. J Bone Miner Res. 2013;28(10):2049-59.
37. Moreira C, Resende GG. Osteonecrose mandibulomaxilar induzida por medicamentos. In: Moreira C, Shinjo SK (eds.). Livro da Sociedade Brasileira de Reumatologia. 3. ed. Barueri: Manole; 2023. p. 869-901.
38. Nancollas GH, Tang R, Phipps RJ, Henneman Z, Gulde S, Wu W, et al. Novel insights into actions of bisphosphonates on bone: differences in interactions with hydroxyapatite. Bone. 2006;38(5):617-27.
39. Naylor KE, Bradburn M, Paggiosi MA, Gossiel F, Peel NFA, McCloskey EV, et al. Effects of discontinuing oral bisphosphonate treatments for postmenopausal osteoporosis on bone turnover markers and bone density. Osteoporos Int. 2018;29(6):1407-17.
40. Ono T, Hayashi M, Sasaki F, et al. RANKL biology: bone metabolism, the immune system, and beyond. Inflamm Regen. 2020(40):2.
41. Panagiotakou A, Yavropoulou M, Nasiri-Ansari N, Makras P, Basdra EK, Papavassiliou AG, et al. Extra-skeletal effects of bisphosphonates. Metabolism. 2020;110:154264.

42. Patel D, Gorrell C, Norris J, Liu J. A narrative review of the pharmaceutical management of osteoporosis. Ann Jt. 2023;8:25.
43. Patntirapong S, Champakerdsap C, Mathaveechotikul P, et al. Improvement of osteoblast adhesion, viability, and mineralization by restoring the cell cytoskeleton after bisphosphonate discontinuation in vitro. J Appl Oral Sci. 2024;32:e20240034.
44. Psimma C, Psimma Z, Willems HC, et al. Oral bisphosphonates: adverse effects on the oral mucosa not related to the jaw bones. A scoping review. Gerodontology. 2022 Dec;39(4):330-8.
45. Radominski SC, et al. Diretrizes brasileiras para o diagnóstico e tratamento da osteoporose em mulheres na pós-menopausa. Revista Brasileira de Reumatologia. 2017;57:s452-s466.
46. Rendina D, Falchetti A, Diacinti D, et al. Diagnosis and treatment of Paget's disease of bone: position paper from the Italian Society of Osteoporosis, Mineral Metabolism and Skeletal Diseases (SIOMMMS). J Endocrinol Invest. 2024;47(6):1335-60.
47. Rogers MJ, Mönkkönen J, Munoz MA. Molecular mechanisms of action of bisphosphonates and new insights into their effects outside the skeleton. Bone. 2020;139:115493.
48. Russell RG, Watts NB, Ebetino FH, Rogers MJ. Mechanisms of action of bisphosphonates: similarities and differences and their potential influence on clinical efficacy. Osteoporos Int. 2008;19(6):733-59.
49. Russell RG. Bisphosphonates: the first 40 years. Bone. 2011;49(1):2-19.
50. Schini M, Vilaca T, Vittinghoff E, et al. Influence of age on the efficacy of pharmacologic treatments on fracture risk reduction and increases in BMD: RCT results from the FNIH-ASBMR-SABRE project. J Bone Miner Res. 2024.
51. Salis Z. Bisphosphonates show no association with preventing, slowing, or delaying radiographic changes and pain in hip osteoarthritis: a 4-year study in female adults using data from the Osteoarthritis Initiative Study. Int J Rheum Dis. 2024;27(8):e15279.
52. Shi S, Duan H, Ou X. Targeted delivery of anti-osteoporosis therapy: bisphosphonate-modified nanosystems and composites. Biomed Pharmacother. 2024;175:116699.
53. Suresh E, Pazianas M, Abrahamsen B. Safety issues with bisphosphonate therapy for osteoporosis. Rheumatology (Oxford). 2014;53(1):19-31.
54. Tzschentke TM. Pharmacology of bisphosphonates in pain. Br J Pharmacol. 2021;178(9):1973-94.
55. Zeghoud S, Ben Amor I, Alnazza Alhamad A, Darwish L, Hemmami H. Osteoporosis therapy using nanoparticles: a review. Ann Med Surg (Lond). 2023;86(1):284-91.
56. Zeng Y, Yang Y, Wang J, et al. The healing and therapeutic effects of perioperative bisphosphonate use in patients with fragility fractures: meta-analysis of 19 clinical trials. Osteoporos Int. 2024 Aug 8. doi: 10.1007/s00198-024-07191-5.
57. Zhang X, Tian L, Majumdar A, et al. Function and regulation of bone marrow adipose tissue in health and disease: state of the field and clinical considerations. Compr Physiol. 2024 Jun 27;14(3):5521-79.

18

Denosumabe

Vera Lúcia Szejnfeld
Caio Moreira

DESTAQUES DO TEMA

- O denosumabe é um anticorpo monoclonal IgG2 sintético, que também pode se ligar especificamente e inativar o RANKL, usando o mesmo mecanismo de ação da osteoprotegerina.
- É um medicamento antirreabsortivo ósseo muito utilizado para tratar várias condições clínicas nas quais a atuação do sistema RANK/RANKL/OPG é expressiva, ou seja, com uma ativação da expressão de RANKL.
- É contraindicado em casos de hipersensibilidade ao denosumabe ou a qualquer componente da formulação, de hipocalcemia preexistente e não existem dados sobre o efeito do denosumabe na fertilidade humana, não sendo aconselhável usá-lo em situações de gravidez e amamentação.
- É geralmente bem tolerado por pacientes com comprometimento da função renal relacionado à idade, embora seja necessário monitorar a ocorrência de hipocalcemia.
- A administração de denosumabe deve ser feita apenas por injeção subcutânea e não por via intravenosa ou intramuscular.
- O tratamento da osteoporose com denosumabe promove redução dos marcadores de formação óssea, sendo mais acentuada após 1 mês da primeira dose do medicamento, mas de modo geral, os marcadores de remodelação óssea atingem as reduções mais acentuadas após 9 meses de tratamento.

- A avaliação da densidade mineral óssea pela densitometria óssea deve ocorrer antes do tratamento e entre um e dois anos após o início do tratamento.
- Demonstrou ser eficaz no aumento da densidade mineral óssea na coluna lombar, quadril total, colo femoral e rádio, contribuindo significativamente para a redução do risco de novas fraturas vertebrais e não vertebrais, sendo que em estudos com mais de 3 anos de uso, a incidência de fraturas vertebrais manteve-se baixa, enquanto as taxas de fraturas não vertebrais diminuíram ainda mais com o tratamento a longo prazo.
- É essencial o uso de bisfosfonatos (ou de um anabolizante) após a interrupção do denosumabe para evitar o efeito rebote, como estratégia fundamental para prevenir a perda de DMO e manter um risco reduzido de fraturas, sobretudo as vertebrais.

INTRODUÇÃO

A identificação da via de sinalização intercelular RANK/RANKL/OPG no final da década de 1990 abriu a possibilidade de desenvolvimento de novos agentes terapêuticos que reduzem a reabsorção óssea através da inibição do RANKL.

O denosumabe impede que o RANKL se ligue ao seu receptor RANK, inibindo assim o desenvolvimento, a ativação e a sobrevivência dos osteoclastos. Isso é diferente do mecanismo de ação dos bisfosfonatos (BFs), que inibem a função dos osteoclastos através de sua absorção pelos osteoclastos nos sítios onde esteja ocorrendo a reabsorção óssea, inibindo seus mecanismos de metabolismo celular e induzindo-os à apoptose.

A VIA DE SINALIZAÇÃO INTERCELULAR RANK/RANKL/OPG

A via de sinalização RANK/RANKL/OPG é uma das principais vias reguladoras da remodelação óssea, atuando fundamentalmente na inibição das funções dos osteoclastos. Além disso, ela tem papel significativo na modulação de muitas funções biológicas: imunomodulação, organogênese dos linfonodos e do timo, desenvolvimento da glândula mamária durante a gravidez, termorregulação/controle da febre e crescimento capilar e muitas outras. Uma publicação de pesquisadores de Ribeirão Preto (Brasil) em 2024, revelou pela primeira vez um novo papel do RANKL, como uma proteína semelhante à osteocina que impacta o metabolismo da fibra muscular. Mostrou que RANKL induz a biogênese mitocondrial, aumenta o número de fibras musculares esqueléticas do metabolismo oxidativo e melhora a resistência muscular à fadiga.

Essa via é composta por três membros:

A. O ligante do receptor ativador do fator-κβ (RANKL) é um membro da superfamília do fator de necrose tumoral-α (TNF-α). É produzido e secretado por osteoblastos, células estromais ósseas, fibroblastos e células T ativadas.
B. O RANKL se liga e ativa o receptor ativador do fator nuclear-κβ (RANK). A interação entre RANKL e RANK promove a diferenciação e maturação dos osteoclastos e favorece sua sobrevivência. O RANK é expresso principalmente em precursores de osteoclastos, osteoclastos maduros e células do sistema imunológico, como células dentríticas (DCs), macrófagos e micróglia.
C. A osteoprotegerina (OPG) é também membro da superfamília de receptores TNF, e atua como um receptor *decoy* ou chamariz, que interage tanto com o RANKL de membrana quanto com sua forma solúvel, inibindo a ativação da sua sinalização, limitando assim a formação de osteoclastos e acelerando sua apoptose.

Esses componentes podem também ser produzidos por osteócitos, responsáveis pela adaptação esquelética aos mecanismos de sobrecarga e descarga. Tanto as condições de descarga (p. ex.: acamamento e voos espaciais) quanto de carga (p. ex.: tratamento ortodôntico) podem induzir à reabsorção óssea excessiva, que é mediada pelo aumento do RANKL dos osteócitos. Ainda não é totalmente conhecido o mecanismo exato de como a produção desta citocina é induzida nessas células.

Para ocorrer o processo de remodelação óssea no período de crescimento e mesmo na vida adulta em indivíduos saudáveis, esses três sinalizadores, RANK, RANKL e OPG, trabalham em perfeita harmonia. O desequilíbrio da interação e expressão desses sinalizadores está ligado à perda óssea na pós-menopausa e muitas doenças como osteoporose (OP), artrite reumatoide e outras doenças inflamatórias autoimunes reumáticas, doença periodontal, metástases de tumores osteolíticos etc. Nessas situações, a quantidade de osso removido durante a reabsorção pelos osteoclastos excede aquela substituída durante a formação óssea pelos osteoblastos, levando a perda de massa óssea e aumento da fragilidade esquelética e do risco de fratura. O tratamento com o denosumabe para inibir a formação e ativação de osteoclastos, com redução eficiente e segura da reabsorção óssea, é uma abordagem bastante utilizada no combate dessas doenças.

DENOSUMABE – O ANTICORPO MONOCLONAL INIBIDOR DE RANKL

O denosumabe é um anticorpo monoclonal IgG2 sintético, que também pode se ligar especificamente e inativar o RANKL, usando o mesmo mecanismo de ação da OPG (Figura 1). Quando ligado ao RANK, o RANKL potencializa a diferenciação dos osteoclastos das células-tronco hematopoiéticas, ativa

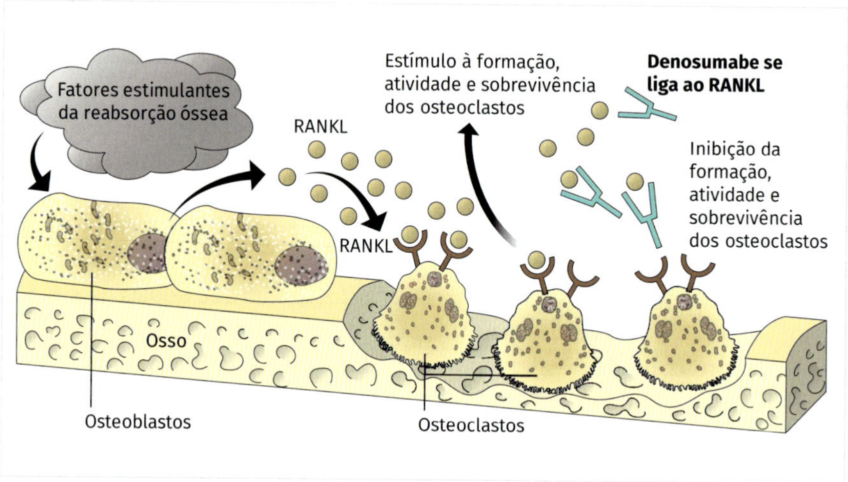

FIGURA 1 **Mecanismo de ação do denosumabe.** RANKL expresso pelos osteoblastos liga-se ao RANK na superfície de pré-osteoclastos e osteoclastos maduros. Essa interação estimula a reabsorção óssea mediada pelos osteoclastos, aumentando a formação, atividade e sobrevivência dos osteoclastos. O denosumabe funciona de modo similar à osteoprotegerina (OPG), ou seja, ligando-se ao RANKL e inibindo a reabsorção óssea mediada por osteoclastos.

OPG: osteoprotegerina; RANK: ativador do receptor do fator nuclear-κB; RANKL: ativador do receptor do ligante do fator nuclear-κB.

Fonte: Moreira C, Szejnfeld VL, modificada de Lewiecki EM. Denosumab: a promising drug for the prevention and treatment of osteoporosis. Womens Health (Lond Engl). 2006;2:517-25.

e prolonga sua sobrevivência. Foi aprovado pela *Food and Drug Administration* (FDA) e pela *European Medicines Agency* (EMA) em 2010, e posteriormente também por agências reguladoras em vários países, inicialmente para o tratamento da OP pós-menopausa e depois também em outras situações envolvendo aumento patológico da reabsorção óssea.

Não há evidência do estabelecimento de uma ligação sustentada do denosumabe às superfícies ósseas. O denosumabe é uma proteína solúvel circulante, um anticorpo capaz de se distribuir por todo o espaço vascular e extravascular. Isso contrasta com o tratamento com BFs, no qual uma parte do medicamento é adsorvida nas superfícies minerais ósseas, ficando armazenado no osso e encoberto pelo "osso novo" no local onde ocorreu a reabsorção óssea (Figura 2).

Um estudo com dose única de denosumabe em mulheres saudáveis na pós-menopausa demonstrou uma resposta farmacocinética não linear e dose-de-

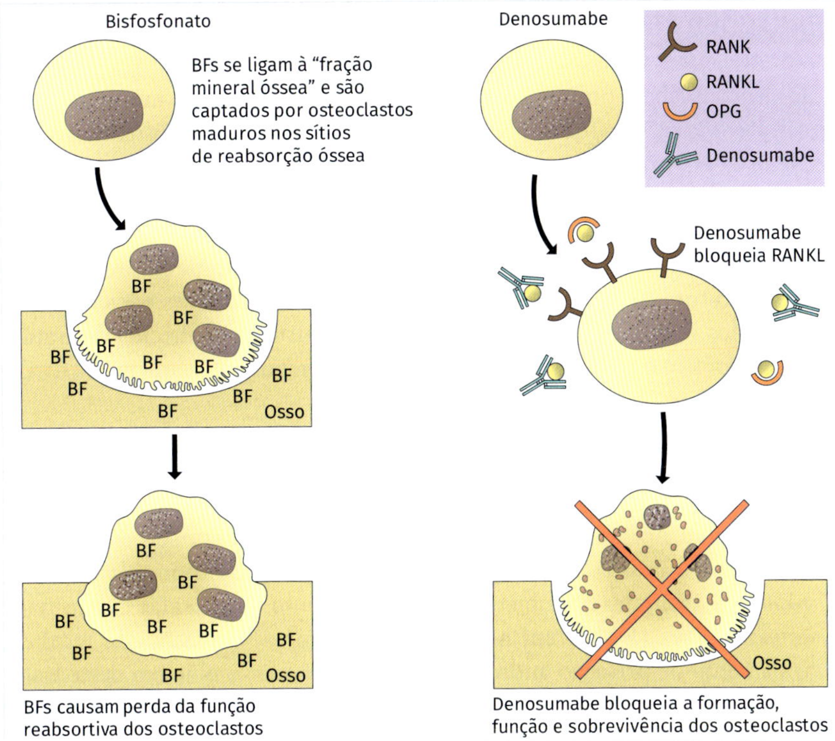

FIGURA 2 Diferentes mecanismos dos osteoclastos pelos bisfosfonatos (BFs) e pelo denosumabe.

OPG: osteoprotegerina; RANK: ativador do receptor do fator nuclear-κB; RANKL: ativador do receptor do ligante do fator nuclear-κB.

Fonte: Moreira C, Szejnfeld VL, modificada de Baron R, Ferrari S, Russell RG. Denosumab and bisphosphonates: different mechanisms of action and effects. Bone. 2011;48(4):677-92.

pendente, sendo o medicamento detectável na circulação por até várias semanas; no geral, a meia-vida do denosumabe é de aproximadamente 26 dias (faixa de 6 a 52 dias) durante um período de 3 meses (faixa de 1,5 a 4,5 meses).

Tal como observado com outros anticorpos, a depuração do denosumabe ocorre através do sistema reticuloendotelial e, portanto, é independente da depuração renal. Um estudo de farmacodinâmica do denosumabe, na aplicação subcutânea em dose única e clinicamente relevante de 1 mg/kg, mostrou diminuição rápida e intensa, de 80%, da relação N-telopeptídeo/creatinina urinária após uma semana e de 59% em 6 meses após a administração, em comparação com a aferição basal. Normalmente o denosumabe não é eliminado através de mecanismos metabólicos enzimáticos hepáticos (citocromo P450, ou CYP).

INDICAÇÕES ATUAIS

O denosumabe é um medicamento antirreabsortivo ósseo muito utilizado para tratar várias condições clínicas nas quais a atuação do sistema RANK/RANKL/OPG é expressiva, ou seja, com uma ativação da expressão de RANKL, tais como:

- **Osteoporose de mulheres na pós-menopausa e de homens com alto risco de fratura:** um alto risco de fratura é definido naqueles pacientes com múltiplos fatores de risco para fratura, uma história conhecida de fratura osteoporótica ou naqueles que falharam com tratamentos anteriores da OP ou têm contraindicação ao uso de BFs.
- **Osteoporose induzida por glicocorticoides:** pacientes de ambos os sexos com alto risco de fratura que estão iniciando ou mantendo uso contínuo de glicocorticoides sistêmicos em dose ≥ 7,5 mg de prednisona ou equivalente, diariamente, por um período estipulado de pelo menos de seis meses.
- **Perda óssea induzida pela privação androgênica ou induzida pelo inibidor da aromatase:** o objetivo desse tratamento é aumentar a densidade mineral óssea (DMO) em homens com câncer de próstata que recebem tratamento de privação androgênica. Nas mulheres, o objetivo deste tratamento é aumentar a DMO quando recebem tratamento com inibidores da aromatase para o câncer de mama.
- **Prevenção de eventos relacionados ao esqueleto:** por exemplo, fraturas e dores ósseas, secundárias a mieloma múltiplo ou metástases ósseas de tumores sólidos. Usado em conjunto com tratamentos para neoplasias primárias.
- **Tumor de células gigantes do osso:** indicado em adultos e adolescentes já com maturidade esquelética, diante de tumor irressecável ou quando a ressecção cirúrgica provavelmente causaria morbidade grave.
- **Hipercalcemia maligna:** indicado quando a hipercalcemia é refratária ao tratamento com BFs.

Existem muitas variações do uso do denosumabe que transcendem as indicações formais, inclusive *off-label*. Por exemplo, várias diretrizes propõem que o denosumabe possa ser administrado como tratamento inicial de acordo com a conveniência avaliada pelo médico prescritor e a preferência do(a) paciente. No futuro, caso sejam confirmados dados que vamos discutir a seguir, denosumabe poderia até ter indicação para reduzir o risco de DM2 nos pacientes osteoporóticos. Sabe-se há muito que a resistência à insulina hepática é um dado significativo da patogênese do diabetes *mellitus* tipo 2 (DM2), e está intimamente associada ao armazenamento excessivo de gordura e à inflamação resultante no fígado. Existem dados de que a ativação do fator de transcrição nuclear fator-κB (NF-κB) e vias de sinalização inflamatórias a jusante sistemicamente e no fígado seriam eventos-chave na etiologia da resistência à insulina hepática e disfunção das células β, embora os mecanismos moleculares envolvidos não estejam completamente esclarecidos. Kiechl et al., em 2013, em um estudo prospectivo, demostrou que uma alta concentração sérica de RANKL solúvel seria um preditor de risco significativo ($P < 0{,}001$) e independente das manifestações da DM2. Os dados deste estudo forneceram evidências de um papel da sinalização de RANKL na patogênese do DM2.

Novas luzes foram recentemente lançadas sobre este assunto por um estudo de coorte com dados anonimizados da TriNetX (TriNetX LLC; Cambridge, MA), uma rede global de pesquisa em saúde federada da Inglaterra. Realizaram um significativo estudo de coorte de mundo real, que mostrou que pacientes prescritos com denosumabe, em comparação com BFs, têm um risco 17% menor de desenvolver DT2 em um período de acompanhamento de 5 anos, particularmente em pacientes mais velhos com sobrepeso ou obesidade. Em pacientes com OP que já têm DT2 estabelecida, o denosumabe também pode reduzir o risco de mortalidade por todas as causas e ulceração do pé, embora o risco de nefropatia possa aumentar. Estes resultados deverão ser confirmados por futuros RCTs.

CONTRAINDICAÇÕES

- Hipersensibilidade ao denosumabe ou a qualquer componente da formulação.
- Hipocalcemia preexistente.
- Fertilidade, gravidez e amamentação: não existem dados sobre o efeito de denosumabe na fertilidade humana e desconhece-se também se o medicamento é excretado no leite humano, mas sabemos que a via de comunicação intracelular RANKL/RANK/OPG age no controle da formação e função das glândulas mamárias. Não é aconselhável usar essa medicação em caso de amamentação.

Denosumabe não foi testado em mulheres grávidas. É contraindicado em mulheres grávidas, que pensam estar grávidas ou planejam engravidar. Se ficarem grávidas durante o tratamento com denosumabe, aconselha-se suspensão imediata da medicação, controle ginecológico e obstétrico até o parto e também do recém-nato, e informar seu médico imediatamente. A exposição aos produtos contendo denosumabe durante a gravidez pode causar danos fetais, pelo que as mulheres com potencial reprodutivo devem ser aconselhadas a utilizar métodos contraceptivos eficazes durante o tratamento e durante pelo menos 5 meses após a última dose do denosumabe.

ADMINISTRAÇÃO

A administração de denosumabe para tratar a OP deve ser feita apenas por injeção subcutânea e não deve ser administrado por via intravenosa ou intramuscular. Os locais de injeção incluem a parte superior do braço, parte superior da coxa ou abdome. Nenhuma observação especial ou pré-medicação é necessária antes da administração do medicamento. A dosagem é prescrita como solução de 120 mg/1,7 mL (70 mg/mL) em frascos para produto injetável de dose única (eventos relacionados ao esqueleto em pacientes com mieloma múltiplo e em pacientes com metástases ósseas de tumores sólidos), ou como seringa pré-preenchida, de uso único, contendo 60 mg em solução de 1 mL. É aconselhada a administração de vitamina D e cálcio, conforme necessário, para tratar ou prevenir a hipocalcemia. Não são necessários ajustes de dose para insuficiência hepática ou renal. As doses convencionais em outras condições clínicas são diferentes, com outros esquemas terapêuticos, que variam conforme o caso.

EFEITOS ADVERSOS

Utilizando uma convenção internacional para a classificação das reações adversas, podemos enumerar os efeitos adversos do denosumabe relatados em estudos pivotais ou no pós-marketing, por ordem decrescente de frequência de seu aparecimento:

- **Reações adversas muito comuns** (ocorrem ≥ 10% dos pacientes que utilizam esse medicamento): dor óssea, na articulação e/ou músculo que pode ser por vezes grave; dor referida nas extremidades, no braço ou na perna.
- **Reações adversas comuns** (ocorrem em 1% a 10% dos pacientes que utilizam esse medicamento): disúria, polaciúria, hematúria, incontinência urinária; infecção do trato respiratório superior; formigamento ou dormência que se estende pela perna (referida como "ciática" pelo paciente); prisão de ventre; desconforto abdominal; prurido, erupção, vermelhidão e/ou ressecamento (eczema) da pele, alopecia.
- **Reações adversas incomuns** (ocorrem em 0,1% a 1% dos pacientes que utilizam esse medicamento): febre, vômitos e dor ou desconforto abdominal, dor ou "infeção" no ouvido, erupção liquenoide na boca, ferida gengival, osteonecrose mandíbulomaxilar, osteonecrose do canal auditivo externo, fraturas femorais atípicas e fraturas vertebrais múltiplas (após interrupção do tratamento), merecendo destaque:

- **Hipocalcemia:** devido aos seus efeitos antirreabsortivos, o denosumabe tem potencial para causar hipocalcemia. Há documentação de casos graves, até mesmo fatais, de hipocalcemia induzida por denosumabe. Pacientes com disfunção renal grave ou em diálise podem ter um risco aumentado de desenvolver hipocalcemia (atenção à depuração da creatinina < 30 mL/min). Deve-se aferir o cálcio sérico e corrigir a hipocalcemia preexistente antes do início do tratamento. Nesses pacientes, o cálcio sérico requer monitorização frequente. Deve-se usar denosumabe com cautela em pacientes com condições predisponentes à hipocalcemia. A administração adequada de cálcio, vitamina D e a monitorização regular dos níveis de cálcio são especialmente importantes nesses pacientes.
- **Osteonecrose mandíbulomaxilar** (ONM): relatos de ONM foram observados em pacientes que receberam denosumabe. Os sintomas clássicos podem incluir: dor nos dentes, gengiva, na mandíbula ou maxila, infecção dentária, aumento da mobilidade óssea, ferida gengival ou cutânea etc. A duração prolongada do uso de denosumabe, de modo idêntico ao uso prolongado de BFs, está diretamente relacionada ao aumento do risco da ocorrência da ONM. Pacientes com fatores predisponentes para a ONM, como deterioração dentária, doença periodontal, tabagismo e extração dentária recente, apresentam maior risco da doença. Se houver constatação de fatores de risco para ONM, providenciar um exame odontológico completo antes do início do tratamento ou no decorrer do tratamento com denosumabe. O risco de ONM é consideravelmente maior em pacientes que recebem doses maiores de denosumabe com doenças malignas do que em pacientes com OP. O uso do denosumabe não deve ser iniciado até que a saúde bucal seja avaliada e considerada satisfatória. Durante o uso de denosumabe para tratamento de metástase osteolítica, os procedimentos odontológicos invasivos devem ser contraindicados. Se houver suspeita de ONM, interromper imediatamente o uso de denosumabe, até a avaliação e orientação odontológica.
- **Osteonecrose do canal auditivo externo:** tem sido reportada como associada à utilização de denosumabe. Essa hipótese deve ser considerada em pacientes em tratamento com denosumabe, que apresentem sintomas/sinais do aparelho auditivo, incluindo infecções crônicas do ouvido. Fatores potenciais de risco para a osteonecrose do canal auditivo externo incluem a utilização de glicocorticoides ou quimioterapia e/ou fatores de risco locais como infecção ou trauma.
- **Fraturas femorais atípicas** (FFA): embora sua incidência seja considerada baixa, existe uma associação da ocorrência de fraturas ósseas atípicas com tratamento prolongado com BFs, e há relatos dessas fraturas em pacientes

que receberam denosumabe para tratar a OP ou doença óssea metastática. Essas fraturas geralmente estão localizadas na região subtrocantérica ou ao longo da diáfise femoral. Os pacientes tendem a sentir dor prodrômica semanas a meses antes da fratura. Os pacientes devem receber aconselhamento sobre a observação do surgimento de dor no quadril ou na coxa, e o membro contralateral deve ser examinado regularmente pela possibilidade de fratura atípica contralateral. As fraturas geralmente ocorrem com pouco ou nenhum trauma local. Após o diagnóstico de uma fratura atípica, a descontinuação do denosumabe é aconselhável. Se descontinuado, considere iniciar imediatamente um tratamento com BFs ou anabólicos, devido à aumentada perda óssea que ocorre com essa descontinuação. Não há certeza até momento se as fraturas atípicas ocorrem devido à toxicidade do denosumabe ou seriam relacionadas mais diretamente à OP subjacente do paciente. Fraturas atípicas do fêmur também têm sido notificadas em pacientes com outras comorbidades (p. ex.: deficiência em vitamina D, artrite reumatoide, hipofosfatasia) e com a utilização de BFs, e curiosamente, essas fraturas também foram assinaladas em relatos de casos sem tratamento antirreabsortivo, por exemplo, com utilização de glicocorticoides e inibidores de bomba de prótons (*viés de observação?*).

MONITORAMENTO DO TRATAMENTO

Os marcadores de remodelação óssea (BTMs – *bone turnover markers*) deverão estar idealmente reduzidos pelo tratamento com denosumabe. A *International Osteoporosis Foundation*, a *European Calcified Tissue Society* (IOF-ECTS), a *Endocrine Society* e a *American Association of Clinical Endocrinology*, cujas diretrizes contemporâneas são seguidas em todo o mundo, propuseram recentemente o uso de CTX ou PINP para monitorar a adesão ao tratamento com denosumabe e BFs.

O tratamento da OP com denosumabe promove redução dos marcadores de formação óssea, como a fosfatase alcalina específica dos ossos (BSAP) e o propeptídeo N-terminal sérico do colágeno de tipo 1 (P1NP), sendo mais acentuada após 1 mês da primeira dose do medicamento. De modo geral, os marcadores de remodelação atingem as reduções mais acentuados após 9 meses de tratamento.

As radiografias simples podem mostrar fraturas vertebrais e em outras localizações, por ocasião do efeito rebote na suspensão do medicamento, assim como fraturas femorais atípicas que raramente estão presentes. O aumento da captação na área afetada pode ser observado na cintilografia óssea com tecnécio (Tc)-99m. Nos casos com radiografia negativa e alta suspeita clínica, a tomografia computadorizada (TC) e a ressonância magnética (RM) podem ser úteis. Na suspeita de ONM é importante estar atento a outras condições que tenham aparência radiográfica semelhante à da ONM, como osteonecrose induzida por infecções e até mesmo pela radiação.

Deve ser solicitada DXA para analisar mais detalhadamente a DMO, antes do início do tratamento com denosumabe e durante o tratamento (de 2 em 2 anos, período discutível de acordo com as características do paciente) para avalia os resultados do tratamento (Ver Capítulo "Densitometria óssea").

BIOSSIMILAR DO DENOSUMABE

A *Food and Drug Administration* (FDA) dos EUA aprovou o primeiro biossimilar do denosumabe, em 5 de março de 2024, que também já tinha sido aprovado pelo Canadá em fevereiro de 2024. Assim como os produtos de referência, o denosumabe biossimilar foi aprovado para duas indicações, em doses diferentes:

A. Com a formulação injetável de 60 mg/1 mL foi aprovado para todas as indicações já permitidas para o produto similar de referência.
B. Com a formulação injetável de 120 mg/1,7 mL foi aprovado para:
- Prevenir eventos relacionados ao esqueleto em pacientes com mieloma múltiplo e em pacientes com metástases ósseas de tumores sólidos.
- Tratar adultos e adolescentes com tumor ósseo de células gigantes considerado irressecável ou onde a ressecção cirúrgica provavelmente resultará em morbidade grave.
- Tratar a hipercalcemia da neoplasia refratária ao tratamento com BFs.

Foi contraindicado para hipocalcemia e hipersensibilidade clinicamente significativa conhecida com o denosumabe original. A exposição aos produtos contendo denosumabe durante a gravidez pode causar danos fetais, pelo que as mulheres com potencial reprodutivo, também devem ser aconselhadas a utilizar métodos contraceptivos eficazes durante o tratamento e durante pelo menos 5 meses após a última dose do denosumabe biossimilar.

ESTUDOS CLÍNICOS REALIZADOS COM O DENOSUMABE

Estudo FREEDOM

No estudo pivotal do denosumabe, conhecido como FREEDOM (*Fracture Reduction Evaluation of Denosumab in Osteoporosis Every 6 Months*), após três anos, os resultados revelaram redução significativa do risco de fraturas em diferentes sítios. Em comparação com o placebo, os pacientes que receberam denosumabe apresentaram redução de 68% no risco de fraturas radiográficas,

40% no risco de fraturas de quadril, 20% no risco de fraturas não vertebrais e 16% no risco de fraturas de antebraço.

Além disso, o denosumabe demonstrou ser eficaz no aumento da DMO na coluna lombar, quadril total, colo femoral e rádio, com redução importante dos marcadores séricos de remodelação óssea, compatível com seu mecanismo de ação. Esses ganhos de DMO foram clinicamente relevantes, contribuindo significativamente para a redução do risco de novas fraturas vertebrais e não vertebrais.

Os riscos de complicações como consolidação tardia da fratura ou não consolidação foram baixos e semelhantes entre os indivíduos tratados com denosumabe e os controles não tratados.

Não foram observados casos de osteonecrose mandibulomaxilar (ONM) ou fraturas atípicas do fêmur durante esse estudo pivotal, e as taxas globais de eventos adversos ou interrupções devido a eles não diferiram significativamente entre o grupo tratado e o controle.

Apesar dos resultados positivos do estudo FREEDOM ao longo de três anos, permaneceram incertezas sobre a segurança e eficácia em longo prazo do denosumabe no momento de sua aprovação para comercialização. Questões sobre a continuidade dos efeitos benéficos, a segurança em termos de supressão contínua da remodelação óssea e os potenciais efeitos imunológicos foram levantadas. Com o tempo, surgiram dúvidas adicionais sobre a duração ideal do tratamento com denosumabe, a necessidade de tratamentos sequenciais após sua interrupção e o uso combinado com outros agentes.

Estudo FREEDOM ESTENDIDO

A extensão do FREEDOM incluiu 4.550 indivíduos que completaram o estudo FREEDOM por 3 anos sem perder mais de uma dose. Durante o estudo de extensão, os pacientes do grupo placebo, após três anos, receberam tratamento com denosumabe por até 7 anos (grupo cruzado), enquanto o grupo de longo prazo recebeu terapia com denosumabe por até 10 anos. A incidência de fraturas vertebrais manteve-se baixa e semelhante ao observado no FREEDOM, enquanto as taxas de fraturas não vertebrais diminuíram ainda mais com o tratamento em longo prazo.

Surpreendentemente, observou-se que a extensão do tratamento com denosumabe produziu aumentos contínuos e progressivos da DMO, com incrementos médios de 21,7%, 9,2% e 9,0% para coluna lombar, quadril total e colo femoral, respectivamente, após 10 anos de tratamento. Em uma análise *post hoc*, os ganhos de DMO foram associados a taxas de fraturas vertebrais e não vertebrais inferiores àquelas observadas após três anos de tratamento. O mesmo ocorreu no grupo que recebeu placebo e posteriormente foi tratado com denosumabe por sete anos. Diferente do denosumabe, pacientes tratados com BFs por 10 anos apresentaram um platô na DMO da coluna e do fêmur total após 3 anos de terapia. Essas observações devem ser interpretadas com cautela, pois naturalmente ocorre uma perda de pacientes ao longo do tempo, principalmente daqueles mais idosos/frágeis. No entanto, ao final do estudo de extensão, os autores observaram que a média de idade dos pacientes foi apenas um ano menor do que o esperado.

EFEITO DO DENOSUMABE NA ESTRUTURA ÓSSEA E HISTOLOGIA

Os efeitos do denosumabe na estrutura óssea e histologia foram investigados através de análises detalhadas. Os resultados pós-tratamento mostraram aumento progressivo na resistência óssea femoral e vertebral, conforme avaliado em intervalos de 12, 24 e 36 meses após o início do tratamento. Biópsias ósseas realizadas em pacientes tratados com denosumabe mostraram histologia óssea normal, mesmo após anos de tratamento, indicando inibição eficaz da remodelação óssea. Houve também aumento na mineralização da matriz óssea durante os primeiros cinco anos de tratamento, alcançando níveis próximos ao normal, permanecendo estáveis após esse período. Além disso, foram observados aumentos contínuos na DMO ao longo de 10 anos de tratamento, sugerindo a ativação de mecanismos adicionais. O denosumabe preservou a taxa de formação óssea baseada em modelagem no fêmur, enquanto inibiu a formação baseada em remodelação. Na crista ilíaca, a profundidade das cavidades erosivas foi reduzida, sugerindo um equilíbrio ósseo positivo. Esses processos globais impactaram positivamente na microarquitetura óssea, aumentando a espessura cortical, densidade óssea e, consequentemente, a resistência óssea.

USO DE DENOSUMABE EM PACIENTES COM INSUFICIÊNCIA RENAL

Os resultados do estudo FREEDOM e de outras pesquisas indicaram que o denosumabe é eficaz e seguro tanto em indivíduos com doença renal crônica leve a moderada (estágios 1-3) quanto naqueles sem essa condição. Isso sugere que o denosumabe é geralmente bem tolerado por pacientes com comprometimento da função renal relacionado à idade, embora seja necessário monitorar a ocorrência de hipocalcemia.

Broadwell et al. demonstraram que o denosumabe teve eficácia comparável no aumento da DMO e na redução do risco de fraturas tanto em mulheres com função renal normal quanto naquelas com insuficiência renal leve a moderada. A magnitude e a duração dos benefícios na DMO e na redução de fraturas ao longo do tempo foram consistentes entre todos os subgrupos renais, em consonância com os resultados gerais do estudo FREEDOM e sua extensão, além dos resultados de uma análise *post hoc* de três anos dos dados do FREEDOM, que estratificou os participantes de acordo com o nível de função renal.

Apesar do avanço da idade dos participantes, o tratamento prolongado com denosumabe não demonstrou associação com um declínio adicional na função renal. Não foram observadas diferenças significativas nas taxas de eventos adversos ou eventos adversos graves com base no estágio da doença renal crônica durante os períodos de tratamento de 7 ou 10 anos. Mais estudos serão necessários para esclarecer o uso de denosumabe ou outros tratamentos antirreabsortivos em pacientes com doença renal crônica mais grave (estágios 4 ou 5).

DESCONTINUAÇÃO DO DENOSUMABE

A interrupção do uso do denosumabe deve ser considerada em várias situações clínicas:

A. quando o paciente está livre de fraturas e alcançou um baixo risco de fraturas;
B. se o paciente não responde adequadamente ao denosumabe, com ocorrência de fraturas, declínio na DMO ou manutenção de uma DMO persistentemente baixa; ou
C. se o paciente desenvolver hipersensibilidade ou outros efeitos adversos ao denosumabe, como ONM ou fraturas atípicas do fêmur. Em alguns casos, os pacientes podem optar pela descontinuação do denosumabe por razões financeiras ou outros motivos.

Foi sugerido o uso de BFs após a interrupção do denosumabe como uma estratégia para prevenir a perda de DMO e manter um risco reduzido de fraturas. Estudos mostraram que o tratamento subsequente com alendronato ou ácido zoledrônico preservou alguns dos benefícios terapêuticos do denosumabe na DMO, com uma baixa incidência de fraturas. Em particular, o tratamento com ácido zoledrônico seis meses após a última dose de denosumabe resultou em apenas pequenos aumentos nos marcadores de remodelação óssea. No entanto, em um estudo com pacientes com exposição prolongada ao denosumabe, a perda de DMO foi similar entre aqueles que receberam ácido zoledrônico seis ou nove meses após a última dose de denosumabe, ou após o aumento dos marcadores da remodelação óssea. Tais dados sugerem que os médicos devem considerar a descontinuação do denosumabe somente quando a DMO do paciente estiver em um nível mais elevado que o desejado. Estudos clínicos em andamento estão explorando diferentes abordagens para mitigar os efeitos da interrupção do denosumabe.

Um desafio relacionado à suspensão do denosumabe surge em pacientes que não podem receber BFs, como aqueles com insuficiência renal, fratura atípica ou ONM durante o tratamento. Para esses pacientes, agentes pró-remodelação como teriparatida, abaloparatida ou romosozumabe podem ser considerados, embora a duração do tratamento seja limitada.

Em casos de ONM recém-diagnosticada, geralmente não é recomendada a interrupção temporária ou permanente do denosumabe devido ao risco de rápida perda óssea e possível agravamento da ONM. O tratamento com enxaguatórios antissépticos locais e/ou antibióticos sistêmicos pode ajudar a reduzir o risco de osteonecrose em pacientes que necessitam de procedimentos odontológicos, como extrações ou implantes dentários, enquanto estão em tratamento com antirreabsortivo. Quanto aos pacientes com FFA na vigência do uso de denosumabe, não está claro se essa medicação pode ser administrada com segurança, uma vez que vários casos de recorrência da FFA foram descritos com a manutenção do denosumabe.

Descontinuação do denosumabe – risco de perda significativa da DMO e risco de fraturas vertebrais múltiplas

Vários estudos clínicos evidenciaram a reversibilidade dos efeitos ósseos associados ao denosumabe. Em uma pesquisa de fase 2 que investigou diferentes doses do medicamento em pacientes tratados por 24 meses, a suspensão do tratamento resultou em uma redução da DMO dentro de 12 meses, comparável ao aumento observado após 24 meses de tratamento. Achados similares foram registrados em um estudo de fase 3, no qual os pacientes tratados com denosumabe por 24 meses foram monitorados por mais 24 meses após interromperem o tratamento, com a DMO retornando aos níveis iniciais após um ano. Houve aumento nos marcadores de remodelação óssea acima dos níveis pré-tratamento, com o telopeptídeo C-terminal do colágeno tipo 1 (CTx) atingindo seu pico máximo 12 meses após a última injeção de denosumabe.

Biópsias ósseas realizadas com 21 a 29 meses após a interrupção do denosumabe em um pequeno grupo de pacientes tratados por um ano mostraram histologia e níveis de remodelação óssea semelhantes aos observados em pacientes tratados com placebo, confirmando a completa reversibilidade dos efeitos do denosumabe na remodelação óssea. Ainda não está claro se o fenômeno de rebote está diretamente relacionado à duração do tratamento com denosumabe; contudo, há indícios de que quanto mais longo for o período de uso, maior será o efeito rebote e a probabilidade de múltiplas fraturas vertebrais.

Uma das consequências clínicas imediatas após suspensão do denosumabe é o aumento do risco de múltiplas fraturas vertebrais (MFV). Os pacientes mais vulneráveis geralmente apresentam outros fatores de risco para fraturas, como histórico prévio de fratura vertebral, baixa DMO na coluna, uso de glicocorticoides ou tratamento com inibidores da aromatase, sendo desaconselhável interromper o tratamento nesses casos.

Em pacientes que interromperam o denosumabe, mas permaneceram nos estudos FREEDOM e Extensão, as taxas gerais de fraturas aumentaram para níveis comparáveis aos de pacientes não tratados (7% para pacientes do FREEDOM que cessaram o denosumabe *versus* 9% no grupo placebo). A taxa de MFV por 100 indivíduos-ano após a interrupção foi de 3,2 para pacientes tratados com placebo e 4,2 para aqueles tratados com denosumabe, com 13 dos 1.471 pacientes que interromperam o denosumabe desenvolvendo quatro ou mais fraturas vertebrais (em comparação com apenas duas no grupo placebo do FREEDOM). Pacientes com histórico de fraturas vertebrais prévias, ocorridas antes, ou durante o tratamento, tiveram um risco 3,9 vezes maior de desenvolver MFVs; no entanto, como o período de acompanhamento no FREEDOM e sua extensão foi relativamente breve, os dados são insuficientes para estimar com precisão o risco real de fraturas após a interrupção do tratamento com denosumabe.

USO DO DENOSUMABE NO TRATAMENTO SEQUENCIAL OU EM TRATAMENTO COMBINADO

Agentes antirreabsortivos potentes demonstraram ser altamente eficazes na redução rápida do risco de fratura e na promoção de significativos ganhos de DMO. No estudo FRAME, participantes tratados com romosozumabe, um agente formador ósseo, por 12 meses seguidos de 12 meses de denosumabe, apresentaram redução no risco de fratura e aumento adicional na DMO ao longo dos 24 meses de tratamento e após um ano adicional de denosumabe na extensão do estudo FRAME.

No estudo DATA de 2 anos, que envolveu um número reduzido de mulheres (n = 94), a combinação de denosumabe e teriparatida foi comparada com o uso isolado de cada agente. Durante o primeiro ano de tratamento, o grupo que recebeu a combinação apresentou maiores ganhos de DMO na coluna e no quadril em comparação com o uso isolado de cada agente, mas essa vantagem não foi mantida no segundo ano.

No estudo DATA-Switch, os participantes foram randomizados para receber teriparatida por 24 meses e posteriormente mudar para denosumabe por mais 24 meses experimentaram aumentos substanciais na DMO. Por outro lado, aqueles que receberam inicialmente denosumabe por 24 meses e depois mudaram para teriparatida apresentaram perda óssea transitória no quadril durante o tratamento com teriparatida, embora a DMO da coluna vertebral tenha aumentado. Para pacientes com persistente alto risco de fratura apesar do tratamento com denosumabe, adicionar teriparatida ou abaloparatida enquanto continuam com denosumabe pode ser considerado, embora essa abordagem ainda não esteja plenamente estabelecida.

Um regime de administração cíclica de 6 meses de teriparatida seguido por 6 meses de denosumabe ao longo de 36 meses (3 ciclos), comparado a 18 meses de teriparatida seguido por 18 meses de denosumabe, demonstrou benefícios no ganho de DMO do quadril e do rádio aos 18 meses, porém não foram observadas diferenças significativas aos 36 meses. Uma análise comparativa entre indivíduos que fizeram a transição do BF para denosumabe ou teriparatida revelou que a DMO do quadril aumentou com o denosumabe ao longo de 2 anos, enquanto permaneceu estável com a teriparatida; no entanto, não há dados disponíveis sobre a eficácia antifratura desta combinação. Em um estudo com poucos pacientes, a transição de denosumabe para romosozumabe resultou em aumento da DMO na coluna vertebral e estabilidade da DMO no quadril. Entretanto, a eficácia antifratura desses novos regimes ainda não foi determinada, representando uma limitação significativa.

CUIDADOS ESSENCIAIS DE PRESCRIÇÃO E MONITORAMENTO DOS PACIENTES EM USO DE DENOSUMABE PARA TRATAMENTO DA OSTEOPOROSE PÓS-MENOPAUSA OU SECUNDÁRIA

- Os prescritores de denosumabe devem obrigatoriamente monitorizar os pacientes antes, durante e após a utilização do denosumabe.
- Deve-se avaliar a possibilidade de gravidez ou do desejo de engravidar antes do início do tratamento.
- A obtenção dos níveis de vitamina D e da creatinina é sugerida antes de iniciar o tratamento. A recomendação é a monitorização periódica da vitamina D e do cálcio sérico durante toda a duração do tratamento.
- Nas primeiras semanas de tratamento, é recomendada a monitorização da creatinina sérica, do cálcio, fósforo, magnésio e de eletrólitos, além da função renal do paciente em intervalos regulares. Monitorar sinais e sintomas de hipocalcemia, bem como hipercalcemia, é importante durante o tratamento e após a descontinuação do denosumabe.
- O paciente deve idealmente fazer avaliação odontológica basal antes de iniciar o tratamento. A avaliação odontológica é uma recomendação se houver suspeita de ONM. Como essa é uma complicação grave do tratamento, julgamos necessário também um exame odontológico periódico.
- A avaliação da DMO deve ocorrer antes do tratamento e entre um a dois anos após o início do tratamento.
- Durante o uso de denosumabe para tratamento da OP, nesses mesmos pacientes que desenvolvem neoplasias ou principalmente quando o denosumabe é utilizado para tratamento de metástase osteolíticas, os procedimentos odontológicos invasivos devem ser evitados e até mesmo individualmente contraindicados.

- Os pacientes devem receber aconselhamento sobre a observação do aparecimento de dor no quadril ou na coxa pela possibilidade da ocorrência de uma fratura femoral atípica.
- Devido ao risco aumentado de efeito rebote e perda de proteção contra fratura vertebral, a descontinuação do denosumabe deve sempre ser seguida por um curso de tratamento com BFs, a fim de evitar o aumento do efeito rebote na remodelação óssea e a diminuição da DMO, com a ocorrência de fraturas vertebrais múltiplas, ou de um anabolizante, caso haja uma contraindicação para utilização dos BFs.
- Médico e paciente devem avaliar o custo/benefício individual antes de descontinuar o tratamento com denosumabe. Deve-se orientar os pacientes a não interromper o tratamento com denosumabe sem a orientação médica.
- Somente através do monitoramento rigoroso das comorbidades do paciente podemos controlá-las e não permitir que interferiram no tratamento da OP com denosumabe.

CONCLUSÕES

Ao longo dos últimos anos, o denosumabe emergiu como uma opção de tratamento bem estabelecida. Como a OP é uma condição crônica que requer uma estratégia de tratamento de longo prazo, o denosumabe é uma boa opção para proteger pacientes de alto risco dos impactos das fraturas por OP em longo prazo principalmente para aqueles que não toleram ou tenham contraindicação para uso dos BFs, e pacientes com doenças renais. Seu uso em pacientes com comorbidades como diabetes e seu impacto em tecidos não ósseos, como os músculos, ainda precisa ser mais bem elucidado.

BIBLIOGRAFIA

1. Abduelkarem AR, Guella A, Hamrouni AM, et al. Denosumab use in chronic kidney disease associated osteoporosis: a narrative review. Risk Management and Healthcare Policy. 2023;16:1809-13.
2. Adami S, Libanati C, Boonen S, et al. Denosumab treatment in postmenopausal women with osteoporosis does not interfere with fracture-healing: results from the FREEDOM trial. J Bone Jt Surg Am. 2012;94:2113-9.
3. Ahern E, Smyth MJ, Dougall WC, et al. Roles of the RANKL-RANK axis in antitumour immunity – implications for therapy. Nat Rev Clin Oncol. 2018;15(11):676-93.
4. Anastasilakis AD, Makras P, Paccou J, et al. Similarities and differences in the management of patients with osteoporotic vertebral fractures and those with rebound-associated vertebral fractures following discontinuation of denosumab. J Clin Med. 2023;12(18):5874.
5. Aubry-Rozier B, Gonzalez-Rodriguez E, Stoll D, Lamy O. Severe spontaneous vertebral fractures after denosumab discontinuation: three case reports. Osteoporos Int. 2016;27:1923-5.
6. Austin M, Yang Y-C, Vittinghoff E, et al. Relationship between bone mineral density changes with denosumab treatment and risk reduction for vertebral and nonvertebral fractures. J Bone Miner Res. 2012;27:687-93.
7. Baron R, Ferrari S, Russell RG. Denosumab and bisphosphonates: different mechanisms of action and effects. Bone. 2011;48(4):677-92.

8. Bone HG, Wagman RB, Brandi ML, et al. 10 years of denosumab treatment in postmenopausal women with osteoporosis: results from the phase 3 randomised FREEDOM trial and open-label extension. Lancet Diabetes Endocrinol. 2017;5:513-23.
9. Briot K, Paccou J, Beuzeboc P, et al. French recommendations for osteoporosis prevention and treatment in patients with prostate cancer treated by androgen deprivation. Joint Bone Spine. 2019;86(1):21-8.
10. Broadwell A, Chines A, Ebeling PR, et al. Denosumab safety and efficacy among participants in the FREEDOM Extension study with mild-to-moderate chronic kidney disease. J Clin Endocrinol Metab. 2021;106:397-409.
11. Brown JP, Dempster DW, Ding B, et al. Bone remodeling in postmenopausal women who discontinued denosumab treatment: off-treatment biopsy study. J Bone Miner Res. 2011;26:2737-44.
12. Chung TL, Chen NC, Chen CL. Severe hypophosphatemia induced by denosumab in a patient with osteomalacia and tenofovir disoproxil fumarate-related acquired Fanconi syndrome. Osteoporos Int. 2019;30(2):519-23.
13. Cavalcanti de Araújo PH, Cezine MER, Vulczak A, et al. RANKL signaling drives skeletal muscle into the oxidative profile. J Bone Miner Res. 2024;39(6):753-64.
14. Cummings SR, San Martin J, McClung MR, et al. Denosumab for prevention of fractures in post-menopausal women with osteoporosis. N Engl J Med. 2009;361:756-65.
15. Demay MB, Pittas AG, Bikle DD, et al. Vitamin D for the prevention of disease: an Endocrine Society Clinical practice guideline. J Clin Endocrinol Metab. 2024 Jun 3:dgae290.
16. Dempster DW, Brown JP, Fahrleitner-Pammer A, et al. Effects of long-term denosumab on bone histomorphometry and mineralization in women with postmenopausal osteoporosis. J Clin Endocrinol Metab. 2018;103:2498-509.
17. Di Lorenzo L. Denosumab in elderly osteoporotic patients. A narrative review. Clin Ter. 2023;174(6):545-9.
18. Dong L, Jiang L, Xu Z. Denosumab, teriparatide and bisphosphonates for glucocorticoid-induced osteoporosis: a Bayesian network meta-analysis. Front Pharmacol. 2024;15:1336075.
19. Henney AE, Riley DR, O'Connor B, et al. Denosumab, for osteoporosis, reduces the incidence of type 2 diabetes, risk of foot ulceration and all-cause mortality in adults, compared with bisphosphonates: an analysis of real-world, cohort data, with a systematic review and meta-analysis. Diabetes Obes Metab. 2024;26(9):3673-83.
20. Imatoh T, Sai K, Takeyama M, et al. Identification of risk factors and development of detection algorithm for denosumab-induced hypocalcaemia. J Clin Pharm Ther. 2019;44(1):62-8.
21. Iwamoto N, Okamoto M, Tsuji S, et al. Denosumab is effective toward glucocorticoid-induced osteoporosis patients complicated with rheumatic diseases regardless of prior anti-osteoporotic drugs. J Bone Miner Metab. 2019;37(3):554-62.
22. Jamal SA, Ljunggren O, Stehman-Breen C, et al. Effects of denosumab on fracture and bone mineral density by level of kidney function. J Bone Miner Res. 2011;26(8):1829-35.
23. Jamshidi K, Gharehdaghi M, Hajialiloo SS, et al. Denosumab in patients with giant cell tumor and its recurrence: a systematic review. Arch Bone Jt Surg. 2018;6(4):260-8.
24. Keisner SV. Prevention of skeletal-related events with extended-interval denosumab: a review of the literature. Annals of Pharmacotherapy. 2024;58(2):174-84.
25. Kendler DL, Cosman F, Kees Stad R, Ferrari S. Denosumab in the treatment of osteoporosis: 10 years later: a narrative review. Adv Ther. 2022;39:58-74.
26. Kiechl S, Wittmann J, Giaccari A, et al. Blockade of receptor activator of nuclear factor-κB (RANKL) signaling improves hepatic insulin resistance and prevents development of diabetes mellitus. Nat Med. 2013;19(3):358-63.
27. Lamy O, Gonzalez-Rodriguez E, Stoll D, Hans D, Aubry-Rozier B. Severe rebound-associated vertebral fractures after denosumab discontinuation: 9 clinical cases report. J Clin Endocrinol Metab. 2017;102:354-8.
28. Leder BZ, Tsai JN, Uihlein AV, et al. Denosumab and teriparatide transitions in postmenopausal osteoporosis (the DATA-Switch study): extension of a randomized controlled trial. Lancet. 2015;386:1147-55.
29. Lewiecki EM. Denosumab: a promising drug for the prevention and treatment of osteoporosis. Womens Health (Lond Engl). 2006;2:517-25.
30. Martiniakova M, Biro R, Penzes N et als. Links among obesity, type 2 diabetes mellitus, and osteoporosis: bone as a target. Int J Mol Sci. 2024; 25(9):4827.
31. Miller PD, Bolognese MA, Lewiecki EM, et al. Effect of denosumab on bone density and turnover in pausal women with low bone mass after long-term continued, discontinued, and restarting of therapy: randomized blinded phase 2 clinical trial. Bone. 2008;43:222-9.

32. Moreira C, Resende GG. Osteonecrose mandibulomaxilar induzida por medicamentos. In: Moreira C, Shinjo SK (eds.). Livro da Sociedade Brasileira de Reumatologia. 3. ed. Barueri: Manole; 2023. p. 869-901.
33. Ono T, Hayashi M, Sasaki F, Nakashima T. RANKL biology: bone metabolism, the immune system, and beyond. Inflamm Regen. 2020;40:2.
34. Otto S, Pautke C, Van den Wyngaert T, et al. Medication-related osteonecrosis of the jaw: prevention, diagnosis and management in patients with cancer and bone metastases. Cancer Treat Rev. 2018;69:177-87.
35. Reid IR. Short-term and long-term effects of osteoporosis therapies. Nat Rev Endocrinol. 2015;11:418-28.
36. Rengel A, Tran V, Toh LS. Denosumab as a pharmacological countermeasure against osteopenia in long duration spaceflight. Aerosp Med Hum Perform. 2023;94(5):389-95.
37. Saleem S, Patel S, Ahmed A, Saleem N. Denosumab causing severe, refractory hypocalcaemia in a patient with chronic kidney disease. BMJ Case Rep. 2018;30.
38. Shoback D, Rosen CJ, Black DM, et al. Pharmacological management of osteoporosis in postmenopausal women: an Endocrine Society guideline update. J Clin Endocrinol Metab. 2020;105(3).
39. Simon JA, Recknor C, Moffett AH, et al. Impact of denosumab on the peripheral skeleton of post- menopausal women with osteoporosis: bone density, mass, and strength of the radius, and wrist fracture. Menopause. 2013;20:130-7.
40. Starr J, Tay YKD, Shane E. Current understanding of epidemiology, pathophysiology, and management of atypical femur fractures. Curr Osteoporos Rep. 2018;16(4):519-29.
41. Su S, Wu L, Zhou G, et al. Indication and adverse event profiles of denosumab and zoledronic acid: based on U.S. FDA adverse event reporting system (FAERS). Front Pharmacol. 2023;14:1225919.
42. Tsai JN, Uihlein AV, Lee H, et al. Teriparatide and denosumab, alone or combined, in women with postmenopausal osteoporosis: the DATA study randomized trial. Lancet. 2013;382:50-6.
43. Tsourdi E, Makras P, Rachner TD, et al. Denosumab effects on bone density and turnover in postmenopausal women with low bone mass with or without previous treatment. Bone. 2019;120:44-9.
44. Zhu P, Yang T, Le J, et al. Efficacy of denosumab on bone metabolism and bone mineral density in renal transplant recipients: a systematic review and meta-analysis. Transplant Rev (Orlando). 2023;37(4):100793.

19

Teriparatida

Mailze Campos Bezerra
Mariana Ortega Perez

DESTAQUES DO TEMA

- A teriparatida é um agente anabólico, isto é, formador do osso.
- Deve ser indicada em pacientes com alto risco de fratura.
- A duração do tratamento é de 18-24 meses.
- Deve ser iniciada terapia sequencial antirreabsortiva após o término da teriparatida.
- Os efeitos adversos são leves e não requerem suspensão da medicação.

INTRODUÇÃO

Para o tratamento da osteoporose, existem os agentes antirreabsortivos (bisfosfonatos, denosumabe, raloxifeno e estrogênio) abordados em outros capítulos e os agentes formadores de osso (teriparatida, abaloparatida, romosozumabe). Neste capítulo, abordaremos principalmente a teriparatida.

O hormônio da paratireoide (PTH) e os análogos do hormônio relacionado à paratireoide (PTHrP) são chamados de agentes anabólicos, pois aumentam a formação óssea. Existem diferenças no mecanismo de ação e na resposta do osso aos análogos de PTH/PTHrP em comparação com os agentes antirreabsortivos. A teriparatida (PTH [1-34]) é um agente anabólico constituído pelos 34 aminoácidos iniciais do PTH humano que mantêm a atividade biológica total do peptídeo intacto PTH (1-84).

A teriparatida está indicada no tratamento da osteoporose pós-menopausa, osteoporose em homens e osteoporose induzida por glicocorticoide, especialmente em pacientes com alto risco de fratura. Já a abaloparatida (PTHrP [1-34]) é um análogo sintético do PTHrP não disponível no Brasil.

A teriparatida leva a um incremento da densidade mineral óssea (DMO) e, particularmente em relação à microarquitetura óssea, promove um aumento do número e espessura das trabéculas ósseas, e redução da separação trabecular, levando a um aumento da conectividade óssea.

MECANISMO DE AÇÃO

A administração contínua de PTH, ou altos níveis circulantes do hormônio, como no hiperparatireoidismo primário, provocam aumento da osteoclastogênese, reabsorção óssea e fibrose peritrabecular óssea. Entretanto, a administração de baixas concentrações de forma intermitente de PTH humano recombinante (1-84 ou fragmento 1-34) ou PTHrP [1-34] promove a formação óssea (Tabela 1). Em doses baixas diárias de 20 µg/dia, a teriparatida diminui a apoptose dos osteoblastos, estimula a osteoblastogênese e, com isso, aumenta a atividade de formação óssea.

TABELA 1 Ação do hormônio da paratireoide (PTH) de acordo com a dose administrada

PTH endógeno	
Alta dose e constante	▪ Osteoclastogênese ▪ Reabsorção óssea ▪ Fibrose peritrabecular
Dose baixa e intermitente (20 µg subcutânea diariamente)	▪ Ostroblastogênese ▪ Formação óssea

O receptor clássico do PTH/PTHrP (PTH1R) liga-se ao PTH intacto e a fragmentos aminoterminais biologicamente ativos do PTH, como na teriparatida, e reconhece tanto o PTH como o PTHrP devido ao alto grau de homologia nas partes aminoterminais desses dois peptídeos. A administração de TPTD por via subcutânea, uma vez por dia, resulta em aumento substancial da DMO. Os mecanismos exatos desse anabolismo não foram totalmente elucidados, mas envolvem a indução de múltiplos genes que promovem atividade osteoblástica, incluindo o fator de crescimento semelhante à insulina-1 (IGF-1), fator de crescimento transformador (TGF)-beta, Runx2, ativador do receptor do fator nuclear kappa-B (RANKL), 1-alfa hidroxilase e o fator estimulador de colônias de macrófagos (M-CSF), enquanto suprimem a esclerostina, que é um inibidor da via de sinalização Wnt responsável pela formação óssea.

Após a administração de teriparatida, ocorre um aumento mais precoce, em 1 mês, dos marcadores de formação em relação aos de reabsorção, com pico em 6 meses, produzindo uma janela anabólica, devido à estimulação precoce dos osteoblastos com formação óssea e um efeito retardado nos osteoclastos com reabsorção óssea (Figura 1). Com relação aos compartimentos ósseos, ocorre aumento da circunferência periosteal em osso trabecular, mas há uma redução da mineralização secundária no esqueleto cortical. Assim, a DMO nas vértebras é acentuadamente aumentada, enquanto o osso em regiões corticais, como o rádio, pode apresentar uma diminuição da DMO no primeiro ano de tratamento. No entanto, não se observou aumento do risco de fraturas em sítios de osso predominantemente cortical. As alterações qualitativas na microarquitetura trabecular dos pacientes tratados com teripatarida são responsáveis por grande parte do incremento da força mecânica do esqueleto e da sua resistência à fratura. Dessa forma, a teriparatida atua na formação de osso periosteal e no aumento do diâmetro do osso, aumentando a resistência óssea e reduzindo o risco de fraturas.

ESTUDOS PIVOTAIS COM TERIPARATIDA

O estudo placebo-controlado proposto por Neer et al. incluiu 1.637 mulheres na pós-menopausa com fraturas vertebrais e idade média de 70 anos, que foram randomizadas para receber teriparatida (20 μg/dia ou 40 μg/dia) ou placebo. Após um período médio de 19 meses, o grupo que recebeu teriparatida teve um aumento de DMO na região da coluna de 9,7% (20 μg/dia) e 13,7% (40 μg/dia). Redução do risco de fratura vertebral foi vista em 65% (20 μg/dia) e 69% (40 μg/dia), em comparação com 14% no grupo placebo.

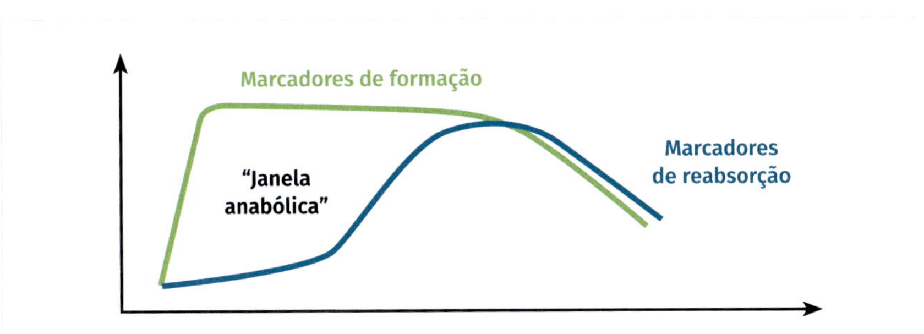

FIGURA 1 Uso de teriparatida e marcadores de formação e reabsorção óssea.

Já em pacientes com osteoporose induzida por glicocorticoide, Saag et al. conduziram um ensaio controlado-randomizado comparando 18 meses de uso de teriparatida *versus* alendronato. O estudo observou que o grupo teriparatida apresentou aumento da DMO de 7,2% na coluna e 3,8% em fêmur total, ambos significativamente maiores que o observado no grupo alendronato. Além disso, houve menor incidência do número de fraturas vertebrais no grupo teriparatida *versus* alendronato (0,6% *versus* 6,1%, p = 0,004). Após 36 meses de seguimento, observou-se aumento significativamente maior na DMO da coluna lombar no grupo teriparatida de 11,0% em comparação com um aumento de 5,3% no grupo alendronato (p < 0,001). Houve também um aumento na DMO de fêmur total (5,2% no grupo teriparatida *versus* 2,7% no grupo alendronato, p < 0,001) e no colo do fêmur (6,3% no grupo teriparatida *versus* 3,4% no grupo alendronato, p < 0,001).

O estudo VERO comparou mulheres com osteoporose na pós-menopausa com média de idade de 72 anos, que receberam teriparatida (n = 680) *versus* risedronato (n = 680), e observou, após 24 meses de seguimento, que novas fraturas vertebrais ocorreram em 28 (5,4%) pacientes do grupo teriparatida *versus* 64 (12,0%) pacientes do grupo risedronato (p < 0,0001). Fraturas clínicas ocorreram em 30 (4,8%) dos pacientes do grupo teriparatida, em comparação com 61 (9,8%) do grupo risedronato (p = 0,0009). Ao final do período de 24 meses, o *odds ratio* de novas fraturas vertebrais foi significativamente reduzido naqueles que tomaram teriparatida (0,44, 95% CI 0,29-0,68, p < 0,0001). Esse estudo pivotal claramente indica que, em mulheres na pós-menopausa com osteoporose grave, o risco de novas fraturas vertebrais e clínicas é significativamente menor em pacientes que receberam teriparatida em comparação com aquelas que receberam risedronato.

Geusens et al. publicaram uma análise de subgrupos do estudo VERO. Os subgrupos foram predefinidos pelas seguintes características: idade, número e gravidade das fraturas vertebrais, prevalência de fraturas não vertebrais, uso de glicocorticoide, uso prévio de medicamentos para osteoporose, uso recente de bisfosfonatos, fraturas vertebrais clínicas, fraturas no ano anterior à entrada no estudo e DMO basal. Os resultados indicaram que, para a maioria dos desfechos de fratura, a redução do risco de teriparatida em relação ao risedronato não diferiu significativamente em nenhum dos subgrupos investigados, ou seja, os resultados na maioria dos subgrupos considerados foram semelhantes aos observados na população como um todo. Esse ensaio clínico randomizado mostra que, em mulheres na pós-menopausa com osteoporose grave, a eficácia na prevenção de fraturas da teriparatida em comparação com o risedronato foi consistente dentro dos vários subgrupos predefinidos, e similarmente superior à do risedronato tanto em pacientes virgens de tratamento da osteoporose quanto em pacientes previamente tratados com bisfosfonatos. Esses dados embasam o posicionamento da terapia anabólica com teriparatida para redução de fratura em pacientes com alto risco de fratura que são virgens de tratamento ou em tratamento com bisfosfonatos. O estudo VERO e sua análise de subgrupos apontam para a eficácia superior da teriparatida em comparação com o risedronato no tratamento da osteoporose grave e na prevenção de fraturas.

Em relação à redução do risco de fraturas de quadril, nos ensaios clínicos randomizados com teriparatida, o número de pacientes com fraturas de quadril foi pequeno e com poder insuficiente para mostrar diferenças estatisticamente significativas entre os grupos. No entanto, Díez-Pérez conduziram uma recente revisão sistemática e meta-análise de eficácia da teriparatida que incluiu 23 ensaios clínicos randomizados, 19 deles com um braço com controle e 11 duplo-cegos, totalizando 8.644 pacientes investigados. Os resultados da meta-análise apontaram um *odds ratio* para fratura de quadril de 0,44 (0,22-0,87, p = 0,019) em pacientes tratados com teriparatida em comparação aos controles, e traz evidências da eficácia da teriparatida na redução de fraturas de quadril de 56% em pacientes com osteoporose.

Analisando o uso da teriparatida em homens, um estudo multicêntrico proposto por Orwoll et al. teve como objetivo estender as observações em mulheres para determinar se foi demonstrada equivalência em termos de incremento em DMO em homens. Foram avaliados 437 homens com osteoporose idiopática ou por hipogonadismo, com média de idade de 49 anos. Os pacientes foram randomizados para receber teriparatida (20 ou 40 µg/dia) ou placebo. Após aproximadamente 1 ano, a DMO de coluna aumentou 5,4% (20 µg/dia) e 8,5% (40 µg/dia), sem nenhuma alteração no grupo placebo.

Como é possível notar, esses estudos pivotais mostram que é irrevogável a eficácia da teriparatida no tratamento da osteoporose e prevenção de fraturas, seja em pacientes virgens de tratamento ou como segunda linha na falha a um antirreabsortivo. Teriparatida foi superior a risedronato e alendronato no ganho de DMO e prevenção de fraturas vertebrais e não vertebrais. Teriparatida é eficaz no tratamento da osteoporose nos cenários da pós-menopausa, osteoporose induzida por glicocorticoide e na osteoporose em homens.

INDICAÇÃO

A dose de teriparatida é de 20 mcg/dia administrada por injeção subcutânea na região do abdome ou coxa. O tratamento deve ser feito por 18-24 meses seguido por terapia sequencial antirreabsortiva. A teriparatida está indicada para o tratamento da osteoporose na pós-menopausa, osteoporose em homens e osteoporose induzida por glicocorticoide, em pacientes com alto risco para fraturas, como primeira ou segunda linha de tratamento (Tabela 2). A teriparatida pode ser utilizada preferencialmente nos seguintes cenários clínicos: 1) múltiplas fraturas vertebrais; 2) *T-score* ≤ -3,0 em região de coluna; 3) falha terapêutica ao uso de bisfosfonatos; 4) fratura atípica com o uso de bisfosfonatos.

TABELA 2 **Cenários de indicação para o uso de teriparatida**

▪ Dose: 20 mcg/dia ▪ Tempo de uso: 18-24 meses ▪ Osteoporose na pós-menopausa, osteoporose induzida por glicocorticoide, osteoporose em homens	
Cenário 1: osteoporose com alto risco de fratura com predomínio de comprometimento de osso trabecular	▪ Múltiplas fraturas vertebrais ▪ T ≤ -3,0 em região de coluna
Cenário 2: falha a outras terapias	▪ Resposta inadequada ao uso de bisfosfonatos
Cenário 3: outras situações da prática clínica	▪ Após ocorrência de fratura atípica de fêmur por antirreabsortivo

CONTRAINDICAÇÕES

O uso de teriparatida deve ser evitado em pacientes com risco aumentado de osteossarcoma, que incluem aqueles com doença de Paget, displasias ósseas, elevações inexplicáveis de fosfatase alcalina, histórico de tratamento radioterápico e adultos jovens com epífises abertas. Orienta-se o uso com cautela da teriparatida em pacientes com litíase renal recente, hipotensão ortostática, uso de digitálico, doença renal crônica classes IV e V e hepatopatia crônica. A teriparatida é considerada medicamento classe C na gestação e deve ser evitada em mulheres que estão amamentando.

EVENTOS ADVERSOS

Ensaios clínicos mostraram que os efeitos colaterais da teriparatida ocorreram independentemente da dose, em comparação com o grupo placebo. Os efeitos da teriparatida no metabolismo do cálcio e fósforo são semelhantes aos observados com o PTH endógeno, com aumento transitório do cálcio sérico e diminuição do fósforo sérico. Ao atuar no túbulo renal, a teriparatida também pode acarretar hiperuricemia e hipomagnesemia, esta última associada a cãibras. Dentre os principais efeitos colaterais, estão cefaleia, náuseas, caibrãs, hipotensão e taquicardia, porém costumam ser transitórios e não requerem a suspensão da medicação. Em relação à hiperuricemia secundária ao uso de teriparatida, não houve associação com litíase renal ou gota.

A teriparatida foi associada ao aumento da incidência de osteossarcoma em ratos. No entanto, deve-se considerar que os animais receberam doses 3-30 vezes maiores que a dose utilizada em humanos. Além disso, o esqueleto dos ratos cresce de forma contínua por toda a vida, diferentemente dos humanos, e há uma resposta exagerada do esqueleto do rato à teriparatida.

MONITORAMENTO DO USO DE TERIPARATIDA

O uso da teriparatida leva a um aumento inicial dos marcadores de formação óssea, seguido, posteriormente, por um aumento dos marcadores de reabsorção óssea (janela anabólica). Ensaios clínicos mostraram que, após o início do tratamento com teriparatida, os marcadores de formação óssea aumentaram significativamente mais cedo (a partir de 1º mês), em relação aos marcadores de reabsorção óssea (a partir do 3º mês). Espera-se que, com 3-6 meses de uso de teriparatida, haja um incremento de pelo menos 40% dos níveis séricos de P1NP (propeptídeo aminoterminal do procolágeno tipo I), em relação aos seus níveis basais. Os níveis de CTX (telopeptídeo C-terminal do colágeno tipo 1 sérico, marcador de reabsorção óssea) também sofrerão elevação, porém com um atraso de alguns meses, e atingirão um pico de variação sérica em relação aos níveis basais, aquém daquele visto com os marcadores de formação óssea.

Desse modo, o monitoramento da resposta ocorre mais precocemente com os marcadores do remodelamento ósseo e posteriormente com 6-12 meses da medicação, seguimento da DMO pelo exame da densitometria óssea. Em cada consulta, deve-se avaliar a ocorrência de principais efeitos adversos, bem como a aderência medicamentosa à medicação. Deve-se estar atento aos níveis séricos de cálcio, fósforo, magnésio e ácido úrico, e perguntar ativamente ao paciente sobre cefaleia e ocorrência de cãibras.

TERAPIA SEQUENCIAL AO USO DE TERIPARATIDA

A descontinuação da teriparatida leva à perda de DMO. Sendo assim, após o término do tratamento com teriparatida, deve ser instituída terapia sequencial com antirreabsortivo. A terapia antirreabsortiva sequencial à teriparatida preserva o ganho de DMO e pode fornecer incrementos adicionais à DMO com o seguimento do tratamento.

CONCLUSÃO

A teriparatida é um agente com propriedades anabólicas, estimula a formação óssea e leva a um incremento da DMO, principalmente na região de coluna, maior do que aquele observado com bisfosfonatos. A teriparatida é indicada em casos de osteoporose na pós-menopausa, na osteoporose induzida por glicocorticoide e na osteoporose em homens, especialmente nos pacientes com alto risco de fratura vertebral. A eficácia e a segurança da teriparatida foram avaliadas em ensaios clínicos randomizados, que demonstraram que a teriparatida é bem tolerada e reduz o risco de fraturas vertebrais e não vertebrais. O tratamento deve durar de 18-24 meses, sendo imprescindível iniciar terapia sequencial com antirreabsortivo após a teriparatida.

BIBLIOGRAFIA

1. Abdulelah AA, Haddad BI, Alhajahjeh AA, AlQirem LM, El-Amayreh L. The risk of developing osteosarcoma after teriparatide use: a systematic review. Orthop Res Rev. 2023;15:191-8.
2. Black DM, Bilezikian JP, Ensrud KE, Greenspan SL, Palermo L, Hue T, et al.; PaTH Study Investigators. One year of alendronate after one year of parathyroid hormone (1-84) for osteoporosis. N Engl J Med. 2005 Aug 11;353(6):555-65.
3. Black DM, Greenspan SL, Ensrud KE, Palermo L, McGowan JA, Lang TF, et al.; PaTH Study Investigators. The effects of parathyroid hormone and alendronate alone or in combination in postmenopausal osteoporosis. N Engl J Med. 2003;349(13):1207-15.
4. Body JJ, Gaich GA, Scheele WH, et al. A randomized double-blind trial to compare the efficacy of teriparatide [recombinant human parathyroid hormone (1-34)] with alendronate in postmenopausal women with osteoporosis. J Clin Endocrinol Metab. 2002;87(10):4528-35.
5. Hodsman AB, Bauer DC, Dempster DW, Dian L, Hanley DA, Harris ST, et al. Parathyroid hormone and teriparatide for the treatment of osteoporosis: a review of the evidence and suggested guidelines for its use. Endocr Rev. 2005;26(5):688-703.
6. Jiang Y, Zhao JJ, Mitlak BH, Wang O, Genant HK, Eriksen EF. Recombinant human parathyroid hormone (1-34) [teriparatide] improves both cortical and cancellous bone structure. J Bone Miner Res. 2003;18(11):1932-41.
7. Neer RM, Arnaud CD, Zanchetta JR, et al. Effect of parathyroid hormone (1-34) on fractures and bone mineral density in postmenopausal women with osteoporosis. N Engl J Med. 2001;344(19):1434-41.
8. Orwoll ES, Scheele WH, Paul S, Adami S, Syversen U, Diez-Perez A, et al The effect of teriparatide [human parathyroid hormone (1-34)] therapy on bone density in men with osteoporosis. J Bone Miner Res. 2003;18(1):9-17.
9. Parfitt AM. Parathyroid hormone and periosteal bone expansion. J Bone Miner Res. 2002;17:1741.
10. Pereira RMR, Perez MO, Paula AP, Moreira C, Castro CHM, Zerbini CAF, et al. Guidelines for the prevention and treatment of glucocorticoid-induced osteoporosis: an update of Brazilian Society of Rheumatology (2020). Arch Osteoporos. 2021 Mar 1;16(1):49.
11. Saag KG, Shane E, Boonen S, Marín F, Donley DW, Taylor KA, Dalsky GP, et al. Teriparatide or alendronate in glucocorticoid-induced osteoporosis. N Engl J Med. 2007;357(20):2028-39.
12. Saag KG, Zanchetta JR, Devogelaer JP, Adler RA, Eastell R, See K, et al. Effects of teriparatide versus alendronate for treating glucocorticoid-induced osteoporosis: thirty-six-month results of a randomized, double-blind, controlled trial. Arthritis Rheum. 2009;60(11):3346-55.

20

Romosozumabe

Otávio Lopes Ribeiro Fiorotto
Cristiano Augusto de Freitas Zerbini
Diogo Souza Domiciano

DESTAQUES DO TEMA

- Romosozumabe é um anticorpo monoclonal dirigido contra a esclerostina e com potente ação anabólica sobre o osso.
- Apresenta eficácia superior ao alendronato na prevenção de fraturas e ganho de massa óssea.
- Romosozumabe é especialmente indicado como primeira linha de tratamento em pacientes com muito alto risco de fratura.
- Deve ser usado com cautela em pacientes com alto risco cardiovascular.

INTRODUÇÃO

A esclerostina (SOST) é uma proteína secretada pelos osteócitos, células ósseas especializadas, que atua como inibidora da formação óssea ao bloquear a via de sinalização do Wnt/β-catenina, essencial para a diferenciação e atividade dos osteoblastos.

A sinalização Wnt/β-catenina desempenha papel fundamental em diversas doenças, como câncer, doenças oculares e osteoporose. Quando a via de sinalização Wnt/β-catenina é ativada, ocorre um aumento significativo na densidade óssea. Por outro lado, quando essa via é inibida, há uma redução na massa óssea.

O romosozumabe é um anticorpo monoclonal direcionado à esclerostina, estimulando a formação óssea e inibindo a reabsorção óssea.

MECANISMO DE AÇÃO

As proteínas Wnt desempenham o papel de regular a função dos osteoblastos através da via Wnt β-catenina, em que um complexo das proteínas axina, *adenomatosis polyposis coli* (APC) e β-catenina é formado. Quando não estão ligadas a Wnt, o complexo promove proteólise da β-catenina, levando à redução da atividade dos osteoblastos. Entretanto, quando as proteínas Wnt se ligam aos receptores relacionados à lipoproteína de baixa densidade 5 e 6 (LRP5/6) e ao correceptor *frizzled* (Fzd), a proteína axina é recrutada para LRP5/6, ativando assim a sinalização Wnt. A fosforilação da β-catenina mediada pela enzima glicogênio sintase quinase 3 (GSK3) é inibida. Simultaneamente, as regiões intracelulares de LRP5/6 são fosforiladas pela quinase 1 de caseína (CK-1) e GSK3 para promover a estabilização da β-catenina e evitar sua ubiquitinação e consequente proteólise. Assim, o complexo de destruição da β-catenina é realocado para a membrana citoplasmática, e ela é liberada para ingressar no núcleo celular e se unir ao fator de transcrição 4 (TCF4) ou fator potenciador linfoide de ligação 1 (LEF1), que regulam a transcrição de genes promotores de formação óssea, como o RUNX2 e WISP1. Isso resulta no aumento da atividade dos osteoblastos.

A SOST se associa aos receptores LRP5/6, suprimindo, assim, a via Wnt/β-catenina ao impedir a formação do complexo Wnt-*frizzled*-LRP. Na ausência do ligante Wnt, axina, APC, GSK3 e CK-1 unem-se à β-catenina no citoplasma para formar o complexo que induz a fosforilação da β-catenina para regular sua estabilidade. A β-catenina fosforilada é então reconhecida pela E3-ubiquitina ligase, a β-catenina é ubiquitinada e destruída. Esse processo mantém baixa expressão de β-catenina no citoplasma, o que inibe seu papel na ativação dos genes associados à formação óssea. Assim, a SOST pode inibir a sinalização Wnt/β-catenina, que controla a progressão da diferenciação osteogênica.

Além disso, a via Wnt exerce efeito indireto sobre a principal via de sinalização da reabsorção óssea. O ligante do receptor ativador do fator nuclear-kappa B (RANKL) medeia principalmente a osteoclastogênese. A osteoprotegerina (OPG), produzida pelos osteoblastos e osteócitos, liga-se ao RANKL e inibe a formação e função de osteoclastos. A via Wnt induz a produção de osteoprotegerina (OPG), reduzindo assim a reabsorção óssea. Ao inibir a sinalização Wnt, a SOST reduz a expressão de OPG e eleva a proporção de RANKL/OPG, estimulando a reabsorção óssea.

A expressão da esclerostina é inibida pela ação do PTH, pela sobrecarga óssea mecânica e pelo estrogênio, enquanto é estimulada pelo uso de medicações como glicocorticoides.

O romosozumabe é um anticorpo monoclonal IgG2 que possui alta afinidade e especificidade pela esclerostina humana. Ao se ligar à SOST, o romosozumabe neutraliza sua atividade inibidora sobre a via Wnt, desencadeando assim uma resposta óssea anabólica. Isso resulta em um aumento significativo na formação óssea, estimulando a atividade dos osteoblastos e promovendo a deposição de matriz óssea. Além disso, a ação inibitória sobre a via Wnt também reduz a osteoclastogênese e atividade dos osteoclastos. Isso leva a uma redução na reabsorção óssea e, consequentemente, à preservação da massa óssea existente. A Figura 1 ilustra o mecanismo de ação da medicação.

EFICÁCIA

A eficácia da medicação foi investigada por meio de dois estudos pivotais que examinaram o impacto do romosozumabe na prevenção de fraturas em mulheres na pós-menopausa. O estudo FRAME (*Fracture Study in Postmenopausal Women with Osteoporosis)* incluiu pacientes com *T-score* entre -2,5 e -3,5 no colo do fêmur ou fêmur total. Essas mulheres foram divididas em dois grupos: um que recebeu romosozumabe (n = 3.321, média de idade de 70,8 anos) e outro que recebeu placebo (n = 3.322, média de idade de 70,9 anos) por 12 meses. Após esse período, ambos os grupos receberam duas doses de denosumabe (60 mg) a cada seis meses, e a incidência de novas fraturas foi avaliada em 24 meses, mostrando uma redução de 73% ($p < 0,001$) e 75% ($p = 0,008$) no risco relativo de fraturas vertebrais aos 12 e 24 meses, respectivamente. Além disso, houve uma redução de 36% nas fraturas clínicas e um aumento de 5-8% na densidade mineral óssea (DMO) no fêmur e de 10-15% na coluna. Esse aumento

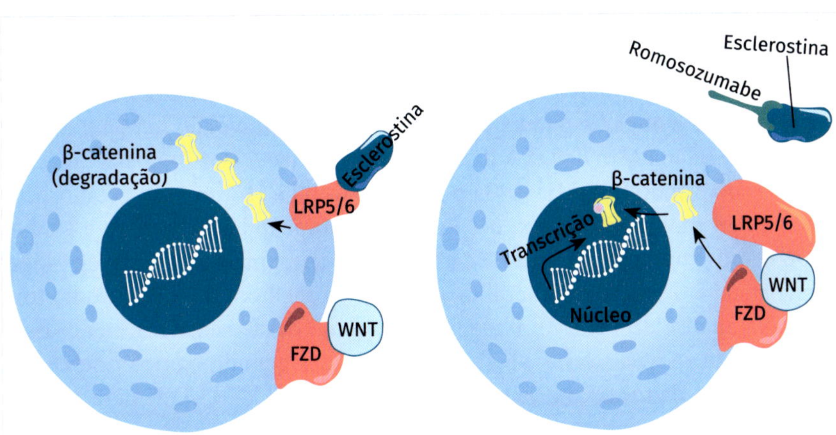

FIGURA 1 Mecanismo de inibição da via de sinalização Wnt pelo romosozumabe.
FZD: correceptor *frizzled*; LRP5/6: lipoproteína de baixa densidade 5 e 6.

foi comparável ao observado após sete anos de uso de denosumabe, conforme visto no estudo FREEDOM (*Fracture REduction Evaluation of Denosumab in Osteoporosis every 6 Months*).

Por outro lado, em relação às fraturas não vertebrais, houve uma redução não significativa de 25% em comparação com o placebo ($p = 0{,}10$). No entanto, em uma análise *post-hoc*, observou-se que a amostra do estudo era composta por uma grande proporção de pacientes latino-americanas (43%), o que levou à realização de uma análise separada dessas pacientes em comparação com o restante do mundo. Enquanto na América Latina não foi observado nenhum efeito, no restante do mundo houve uma redução de 42% nas fraturas não vertebrais. Essa diferença pode ser atribuída ao fato de que o risco de fratura não vertebral no grupo latino-americano já era baixo (1,2% no grupo placebo), possivelmente refletindo diferenças ambientais e genéticas. Além disso, uma subanálise realizada em mulheres japonesas do FRAME confirmou a eficácia semelhante do romosozumabe em relação às fraturas não vertebrais.

O estudo ARCH (*Active-Controlled Fracture Study in Postmenopausal Women with Osteoporosis at High Risk*) comparou diretamente o romosozumabe e o alendronato. Foram randomizadas 4.093 mulheres (média de idade 74 anos) com fraturas para receber romosozumabe ou alendronato por 12 meses, seguido de uma fase de alendronato por mais 12 meses para ambos os grupos. Após esses 24 meses, o grupo tratado com romosozumabe apresentou maior ganho de DMO em todos os sítios e redução significativa do risco de fratura vertebral (48%; $p < 0{,}001$), de fêmur (19%; $p = 0{,}04$), não vertebral (19%; $p = 0{,}04$) e fraturas clínicas (27%, $p < 0{,}001$), quando comparado ao grupo alendronato.

É importante ressaltar que nenhum desses dois estudos principais tinha poder estatístico suficiente para avaliar o efeito da terapia no risco de fratura de quadril.

Duas subanálises mais recentes desses dados merecem destaque. A primeira é a que avaliou o impacto da medicação sobre o osso através do *software* de modelagem 3D da imagem de DXA do quadril. Foram avaliadas 745 pacientes, 377 mulheres do estudo FRAME (190 no grupo placebo e 187 no grupo romosozumabe) e 368 mulheres do estudo ARCH (185 no grupo alendronato e 183 no grupo romosozumabe) com 12 e 24 meses, com aumento nos valores de espessura cortical e densidade mineral óssea, além da melhora da microarquitetura óssea. Na análise do FRAME houve um aumento da densidade mineral óssea trabecular de +13,7% *versus* +5,2% após 24 meses quando comparado com o grupo placebo-denosumabe. Já na análise do ARCH foi de +13,0% para o grupo tratado com romosozumabe seguido de alendronato, comparado a +4,6% para o grupo tratado apenas com alendronato também após 24 meses. Assim, esses resultados vêm reforçar o potente efeito anabólico da medicação sobre parâmetros ósseos corticais e trabeculares.

A segunda subanálise teve como objetivo avaliar a segurança e efetividade da medicação em pessoas com redução leve a moderada da função renal, sendo a maioria com grau leve (4.939 [69%] no FRAME e 2.478 [61%] no ARCH) e moderado (1.360 [19%] no FRAME e 993 [24%] no ARCH) da doença renal crônica (DRC). No FRAME, o aumento percentual médio da DMO na coluna lombar foi de 13,7% para pacientes com função renal normal, 13,0% para pacientes com DRC leve e 10,9% para pacientes com DRC moderada. Já no ARCH, o aumento percentual médio da DMO na coluna lombar foi de 9,6% para pacientes com função renal normal, 8,8% para pacientes com DRC leve e 8,1% para pacientes com DRC moderada. Com relação à redução do risco de fraturas vertebrais, no FRAME, o romosozumabe reduziu significativamente o risco relativo de novas fraturas vertebrais em 84% para pacientes com função renal normal, 70% para pacientes com DRC leve e 72% para pacientes com DRC moderada, em comparação com o placebo. No estudo ARCH, o romosozumabe reduziu o risco relativo de novas fraturas vertebrais em 57% para pacientes com função renal normal e 51% para pacientes com DRC moderada, em comparação com o alendronato. No entanto, a redução do risco não foi significativa para pacientes com DRC leve.

A incidência de eventos adversos foi semelhante entre os grupos de tratamento e entre os diferentes graus de função renal e não houve aumento significativo nos eventos adversos relacionados ao cálcio, como hipocalcemia, e a função renal permaneceu estável durante o período de tratamento de 12 meses em ambos os estudos.

Com relação à população masculina, o estudo BRIDGE avaliou 245 homens com baixa DMO e fratura e, após 12 meses de tratamento, houve um aumento de 12,1% na DMO na coluna lombar em comparação com 1,2% no grupo placebo ($p < 0,001$), com incrementos menores no fêmur total e no colo do fêmur sem significância estatística. No entanto, como ainda não há um estudo avaliando o efeito antifratura da medicação em homens, ela ainda não é aprovada para uso nessa população.

No estudo STRUCTURE (*Study evaluating effect of Romosozumab Compared with Teriparatide in postmenopausal women with osteoporosis at high risk for fracture previously treated with bisphosphonate therapy*), 436 mulheres pós-menopáusicas que receberam tratamento prévio com bifosfonato por pelo menos 6 anos foram selecionadas para receber romosozumabe ou teriparatida. A densidade mineral óssea apresentou um aumento maior no grupo de romosozumabe em comparação com a teriparatida, com 2,9% *versus* -0,5% no fêmur total e 9,8% *versus* 5,4% na coluna. Esses resultados mostram que há um menor aumento no efeito anabólico quando o paciente foi previamente exposto a um agente bifosfonato, o que, na prática clínica, representa a maioria dos pacientes com indicação para essa medicação. Além disso, esse estudo mostrou a superioridade do romosozumabe no aumento da densidade mineral óssea e a ausência de perda de massa óssea no fêmur, como observado com o uso de teriparatida.

Com o objetivo de avaliar se a o uso prévio de antirreabsortivo afeta a resposta ao romosozumabe, análises dos foram realizadas em pacientes nos quais o romosozumabe foi administrado antes (ARCH, FRAME) ou após (STRUCTURE, e um estudo menor de fase 2) um antirreabsortivo. Em pacientes virgens de tratamento, o romosozumabe promoveu aumentos significativos na DMO do fêmur total (6,2% no ARCH e 6% no FRAME) e da coluna lombar (13,7% no ARCH e 13,1% no FRAME) após 1 ano. Por outro lado, em pacientes que previamente usaram uma droga antirreabsortiva (alendronato ou denosumabe), houve menores aumentos na DMO do fêmur (2,9% no STRUCTURE e 0,9% em outro estudo de fase 2) e da coluna lombar (9,8% no STRUCTURE e 5,3% na extensão da fase 2).

Após 24 meses de seguimento, maiores ganhos de DMO foram observados quando o romosozumabe foi seguido por um antirreabsortivo (7,1% no ARCH e 8,5% no FRAME para fêmur; 15,2% no ARCH e 16,6% no FRAME para a coluna lombar) em comparação ao cenário de troca de antirreabsortivo para romosozumabe (3,8% para fêmur e 11,5% para a coluna). Portanto, o uso inicial de romosozumabe em paciente virgem de tratamento, seguido por um antirreabsortivo, resulta em maiores aumentos na DMO em comparação com a sequência inversa, sugerindo que o uso prévio de antirreabsortivo afeta negativamente a resposta ao anabólico.

Em outro estudo, foi avaliada a eficácia de um segundo curso da medicação. Para isso, 167 mulheres na pós-menopausa com baixa DMO foram randomizadas a receber romosozumabe ou placebo por 24 meses, seguido de placebo ou denosumabe por 12 meses e, então, um segundo curso de romosozumabe por 12 meses. O grupo que recebeu placebo inicialmente experimentou aumentos significativos na DMO da coluna lombar (12,4%) e do fêmur (6,0%) que foram comparáveis ao grupo que recebeu o tratamento inicial com romosozumabe. Já no grupo que recebeu denosumabe inicialmente, houve aumento na DMO da coluna lombar (2,3%) e manutenção da massa óssea no fêmur. As alterações nos marcadores de formação óssea (propeptídeo aminoterminal do procolágeno tipo 1 – P1NP) e de reabsorção óssea (interligador C-terminal – CTX) foram semelhantes entre o primeiro e o segundo curso de romosozumabe. Portanto, segundo esse estudo, romosozumabe pode ser uma opção eficaz e segura para um segundo curso de tratamento em pacientes com osteoporose, proporcionando novas opções de sequência terapêutica naqueles pacientes com alto risco de fratura.

A Tabela 1 resume os achados dos principais estudos sobre romosozumabe.

TABELA 1 Principais estudos sobre romosozumabe

Estudo	Amostra	Duração (meses)	Resultado		
			DMO	Fx	Marcadores da remodelação óssea
FRAME	Mulheres pós-menopausa	24*	vs. placebo: Fêmur total: 6,9% Colo do fêmur: 5,9% Coluna lombar: 13,3%	vs. placebo: Fx vertebral: -73% Fx clínica[&]: -36% Redução não significante de Fx não vertebral	P1NP com pico máximo em 14 dias com queda gradual CTX em nível mínimo em 14 dias, mantido por 12 meses
ARCH	Mulheres pós-menopausa	24	Coluna lombar: +15,2% (RMZ) vs +7,1% (ALN)	vs. ALN: Fx vertebral: -48% Fx clínica[&]: -27% Fx não vertebral: 19%	P1NP com pico máximo após 1 mês, gradualmente diminui e é suprimido com ALN CTX diminui de forma sustentada até o mês 24
BRIDGE	Homens de 55-90 anos	12	Fêmur total: +2,5% Colo do fêmur: +2.2% Coluna lombar: +12,1%	Não avaliado	P1NP com pico máximo após 1 mês, diminuindo depois CTX com mínimo após 1 mês, com redução sustentada até o 12º mês
STRUCTURE	Mulheres pós-menopausa	12	DMO global:+2,6% (RMZ) vs. -0,6% (TPTD) DMO cortical: +1,1% (RMZ) vs. -3,6% (TPTD) Resistência óssea: +2,5% (RMZ) vs. -0,7% (TPTD) Conteúdo mineral ósseo: +3,6% (RMZ) vs. 0,0% (TPTD)	Não avaliado	Não avaliado

(continua)

TABELA 1 Principais estudos sobre romosozumabe

Estudo	Amostra	Duração (meses)	Resultado		
			DMO	Fx	Marcadores da remodelação óssea
3D-modeling from hip DXA (Lewiecki et al., 2024)	Mulheres pós-menopausa	24	DMO trabecular (pós-24m) FRAME: +13,7% vs. +5,2% ARCH: +13,0% vs. +4,6%	Não avaliado	Não avaliado
Osteoporosis and mild-to-moderate chronic kidney disease (Miller et al., 2022)	Mulheres pós-menopausa com DRC leve a moderada	24	Coluna lombar: +13,7% (função renal normal), +13,0% (DRC leve), +10,9% (DRC moderada)	Fx vertebral: -84% (função renal normal), -70% (DRC leve), -72% (DRC moderada) no FRAME; -57% (função renal normal), -51% (DRC moderada) no ARCH	Não avaliado
A second 12-month course of romosozumab therapy (Kendler et al., 2019)	Mulheres pós-menopausa	24	Coluna lombar: +12,4% (placebo inicial), +2,3% (denosumabe inicial); quadril total: +6,0% (placebo inicial), manteve a DMO inicial (denosumabe inicial)	Não avaliado	Alterações nos marcadores de formação óssea (P1NP) e de reabsorção óssea (β-CTX) semelhantes entre o primeiro e o segundo curso de romosozumabe
The importance of treatment sequence (Cosman et al., 2022)	Mulheres pós-menopausa	24	Coluna lombar: +15,2% (ARCH), +16,6% (FRAME) após 24 m vs. 11,5% (STRUCTURE + estudo menor fase 2)	Não avaliado	Não avaliado

*12 meses de romosozumabe vs placebo, seguido por 12 meses de denosumabe para ambos os grupos; [&]fratura não vertebral + vertebral clínica.
RMZ: romosozumab ALN: alendronato; DMO: densidade mineral óssea; CTX: telopeptídeo C-terminal do colágeno tipo 1; Fx: fraturas; P1NP: propeptídeo N-terminal do procolágeno tipo 1; TPTD: teriparatida

Uma vez que romosozumabe se mostrou como uma droga capaz de promover intenso incremento de massa óssea e maior rapidez da ação antifratura quando comparado a outros antirreabsortivos, bem como superioridade na redução de fraturas vertebrais em relação a bisfosfonatos, as diretrizes atuais recomendam essa droga como medicação de primeira linha no tratamento de pacientes com muito alto risco de fratura (Figura 2).

Atualmente, graças aos marcadores bioquímicos de remodelação óssea (P1NP e CTX), dispomos de dados objetivos sobre a potência anabólica desse medicamento. Em relação ao marcador de formação óssea, P1NP, observa-se um aumento rápido e significativo, atingindo seu pico máximo no 14º dia e retornando aos valores normais após 9 meses de tratamento. Já o marcador da reabsorção, β-CTX, diminui no início do tratamento, atingindo seu menor valor no 14º dia, e permanece abaixo dos níveis do grupo placebo nos primeiros 12 meses. Esses dois biomarcadores evidenciam a ampla janela anabólica do romosozumabe.

No entanto, o efeito inicial da medicação em aumentar a formação óssea parece ser transitório e não se mantém por longos períodos quando o tratamento é estendido para além de 12 meses. Análises detalhadas de um subgrupo de pacientes do estudo FRAME revelaram que o romosozumabe induz um rápido aumento na formação óssea nos primeiros 2 meses de tratamento. Contudo, após 12 meses, o efeito principal é a contínua supressão da reabsorção óssea, sem um aumento sustentado na formação óssea. Quando utilizado por mais

Baixo	Alto	Muito alto
Todos os fatores:	Qualquer fator:	Um ou mais fatores:
▪ Idade: pós-menopausa	▪ Idade: > 65 anos ou mais	▪ Fraturas nos últimos 12 meses
▪ Sem fraturas prévias	▪ Fratura prévia ou	▪ Múltiplas fraturas
▪ *T-score* > -1,0 e baixo risco de fraturas pelo FRAX®	▪ *T-score* ≤ -2,5 ou	▪ Fraturas em uso de medicação que altera o metabolismo ósseo
	▪ *T-score* -1,0 a -2,5 e alto risco de fraturas pelo FRAX®	▪ Fraturas durante tratamento
		▪ *T-score* < -3,0
		▪ Alto risco de fraturas pelo FRAX®

FIGURA 2 Estratificação do risco de fratura.

de 12 meses, o romosozumabe parece ter predominantemente um efeito antirreabsortivo, em vez de anabólico. Esses achados podem ser atribuídos a dois potenciais fenômenos: uma intensa formação óssea nas superfícies do osso cortical, sem um aumento correspondente na reabsorção ou remodelação óssea, e uma diminuição na produção celular de esclerostina, o que pode limitar o efeito anabólico do medicamento.

Devido a esses fatores, a eficácia do romosozumabe em promover a formação óssea pode ser limitada quando utilizado por longos períodos, sugerindo que sua utilidade clínica como tratamento antiesclerostina pode não ser ideal para terapias prolongadas.

SEGURANÇA

No estudo FRAME, reações leves no local da injeção foram os eventos adversos mais frequentes (5,2% dos pacientes tratados com romosozumabe em comparação com 2,9% no grupo placebo). Outros efeitos, como hiperostose, eventos cardiovasculares, osteoartrite e câncer, não tiveram diferença nos dois grupos. Um caso de fratura atípica de fêmur foi registrado 3,5 meses após a primeira dose de romosozumabe; no entanto, o paciente já apresentava dor no quadril antes de ser incluído no estudo. Dois casos de osteonecrose da mandíbula foram observados: um após 12 meses de tratamento com romosozumabe em decorrência de procedimentos dentários, e outro após 12 meses de romosozumabe seguido por uma dose de denosumabe, ocorrendo após a extração de um dente e osteomielite da mandíbula.

Já no estudo ARCH foi observada maior frequência de eventos cardiovasculares (como isquemia miocárdica, acidente vascular cerebral e morte) nos pacientes que receberam romosozumabe quando comparado com alendronato (2,5 vs. 1,9%; OR: 1,31; IC 95%: 0,85-2,00) nos primeiros 12 meses. Contudo, nos 12 meses seguintes em que os pacientes que inicialmente haviam recebido romosozumabe foram tratados com alendronato, esse número de eventos cardiovasculares não mudou. O motivo disso ainda é desconhecido, mas diferenças nas populações dos dois estudos pivotais (indivíduos do estudo ARCH tinham maior risco cardiovascular basal do que a população do FRAME) são aventadas como possibilidade de justificativa desses achados.

Em uma meta-análise que incluiu homens e mulheres comparando a medicação com placebo, as reações adversas foram comparáveis ao placebo, exceto em reação no local da injeção. Já outra meta-análise mostrou efeitos semelhantes do romosozumabe, da teriparatida e do denosumabe em relação ao placebo com relação a efeitos adversos.

Todavia, as agências sanitárias regulatórias, incluindo a ANVISA, contraindicam o uso de medicação em pacientes com história prévia de miocardiopatia isquêmica ou doença cerebrovascular nos últimos 12 meses e uso com cautela em pacientes com alto risco cardiovascular.

Por fim, diferente dos análogos do PTH (teriparatida ou abaloparatida), o romosozumabe não aumentou o risco de osteossarcoma no tratamento a longo prazo nos estudos pré-clínicos.

POSOLOGIA

A dose recomendada de romosozumabe é de 210 mg por mês, subcutâneo, durante 12 meses. Após isso, é recomendado o uso de uma droga antirreabsortiva para manter a DMO e prevenir fraturas, sendo o denosumabe o preferido naqueles pacientes de muito alto risco de fratura.

CONCLUSÕES

O uso do romosozumabe apresenta um rápido aumento de massa óssea com melhora da qualidade da microarquitetura óssea, comprovado por ganhos em DMO e redução do risco de fratura no primeiro ano de tratamento. Esse importante benefício clínico, em especial quando seguido por denosumabe, se apresenta como uma grande oportunidade para pacientes com alto risco de fratura.

BIBLIOGRAFIA

1. Camacho PM, Petak SM, Binkley N, et al. American Association of Clinical Endocrinologists/American College of Endocrinology clinical practice guidelines for the diagnosis and treatment of postmenopausal osteoporosis – 2020 Update. Endocr Pract. 2020;26(Suppl 1):1-44.
2. Cheong JK, Virshup DM. Casein kinase 1: complexity in the family. Int J Biochem Cell Biol. 2011;43(4):465-9.
3. Cosman F, Crittenden DB, Ferrari S, Khan A, Lane NE, Lippuner K, et al. FRAME Study: the foundation effect of building bone with 1 year of romosozumab leads to continued lower fracture risk after transition to denosumab. Journal of Bone and Mineral Research. 2018;33:1219-26.
4. Cosman F, et al. Romosozumab treatment in postmenopausal women with osteoporosis. N Engl J Med. 2016;375:1532-43.
5. Clevers H, Nusse R. Wnt/β-catenin signaling and disease. Cell. 2012;149(6):1192-205.
6. Cosman F, Kendler DL, Langdahl BL, Leder BZ, Lewiecki EM, Miyauchi A, et al. Romosozumab and antiresorptive treatment: the importance of treatment sequence. Osteoporos Int. 2022;33(6):1243-56.
7. Chavassieux P, et al. Bone-forming and antiresorptive effects of romosozumab in postmenopausal women with osteoporosis: bone histomorphometry and microcomputed tomography analysis after 2 and 12 months of treatment. J Bone Miner Res. 2019;34:1597-608.
8. Cummings SR, San Martin J, McClung MR, Siris ES, Eastell R, Reid IR, et al. Denosumab for prevention of fractures in postmenopausal women with osteoporosis. N Engl J Med. 2009 Aug 20;361(8):756-65.
9. Gaur T, Lengner CJ, Hovhannisyan H, Bhat RA, Bodine PV, Komm BS, et al. Canonical WNT signaling promotes osteogenesis by directly stimulating Runx2 gene expression. Journal of Biological Chemistry. 2005;280:33132-40.
10. Holdsworth G, et al. Dampening of the bone formation response following repeat dosing with sclerostin antibody in mice is associated with up-regulation of Wnt antagonists. Bone. 2018;107:93-103.
11. Huang H, He X. Wnt/β-catenin signaling: new (and old) players and new insights. Curr Opin Cell Biol. 2008;20(2):119-25.

12. Kendler DL, Bone HG, Massari F, Gielen E, Palacios S, Maddox J, et al. Bone mineral density gains with a second 12-month course of romosozumab therapy following placebo or denosumab. Osteoporos Int. 2019;30(12):2437-48.
13. Langdahl BL, Libanati C, Crittenden DB, Bolognese MA, Brown JP. Daizadeh NS, et al. Romosozumab (sclerostin monoclonal antibody) versus teriparatide in postmenopausal women with osteoporosis transitioning from oral bisphosphonate therapy: A randomised, open-label, phase 3 trial. Lancet. 2017;390:1585-94.
14. Lewiecki EM, et al. A phase III randomized placebo-controlled trial to evaluate efficacy and safety of romosozumab in men with osteoporosis. J Clin Endocrinol Metab. 2018;103:3183-93.
15. Lewiecki EM, Betah D, Humbert L, et al. 3D-modeling from hip DXA shows improved bone structure with romosozumab followed by denosumab or alendronate. J Bone Miner Res. 2024;39(4):473-83.
16. Mare A, D'Haese PC, Verhulst A. The role of sclerostin in bone and ectopic calcification. Int J Mol Sci. 2020;21(9):3199.
17. Mariscal G, Nuñez JH, Bhatia S, Barrios C, Domenech-Fernández P. Safety of romosozumab in osteoporotic men and postmenopausal women: a meta-analysis and systematic review. Monoclon Antib Immunodiagn Immunother. 2020;39:29-36.
18. Miller PD, Adachi JD, Albergaria BH, et al. Efficacy and safety of romosozumab among postmenopausal women with osteoporosis and mild-to-moderate chronic kidney disease. J Bone Miner Res. 2022;37(8):1437-45.
19. Miyauchi A, Dinavahi RV, Crittenden DB, Yang W, Maddox JC, Hamaya E, et al. Increased bone mineral density for 1 year of romosozumab, vs placebo, followed by 2 years of denosumab in the Japanese subgroup of the pivotal FRAME trial and extension. Arch Osteoporos. 2019;14:59.
20. Nusse R, Clevers H. Wnt/β-catenin signaling, disease, and emerging therapeutic modalities. Cell. 2017;169(6):985-99.
21. Patel P, Woodgett JR. Glycogen synthase kinase 3: a kinase for all pathways? Curr Top Dev Biol. 2017;123:277-302.
22. Rim EY, Clevers H, Nusse R. The Wnt pathway: from signaling mechanisms to synthetic modulators. Annu Rev Biochem. 2022;91:571-98.
23. Saag KG, et al. Romosozumab or alendronate for fracture prevention in women with osteoporosis. N Engl J Med 2017;377:1417-27.
24. Semënov M, Tamai K, He X. SOST is a ligand for LRP5/LRP6 and a Wnt signaling inhibitor. J Biol Chem. 2005;280(29):26770-5.
25. Udagawa N, Koide M, Nakamura M, Nakamichi Y, Yamashita T, Uehara S, et al. Osteoclast diferentiation by RANKL and OPG signaling pathways. J Bone Miner Metab. 2021;39(1):19-26.
26. Wijenayaka AR, Kogawa M, Lim HP, Bonewald LF, Findlay DM, Atkins GJ. Sclerostin stimulates osteocyte support of osteoclast activity by a RANKL-dependent pathway. PLoS ONE. 2011;6:e25900.

21

Terapia sequencial e combinada na osteoporose

Maria Fernanda Resende Guimarães
Sebastião Cezar Radominski

DESTAQUES DO TEMA

- O planejamento do tratamento a longo prazo é essencial.
- A sequência do tratamento importa.
- Deve-se iniciar com anabólico em pacientes de muito alto risco.
- É possível trocar um antirreabsortivo menos potente por um mais potente.
- O uso de anabólico após antirreabsortivo ainda é benéfico, apesar de não ser a sequência ideal.
- Após uso de denosumabe, há risco de rebote e estratégia adequada deve ser feita.
- O uso de anabólico seguido de antirreabsortivo é a sequência ideal nos pacientes de muito alto risco.
- A combinação de medicamentos ainda não e recomendada por diretrizes, podendo ser benéfica em casos específicos.

INTRODUÇÃO

A osteoporose é uma doença silenciosa que cursa com comprometimento da estrutura e força óssea, levando a um risco progressivamente aumentado de fraturas por fragilidade capazes de aumentar consideravelmente a morbimortalidade.

Como objetivos do tratamento, deve-se evitar fraturas ou, pelo menos, reduzir ao máximo o risco, além de mitigar os efeitos adversos a longo prazo das medicações ósseo-específicas. Como alvos de tratamento citam-se o incremento da densidade e da estrutura óssea a um nível com baixo risco de fratura, preservando-se a arquitetura e a força; além do controle de comorbidades e de fatores de risco para quedas, assim como outros fatores de risco individuais.

Por ser uma doença crônica, com a qual o paciente conviverá por longos anos, a maioria das pessoas será exposta a vários esquemas terapêuticos. O manejo requer prevenção ou terapia a longo prazo baseada em medicação óssea específica e/ou medidas gerais; os princípios terapêuticos específicos abrangem abordagens antirreabsortivas ou osteoanabólicas ou uma abordagem dupla. Por conta de possíveis questões de intolerância, eventos adversos, limitação na duração do uso e possibilidade de falha do tratamento com as medicações, é importante considerar o tratamento sequencial. Discussões sobre a sequência mais apropriada para administrar diferentes esquemas têm sido levantadas durante os últimos anos. Os esquemas terapêuticos podem incluir terapia sequencial ou uso combinado de medicações com mecanismos de ação semelhantes ou distintos. O planejamento do tratamento a longo prazo é essencial para que a melhor estratégia seja seguida, e o alvo, alcançado. Existem evidências crescentes sugerindo que a estratificação do tratamento de acordo com o risco basal de fratura pode permitir o direcionamento dos tratamentos mais eficazes para pacientes com maior risco de fratura. Essa estratégia garante maiores taxas de redução de fraturas naqueles pacientes com maior risco, maximizando os benefícios para os indivíduos mais vulneráveis.

TERAPIA SEQUENCIAL

Antirreabsortivo seguido por outro antirreabsortivo

Diante da larga experiência de uso, baixo custo, perfil de eficácia e segurança, os bisfosfonatos são o tratamento de primeira linha e as drogas mais prescritas para osteoporose em todo o mundo. O tempo de uso dessas medicações é limitado pelos dados de ausência de benefícios após certo tempo e aumento da incidência de eventos adversos. Uma das principais razões para a suspensão de bisfosfonato é a falha terapêutica, que deve ser considerada avaliando-se o aparecimento de novas fraturas por fragilidade, perda significativa de densidade mineral óssea (DMO) ou não supressão da reabsorção óssea, apesar da adesão adequada a um tratamento antirreabsortivo por mais de 12 meses (Tabela 1).

Diante da necessidade de troca de um bisfosfonato oral, existe a possibilidade de uso de uma droga parenteral da mesma classe ou a troca para uma droga de outra classe antirreabsortiva. Essas estratégias foram avaliadas em um ensaio clínico randomizado, duplo-cego, com 643 mulheres na pós-menopausa que receberam alendronato durante uma média de 6 anos. No geral, a diminuição percentual mediana nos marcadores séricos de remodelação óssea foi maior no grupo que trocou alendronato para denosumabe (DMAB) em comparação

TABELA 1 Falha terapêutica

Pelo menos um dos critérios abaixo:
▪ Duas ou mais fraturas incidentes por fragilidade
▪ Uma fratura incidente e β-CTX ou PINP sérico elevado no início do estudo, sem redução significativa durante o tratamento, uma diminuição significativa na DMO, ou ambos
▪ Nenhuma diminuição significativa no β-CTX ou PINP sérico e uma diminuição significativa na DMO

β-CTX: telopeptídeos C-terminais β-isomerizados; DMO: densidade mineral óssea; PINP: propeptídeo aminoterminal de procolágeno total tipo 1.

com o grupo de alendronato para ácido zoledrônico (ZOL). A DMO em todos os sítios avaliados também aumentou mais no grupo que recebeu DMAB em comparação com o grupo que recebeu ZOL (3,2% *versus* 1,1%, P < 0,0001 na coluna lombar; 1,9% *versus* 0,6%; P < 0,0001 no quadril total, 1,2% *versus* -0,1% P < 0,0001 no colo do fêmur e 0,6% *versus* 0,0% no terço distal do rádio).

Outra estratégia de ciclagem entre antirreabsortivos foi avaliada em um ensaio clínico randomizado menor com um grupo de 99 mulheres na pós-menopausa tratadas com alendronato durante uma média de 43 meses, em que a eficácia da transição do alendronato para o modulador seletivo do receptor de estrogênio, o raloxifeno, foi avaliada em comparação ao grupo que permaneceu com alendronato. Após 24 meses, as mulheres que fizeram a transição para o raloxifeno apresentaram um aumento nos marcadores séricos de remodelação óssea [telopeptídeos C-terminais β-isomerizados (CTX), propeptídeo aminoterminal de procolágeno total tipo 1 (PINP) e osteocalcina] em comparação com as mulheres que continuaram com o alendronato. Aos 24 meses, a DMO da coluna lombar foi semelhante entre os dois grupos, embora a DMO total do quadril e do colo do fêmur tenha aumentado nas mulheres que continuaram com o alendronato *versus* aquelas que fizeram a transição para o raloxifeno. Nenhum dos estudos de ciclagem entre antirreabsortivos teve poder suficiente para avaliar os resultados das fraturas.

Antirreabsortivo seguido por anabólico

Evidências mostram que os agentes anabólicos e os agentes de dupla ação são mais eficazes em pacientes sem tratamento prévio, em comparação com pacientes tratados anteriormente.

O estudo STRUCTURE mostrou que os pacientes tratados com romosozumabe ou teriparatida durante um ano tiveram aumentos de DMO menos significativos se tivessem recebido tratamento prévio de longo prazo com bisfosfonatos (geralmente durante 6 anos) quando comparados com pacientes sem tratamento prévio. Ainda em relação ao romosozumabe, os dados mostram que ganhos maiores de DMO foram alcançados quando esse agente foi usado antes, e não depois, de agentes antirreabsortivos, como alendronato e DMAB. Essa análise apoia a noção de que um tratamento inicial com romosozumabe seguido de um agente antirreabsortivo resultará em uma maior eficácia do que a ordem inversa.

Sobre a teriparatida, Ettinger et al. demonstraram que não há diferença estatística no aumento dos marcadores de formação óssea ao comparar pacientes virgens de tratamento com aqueles previamente tratados com raloxifeno. No entanto, o tratamento anterior com alendronato e risedronato atenuou o efeito da teriparatida no aumento da DMO. Uma hipótese para explicar esses achados é que a supressão da remodelação óssea causada pelos agentes antirreabsortivos reduz a disponibilidade de osteoblastos e pré-osteoblastos, que são alvo dos agentes anabólicos, diminuindo o efeito dessas drogas. Embora o efeito da teriparatida seja atenuado por um tratamento prévio com bisfosfonatos, especialmente durante os 6 meses imediatamente após a transição do agente antirreabsortivo para o agente anabólico, essa combinação ainda permite um aumento estatisticamente significativo na DMO após o ciclo de 24 meses. Portanto, o tratamento nessa ordem, embora não seja o ideal, pode ser considerado.

Por outro lado, caso o antirreabsortivo utilizado tenha sido o DMAB, as evidências mostram que o uso sequencial de teriparatida não deve ser realizado uma vez que ocorre perda óssea progressiva ou transitória (dados do estudo DATA-Switch). Esse efeito rebote, que será discutido no próximo tópico, pode estar relacionado à estimulação de um grande conjunto de precursores de osteoclastos latentes pela teriparatida, em pacientes nos quais a inibição do ligante do receptor ativador do fator nuclear kappa B (RANKL) foi mantida por alguns anos.

O uso do romosozumabe após a suspensão de DMAB é uma opção ainda a ser estudada e avaliada. O que se sabe até o momento é que no estudo de extensão do romosozumabe, uma das análises foi de um pequeno número de indivíduos (n = 16) que foram randomizados para receber placebo durante 24 meses, seguido de DMAB durante 12 meses e depois receberam romosozumabe durante mais 12 meses. Nas mulheres pré-tratadas com DMAB, os ganhos líquidos de DMO com 1 ano de romosozumabe foram inferiores aos das mulheres sem tratamento prévio ou daquelas que fizeram a transição do alendronato. A cinética de aumento do marcador de formação óssea PINP também foi diferente, com elevação mais lenta e progressiva e pico tardio observado. Também foi observado um aumento progressivo de β-CTX. Isso sugere que a potência antirreabsortiva do romosozumabe é insuficiente para prevenir completamente o rebote da remodelação óssea que normalmente ocorre após a cessação do DMAB. No entanto, ainda houve um balanço líquido positivo entre a reabsorção e a formação, como demonstrado pelo pequeno aumento da massa óssea. Assim, para os pacientes tratados com DMAB que tiveram uma resposta subótima ou que devem descontinuar o tratamento por outras razões, a mudança para romosozumabe pode ser uma opção razoável, uma vez que melhora a DMO da coluna e mantém ou produz um pequeno incremento na DMO do quadril.

Resumidamente, a maioria dos estudos indica que as terapias anabólicas tendem a ser mais eficazes quando utilizadas em pacientes que ainda não receberam tratamento anteriormente. Contudo, na prática clínica cotidiana, pacientes com osteoporose avançada podem ainda se beneficiar do uso de anabólicos apesar de haver uma redução no efeito dessas terapias quando comparados com pacientes que receberam bisfosfonatos anteriormente. Introduzir um intervalo entre a terapia que reduz a reabsorção óssea e a terapia anabólica subsequente não parece diminuir esse efeito. Portanto, não é essencial considerar esse intervalo no planejamento do tratamento.

Terapia sequencial após DMAB

O DMAB é um anticorpo (IgG2) monoclonal humano que tem por alvo o RANKL, ao qual se liga com elevada afinidade e especificidade, prevenindo a ativação do seu receptor, RANK, na superfície de precursores dos osteoclastos e nos osteoclastos. Uma importante questão sobre o tratamento com DMAB é o "fenômeno rebote" que ocorre quando ele é descontinuado. Isso significa que, ao interromper a medicação, há um rápido aumento na remodelação óssea e a massa óssea ganha é perdida dentro de 12-24 meses. Após a suspensão, há aumento dos níveis nos marcadores séricos de remodelação óssea para níveis que excedem a linha de base pré-tratamento acompanhada por uma rápida diminuição da DMO. A vigilância pós-comercialização e subsequentes análises *post hoc* do estudo FREEDOM relataram um risco aumentado de fraturas, em particular múltiplas fraturas vertebrais.

Caso seja indicada a suspensão do DMAB, é necessário realizar terapia de acompanhamento para evitar o excesso de remodelação, minimizando a perda óssea e a ocorrência de fraturas. Nos últimos anos, vários grupos conduziram estudos clínicos para definir a estratégia de tratamento, embora a escolha ideal do medicamento, dose, esquema posológico e duração da terapia ainda precisem ser totalmente definidos. A terapia de acompanhamento com bisfosfonatos orais e parenterais tem sido o tratamento mais investigado nesse cenário. Em pacientes com tratamento de curta duração com DMAB (< 2,5 anos), os bisfosfonatos orais e parenterais são geralmente capazes de prevenir o excesso nos marcadores séricos de remodelação óssea e preservar em grande parte os ganhos de DMO na coluna e no quadril por pelo menos 12 meses. Uma duração mais longa do DMAB tem sido associada a um maior aumento nos marcadores séricos de remodelação óssea e à perda de DMO após a sua descontinuação, e a uma capacidade reduzida dos bisfosfonatos para manter os ganhos.

É necessário um acompanhamento rigoroso durante o primeiro ano após a descontinuação do DMAB, já que a maior parte da perda óssea ocorre nesses 12 meses iniciais. Há um rápido aumento na remodelação 6 meses após a última injeção, com um subsequente risco aumentado de fratura. A *European Calcified Tissue Society* (ECTS) recomenda a realização de uma densitometria óssea 6 meses após a última injeção. Nos pacientes que usaram DMAB por até 2,5 anos, é recomendado o uso subsequente de alendronato ou ZOL; em caso de tratamento de longo prazo com DMAB (≥ 2-5 anos) é recomendado o uso de ZOL. Além disso, é aconselhável medir o CTX 3 e 6 meses após o início do alendronato ou ZOL para garantir que os níveis estejam abaixo da média do intervalo de referência da pré-menopausa. O tratamento com alendronato ou uma infusão de ZOL pode ser suficiente para superar o excesso transitório na remodelação óssea, especialmente no caso de tratamento de curto prazo com DMAB. Portanto, em um paciente que interrompeu o DMAB de curto prazo e foi tratado com ZOL, a medição de CTX 3 meses após o início do ZOL poderia ser omitida. No entanto, se após 6 meses, os níveis de CTX aumentarem acima da média do intervalo de referência da pré-menopausa em uma paciente aderente ao tratamento com alendronato, o tratamento deve ser trocado para ZOL. Da mesma forma, em caso de resposta inadequada ao ZOL após 3 ou 6 meses, o ZOL deve ser readministrado. Se a medição dos biomarcadores não for possível, recomenda-se administrar duas infusões de ZOL com intervalo de 6 meses em pacientes que foram tratados por mais de 2,5 anos com DMAB. Além disso, é provável que não haja efeito continuado do DMAB seguido de uma ou algumas infusões de ZOL e, portanto, deve-se esperar que a perda óssea relacionada à idade seja retomada. O paciente deve ser monitorado regularmente com biomarcadores e DXA nos anos seguintes à descontinuação do DMAB.

Anabólico seguido por antirreabsortivo

Pacientes com risco muito alto ou que tenham apresentado uma fratura recente com um risco iminente de novo episódio demandam uma resposta mais rápida e mais potente de tratamento com maior ganho de DMO e redução mais rápida do risco de fratura. Esse aumento rápido de DMO pode ser difícil de alcançar com medicamentos antirreabsortivos, sendo mais provável de ser alcançado com um agente anabólico. Estudos de comparação direta entre medicamentos anabólicos e antirreabsortivos trouxeram dados de superioridade entre as classes: Kendler et al. relataram seus resultados comparando teriparatida com risedronato (estudo Vero), enquanto Saag et al. relataram os resultados comparando romosozumabe com alendronato. Em ambos os estudos comparativos, o agente anabólico demonstrou ser mais eficaz na redução da fratura vertebral do que o antirreabsortivo.

O uso de anabólicos vem aumentando nas duas últimas décadas e a experiência clínica mostra ótimos resultados e perfil de segurança. *Guidelines* e diretrizes atuais recomendam o uso inicial desse mecanismo de ação em pacientes considerados de muito alto risco. Os critérios de muito alto risco foram descritos em diversas publicações e recentemente sintetizados pela Associação Brasileira de Osteometabolismo (ABRASSO) e Sociedade Brasileira de Endocrinologia e Metabologia (SBEM) e estão descritos na Tabela 2.

TABELA 2 **Definição de muito alto risco – mulheres na pós-menopausa e sem tratamento prévio**

- *T-score* na densitometria (DXA) -2,5 (em coluna lombar, colo do fêmur ou fêmur total) associado a pelo menos uma fratura vertebral ou a uma fratura de quadril, especialmente quando a fratura tiver ocorrido dentro dos últimos 2 anos
- Múltiplas fraturas vertebrais de fragilidade ou 2 ou mais fraturas osteoporóticas não vertebrais (independente do sítio esquelético e do *T-score* na DXA), mesmo que as fraturas sejam mais antigas
- Fratura de fragilidade em vigência de uso crônico de glicocorticoide (dose de 5 mg de prednisolona ou equivalente por 3 meses)
- *T-score* -3,0 na DXA associado a qualquer um dos fatores de risco adicionais abaixo:
  1. Idade ≥ 65 anos
  2. Uma fratura de fragilidade prévia
  3. Alto risco de queda, definida como pelo menos 2 quedas no último ano
  4. Uso prolongado de glicocorticoide
- Pacientes com risco de fratura 2 vezes acima do limiar de intervenção específico para a idade conforme avaliado pelo FRAX Brasil (calculado com ou sem dados da densitometria)

Fonte: adaptada de Silva BC, Madeira M, d'Alva CB, Maeda SS, de Holanda NCP, Ohe MN, et al. Definition and management of very high fracture risk in women with postmenopausal osteoporosis: a position statement from the Brazilian Society of Endocrinology and Metabolism (SBEM) and the Brazilian Association of Bone Assessment and Metabolism (ABRASSO). Arch Endocrinol Metab. 2022;66(5):591-603.

A resposta aos agentes anabólicos em relação ao ganho de DMO e à redução do risco de fratura pode ser mantida com a terapia subsequente com o uso de uma droga antirreabsortiva.

A transição de teriparatida ou abaloparatida para um medicamento antirreabsortivo obtém resultados mais favoráveis do que a sequência oposta. Em estudo de prevenção de fraturas que avaliou 50 mulheres tratadas com 18 meses de teriparatida (20 μg ou 40 μg) e acompanhadas por mais 18 meses, a análise de subgrupo demonstrou que o grupo de mulheres que recebeu tratamento com bisfosfonatos por 12 meses ou mais, após a teriparatida, manteve os ganhos de

DMO alcançados durante o tratamento em maior extensão do que as mulheres que não o fizeram. Observações semelhantes foram relatadas em um ensaio clínico randomizado de mulheres na pós-menopausa que receberam 12 meses de teriparatida e depois fizeram a transição para alendronato ou placebo durante 12 meses. Na extensão do estudo ACTIVE, em mulheres que usaram abaloparatida durante 18 meses e continuaram o tratamento com até 24 meses de alendronato, houve a manutenção da eficácia antifratura durante 24 meses. No entanto, a baixa incidência de fraturas vertebrais e a ausência de um braço controle limitam a interpretação desses dados. No estudo DATA-Switch, 24 meses de teriparatida seguidos de 24 meses de DMAB resultaram em aumentos rápidos na DMO da coluna e do quadril, enquanto esses medicamentos usados na sequência oposta resultaram em perda óssea transitória (conforme já discutido anteriormente). Os efeitos da transição da teriparatida para o raloxifeno também foram avaliados. Um exemplo é o EUROFORS, que foi um estudo randomizado e controlado de 2 anos que avaliou a eficácia de 24 meses de teriparatida *versus* 12 meses de teriparatida seguidos de 12 meses de raloxifeno. As mulheres que receberam 24 meses de teriparatida tiveram maiores aumentos na coluna e DMO do quadril em comparação com aquelas que fizeram a transição da teriparatida para o raloxifeno (aumento progressivo na DMO do quadril, enquanto a DMO na coluna permaneceu estável). Estudos até agora publicados não tiveram poder suficiente para avaliar os resultados das fraturas.

O romosozumabe produz ganhos de DMO na coluna e no quadril que são maiores do que aqueles alcançados com outros medicamentos para osteoporose; no entanto, sua descontinuação leva à perda dos ganhos, a menos que os pacientes façam a transição para um medicamento antirreabsortivo. A transição do romosozumabe para o alendronato ou o DMAB resulta em ganhos contínuos e significativos na DMO da coluna e do quadril. Além disso, há um benefício sustentado na redução do risco de fratura vertebral após a transição do romosozumabe para o alendronato ou o DMAB. No estudo ARCH, aos 12 meses, houve redução de 37% em novas fraturas vertebrais (taxa de risco 0,63; IC 95%, 0,47 a 0,85; P = 0,003) em mulheres que receberam romosozumabe *versus* aquelas que receberam alendronato e aos 24 meses. após ambos os grupos terem feito a transição para o alendronato por 12 meses, houve uma redução de 48% na incidência de novas fraturas vertebrais (taxa de risco 0,52; IC de 95%, 0,40 a 0,66; P < 0,001) no grupo romosozumabe para alendronato *versus* grupo de monoterapia com alendronato. Da mesma forma, no estudo FRAME, aos 12 meses, houve uma redução de 73% em novas fraturas vertebrais (taxa de risco 0,27; IC 95%, 0,16 a 0,47; P < 0,001) em mulheres que receberam romosozumabe *versus* aquelas que receberam placebo e aos 24 meses, após ambos os grupos terem feito a transição para o DMAB por 12 meses, houve uma redução de 75% em novas fraturas vertebrais (taxa de risco 0,25; IC 95%, 0,16 a 0,40;

P < 0,001) no grupo romosozumabe para DMAB *versus* grupo placebo para DMAB. A manutenção dos ganhos com romosozumabe também já foi descrita após ciclos subsequentes: após um segundo curso da medicação, a administração de um antirreabsortivo (ZOL) também manteve os ganhos robustos de DMO observados com o tratamento com romosozumabe, embora sem a administração antirreabsortiva esses efeitos benéficos tenham sido perdidos.

TERAPIA COMBINADA

Os resultados de ensaios clínicos de combinação de fármacos de diferentes mecanismos de ação, como agentes antirreabsortivos (terapia hormonal, bisfosfonatos, DMAB e SERMs) e anabólicos, divergem de acordo com as associações estudadas, embora possam ter argumentos teóricos aceitáveis do ponto de vista científico. Portanto, é racional pensar que a combinação de um agente antirreabsortivo com um anabólico melhoraria a eficácia deste último. A maioria dos estudos que exploraram essa opção tinham número limitado de pacientes, avaliando apenas os marcadores de remodelação óssea ou DMO como desfechos, sem poder estatístico para dados sobre fraturas.

Um estudo clínico randomizado e aberto avaliou a troca *versus* a combinação com a teriparatida após antirreabsortivos. Os indivíduos que tomaram alendronato ou raloxifeno por períodos médios de 42,1 meses e 43,1 meses, respectivamente, mudaram para ou tiveram teriparatida adicionada ao seu regime antiosteoporose existente. As respostas de DMO foram maiores nos pacientes da terapia combinada comparada à simples troca, tanto no braço do alendronato quanto no braço do raloxifeno, embora os ganhos de DMO com a adição de teriparatida a um antirreabsortivo mais fraco, como o raloxifeno, parecessem ser ligeiramente maiores do que os ganhos com sua adição ao alendronato.

No ensaio PaTH, o efeito da combinação de hormônio da paratireoide (PTH 1-84) com alendronato foi comparada com a monoterapia de qualquer um dos tratamentos isoladamente. Embora a DMO na coluna tenha aumentado em todos os grupos de tratamento, não houve diferença significativa no aumento entre o grupo PTH1-84 e o grupo de terapia combinada, já a densidade volumétrica do osso trabecular na coluna aumentou substancialmente em todos os grupos, mas o aumento no grupo PTH1-84 foi cerca de duas vezes aquele encontrado em qualquer um dos outros grupos. A formação óssea aumentou acentuadamente no grupo de PTH, mas não no grupo de terapia combinada. Tomados em conjunto, esses resultados sugerem que o uso concomitante de alendronato pode reduzir os efeitos anabólicos do PTH e que não há efeito benéfico da coadministração de análogos do PTH e bisfosfonatos administrados de forma frequente.

O potencial da combinação de análogos do PTH com um bisfosfonato administrado com menos frequência, mas mais potente, foi explorado em um estudo no qual uma única infusão de ZOL em combinação com teriparatida 20 mcg por dia foi comparada com a monoterapia com qualquer um dos medicamentos por 1 ano. O aumento na DMO da coluna lombar foi semelhante nos grupos de combinação e teriparatida e maior do que no grupo de ácido ZOL em monoterapia e o aumento na DMO do quadril foi semelhante nos grupos de combinação e de ZOL e maior do que no grupo de teriparatida isolada. Isso sugere que uma única administração de ZOL não tem um impacto prejudicial na resposta anabólica da teriparatida em locais com elevado conteúdo trabecular como a coluna lombar, mas previne simultaneamente e possivelmente de forma benéfica a estimulação da remodelação cortical observada com a teriparatida no quadril.

Outra combinação promissora testada é o uso concomitante de teriparatida e DMAB. O estudo DATA comparou os efeitos da combinação de teriparatida e DMAB com a monoterapia por 2 anos. O tratamento combinado aumentou a DMO mais do que qualquer tratamento isolado. A maior parte do benefício da terapia combinada foi aparente já nos primeiros 12 meses de tratamento, durante os quais a DMO da coluna aumentou mais de 9% no grupo combinado *versus* aproximadamente 6% nos grupos teriparatida ou DMAB e a DMO total do quadril aumentou cerca de 5% no grupo combinado em comparação com < 1% e 2% nos grupos teriparatida e DMAB. Além disso, a tomografia computadorizada quantitativa periférica de alta resolução (HR-pQCT) do rádio e da tíbia mostrou que a DMO volumétrica, a espessura cortical e a resistência óssea estimada aumentaram mais em mulheres tratadas com a combinação em comparação com teriparatida ou DMAB isoladamente, enquanto a porosidade cortical aumentou progressivamente em mulheres tratadas apenas com teriparatida durante os 24 meses e permaneceu estável em mulheres tratadas com a combinação. No entanto, os marcadores de reabsorção óssea no grupo de combinação foram semelhantes aos marcadores no grupo de DMAB sozinho, enquanto os marcadores de formação óssea foram mais suprimidos naqueles tratados apenas com DMAB do que naqueles que receberam a combinação. Isso sugere que a combinação possa atenuar parcialmente o efeito anabólico da teriparatida e o efeito benéfico geral do DMAB e da teriparatida combinados na DMO pode estar relacionado à capacidade do DMAB de bloquear totalmente os efeitos pró-reabsorção da teriparatida, ao mesmo tempo em que ainda permite a estimulação da modelagem induzida pela teriparatida. Isso é diferente de quando um bisfosfonato é combinado com teriparatida, onde a teriparatida ainda é capaz de estimular a reabsorção óssea mesmo na presença do medicamento antirreabsortivo.

Atualmente não há dados de fraturas que suportem a combinação de um anabólico e um antirreabsortivo. No entanto, os ganhos observados na DMO pela combinação de teriparatida e DMAB nos estudos sugerem que esse efeito sinérgico pode ser utilizado para melhorar a integridade esquelética na osteoporose em casos específicos. O custo da combinação de fármacos deve ser levado em consideração. A terapia combinada não está contemplada nas principais diretrizes mundiais para o tratamento da osteoporose.

BIBLIOGRAFIA

1. Black DM, Bilezikian JP, Ensrud KE, et al. One year of alendronate after one year of parathyroid hormone (1-84) for osteoporosis. N Engl J Med. 2005;353(6):555-65.
2. Black DM, Greenspan SL, Ensrud KE, Palermo L, McGowan JA, Lang TF, et al. The effects of parathyroid hormone and alendronate alone or in combination in postmenopausal osteoporosis. N Engl J Med. 2003;349(13):1207-15.
3. Bone HG, Cosman F, Miller PD, Williams GC, Hattersley G, Hu MY, et al. ACTIVExtend: 24 months of alendronate after 18 months of abaloparatide or placebo for postmenopausal osteoporosis. J Clin Endocrinol Metab. 2018;103(8):2949-57.
4. Boonen S, Marin F, Obermayer-Pietsch B, et al. Effects of previous antiresorptive therapy on the bone mineral density response to two years of teriparatide treatment in postmenopausal women with osteoporosis. J Clin Endocrinol Metab. 2008;93(3):852-60.
5. Camacho PM, Petak SM, Binkley N, Diab DL, Eldeiry LS, Farooki A, et al. American Association of Clinical Endocrinologists/American College of Endocrinology Clinical practice guidelines for the diagnosis and treatment of postmenopausal osteoporosis – 2020 Update Executive Summary. Endocr Pract. 2020;26(5):564-70.
6. Chandran M. The why and how of sequential and combination therapy in osteoporosis. A review of the current evidence. Arch Endocrinol Metab. 2022 Nov 11;66(5):724-38.
7. Cipriani C, Bilezikian JP. Osteoanabolics versus antiresorptives: which first? J Clin Endocrinol Metab. 2020 Mar 1;105(3):dgz238.
8. Cosman F, Crittenden DB, Adachi JD, et al. Romosozumab treatment in postmenopausal women with osteoporosis. N Engl J Med. 2016;375(16):1532-43.
9. Cosman F, Eriksen EF, Recknor C, Miller PD, Guañabens N, Kasperk C, et al. Effects of intravenous zoledronic acid plus subcutaneous teriparatide [rhPTH(1-34)] in postmenopausal osteoporosis. J Bone Miner Res. 2011;26(3):503-11.
10. Cosman F, Kendler DL, Langdahl BL, et al. Romosozumab and antiresorptive treatment: the importance of treatment sequence. Osteoporos Int. 2022;33:1243-56.
11. Cosman F, Wermers RA, Recknor C, Mauck KF, Xie L, Glass EV, et al. Effects of teriparatide in postmenopausal women with osteoporosis on prior alendronate or raloxifene: differences between stopping and continuing the antiresorptive agent. J Clin Endocrinol Metab. 2009;94(10):3772-80.
12. Diez-Perez A, Adachi JD, Agnusdei D, Bilezikian JP, Compston JE, Cummings SR, et al.; IOF CSA Inadequate Responders Working Group. Treatment failure in osteoporosis. Osteoporos Int. 2012 Dec;23(12):2769-74.
13. Eastell R, Nickelsen T, Marin F, et al. Sequential treatment of severe postmenopausal osteoporosis after teriparatide: final results of the randomized, controlled European Study of Forsteo (EUROFORS). J Bone Miner Res. 2009;24(4):726-36.
14. Eiken P, Vestergaard P. Treatment of osteoporosis after alendronate or risedronate. Osteoporos Int. 2016;27(1):1-12.
15. Ettinger B, San Martin J, Crans G, Pavo I. Differential effects of teriparatide on BMD after treatment with raloxifene or alendronate. J Bone Miner Res. 2004 May;19(5):745-51.
16. Foessl I, Dimai HP, Obermayer-Pietsch B. Long-term and sequential treatment for osteoporosis. Nat Rev Endocrinol. 2023 Sep;19(9):520-33.
17. Langdahl BL, Libanati C, Crittenden DB, Bolognese MA, Brown JP, Daizadeh NS, et al. Romosozumab (sclerostin monoclonal antibody) versus teriparatide in postmenopausal women with osteoporosis transitioning from oral bisphosphonate therapy: a randomised, open-label, phase 3 trial. Lancet. 2017 Sep 30;390(10102):1585-94.

18. Leder BZ, Tsai JN, Uihlein AV, et al. DMAB and teriparatide transitions in postmenopausal osteoporosis (the DATA-Switch Study): extension of a randomised controlled trial. Lancet Lond Engl. 2015;386:1147-55.
19. Lindsay R, Scheele WH, Neer R, et al. Sustained vertebral fracture risk reduction after withdrawal of teriparatide in postmenopausal women with osteoporosis. Arch Intern Med. 2004;164(18): 2024-30.
20. McClung MR, Bolognese MA, Brown JP, et al. A single dose of zoledronate preserves bone mineral density for up to 2 years after a second course of romosozumab. Osteoporos Int. 2020;31:2231-41.
21. McClung MR, Brown JP, Diez-Perez A, et al. Effects of 24 months of treatment with romosozumab followed by 12 months of DMAB or placebo in postmenopausal women with low bone mineral density: a randomized, double-blind, phase 2, parallel group study. J Bone Miner Res. 2018;33:1397-406.
22. McClung MR. Role of bone-forming agents in the management of osteoporosis. Aging Clin Exp Res. 2021 Apr;33(4):775-91.
23. Michalska D, Stepan JJ, Basson BR, Pavo I. The effect of raloxifene after discontinuation of long-term alendronate treatment of postmenopausal osteoporosis. J Clin Endocrinol Metab. 2006;91(3):870-7.
24. Miller PD, Pannacciulli N, Brown JP, et al. DMAB or zoledronic acid in postmenopausal women with osteoporosis previously treated with oral bisphosphonates. J Clin Endocrinol Metab. 2016;101(8):3163-70.
25. Mondo I, Hannou S, D'Amelio P. Using sequential pharmacotherapy for the treatment of osteoporosis: an update of the literature. Expert Opin Pharmacother. 2023 Sep-Dec;24(18):2175-86.
26. Odvina CV, Zerwekh JE, Rao DS, Maalouf N, Gottschalk FA, Pak CY. Severely suppressed bone turnover: a potential complication of alendronate therapy. J Clin Endocrinol Metab. 2005 Mar;90(3):1294-301.
27. Radominski SC, et al. Diretrizes brasileiras para o diagnóstico e tratamento da osteoporose em mulheres na pós-menopausa. Revista Brasileira de Reumatologia. 2017;57:s452-s466.
28. Ramchand SK, Leder BZ. Sequential therapy for the long-term treatment of postmenopausal osteoporosis. The Journal of Clinical Endocrinology & Metabolism. 2024:109;303-11.
29. Saag KG, Petersen J, Brandi ML, et al. Romosozumab or a nate for fracture prevention in women with osteoporosis. N Engl J Med. 2017;377(15):1417-27.
30. Shoback D, Rosen CJ, Black DM, Cheung AM, Murad MH, Eastell R. Pharmacological management of osteoporosis in postmenopausal women: an Endocrine Society Guideline update. J Clin Endocrinol Metab. 2020 Mar 1;105(3):dgaa048.
31. Silva BC, Madeira M, d'Alva CB, Maeda SS, de Holanda NCP, Ohe MN, et al. Definition and management of very high fracture risk in women with postmenopausal osteoporosis: a position statement from the Brazilian Society of Endocrinology and Metabolism (SBEM) and the Brazilian Association of Bone Assessment and Metabolism (ABRASSO). Arch Endocrinol Metab. 2022;66(5):591-603.
32. Sølling AS, Tsourdi E, Harsløf T, Langdahl BL. DMAB discontinuation. Curr Osteoporos Rep. 2023 Feb;21(1):95-103.
33. Tsai JN, Jiang LA, Lee H, Hans D, Leder BZ. Effects of teriparatide, denosumab, or both on spine trabecular microarchitecture in DATA-Switch: a randomized controlled trial. J Clin Densitom. 2017;20(4):507-12.
34. Tsourdi E, et al. Discontinuation of denosumab therapy for osteoporosis: A systematic review and position statement by ECTS. Bone. 2017;105:11-7.

22

Falha terapêutica

Marcela Miguens Castelar Pinheiro
Vera Lúcia Szejnfeld

DESTAQUES DO TEMA

- A minoria dos pacientes com boa adesão não responde aos tratamentos disponíveis.
- Nenhum tratamento elimina completamente o risco de fratura.
- Antes de considerar uma falha terapêutica, verifique a adesão e afaste causas secundárias.
- O retardo no diagnóstico e/ou a intervenção terapêutica inapropriada nos pacientes de muito alto risco podem justificar o insucesso do tratamento.

INTRODUÇÃO

A eficácia do tratamento da osteoporose depende, em última análise, da demonstração da diminuição do risco de fratura. Tratamentos farmacológicos e não farmacológicos visam prevenir a ocorrência desse evento, melhorando a resistência do osso e reduzindo o número e o impacto das quedas.

A densidade mineral óssea (DMO) é um importante determinante da resistência do osso e do risco de fraturas. Ensaios clínicos randomizados, particularmente com o uso de bisfosfonatos, demonstraram redução no risco de fraturas em pacientes com DMO estável ou crescente, em comparação com aqueles que receberam placebo. Além disso, aumentos maiores na DMO resultaram, eventualmente, em redução mais expressiva do risco de fraturas, embora essa associação não tenha se mostrado consistente.

Além da perda de DMO durante o tratamento, diversos estudos sugerem que níveis aumentados dos marcadores de remodelação óssea (MROs) também estão associados ao aumento do risco de fratura. Dessa forma, a falha em observar mudança nesses marcadores durante o tratamento também pode ser interpretada como insucesso.

Diante das dúvidas rotineiras dos especialistas na condução desses casos, em 2012, um grupo de trabalho da *International Osteoporosis Foundation* (IOF) estabeleceu uma recomendação pragmática acerca da definição e das estratégias a serem implementadas no cenário da falha terapêutica na osteoporose. É importante descrever com mais detalhes algumas nuances dessa complexa questão.

FRATURAS INCIDENTES

O sucesso no tratamento de pacientes com osteoporose para médicos e pacientes significa evitar o risco de novas fraturas após o início do tratamento. Contudo, embora reduzam, nenhuma terapia é capaz de eliminar completamente o risco desse evento. As reduções do risco de fraturas com o tratamento farmacológico variam de 30% a 70% para fraturas vertebrais, 40% a 50% para fraturas de quadril e 15% a 20% para fraturas não vertebrais.

Diante de uma fratura incidente após o início do tratamento, alguns pontos devem ser considerados. O primeiro deles é se a droga foi utilizada por período suficiente para prevenir esse evento. Nesse sentido, é difícil inferir que uma fratura por fragilidade que ocorra com menos de 12 meses após o início da medicação signifique que o tratamento falhou.

Outro aspecto é que nem todos os sítios de fratura estão associados à osteoporose. Dessa forma, fraturas de mão, crânio, dedos, pés e tornozelos não devem ser interpretadas como fraturas por fragilidade e parecem ser menos responsivas ao tratamento farmacológico adotado.

Além disso, da mesma forma que uma fratura isolada após o início do tratamento não pode ser tomada como uma falha, a ausência desse evento também não significa o seu sucesso. Isso porque, durante a condução de ensaios clínicos de fase 3, a maioria dos pacientes do grupo placebo também não evolui com fratura. No entanto, esses estudos também indicam que a ocorrência de um segundo ou terceiro evento durante a terapia é significativamente reduzida (80-90%) no grupo tratado quando comparado ao grupo placebo.

Essas observações justificam por que o grupo de trabalho da IOF optou por recomendar que apenas a ocorrência de uma segunda fratura por fragilidade seja usada para inferir que o tratamento falhou. Isso não significa que não seja necessário reavaliar com mais cuidado os fatores de risco e o planejamento terapêutico do paciente que apresentou apenas uma fratura.

DENSIDADE MINERAL ÓSSEA

A osteoporose é caracterizada pela perda progressiva de massa óssea e a DMO é um preditor do risco de fraturas. Está bem estabelecido que, quanto maior a densidade óssea, menor o risco desse evento. As evidências também apontam que ganhos maiores na DMO resultam, eventualmente, em maior redução do risco de fraturas. Dessa forma, é intuitivamente atraente presumir que aumentos na DMO representem uma resposta favorável ao tratamento e, inversamente, sua diminuição seja um sinal de fracasso. No entanto, é importante enfatizar que a mudança na DMO é responsável por menos de 20% da redução do risco de fratura após o início da terapia antirreabsortiva. Além disso, em vários estudos, a eficácia antifratura parece ser igualmente eficaz, independentemente do incremento visto na DMO (Tabela 1).

O estudo FIT (*Fracture Intervention Trial*), um ensaio clínico randomizado que incluiu 6.459 mulheres com osteoporose pós-menopausa que foram aleatoriamente designadas para o tratamento com alendronato ou placebo, verificou que, mesmo o subgrupo de mulheres que recebeu alendronato e perdeu até 4% da densidade da coluna ou fêmur, após um a dois anos de tratamento, apresentou redução significativa do risco de fraturas quando comparado com o grupo placebo. Esse resultado alerta que medições repetidas da DMO durante períodos relativamente curtos capturam apenas uma pequena parte dos fatores responsáveis pela redução do risco de fratura obtido com o medicamento. Provavelmente, a diminuição da reabsorção óssea promovida pela medicação pode melhorar a resistência do osso mais do que o medido pela variação da DMO, possivelmente através da prevenção do desenvolvimento de microfraturas.

TABELA 1 Eficácia antifratura dos medicamentos utilizados no tratamento da osteoporose

Medicamento	Duração	Redução do risco de fraturas vertebrais (%)	Referências
Ranelato de estrôncio	3 anos	39% (TROPOS)	Reginster et al., Arth Rheum 2008
		41% (SOTI)	Meunier et al., NEJM 2004
Raloxifeno	3 anos	50%	Ettinger, JAMA 1999
Bisfosfonatos orais	3 anos	50%	Chapurlat et al., Nat Clin Pract Endoc Metab 2006

(continua)

TABELA 1 Eficácia antifratura dos medicamentos utilizados no tratamento da osteoporose *(continuação)*

Medicamento	Duração	Redução do risco de fraturas vertebrais (%)	Referências
Bisfosfonatos EV	3 anos	75% (HORIZON)	Black et al., NEJM 2007
		62% (BONE, DIVA)	Chestnut et al., JBMR 2004 Delmas et al., Arth Rheum 2006
Denosumabe	3 anos	68%	Cummings et al., NEJM 2009
Teriparatida	18 meses	65%	Neer et al., NEJM 2001
Romosozumabe	12 meses	73%	Felicia Cosman et al., NEJM 2016

MÍNIMA VARIAÇÃO SIGNIFICATIVA

Além da variação da DMO explicar apenas parte da redução do risco de fratura, um problema ainda maior é a interpretação dos exames de DXA (densitometria óssea com dupla emissão de raio X). O principal empecilho nessa avaliação é que as taxas de perda ou ganho de massa óssea são geralmente modestas em comparação com os erros ocorridos na medição da DMO.

Como exemplo, a taxa de perda de DMO no colo femoral em mulheres na pós-menopausa é de 1-2% ao ano, muito semelhante ao erro de precisão na medida da DMO nesse sítio. O desafio é ainda maior ao fazer a comparação entre dois exames de um mesmo indivíduo, uma vez que lidaremos com dois erros de medição concomitantes. Como mencionado anteriormente, isso justifica por que a mudança na densidade mineral óssea é um indicador fraco do risco de fratura.

A alteração da DMO que pode ser detectada com segurança é denominada mínima variação significativa (MVS). A MVS depende do erro de precisão da técnica aplicada e do nível de confiança necessário para assumir uma mudança. Na pesquisa clínica, em geral, se exige pelo menos 95% de confiança para inferir que ocorreu uma variação. Isso é aproximadamente 2,77 vezes o coeficiente de variação (CV) em um teste bicaudal.

Na prática clínica, o CV é de aproximadamente 2% na coluna lombar e 1,6% no quadril. Assim, para ter 95% de confiança no resultado, a diminuição na DMO (ou seja, um teste unicaudal) mensurada por DXA considerada significativa deve ser igual ou superior a 5% na coluna lombar ou 4% no fêmur proximal. Lembrando que a MVS do equipamento utilizado também deve ser considerada.

MARCADORES DE REMODELAÇÃO ÓSSEA

Os marcadores de remodelação óssea (MROs) são produtos de formação (osteoblastos) e reabsorção do osso (osteoclastos). Suas concentrações no sangue e na urina refletem a remodelação óssea, podendo ser usados na avaliação das doenças osteometabólicas. Apresentam como vantagem o fato de serem uma opção mais rápida e minimamente invasiva para monitorar a adesão e a resposta ao tratamento da osteoporose quando comparados à DXA.

Em 2012, a *National Bone Health Alliance* estabeleceu um projeto de padronização dos MROs em conjunto com as principais organizações internacionais envolvidas no assunto. Com base na especificidade ao osso, performance em estudos clínicos, variabilidade biológica e analítica, estabilidade e tipo de amostra, elegeu-se o C-telopeptídeo do colágeno tipo 1 (CTX) sérico como marcador de reabsorção óssea e o propeptídeo aminoterminal do prolagéno 1 (PINP) como marcador de formação óssea.

USO DOS MARCADORES DE REMODELAÇÃO ÓSSEA NO TRATAMENTO DA OSTEOPOROSE

O tratamento da osteoporose com agentes antirreabsortivos é associado à diminuição precoce nos marcadores de reabsorção óssea e diminuição posterior nos marcadores de formação do osso. No caso dos anabólicos, o principal índice de resposta é o aumento nos marcadores de formação óssea.

Diversos estudos sugerem que, em geral, quanto maior a diminuição dos MROs com agentes antirreabsortivos, maior será a redução do risco de fratura. Desse modo, a falha em observar mudança nessas variáveis em resposta ao tratamento pode ser vista como insucesso.

As mesmas considerações feitas em relação às variações na medida da DMO aplicam-se às mudanças nos MROs. No caso dos marcadores, o erro de precisão é muito maior (5 a 10 vezes maior), mas é compensado pela maior resposta ao tratamento. Dessa forma, é fundamental considerar as limitações dos ensaios laboratoriais que medem os MROs, e é recomendável que a avaliação sequencial utilize sempre o mesmo ensaio e, se possível, no mesmo laboratório, da mesma forma que se recomenda a medida seriada da densidade óssea.

Do ponto de vista prático, a redução de ao menos 25% nos níveis basais para tratamentos com agentes antirreabsortivos e o aumento de ao menos 25% para agentes anabólicos (teriparatida) após 6 meses de intervenção são considerados significativos e clinicamente relevantes. Se os níveis pré-tratamento dos marcadores de remodelação não forem conhecidos, uma resposta positiva aos antirreabsortivos será uma diminuição abaixo do valor médio de adultos jovens saudáveis ou de mulheres na pré-menopausa. Na prática clínica, os valores normais para mulheres saudáveis na pré-menopausa são inferiores a 0,280 ng/mL para o CTX e menores que 35 µg/L para o PINP. Valores similares podem ser esperados para o sexo masculino, já que a resposta é semelhante entre homens e mulheres.

AVALIAÇÃO DA RESPOSTA AO TRATAMENTO

Em um paciente em vigência de tratamento que não intercorreu com novas fraturas, a DMO aumentou e os marcadores de remodelação óssea variaram conforme a resposta esperada, o risco de fratura provavelmente é atenuado e o tratamento deve ser mantido.

Se esses critérios não foram cumpridos no prazo de 12 meses após o início do tratamento, uma reavaliação cuidadosa do caso do paciente deve ser feita antes de se determinar a falha terapêutica (Tabela 2).

Dessa forma, é necessária conferência da adesão, causa mais provável para uma resposta insatisfatória e verificação quanto à conformidade recomendada da ingestão de cálcio e vitamina D na dieta. Além disso, uma busca atenta por causas secundárias de osteoporose deve ser feita por meio de uma investigação clínica e laboratorial. Por fim, o mecanismo do trauma associado à fratura deve ser confirmado, assim como deve ter sido comprovada a eficácia da medicação para o tipo de fratura observado.

Não menos importante, o risco e o histórico de quedas também devem ser considerados ao analisar a resposta ao tratamento. As quedas são importante fator para determinar o risco de fratura, e essa variável não parece ser afetada pelo tratamento farmacológico da osteoporose.

Para casos de pacientes nos quais a adesão não for um problema ou não puder ser melhorada e em que outras causas de osteoporose secundária foram excluídas, o grupo de trabalho da IOF define a falha terapêutica na osteoporose nos cenários clínicos descritos na Tabela 3.

Devido à escassez de estudos que abordem a falha terapêutica na osteoporose, não existem evidências disponíveis sobre a eficácia de tratamentos alternativos quando se considera que um deles falhou. Habitualmente, são utilizados os resultados apresentados por estudos de transição entre diferentes agentes farmacológicos.

Nesse sentido, em 2016 foi publicado um estudo clínico randomizado envolvendo 643 mulheres na pós-menopausa com osteoporose tratadas previamente com alendronato em média por mais de 6 anos. Comparou-se a infusão anual de ácido zoledrônico ou denosumabe semestral por 12 meses.

Observou-se diminuição do CTX e PINP sérico nos dois grupos, sendo maior no grupo denosumabe. Além disso, houve ganho superior de massa óssea na coluna lombar e no fêmur total no grupo denosumabe (2,1% maior na

TABELA 2 Afastar as seguintes causas antes de determinar falha terapêutica
▪ Adesão e persistência ao tratamento
▪ Adequação da ingestão de cálcio e vitamina D
▪ Eliminação de causas secundárias
▪ Exclusão de fraturas associadas a traumas de alta energia cinética
▪ Eficácia do medicamento na redução do tipo de fratura observado

TABELA 3 Definição de falha terapêutica na osteoporose
▪ Ocorrência de duas ou mais fraturas incidentes por fragilidade óssea
▪ Ocorrência de uma fratura incidente por fragilidade óssea e perda significativa de densidade mineral óssea (DMO)
▪ Ocorrência de uma fratura incidente por fragilidade óssea e ausência de redução significativa dos marcadores de remodelação óssea
▪ Perda significativa de DMO e ausência de redução significativa dos marcadores de remodelação óssea

coluna e 1,4% no fêmur total), ainda que também observado ganho no grupo ácido zoledrônico.

Em relação ao colo femoral, houve incremento de 1,2% no grupo denosumabe e perda de 0,1% no grupo do ácido zoledrônico. Os dados sobre fraturas foram reportados como evento adverso. Ocorreram 7 fraturas em 322 mulheres tratadas com denosumabe e 15 fraturas nas 321 tratadas com ácido zoledrônico.

Embora os dois tratamentos tenham se mostrado eficazes, concluiu-se que, em mulheres previamente tratadas com bisfosfonatos orais, o denosumabe foi associado a maiores incrementos de DMO em todos os sítios analisados e reduziu de forma mais expressiva e sustentada os marcadores de remodelação óssea.

Quanto à transição de antirreabsortivos para anabólicos, a troca de bisfosfonatos para teriparatida ou romosozumabe parece segura e interessante, enquanto o estudo DATA sugere que a transição de denosumabe para teriparatida deve ser evitada. Vale lembrar que a resposta dos agentes anabólicos é ainda maior em pacientes virgens de tratamento.

À luz dessas informações, três regras gerais, baseadas na opinião do grupo de trabalho da IOF, são recomendadas (Tabela 4).

CONSIDERAÇÕES FINAIS

As evidências disponíveis não permitem uma avaliação contundente na determinação do sucesso ou falha no tratamento da osteoporose. Dessa forma, as

TABELA 4 Condutas na falha terapêutica

▪ Substituir um agente antirreabsortivo fraco por um medicamento mais potente da mesma classe
▪ Substituir um medicamento oral por uma droga parenteral
▪ Substituir um agente antirreabsortivo potente por um anabólico

recomendações se baseiam na opinião de especialistas, o que fornece o nível mais baixo de evidência.

Uma minoria dos pacientes aderentes não responde aos tratamentos disponíveis, e nenhum tratamento elimina completamente o risco de fratura. Antes de considerar uma falha terapêutica, é crucial verificar a adesão e afastar possíveis causas secundárias.

A falha terapêutica pode também ser atribuída ao diagnóstico e tratamento tardios da osteoporose. Com frequência, a terapia é iniciada em estágios avançados da doença, quando a deterioração da microarquitetura óssea já está avançada.

Quanto à escolha do tratamento, ainda não está claro se os pacientes com altas taxas de remodelação devem receber antirreabsortivos mais potentes, nem se os pacientes com osteoporose e baixa remodelação óssea necessitam de agentes anabólicos. No entanto, é essencial priorizar a identificação precoce dos pacientes com alto risco de fraturas, utilizando agentes farmacológicos mais potentes que possam reverter a fragilidade óssea de maneira mais eficiente e rápida.

Por fim, felizmente, a falha terapêutica é uma ocorrência rara, tornando fundamental monitorar de perto esses pacientes e buscar uma troca precoce de tratamento quando necessário.

BIBLIOGRAFIA

1. Black DM, Delmas PD, Eastell R, Reid IR, Boonen S, Cauley JA, et al. Once yearly zoledronic acid for treatment of postmenopausal osteoporosis. N Engl J Med. 2007;356(18):1809-22.
2. Chandran M. AACE/ACE Clinical practice guidelines for the diagnosis and treatment of postmenopausal osteoporosis-2020 update: risk stratification and intervention thresholds. Endocr Pract. 2021 Apr;27(4):378.
3. Chapurlat RD, Palermo L, Ramsay P, Cummings SR. Risk of fracture among women who lose bone density during treatment with alendronate. The Fracture Intervention Trial. Osteoporos Int. 2005 Jul;16(7):842-8.
4. Coalizão Saúde e Osteoporose. Manual brasileiro de osteoporose. São Paulo: Clannad; 2021.
5. Cosman F, Crittenden DB, Adachi JD, et al. Romosozumab treatment in postmenopausal women with osteoporosis. N Engl J Med. 2016;375(16):1532-43.
6. Cummings SR, Black DM, Pearson J, Karpf DB, Harris F, Genant HK, et al. Improvement in spine bone density and reduction in risk of vertebral fractures during treatment with antiresorptive drugs. Am J Med. 2002;112:281-9.
7. Cummings SR, Black DM, Thompson DE, Applegate WB, Barrett-Connor E, Musliner TA, et al. Effect of alendronate on risk of fracture in women with low bone density but without vertebral fractures: results from the Fracture Intervention Trial. JAMA. 1998 Dec 23-30;280(24):2077-82.

8. Cummings SR, San Martin J, McClung MR, Siris ES, Eastell R, Reid IR, et al.; FREEDOM Trial. Denosumab for prevention of fractures in postmenopausal women with osteoporosis. N Engl J Med. 2009 Aug 20;361(8):756-65.
9. Diez-Perez A, Adachi JD, Agnusdei D, Bilezikian JP, Compston JE, Cummings SR, et al. Treatment failure in osteoporosis. Osteoporos Int. 2012;23(12):2769-74.
10. Díez-Pérez A, Olmos JM, Nogués X, Sosa M, Díaz-Curiel M, Pérez-Castrillón JL, et al. Risk factors for prediction of inadequate response to antiresorptives. J Bone Miner Res. 2012;27(4):817-24.
11. Eastell R, Pigott T, Gossiel F, Naylor KE, Walsh JS, Peel NFA. Diagnosis of endocrine disease: bone turnover markers: are they clinically useful? Eur J Endocrinol. 2018 Jan;178(1):R19-R31.
12. Hadji P, Gamerdinger D, Spieler W, Kann PH, Loeffler H, Articus K, et al. Rapid Onset and Sustained Efficacy (ROSE) study: results of a randomised, multicentre trial comparing the effect of zoledronic acid or alendronate on bone metabolism in postmenopausal women with low bone mass. Osteoporos Int. 2012;23(2):625-33.
13. Harris ST, Watts NB, Genant HK, et al. Effects of risedronate treatment on vertebral and nonvertebral fractures in women with postmenopausal osteoporosis: a randomized controlled trial. Vertebral Efficacy With Risedronate Therapy (VERT) Study Group. JAMA. 1999;282:1344-52.
14. Hochberg MC, Greenspan S, Wasnich RD, Miller P, Thompson DE, Ross PD. Changes in bone density and turnover explain the reductions in incidence of nonvertebral fractures that occur during treatment with antiresorptive agents. J Clin Endocrinol Metab. 2002;87(4):1586-92.
15. Ishizu H, Arita K, Terkawi MA, Shimizu T, Iwasaki N. Risks vs. benefits of switching therapy in patients with postmenopausal osteoporosis. Expert Rev Endocrinol Metab. 2021 Sep;16(5):217-28.
16. LeBoff MS, Greenspan SL, Insogna KL, Lewiecki EM, Saag KG, Singer AJ, et al The clinician's guide to prevention and treatment of osteoporosis. Osteoporos Int. 2022 Oct;33(10):2049-102.
17. McClung M, Recker R, Miller P, Fiske D, Minkoff J, Kriegman A, et al. Intravenous zoledronic acid 5 mg in the treatment of postmenopausal women with low bone density previously treated with alendronate. Bone. 2007 Jul;41(1):122-8.
18. Miller PD, Pannacciulli N, Brown JP, Czerwinski E, Nedergaard BS, Bolognese MA el al, Denosumab or zoledronic acid in postmenopausal women with osteoporosis previously treated with oral bisphosphonates. J Clin Endocrinol Metab. 2016 Aug;101(8):3163-70.
19. Neer RM, Arnaud CD, Zanchetta JR, Prince R, Gaich GA, Reginster JY, et al. Effect of parathyroid hormone (1-34) on fractures and bone mineral density in postmenopausal women with osteoporosis. N Engl J Med. 2001 May 10;344(19):1434-41.
20. Saag KG, Petersen J, Brandi ML, Karaplis AC, Lorentzon M, Thomas T, et al. Romosozumab or alendronate for fracture prevention in women with osteoporosis. N Engl J Med. 2017 Oct 12;377(15):1417-27.

Seção IV

Situações especiais

23

Perda óssea sistêmica em doenças reumáticas inflamatórias crônicas

Natalia Pereira Machado
Caio Moreira
Marcelo de Medeiros Pinheiro
Luciana Parente Costa Seguro

DESTAQUES DO TEMA

- As doenças reumáticas inflamatórias crônicas estão frequentemente envolvidas com uma complicação esquelética sistêmica comum, a osteoporose (OP) e suas consequentes fraturas por fragilidade.
- Nas espondiloartopatias axiais a DXA de coluna lombar pode ser útil para avaliar pacientes sem neoformação óssea. Para os demais pacientes, outros sítios devem ser utilizados (fêmur e rádio 33%). Nesse cenário, o TBS também tem se mostrado uma boa ferramenta, podendo agregar na avaliação do risco pelo FRAX® (*Fracture Risk Assessment Tool*).
- O uso de imunobiológicos para o tratamento da EpAax, sobretudo inibidores do TNFα e da IL-17, mostra incremento da DMO e redução dos marcadores de remodelamento ósseo.
- Concomitância de AR, OP e fraturas é mais frequente em pacientes com idade avançada, duração da doença AR ≥ 10 anos, presença de erosões ósseas periarticulares, ↑ danos estruturais cumulativos, alta atividade da doença, ↑ títulos de ACPA e FR+.
- Os ACPA têm importância no prognóstico evolutivo da OP na AR e foi sugerido que poderiam desencadear diretamente a perda óssea, independentemente da inflamação sinovial, tanto localizada quanto sistêmica, seja por interação direta com pré-osteoclastos, seja por meio da ativação de células imunes, como macrófagos sinoviais, com subsequente liberação de citocinas osteoclastogênicas.

- As MMCDs usadas no tratamento da AR podem ter papel positivo sobre o tecido ósseo, sobretudo pela minimização da inflamação e redução da ativação dos osteoclastos e perda óssea, como os inibidores do TNF e da IL6, bem como rituximabe, abatacepte e inibidores da via JAK.
- Pacientes com LES apresentam alta prevalência de osteoporose, osteopenia e fraturas, sendo uma das principais causas de dano nos pacientes. No LES, o uso de glicocorticoide tem um grande papel na perda de massa óssea, além dos efeitos da própria doença e dos fatores de risco tradicionais.
- No LES o tratamento medicamentoso específico para OP está indicado para pacientes: de muito alto risco (uso de prednisona ou equivalente ≥ 30 mg/dia por 30 dias; fratura por fragilidade previa; ou *T-score* ≤ -3,5) e pacientes com ≥ 40 anos e alto risco (osteoporose densitométrica; ou FRAX® de alto risco). O tratamento medicamentoso da OP deve ser sempre considerado em pacientes com risco moderado.

INTRODUÇÃO

As doenças reumáticas inflamatórias crônicas, como as espondiloartrites (EpAs), a artrite reumatoide (AR) e o lúpus eritematoso sistêmico (LES), estão frequentemente envolvidas com uma complicação esquelética sistêmica comum, a osteoporose (OP) e suas consequentes fraturas por fragilidade.

Nos últimos anos, a osteoimunologia tem fornecido importantes informações sobre a patogênese desse envolvimento ósseo. As intrincadas mudanças no tecido ósseo nessas doenças resultam em diversos fenótipos ósseos, como o desacoplamento entre a formação e reabsorção óssea em pacientes com AR, resultando em um fenótipo erosivo, e a neoformação óssea com acoplamento e reparo ósseo desordenado ou disfuncional observado em pacientes com EpAs (fenótipo osteoproliferativo) ou misto pela combinação de erosão e neoformação óssea, que também é visto nas EpAs, sobretudo na artrite psoriásica (APs). No LES, há um importante impacto do uso de glicocorticoides (GCS), associados a diversos fatores relacionados à própria doença e à deficiência de vitamina D, agravada pela recomendação de proteção solar e à alta frequência de doença renal.

FRAGILIDADE ÓSSEA NAS ESPONDILOARTRITES AXIAIS

As espondiloartrites (EpAs) constituem um grupo de artropatias inflamatórias crônicas caracterizadas principalmente pela inflamação do complexo ênteso-sinovial e do tecido ósseo, com achados concomitantes e aparentemente antagônicos de osteodestruição (erosões e osteoporose) e osteoproliferação ou neoformação óssea.

A prevalência de OP em pacientes com espondiloatrite axial (EpAax) tem ampla variabilidade (19-62%), por conta de múltiplos aspectos, incluindo as dificuldades técnicas em se medir a densidade mineral óssea (DMO) na coluna lombar e no fêmur decorrentes dos achados de neoformação óssea (sindesmófitos e osteoartrite secundária de quadris e coluna lombar), que podem superestimar os reais valores, bem como a utilização e aplicabilidade dos critérios definidos pela Organização Mundial da Saúde, em 1994, em indivíduos na pré-menopausa e abaixo de 50 anos de idade usando a densitometria óssea (DXA).

No entanto, é importante destacar que há achados de comprometimento da microarquitetura óssea trabecular e cortical quando se avalia por outras metodologias, como tomografia computadorizada, escore de osso trabecular (TBS) e tomografia computadorizada periférica de alta resolução (HR-pQCT). Vários autores demonstraram que o TBS (*Trabecular Bone Score*) é um preditor de risco de fratura vertebral e não vertebral, especialmente naqueles com doença ativa, independentemente das medidas de DXA (Tabela 1).

A DXA de coluna lombar pode ser útil para avaliar pacientes sem neoformação óssea. Para os demais pacientes, outros sítios devem ser utilizados (fê-

TABELA 1 Desfechos esqueléticos em pacientes com espondiloartrite axial

	Anquilose	Osteoporose	Fraturas
Prevalência	10-60%	20-40%	10-30%
Fatores de risco	Dano, inflamação, tabagismo, exercícios de alto impacto	Fatores de risco tradicionais, inflamação e deficiência de vitamina D	Fatores de risco tradicionais, inflamação, imobilismo vertebral
Propedêutica para identificação e monitoramento	Rx (mSASSS)	DXA (?)/FRAX® (?)/TBS, HRpQCT, HMO	Rx, RM
Exercícios resistidos	+	+	+
Tratamento	AINEs? Anti-TNF (início precoce e uso prolongado) Anti-IL17, JAKi	Bisfosfonatos (?) Denosumabe (?) Anabólicos (?)	Bisfosfonatos (?) Denosumabe (?) Anabólicos (?)

AINEs: anti-inflamatórios não esteroidais; DXA: densitometria óssea; FRAX®: *Fracture Risk Assessment Tool*; HMO: histomorfometria óssea; HRpQCT: *high resolution peripheral quantitative computed tomography*; IL17: interleucina 17; JAK: *jannus kinase*; mSASSS: *modified stoke ankylosing spondylitis spinal score*; RM: ressonância magnética; Rx: raio-X; TNF: fator de necrose tumoral; TBS: *trabecular bone score*.

mur e rádio 33%). Nesse cenário, o TBS também tem se mostrado uma boa ferramenta, podendo agregar na avaliação do risco pelo FRAX® (*Fracture Risk Assessment Tool*).

Pacientes com EpAax radiográfica apresentam quase 2 vezes mais fraturas vertebrais do que controles (OR = 1,96; 95% IC 1,52-2,5) e 10% mais fraturas não vertebrais (OR = 1,10; 95% IC 1,04-1,15). Os principais fatores clínicos de risco são idade, sexo masculino, baixa densidade óssea em fêmur, maior tempo de doença, doença inflamatória intestinal concomitante, maior dano radiográfico (sindesmófitos) e atividade de doença (Figura 1). No entanto, dados que demonstrem risco aumentado para fraturas de fêmur são controversos. Vários estudos reportaram prevalência de fraturas que varia de 0,4 a 49%, decorrente da heterogeneidade das amostras dos pacientes, sobretudo tempo de doença e atraso do diagnóstico e tratamento, e a própria definição de fratura, de acordo com cada estudo.

A coluna vertebral com anquilose completa é mais suscetível a fraturas devido às mudanças em suas propriedades biomecânicas, que podem passar despercebidas quando a dor é confundida, pelo próprio paciente, com atividade da doença. Os mecanismos envolvidos com a fratura vertebral são diversos e incluem o imobilismo em uma vértebra encarcerada pela própria neoformação óssea cortical e deterioração trabecular central (Figura 2). A maioria ocorre na coluna cervical e torácica, podendo ocasionar lesão medular em cerca de 20% dos casos. Dessa forma, o diagnóstico tardio piora o prognóstico, uma vez que geralmente são fraturas instáveis e que podem requerer tratamento cirúrgico com fixação imediata (artrodese) para evitar déficit neurológico irreversível.

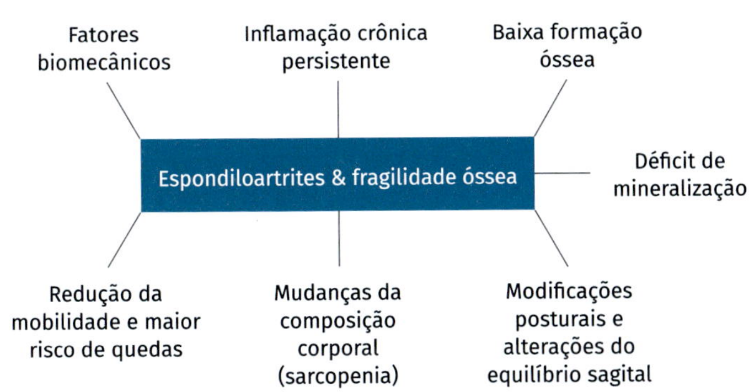

FIGURA 1 Aspectos relacionados com a fragilidade óssea em pacientes com espondiloartrite axial.

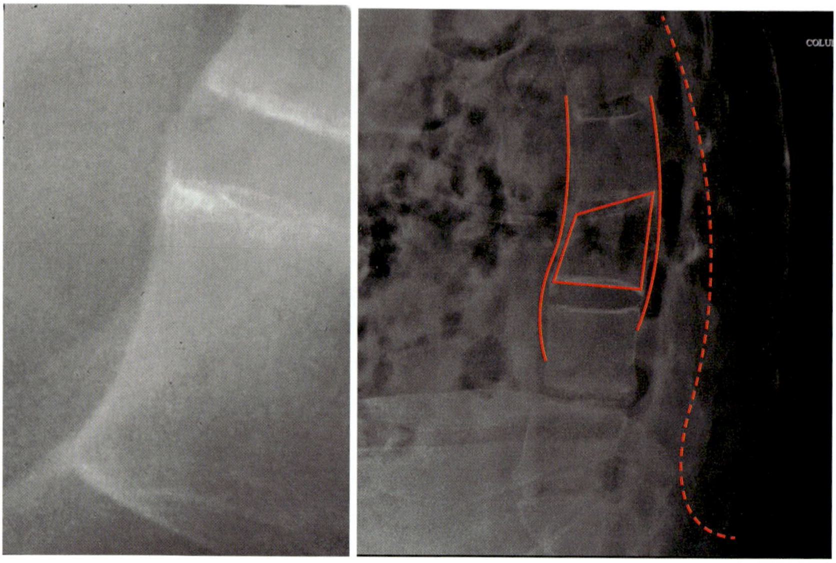

FIGURA 2 Mecanismos envolvidos com a fratura vertebral em pacientes com espondiloartrite axial, com a concomitância da fragilidade com a neoformação óssea.

Apesar da gravidade da OP associada à EpAax, sua fisiopatologia é pouco conhecida. Algumas evidências sugerem que há aumento da osteoclastogênese e reabsorção óssea, mediadas pela ação de duas citocinas pró-inflamatórias principais, TNFα e IL-17A, e consequente ativação do sistema RANK/RANKL. No entanto, um estudo com culturas de osteoblastos de pacientes com EpAax demonstrou que o TNFα, apesar de estimular a replicação dessas células, reduziu a síntese de colágeno e atividade da fosfatase alcalina, resultando em uma diminuição expressiva da função osteoblástica. Além disso, dois outros estudos encontraram menor diferenciação de monócitos em osteoclastos, *in vitro*, em pacientes com EA. Esses estudos sugerem que o aumento da reabsorção óssea parece não ser o único mecanismo que leva à perda óssea inflamatória nessas doenças, mas sim o comprometimento da formação óssea (Tabela 2).

Considerando os marcadores de remodelação óssea em pacientes com EpAax em atividade, há resultados controversos, mas na maioria dos estudos, os marcadores de reabsorção óssea (CTx) estão aumentados, enquanto os marcadores de formação óssea (como o propeptídeo N-terminal do procolágeno tipo 1 ou P1NP e a fosfatase alcalina óssea) podem estar aumentados ou diminuídos. Esses achados controversos e antagônicos reforçam a complexidade da doença óssea em indivíduos com EpAax.

TABELA 2 Mediadores celulares e vias inflamatórias envolvidas com a neoformação e fragilidade óssea em pacientes com espondiloartrites

	Neoformação	Fragilidade
Células mediadoras	Th17, Tgama-delta	Th17, fibroblastos
Citocinas	TNF, IL17, IL22	TNF, IL17, IL-6
Vias	Wnt, BMP, DKK/esclerostina	RANK-L
Células efetoras	Ativação de osteoblastos/ osteócitos e osteoprogenitores	Prejuízo de osteoblastos/ osteócitos e osteoprogenitores
Sítio	Osso cortical, ênteses	Osso trabecular, generalizada
Dependente de inflamação	Dual	Sim

Até o momento, existem três estudos que avaliaram a histomorfometria óssea (HMO) de biópsia óssea transilíaca nesse cenário. Em nenhum deles foram observadas maiores superfície reabsorvida ou número de osteoclastos, e os três encontraram baixa taxa de formação óssea. Em dois deles foi observado defeito de mineralização e alguns pacientes com osteomalácia, caracterizando uma doença de baixo remodelamento por atraso na mineralização, sugerindo que o comprometimento de células osteoprogenitoras, como osteoblastos e osteócitos, seja um dos principais achados da assinatura da doença óssea em pacientes com EpAax.

Não há recomendações específicas para esses pacientes quanto ao início do rastreio da DMO (Figura 3). Alguns especialistas sugerem que se inicie nos primeiros 10 anos da doença, independentemente da idade, mas outros sugerem a partir de 50 anos. Nas mulheres na pré-menopausa e homens com menos de 50 anos, o controle da atividade da doença e dos fatores de risco tradicionais para OP, adequação nutricional de cálcio, suplementação de vitamina D e medidas não farmacológicas são recomendados, como exercícios resistidos e interrupção do tabagismo. Nas mulheres na pós-menopausa e homens com mais de 50 anos são extrapoladas as recomendações de rastreio e manejo da osteoporose pós-menopausa. Em qualquer idade, se houver fratura vertebral de baixo impacto, é necessário o tratamento com medicamento antifratura.

O uso de imunobiológicos para o tratamento da EpAax, sobretudo inibidores do TNFα e da IL-17, mostra incremento da DMO e redução dos marcadores de remodelamento ósseo que podem estar relacionados ao controle direto da inflamação, mas também por efeitos indiretos sobre mobilidade, funcionalidade e bem-estar geral, porém ainda não existem dados sobre a redução do risco de fratura nesse cenário.

Existem poucos estudos sobre o tratamento da OP na EpAax, a maioria deles envolvendo bisfosfonatos (BFs), que demonstram ganhos modestos de massa óssea, mas carecem de dados sobre a redução do risco de fraturas. É possível que os BFs não sejam a melhor opção terapêutica se considerarmos os achados histomorfométricos de doença óssea de baixo remodelamento, no entanto são recomendados como primeira linha por falta de estudos controlados com outros mecanismos de ação nessa população. Existe uma preocupação com o risco teórico de piora da neoformação óssea com o uso de anabólicos para esses pacientes. O uso de teriparatida foi relatado em situações excepcionais, como

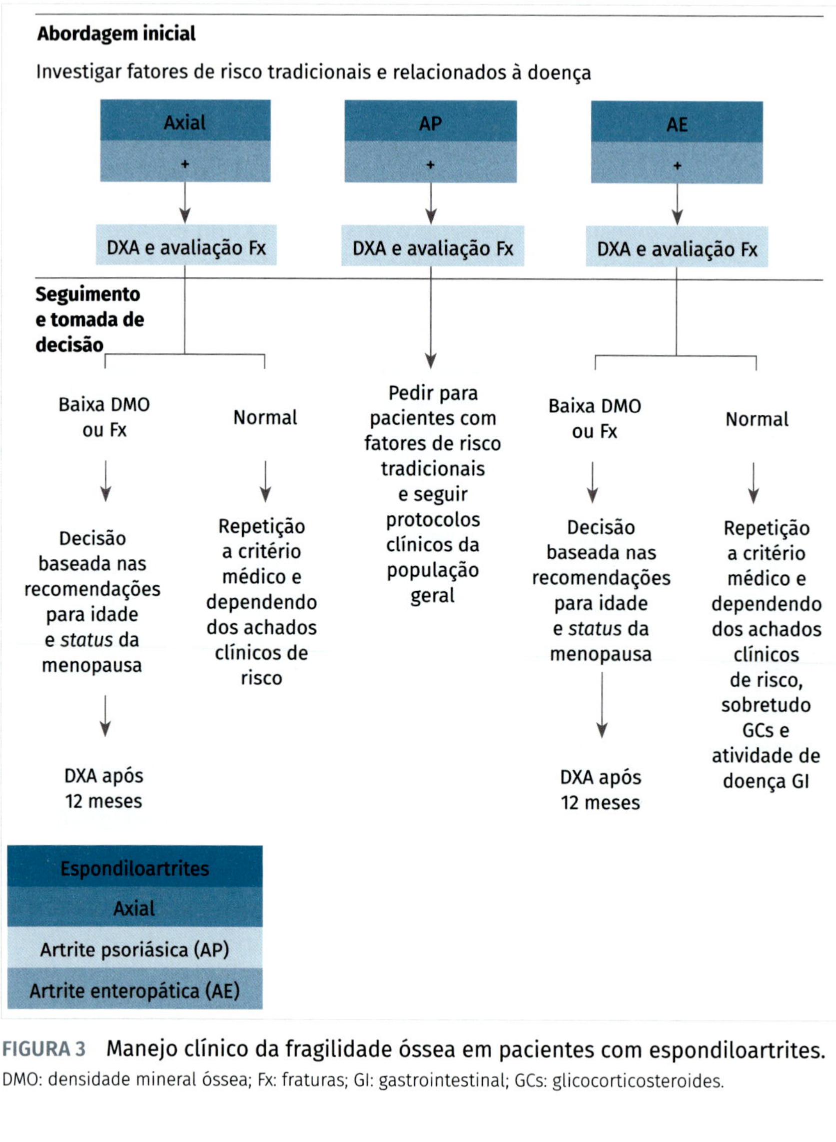

FIGURA 3 Manejo clínico da fragilidade óssea em pacientes com espondiloartrites.
DMO: densidade mineral óssea; Fx: fraturas; GI: gastrointestinal; GCs: glicocorticosteroides.

fraturas vertebrais graves e/ou múltiplas, com bons resultados na consolidação. No entanto, faltam estudos com um maior número de pacientes e maior tempo de seguimento, e não existem relatos ou estudos na literatura sobre o uso de romosozumabe ou abaloparatida.

A psoríase (Ps) é uma doença inflamatória, crônica e imunomediada, que acomete a pele e fâneros, e afeta 2% da população brasileira. O envolvimento musculoesquelético pode ocorrer em cerca 30% dos pacientes, incluindo achados periféricos (artrite, dactilite e/ou entesite) e/ou axiais (sacroiliíte e/ou espondilite), e são definidos como como artrite psoriásica (APs). Mais recentemente, o termo "doença psoriásica" (DPs) tem sido usado para caracterizar a associação com comorbidades, particularmente a depressão e as desordens metabólicas com maior risco cardiovascular, incluindo obesidade, dislipidemia, diabetes *mellitus*, hipertensão arterial e esteatose hepática não alcoólica.

Partindo da premissa de que seja uma doença inflamatória, com concentrações aumentadas de citocinas pró-inflamatórias, sobretudo TNF-α, IL-17 e IL-23, bem como dor crônica e menor capacidade física por limitações articulares, espera-se comprometimento ósseo sistêmico com maior risco de OP e fraturas por fragilidade óssea, como descrito em outras artrites inflamatórias crônicas. No entanto, os resultados dos estudos são conflitantes. A grande maioria deles mostra que não há risco aumentado de fraturas e a baixa densidade óssea parece estar mais relacionada aos fatores de risco tradicionais, síndrome metabólica (SMet) e ao tempo e gravidade do envolvimento articular do que à atividade de doença *per se*.

Embora estudos mais recentes tenham demonstrado comprometimento da microarquitetura óssea e da densidade mineral óssea volumétrica, por meio da HRpQCT (tomografia computadorizada quantitativa periférica de alta resolução) e TBS em pacientes com DPs, essas ferramentas não conseguem explicar a razão do não aumento expressivo da incidência de fraturas.

Alguns fatores podem explicar esses achados divergentes e enigmáticos quando comparados a outras artrites inflamatórias crônicas e incluem a maior taxa de sobrepeso/obesidade, SMet e o não uso crônico de GCs. Em estudos brasileiros, a frequência de sobrepeso/obesidade e excesso de adiposidade por DXA excede 60 e 80% dos pacientes, respectivamente, bem como a prevalência de SMet é maior do que na população em geral pareada para sexo e idade (50-60 *vs*. 20-30%, respectivamente).

Especula-se que as modificações da composição corporal e ingestão alimentar, especialmente a menor massa magra, poderiam ter implicações negativas sobre a saúde óssea. No entanto, Pedreira et al. não mostraram diferença significativa desses parâmetros ao compararem pacientes com psoríase e APs com controles saudáveis. De modo geral, eles possuem maior índice de adiposidade corporal, sem relevante comprometimento da massa magra ou maior risco de sarcopenia, embora, se presente, o binômio obesidade/sarcopenia piore os desfechos funcionais e de mobilidade e qualidade de vida.

Além disso, é importante ressaltar as incertezas do papel da SMet/obesidade sobre a saúde óssea, uma vez que alguns estudos indicam que eles estão associados com maior DMO e menor risco de fratura. No Brasil, Nunes et al. demonstraram que a taxa de fratura por fragilidade foi semelhante entre todas as categorias do índice de massa corporal (IMC), embora mulheres com sobrepeso e obesidade tivessem maior densidade óssea na coluna lombar e fêmur e menor frequência de fratura de quadril.

Dessa forma, até o momento, não há uma recomendação oficial obrigatória para rastreamento de todos os pacientes com DPs e a solicitação da DXA e investigação do risco de fratura deve ser norteada pela pesquisa dos fatores tradicionais de risco. Importante ressaltar que a estratificação de risco pelo FRAX®/NOGG não permite discriminar indivíduos com alto risco de fratura no cenário da DPs e não é orientado usar a enfermidade como causa secundária de OP. Quando o paciente tiver diabetes *mellitus*, os ajustes apropriados são recomendados.

De modo semelhante, a abordagem de tratamento não medicamentoso e farmacológico também deve seguir as orientações de manejo para homens acima de 50 anos e mulheres na pós-menopausa. Considerando que as lesões psoriásicas melhoram após a exposição solar, especula-se que pacientes com DPs teriam melhor adequação plasmática de vitamina D, diferentemente de pacientes com lúpus eritematoso sistêmico. No entanto, os estudos mostram que eles possuem taxas de hipovitaminose D e baixa ingestão alimentar de cálcio semelhantes às da população geral e se beneficiam com a reposição.

Por outro lado, a fragilidade óssea em pacientes com doenças inflamatórias intestinais (DII), notadamente doença de Crohn (DC) e retocolite ulcerativa (RCU), com ou sem envolvimento musculoesquelético, é uma preocupação significativa devido aos impactos diretos e indiretos que a inflamação crônica, má absorção de nutrientes (cálcio, vitamina D, magnésio, fósforo), desnutrição proteico-calórica e corticoterapia sistêmica prolongada podem ter sobre o comprometimento da massa e mineralização óssea. De modo geral, esses pacientes possuem risco global de fratura 40% maior do que a população geral, sobretudo a fratura vertebral (OR = 2,26; IC95% 1,04-4,9). Assim, recomenda-se a investigação da baixa massa óssea e estratificação do risco de fratura mais amiúde em pacientes com DII. Na presença de risco aumentado, o manejo deve ser orientado de acordo com as orientações habituais para o uso crônico de GCs ou pós-menopausa. Medidas gerais são recomendadas para todos e incluem exercícios resistidos, cessar o tabagismo, menor consumo de álcool, menor dose possível de GCs, manutenção do peso corporal e controle da doença de base. A suplementação de cálcio deve ser feita de acordo com a ingestão diária habitual e da vitamina D baseada nas concentrações plasmáticas.

FRAGILIDADE ÓSSEA NA ARTRITE REUMATOIDE

Concomitância de artrite reumatoide e osteoporose

A artrite reumatoide (AR) é considerada o protótipo da artrite inflamatória destrutiva com perda óssea principalmente local e periarticular (erosão e osteopenia, respectivamente), mas também generalizada e observada em 40 a 50% dos pacientes, decorrente do próprio processo inflamatória crônico. Além disso, as comorbidades, uso de GCs, sarcopenia, não uso de medicamentos modificadores do curso de doença biológicos (bMMCDs) e refratariedade podem piorar o cenário da fragilidade óssea.

Concomitância de AR, OP e fraturas é mais frequente em pacientes com idade avançada, duração da doença AR ≥ 10 anos, presença de erosões ósseas periarticulares, ↑ danos estruturais cumulativos, alta atividade da doença (↑ DAS28), ↑ escores HAQ e Sharp, ↑ títulos de ACPA e FR+. Na verdade, a positividade da ACPA está independentemente associada à perda óssea trabecular e vários estudos descreveram que o risco de fratura nos próximos 10 anos medido pelo FRAX® aumenta em pacientes ACPA+. Publicações recentes mostraram que os pacientes que alcançam a remissão precoce da AR têm um perfil de risco de OP semelhante ao da população geral (Figura 4).

Muitos estudos demonstraram que, além da inflamação e destruição das estruturas articulares com comprometimento funcional e da mobilidade, a DMO é menor do que na população geral pareada para sexo e idade, com risco 2 vezes maior de OP e de fraturas vertebrais (2,4 a 3 vezes maior) e de fêmur (1,3 a 2 vezes maior).

A perda óssea sistêmica é multifatorial e inclui fatores de risco tradicionais, bem como uso de GCs, baixo índice de massa corporal, mobilidade reduzida, deficiência nutricional, baixos níveis de vitamina D, quedas recorrentes, menopausa e andropausa, imobilidade e sarcopenia. O incremento de citocinas pró-inflamatórias produzidas pelo *pannus,* desregulação do sistema imunológico e circulação de autoanticorpos antiproteína citrulinada (*antibodies to citrulinated protein/peptide antigens* – ACPA) também contribui para o maior risco de fragilidade óssea, assim como a interação com aspectos genéticos. Os tratamentos que reduzem o nível da inflamação, como agentes sintéticos (sMMCDs), ou biológicos (bMMCDs), amenizam a atividade da doença e reduzem o risco de fraturas (Figura 5 e Tabela 3).

As fraturas por fragilidade relacionadas à OP representam uma das complicações mais graves em pacientes com AR, contribuindo para uma diminuição significativa da qualidade de vida. Nos Estados Unidos, dados do *National Data Bank for Rheumatic Diseases* indicaram que as fraturas osteoporóticas são a terceira causa de mortalidade em pacientes com AR. A prevalência de OP e

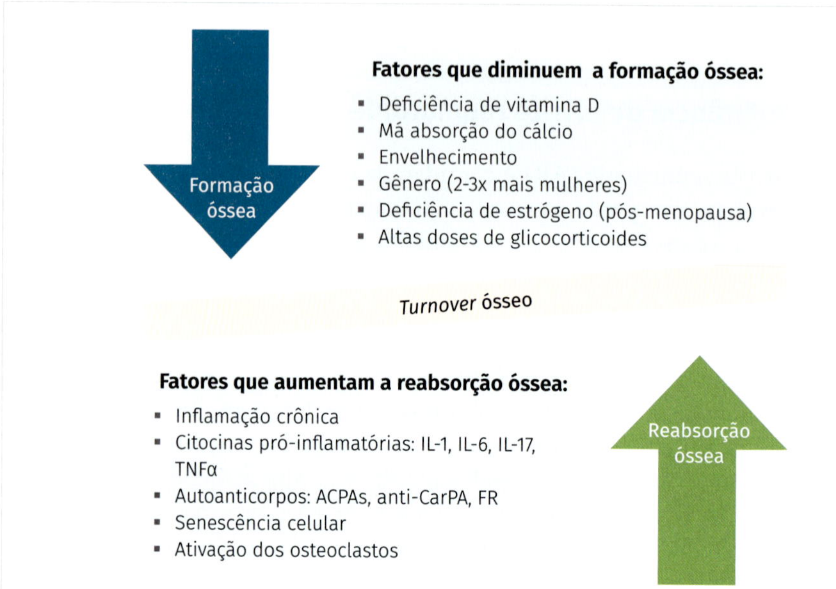

FIGURA 4 Vários fatores de risco para a ocorrência de osteoporose em indivíduos com AR.

ACPA: anticorpo proteico anticitrulinado; anti-CarPA: anticorpos proteicos anticarbamilados; FR: fator reumatoide; IL: interleucina; TNF: fator de necrose tumoral, Fonte: Moreira C, modificada de Gupta N, Kanwar N, Arora A, Khatri K, Kanwal A. The interplay of rheumatoid arthritis and osteoporosis: exploring the pathogenesis and pharmacological approaches. Clin Rheumatol. 2024 May;43(5):1421-33.

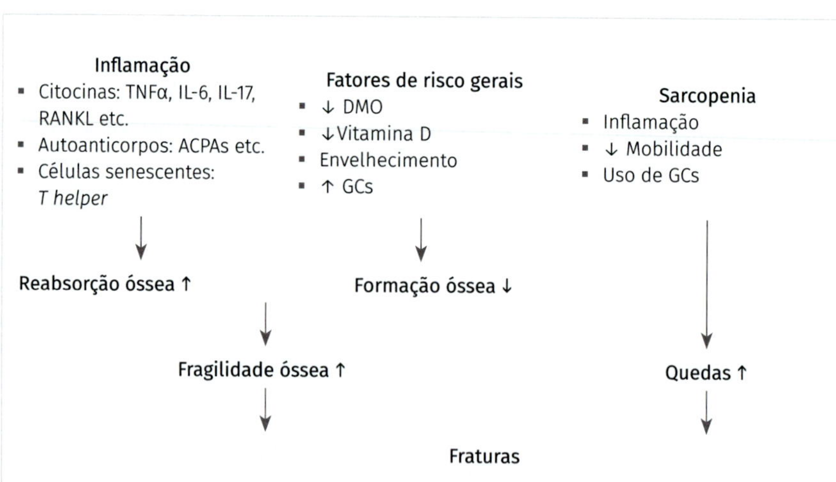

FIGURA 5 Patogênese das fraturas osteoporóticas na artrite reumatoide.

ACPA: anticorpo proteico anticitrulinado; DMO: densidade mineral óssea; GCs glicocorticoides; TNF: fator de necrose tumoral.

fraturas por fragilidade varia de acordo com a população incluída (raça, idade, gravidade e duração da doença, medicamentos), metodologia para definição de fratura (Rx convencional, VFA) e a fonte dos dados (coorte, registro, ensaio randomizado, caso-controle), entre outros.

Patogênese da perda óssea sistêmica na AR

Existem vários mecanismos envolvidos na patogênese da perda óssea em pacientes com AR, caracterizados principalmente pela perda óssea local (erosão e osteopenia periarticular) e perda óssea sistêmica (OP) que abordaremos a seguir (Figuras 5 e 6).

As clássicas vias de comunicação celular RANK/RANKL/OPG e Wnt/DKK-1/esclerostina, conhecidas classicamente na OP pós-menopausa, desempenham um papel crucial no desenvolvimento das erosões ósseas articulares, na osteopenia periarticular e na perda óssea sistêmica.

A perda óssea sistêmica está associada ao incremento da osteoclastogênese promovida pela liberação de citocinas pró-inflamatórias, como TNFα, IL-

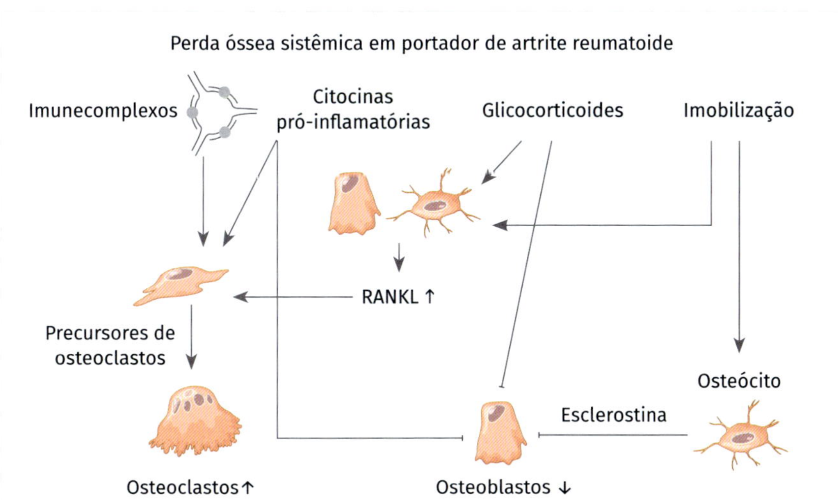

FIGURA 6 Mecanismo de dano estrutural e da perda óssea sistêmica na artrite reumatoide. Citocinas pró-inflamatórias e complexos imunes que circulam nas articulações inflamadas, bem como a administração de glicocorticoides, promovem a osteoclastogênese e inibem a osteoblastogênese. A carga mecânica reduzida induz a expressão da esclerostina e RANKL pelos osteócitos, levando à inibição da osteoblastogênese e estimulação da osteoclastogênese, respectivamente.

Fonte: Moreira C, modificada de Komatsu N, et al. Mechanisms of joints destruction in rheumatoid arthritis – immune cell-fibroblast-bone interactions. Nat Rev Rheumatol. 2022;18(7):415-29.

1, IL-6 e RANKL, e redução do recrutamento, diferenciação e ativação dos osteoblastos, comprometendo a formação óssea e o reparo da sinóvia inflamada e do osso subcondral adjacente. Além disso, o uso crônico de GCs prejudica ainda mais a sobrevida das células osteoprogenitoras, aumentando a chance de OP e fraturas.

OP em pacientes com AR-ACPA+ (Figura 7)

Os anticorpos antipeptídios citrulinados (*anti-citrullinated peptide antibodies* – ACPA) são autoanticorpos IgG circulantes direcionados contra várias proteínas humanas citrulinadas como α-enolase, fibrinogênio, vimentina e colágeno. Aparecem em baixa frequência em pessoas normais ou com outras doenças. O processo de citrulinação é fisiologicamente importante, no entanto a citrulinação aberrante pode causar uma reação autoimune, pela geração de neoepítopos.

A positividade dos ACPA em pacientes com AR está associada a uma forma articular erosiva da doença, fortalecendo a teoria de um papel direto desempenhado pelos ACPA na perda óssea periarticular. Pacientes com AR desenvolvem os ACPA anos antes do início clínico da artrite e frequentemente a perda óssea articular localizada já está presente durante a fase pré-clínica da doença. A positividade para ACPA é um fator de risco independente para perda óssea local em pacientes com AR, mas sua ação parece influenciar também a perda óssea sistêmica.

Os ACPA têm importância no prognóstico evolutivo da OP na AR e foi sugerido que poderiam desencadear diretamente a perda óssea, independentemente da inflamação sinovial, tanto localizada quanto sistêmica, seja por interação direta com pré-osteoclastos, seja por meio da ativação de células imunes, como macrófagos sinoviais, com subsequente liberação de citocinas osteoclastogênicas. A injeção de ACPA isolado do sangue de pacientes com AR em camundongos imunodeficientes com ausência do gene 1 de ativação de recombinação (RAG1) resultou em osteopenia e aumento do número de osteoclastos nas tíbias, sugerindo que os ACPA podem causar diretamente perda óssea sistêmica.

Os mecanismos exatos pelos quais os ACPA promovem a osteoclastogênese ainda não foram totalmente identificados. É provável que a maioria dos efeitos pró-osteoclastogênicos observados sejam mediados por meio da parte Fc do ACPA de forma direta ou indireta. Dado o fato de ter sido demonstrado que os fragmentos Fab de ACPA promovem a osteoclastogênese, é possível que sua ligação a proteínas citrulinadas na própria superfície do pré-osteoclasto inicie um sinal pró-osteoclastogênico (Figura 7). No entanto, a natureza desse sinal ainda não foi totalmente definida.

Foi demonstrado que os anticorpos contra a vimentina citrulinada se ligam à superfície dos osteoclastos e seus precursores, promovendo diretamente a osteoclastogênese. Os osteoclastos poderiam atuar como "sensores" de ACPA e iniciar uma resposta inflamatória por meio da libertação de IL-8. O dano ósseo pode ser detectado em pacientes ACPA+ sem sinais clínicos de sinovite e os pacientes com AR inicial e ACPA+ em títulos elevados apresentaram menor DMO no colo femoral e coluna vertebral em comparação com aqueles negativos para ACPA, independentemente da atividade da doença. Estudo recente mostrou que pacientes com AR-ACPA+ tinham um maior risco em 10 anos de fratura grave de quadril (FRAX®).

OP em pacientes com AR e anticorpos antiosteoprotegerina (OPG)

Anticorpos antiosteoprotegerina (anti-OPG), descritos em 2009, foram detectados em cerca de 10% dos pacientes com AR, espondiloartrite axial (SpAax) e doença celíaca (DC), em concentrações significativamente maiores do que em controles saudáveis (1-1,4%). Estão associados à perda óssea na AR, axSpA e DC. Estudos funcionais *in vitro* revelaram que esses anticorpos bloqueiam o efeito inibidor da OPG no RANKL. Portanto, são autoanticorpos funcionais contra OPG, que induzem maior reabsorção óssea e que podem contribuir para causar a OP. Os anticorpos anti-OPG não parecem ativar o sistema imunitário, e sim desequilibrar os fatores pró e antiosteoclastogênicos de forma mediada pelo Fab (*fragment antigen-binding*). Ainda não existem dados significativos disponíveis sobre o impacto desses anticorpos na formação das erosões ósseas e perda óssea sistêmica nos pacientes com AR.

Imunidade inata, NETs e perda óssea sistêmica na AR

Há muito existem evidências demonstrando a importância dos mecanismos imunes inatos na inflamação/erosão óssea na AR. Recentemente, tem sido investigado o papel da imunidade na formação das "armadilhas" extracelulares de neutrófilos (NET) na iniciação e manutenção dessa inflamação. Durante esse processo, componentes intracelulares endógenos dos neutrófilos, como DNA, histonas e várias proteínas, são liberados, criando uma estrutura semelhante a uma rede fora da célula. Essa "rede" funciona como um mecanismo de primeira linha de defesa dos neutrófilos, uma "armadilha" para patógenos invasores, eliminando os microrganismos, usando peptídeos granulares antimicrobianos altamente concentrados. Foi relatado que os neutrófilos dos pacientes portadores de AR mostram um aumento na formação espontânea de NETs, que poderiam ser alvo de autoanticorpos como os ACPA, facilitando a formação de complexos imunes patogênicos.

O papel da *InflammAging* na OP dos pacientes com AR

À medida que o corpo humano passa pelo processo natural de envelhecimento, a taxa de senescência celular aumenta e reduz a capacidade do sistema imunológico de eliminar as células senescentes. Consequentemente, ocorre o acúmulo dessas células, que interagem com células vizinhas por meio da secreção de fatores e enzimas pró-inflamatórias, promovendo microambiente favorável para a perpetuação da inflamação com o surgimento da *InflammAging* e da senescência celular sistêmica.

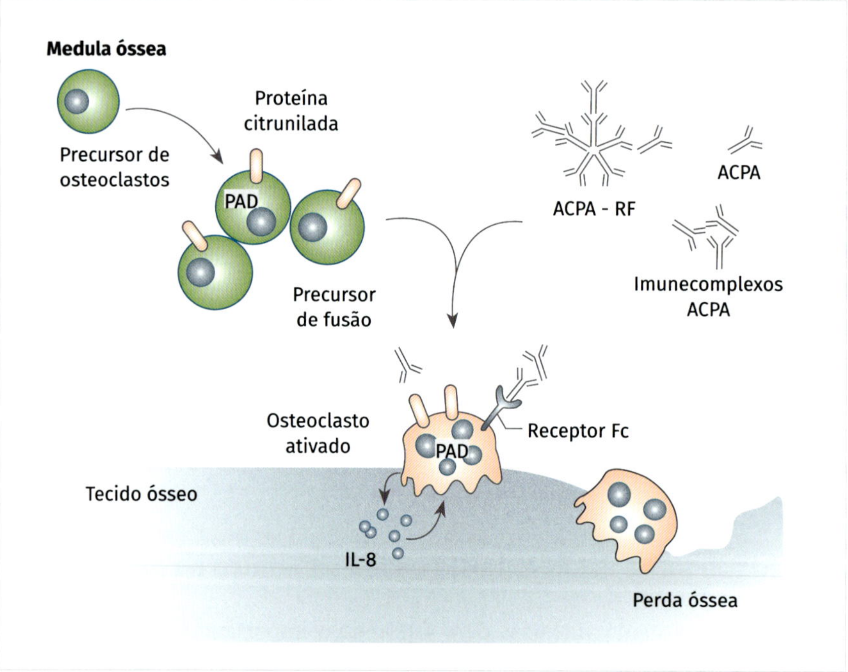

FIGURA 7 Anticorpos antipeptídios citrulinados induzem a ativação de osteoclastos. A presença de proteínas citrulinadas na superfície celular dos osteoclastos permite que anticorpos anticitrulinados (ACPAs) se liguem aos osteoclastos, estimulando a liberação de IL-8 e o aumento autócrino da maturação e ativação dos osteoclastos. Em um mecanismo complementar, os complexos imunes (p. ex., ACPAs) podem contribuir ainda mais para a ativação dos osteoclastos, envolvendo os receptores Fc nos osteoclastos.

ACPA: anticorpo antipeptídio citrulinado; IL: interleucina; PAD: peptidilarginina desaminase.

Fonte: Moreira C, adaptada de Catrina AI, Svensson CI, Malmström V, Schett G, Klareskog L. Mechanisms leading from systemic autoimmunity to joint-specific disease in rheumatoid arthritis. Nat Rev Rheumatol. 2017 Feb;13(2):79-86.

A imunossenescência imunológica está geralmente presente na faixa etária dos pacientes acometidos pela AR e que apresentam várias assinaturas de um envelhecimento imunológico acelerado (produção significativa de citocinas inflamatórias, como TNF-α, IL-6, IL-1 e IL-17), que também contribui para a ativação da via RANK/RANKL e para o processo degenerativo ósseo.

Genética dos pacientes com AR e OP

A carga genética pode desempenhar um papel importante no desenvolvimento de OP em pacientes com AR, mas os estudos genéticos sobre essa concomitância ainda são escassos, assim como os estudos sobre a hereditariedade de ambas as síndromes.

A relação genética tem comportamento pleiotrópico, com possível participação combinada de 12 genes identificados até o momento (PLCL1, BOLL, AC011997.1, TNFAIP3, RP11-158I9.1, CDK6, CHCHD4P2, RP11 505C13.1, PHF19, TRAF1, C5 e C11orf49).

Avaliação da OP em pacientes com AR

De modo geral, inicia-se com as ferramentas convencionais, incluindo avaliação clínica dos fatores de risco, marcadores de metabolismo ósseo, radiografia da coluna vertebral e DXA da coluna lombar e fêmur. Quando disponíveis, podem ser usados o *Vertebral Fracture Assesement* (VFA) e/ou TBS (*Trabecular Bone Score*). A tomografia computadorizada quantitativa periférica de alta resolução (HRpQCT) fica mais direcionada para a pesquisa do que prática clínica.

A interpretação dos valores obtidos pela aferição de marcadores de remodelação óssea (*Bone Turnover Markers* – BTM), tanto de formação quanto de reabsorção nos pacientes com AR, é desafiadora e varia consideravelmente dependendo da atividade, duração e evolução da doença e tratamento vigente. Por essa razão, os BTMs devem ser solicitados apenas em casos selecionados e ser interpretados individualmente.

Universalmente recomenda-se o rastreio da DMO na OP, que é aplicável à população com AR. As diretrizes apoiam a triagem da DMO em todos os adultos com AR ou aqueles que usem medicamentos associados à osteopenia. A orientação da Organização Mundial da Saúde de 1994 é de que na prática clínica diária, o risco de fratura deve ser determinado por meio de DXA, que é recomendado para todas as pacientes pós-menopáusicas e do sexo masculino com 50 anos ou mais, ou pacientes com AR com 40 anos ou mais, que são tratados com prednisolona 5 mg/dia (ou GC equivalente) por > 3 meses. Para o rastreio da OP induzida por GCs em pacientes com AR ou outras artrites autoimunes crônicas, recomenda-se aferir a DMO para todos os pacientes ≥ 40 anos que estejam usando doses ≥ 2,5 mg/dia de prednisona (ou equivalente) durante ≥ 3 meses e também para aqueles com < 40 anos com fatores de risco significativos.

Outra forma de avaliar o risco de fratura é calcular a probabilidade em 10 anos de ocorrer uma fratura grave (vertebral, quadril, úmero ou punho) usando o algoritmo FRAX®. Esse algoritmo inclui vários fatores de risco clínicos, como fraturas prévias, história parental de fratura de quadril, idade, tabagismo, alcoolismo uso de GCs e AR, como causa de OP secundária. A AR e os GCs representam fator de risco independentes para fratura, e por essa razão são relacionados independentemente na calculadora do FRAX®. Embora o FRAX® tenha limitações, na prática clínica diária é um algoritmo útil para identificar pacientes com AR de alto risco para OP e determinar quais pacientes devem ser tratados de acordo com as diretrizes estabelecidas.

Essa ferramenta tem algumas desvantagens para pacientes com AR, pois não quantifica ou leva em consideração algumas situações peculiares à perda óssea, como atividade de doença, tempo de diagnóstico, gravidade (erosões e deformidades, alterações funcionais, presença de ACPA), não quantifica a dose de GCs, o número de quedas prévias, o tabagismo, o abuso do consumo de álcool, podendo não estimar com precisão o risco de fratura. Apesar da forte correlação entre o risco estimado de fratura pelo FRAX® com e sem DMO, pode haver uma discordância na categorização do risco de fratura, pois um quinto dos pacientes de baixo risco podem ser reclassificados como de alto risco quando a DMO é incluída.

Várias adaptações do FRAX® são realizadas por ocasião da validação dessa ferramenta nas diversas partes do mundo, por meio de procedimentos aritméticos auxiliares aplicados às estimativas do FRAX® convencional, que são rotineiramente publicados nas diretrizes nacionais. A análise da DMO em pacientes com AR em uso de MMCDs deve envolver avaliação pela tabela do FRAX® adaptada para usuários de GCs e pela DXA, não apenas para pacientes classificados como de risco intermediário de fratura, mas também para pacientes de baixo risco. É necessária uma cuidadosa avaliação crítica na interpretação do risco de fratura aferida pelo FRAX®, individualmente em pacientes com AR.

Tratamento de OP na AR – breves considerações

O tratamento da doença de base é um dos pontos cruciais para bloquear a perda óssea sistêmica induzida pela inflamação persistente, e atingir o alvo de remissão ou baixa atividade de doença e também representa o alvo para minimizar a fragilidade óssea. Além disso, a menor dose possível de GCs é uma segunda premissa a ser seguida.

À semelhança da população geral acima de 40 anos, a estratificação de risco pelo FRAX® deve ser feita e as medidas de tratamento medicamentoso podem ser seguidas de acordo com risco moderado, alto ou muito alto.

Medidas gerais para estimular o estilo de vida mais saudável são recomendadas para todos e incluem redução da ingestão de bebidas alcoólicas e abandono do sedentarismo e do tabagismo, orientação nutricional para ingestão adequada de cálcio (1 a 1,2 g/dia) ou por meio de suplementação, quando necessário. A suplementação de vitamina D pode se basear nas recomendações da população geral, com concentrações plasmáticas acima de 30 ng/mL, com PTH dentro da normalidade e controle do hiperparatireoidismo secundário.

As MMCDs usadas no tratamento da AR podem ter papel positivo sobre o tecido ósseo, sobretudo pela minimização da inflamação e redução da ativação dos osteoclastos e perda óssea, como os inibidores do TNF e da IL6, bem como rituximabe, abatacepte e inibidores da via JAK. Com relação ao metotrexato e leflunomida, os dados não mostram até o momento efeito ósseo relevante (Tabela 3).

Os bisfosfonatos são as medicações mais prescritas para pacientes com AR, mas a indicação de antirreabsortivos ou osteoanabólicos deve se basear no contexto global de risco, incluindo as particularidades da doença de base.

O denosumabe teve efeito significativo em reduzir as erosões em pacientes com AR, mas sem qualquer papel sobre a inflamação sinovial e sistêmica.

FRAGILIDADE ÓSSEA NO LÚPUS ERITEMATOSO SISTÊMICO

Pacientes com lúpus eritematoso sistêmico (LES) apresentam alta prevalência de OP (4,0 a 48,8%), osteopenia (1,4 a 68,7%) e fraturas (5,0 a 21,4%), sendo uma das principais causas de dano nos pacientes. No LES, o uso de GCs tem um grande papel na perda de massa óssea, além dos efeitos da própria doença e dos fatores de risco tradicionais.

O uso de GCs é o principal fator para perda de massa óssea e fraturas no LES e está associado a uma perda rápida de massa óssea logo após o início do tratamento e um aumento no risco de fraturas dentro de 3 a 6 meses. Os efeitos são dose-dependentes e o aumento de risco de fratura é mantido enquanto durar o uso. Há aumento do risco de fraturas em qualquer sítio, sendo mais frequentes as fraturas vertebrais. As fraturas podem acontecer mesmo em pacientes com DXA normal devido ao comprometimento da qualidade óssea.

Alguns estudos sugerem que a própria atividade da doença e a inflamação estão envolvidas na fisiopatologia da baixa massa óssea no LES. Marcadores de formação óssea reduzidos e de reabsorção óssea aumentados em pacientes com diagnóstico recente de LES sem uso de GCs e também em pacientes tratados com GCs sugerem ação da própria doença no metabolismo ósseo. Além disso, há associação entre marcadores inflamatórios, marcadores de reabsorção óssea e OP no LES, sugerindo que pacientes mais inflamados estão sob maior risco de perda de massa óssea.

TABELA 3 Efeitos dos bDMARDs no metabolismo e marcadores bioquímicos ósseos na artrite reumatoide

DMARDb	Classificação	Marcadores de formação óssea				Marcadores de reabsorção óssea					Outros		
		PINP	OC	BAP	CTX	NTX	ICTP	DPD	OPG	RANKL	OPG/RANKL	MMP3	DKK1
Infliximabe	Inibidor TNFα	↑	↑	→	↓	↓	↓	↓	↑	↓	↓		
Adalimumabe	Inibidor TNFα	↑			↓						↑		
Golimumabe	Inibidor NFα	↑			↓						↑		
Certolizumabe	Inibidor TNFα	↑			↓						↑		↓
Etanercepte	Inibidor TNFα	↑	↑	↑	↓	→			↑→	↓→	↓		↓
Abatacepte	CTLA4-Ig								↑	↓			↓
Rituximabe	Anti-CD20	↑		↑					↓	↓	↑		
Tocilizumabe	Inibidor IL-6	↑			↓				↑		↑	↓	↓

↑: aumento; →: alteração não significativa; ↓: redução; BAP: fosfatase alcalina óssea; CD20: *cluster* 20 de diferenciação; CTLA4-Ig: *cytotoxic T-lymphocyte associated protein 4-immunoglobulin*; CTX: *C-terminal cross-linked telopeptide of type I collagen*; DKK1: *dicckopf1;* DPD: deoxidipiridolina; ICTP: *cross-linked carboxyterminal telopeptide of type I collagen*; IL: interleucina; MMP3: metaloproteinase da matriz 3, NTX: *N-telopeptide of type I collagen*; OC: osteocalcina; OPG: osteoprotegerina; PINP: *pro-collagen serum type I N-terminal propeptide*; RANKL: *receptor activator of nuclear factor-κb ligand*; TNF: fator de necrose tumoral.
Fonte: Moreira C, modificada de Kim Y, Kim GT. Positive effects of biologics on osteoporosis in rheumatoid arthritis. J Rheum Dis. 2023 Jan 1;30(1):3-17.

Outra questão importante é a deficiência de vitamina D, que é muito prevalente no LES e está associada a maior atividade de doença (SLEDAI), a marcadores inflamatórios (PCR, VHS, IL-6), a dano (SDI), à dose de GCs, a alterações nos marcadores de remodelamento ósseo (redução de osteocalcina, aumento de CTX) e à redução de DMO. A deficiência de vitamina D no LES é relacionada a diversos fatores, como doença renal (como nos pacientes com nefrite), orientação de proteção solar, uso de medicamentos como GCs, anticonvulsivantes e até mesmo a produção de anticorpos contra vitamina D já foi relatada.

Os fatores de risco tradicionais para OP e fraturas também devem ser avaliados e os fatores de risco modificáveis devem ser abordados, como tabagismo, etilismo e sedentarismo, além da deficiência de cálcio e vitamina D.

Densitometria óssea e radiografia de coluna são importantes para avaliar a gravidade da perda de massa óssea e o risco e a presença de fraturas e podem ser realizadas no início do tratamento, após 6 a 12 meses e depois anualmente.

Tratamento da OP no LES – breves considerações

Medidas gerais para todos os pacientes

GCs devem ser prescritos na menor dose e pelo menor tempo possível, para minimizar seu efeito deletério no osso. Dieta rica em cálcio (1 g/dia) ou suplementação em casos de dieta insuficiente, associada a manutenção de níveis adequados de vitamina D (com nível sérico alvo de 30 ng/mL), são essenciais para a mineralização óssea e prevenção de de OP induzida por GC. Os pacientes também devem ser encorajados a reduzir outros fatores de risco modificáveis, como tabagismo, etilismo e sedentarismo.

Tratamento medicamentoso para OP no LES

A indicação de tratamento medicamentoso para OP no LES leva em consideração: idade, risco de fratura, dose de GC e desejo gestacional e segue as recomendações de tratamento da OP induzida por GC.

O tratamento medicamentoso específico para OP está indicado para pacientes:

- de muito alto risco (uso de prednisona ou equivalente ≥ 30 mg/dia por 30 dias; fratura por fragilidade previa; ou *T-score* ≤ -3,5 DP);
- com ≥ 40 anos e alto risco (OP densitométrica; ou FRAX® de alto risco).

O tratamento medicamentoso deve ser sempre considerado em pacientes com risco moderado.

O FRAX® deve ser ajustado para a dose de GC de cada paciente (se a dose de prednisona ou equivalente for ≥ 7,5mg/dia, o risco de fraturas maiores deve ser multiplicado por 1,15; e o risco de fraturas de quadril deve ser multiplicado por 1,2).

Os medicamentos disponíveis para o tratamento da OP induzida por GC são: bisfosfonatos, denosumabe, teriparatida e romosozumabe. Em pacientes com fraturas ou OP grave, deve ser considerado tratamento anabólico (teriparatida ou romosozumabe); mulheres na pré-menopausa com desejo gestacional devem ser tratadas preferencialmente com bisfosfonatos orais. Ácido zoledrônico e alendronato estão contraindicados em pacientes com *clearance* de creatinina < 35 mL/min; risedronato e ibandronato são contraindicados se *clearance* de creatinina < 30 mL/min. Nestes casos o denosumabe surge como uma opção a ser considerada, caso a caso.

BIBLIOGRAFIA

1. Alele JD, Kamen DL. The importance of inflammation and vitamin D status in SLE-associated osteoporosis. Autoimmun Rev. 2010 Jan;9(3):137-9.
2. Arends S, Spoorenberg A, Bruyn GAW, Houtman PM, Leijsma MK, Kallenberg CGM, et al. The relation between bone mineral density, bone turnover markers, and vitamin D status in ankylosing spondylitis patients with active disease: a cross-sectional analysis. Osteoporos Int. 2011;22(5):1431-9.
3. Bauer ME. Accelerated immunosenescence in rheumatoid arthritis: impact on clinical progression. Immun Ageing. 2020 Mar 9;17:6
4. Biro I, Bubbear J, Donnelly S, Fattah Z, Sarkodieh J, Ranganathan A, et al. Teriparatide and vertebral fracture healing in ankylosing spondylitis. Trauma Case Reports. 2017;12(November):34-9.
5. Caparbo VF, Furlam P, Saad CGS, Alvarenga JC, Aubry-Rozier B, Hans D, et al. Assessing bone impairment in ankylosing spondylitis (AS) using the trabecular bone score (TBS) and high-resolution peripheral quantitative computed tomography (HR-pQCT). Bone. 2019;122:8-13.
6. Caparbo VF, Saad CGS, Moraes JC, de Brum-Fernandes AJ, Pereira RMR. Monocytes from male patients with ankylosing spondylitis display decreased osteoclastogenesis and decreased RANKL/OPG ratio. Osteoporos Int. 2018;29(11):2565-73.
7. Catrina AI, Svensson CI, Malmström V, Schett G, Klareskog L. Mechanisms leading from systemic autoimmunity to joint-specific disease in rheumatoid arthritis. Nat Rev Rheumatol. 2017 Feb;13(2):79-86.
8. Centrella M, McCarthy TL, Canalis E. Tumor necrosis factor-α inhibits collagen synthesis and alkaline phosphatase activity independently of its effect on deoxyribonucleic acid synthesis in osteoblast-enriched bone cell cultures. Endocrinology. 1988;123(3):1442-8.
9. Chotiyarnwong P, McCloskey EV. Pathogenesis of glucocorticoid-induced osteoporosis and options for treatment. Nat Rev Endocrinol. 2020 Aug;16(8):437-47.
10. Compston JE. Extensive expertise in endocrinology: advances in the management of glucocorticoid-induced osteoporosis. Eur J Endocrinol. 2023 Mar 2;188(3):R46-R55.
11. Curran AM, Naik P, Giles JT, Darrah E. PAD enzymes in rheumatoid arthritis: pathogenic effectors and autoimmune targets. Nat Rev Rheumatol. 2020 Jun;16(6):301-15.
12. Curtis JR, Arora T, Liu Y, Lin TC, Spangler L, Brunetti VC, et al. Comparative effectiveness of denosumab vs alendronate among postmenopausal women with osteoporosis. J Bone Miner Res. 2024 May 16:zjae079.
13. Davey-Ranasinghe N, Deodhar A. Osteoporosis and vertebral fractures in ankylosing spondylitis. Curr Opin Rheumatol. 2013;25(4):509-16.
14. Fardellone P, Salawati E, Le Monnier L, Goëb V. Bone loss, osteoporosis, and fractures in patients with rheumatoid arthritis: a review. J Clin Med. 2020 Oct 20;9(10):3361.
15. Fassio A, Gatti D, Rossini M, Idolazzi L, Giollo A, Adami G, et al. Secukinumab produces a quick increase in WNT signalling antagonists in patients with psoriatic arthritis. Clin Exp Rheumatol. 2019;37(1):133-6.
16. Ferbebouh M, Vallières F, Benderdour M, Fernandes J. The pathophysiology of immunoporosis: innovative therapeutic targets. Inflamm Res. 2021 Aug;70(8):859-75.
17. Fuggle NR, Curtis EM, Ward KA, Harvey NC, Dennison EM, Cooper C. Fracture prediction, imaging and screening in osteoporosis. Nat Rev Endocrinol. 2019 Sep;15(9):535-47.

18. Gamez-Nava J, de la Cerda-Trujillo L, Vazquez-Villegas M, Cons-Molina F, Alcaraz-Lopez M, Zavaleta--Muñiz S, et al. Association between bone turnover markers, clinical variables, spinal syndesmophytes and bone mineral density in Mexican patients with ankylosing. Scand J Rheumatol. 2016;9742(September):1-11.
19. Ge C, Holmdahl R. The structure, specificity and function of anti-citrullinated protein antibodies. Nat Rev Rheumatol. 2019 Aug;15(8):503-8.
20. Geusens P, Lems WF. Osteoimmunology and osteoporosis. Arthritis Research and Therapy. 2011;13:1-16.
21. Ghozlani I, Ghazi M, Nouijai A, Mounach A, Rezqi A, Achemlal L, et al. Prevalence and risk factors of osteoporosis and vertebral fractures in patients with ankylosing spondylitis. Bone. 2009;44(5):772-6.
22. Gravallese EM, Firestein GS. Rheumatoid arthritis – common origins, divergent mechanisms. N Engl J Med. 2023 Feb 9;388(6):529-42.
23. Gupta N, Kanwar N, Arora A, Khatri K, Kanwal A. The interplay of rheumatoid arthritis and osteoporosis: exploring the pathogenesis and pharmacological approaches. Clin Rheumatol. 2024 May;43(5):1421-33.
24. Hinze AM, Louie GH. Osteoporosis management in ankylosing spondylitis. Curr Treat Options Rheumatol. 2016 Dec 5;2(4):271-82.
25. Huang J, Song G, Yin Z, Fu Z, Ye Z. Alteration of bone turnover markers in canonical wingless pathway in patients with ankylosing spondylitis. Arch Rheumatol. 2016;31(3):221-8.
26. Humphrey MB, Russell L, Danila MI, Fink HA, Guyatt G, Cannon M, et al. 2022 American College of Rheumatology guideline for the prevention and treatment of glucocorticoid-induced osteoporosis. Arthritis Rheumatol. 2023 Dec;75(12):2088-102.
27. Juhász B, Gulyás K, Horváth Á, Végh E, Pusztai A, Szentpétery Á, et al. Peripheral quantitative computed tomography in the assessment of bone mineral density in anti-TNF-treated rheumatoid arthritis and ankylosing spondylitis patients. BMC Musculoskelet Disord. 2021;22(1):1-9.
28. Kang KY, Ju JH, Park S-H, Hong YS. Longitudinal association between trabecular bone loss and disease activity in axial spondyloarthritis: a 4- year prospective study. J Rheumatol. 2020 Sep 1;47(9):1330-7.
29. Karberg K, Zochling J, Sieper J, Felsenberg D, Braun J. Bone loss is detected more frequently in patients with ankylosing spondylitis with syndesmophytes. J Rheumatol. 2005;1290-8.
30. Kareem R, Botleroo RA, Bhandari R, Ogeyingbo OD, Ahmed R, Gyawali M, et al. The impact of rheumatoid arthritis on bone loss: links to osteoporosis and osteopenia. Cureus. 2021 Aug 28;13(8):e17519.
31. Killinger Z, Kužma M, Tomková S, Brázdilová K, Jackuliak P, Payer J. Prediction of vertebral fractures by trabecular bone score in patients with ankylosing spondylitis. Physiol Res. 2021;70(Supplement 1):S53-60.
32. Kim Y, Kim GT. Positive effects of biologics on osteoporosis in rheumatoid arthritis. J Rheum Dis. 2023 Jan 1;30(1):3-17.
33. Kobayashi T, Morimoto T, Ito K, Mawatari M, Shimazaki T. Denosumab vs. bisphosphonates in primary osteoporosis: a meta-analysis of comparative safety in randomized controlled trials. Osteoporos Int. 2024 May 11.
34. Komatsu N, et al. Mechanisms of joints destruction in rheumatoid arthritis – immune cell-fibroblast-bone interactions. Nat Rev Rheumatol. 2022;18(7):415-29.
35. Leone A, Marino M, Dell'Atti C, Zecchi V, Magarelli N, Colosimo C. Spinal fractures in patients with ankylosing spondylitis. Rheumatol Int. 2016;36(10):1335-46.
36. Lin YJ, Liang WM, Chiou JS, Chou CH, Liu TY, Yang JS, et al. Genetic predisposition to bone mineral density and their health conditions in East Asians. J Bone Miner Res. 2024 May 16:zjae078.
37. Lukasiewicz AM, Bohl DD, Varthi A, et al. Spinal fracture in patients with ankylosing spondylitis: cohort definition, distribution of injuries, and hospital outcomes. Spine (Phila Pa 1976). 2016;41(3):191-6.
38. Machado NP. Doença óssea de baixo remodelamento, defeito de mineralização e alterações corticais em pacientes com espondilite anquilosante: um estudo histomorfométrico. Tese (Doutorado em Medicina Interna). Curitiba: Universidade Federal do Paraná; 2023.
39. Maeda K, Yoshida K, Nishizawa T, Otani K, Yamashita Y, Okabe H, et al. Inflammation and bone metabolism in rheumatoid arthritis: molecular mechanisms of joint destruction and pharmacological treatments. Int J Mol Sci. 2022 Mar 6;23(5):2871.
40. Magrey MN, Lewis S, Asim Khan M. Utility of DXA scanning and risk factors for osteoporosis in ankylosing spondylitis – A prospective study. Semin Arthritis Rheum. 2016;46(1):88-94.
41. Neumann A, Haschka J, Kleyer A, Schuster L, Englbrecht M, Berlin A, et al. Cortical bone loss is an early feature of nonradiographic axial spondyloarthritis. Arthritis Res Ther. 2018;20(1):1-11.
42. Nigil Haroon N, Szabo E, Raboud JM, Mcdonald-Blumer H, Fung L, Josse RG, et al. Alterations of bone mineral density, bone microarchitecture and strength in patients with ankylosing spondylitis: a cross-sectional study using high-resolution peripheral quantitative computerized tomography and finite element analysis. Arthritis Res Ther. 2015;17(1):377.

43. Padyukov L. Genetics of rheumatoid arthritis. Semin Immunopathol. 2022 Jan;44(1):47-62.
44. Park HY, Ha KY, Kim KW, Rhyu KW, Kim YH, Lee JS, et al. Unstable bony chance fracture successfully treated with teriparatide in patient with ankylosed spine: a case report and review of the literature. Geriatr Orthop Surg Rehabil. 2021;12:1-6.
45. Pereira RMR, Carvalho JF, Canalis E. Glucocorticoid-induced osteoporosis in rheumatic diseases. Clinics. 2010;65:1197-205.
46. Pereira RMR, Perez MO, Paula AP, Moreira C, Castro CHM, Zerbini CAF, et al. Guidelines for the prevention and treatment of glucocorticoid-induced osteoporosis: an update of Brazilian Society of Rheumatology (2020). Arch Osteoporos. 2021 Mar 1;16(1):49.
47. Perpétuo IP, Raposeiro R, Caetano-Lopes J, Vieira-Sousa E, Campanilho-Marques R, Ponte C, et al. Effect of tumor necrosis fator inhibitor therapy on osteoclasts precursors in ankylosing spondylitis. PLoS One. 2015;10(12):1-16.
48. Pray C, Feroz NI, Nigil Haroon N. Bone mineral density and fracture risk in ankylosing spondylitis: a meta-analysis. Calcif Tissue Int. 2017 Aug 18;101(2):182-92.
49. Richards C, Hans D, Leslie WD. Trabecular bone score (TBS) predicts fracture in ankylosing spondylitis: The Manitoba BMD Registry. J Clin Densitom. 2020 Oct;23(4):543-8.
50. Rossini M, Viapiana O, Adami S, Idolazzi L, Fracassi E, Gatti D. Focal bone involvement in inflammatory arthritis: the role of IL17. Rheumatol Int. 2016;36(4):469-82.
51. Sakthiswary R, Uma Veshaaliini R, Chin KY, Das S, Sirasanagandla SR. Pathomechanisms of bone loss in rheumatoid arthritis. Front Med (Lausanne). 2022 Aug 17; 9:962969.
52. Schini M, Johansson H, Harvey NC, Lorentzon M, Kanis JA, McCloskey EV. An overview of the use of the fracture risk assessment tool (FRAX) in osteoporosis. J Endocrinol Invest. 2024 Mar;47(3):501-11;
53. Seabra Rato M, Oliveira Pinheiro F, Garcia S, Fernandes B, Bernardo A, Gaio R, et al. FRAX 10-year fracture risk in rheumatoid arthritis assessed with and without bone mineral density – are we treating our patients under bDMARDs? ARP Rheumatol. 2023 Jan-Mar;2(1):47-52.
54. Shevchuk S, Marynych L, Malovana T, Denyshchych L. Vitamin D level in patients with systemic lupus erythematosus: its relationship to disease course and bone mineral density. Lupus Sci Med. 2023 Aug;10(2):e000968.
55. Szejnfeld VL, Monier-Faugere MC, Bognar BJ, Ferraz MB, Malluche HH. Systemic osteopenia and mineralization defect in patients with ankylosing spondylitis. J Rheumatol. 1997 Apr;24(4):683-8.
56. Tanaka Y. Managing osteoporosis and joint damage in patients with rheumatoid arthritis: an overview. J Clin Med. 2021 Mar 17;10(6):1241.
57. van Delft MAM, Huizinga TWJ. An overview of autoantibodies in rheumatoid arthritis. J Autoimmun. 2020 Jun;110:102392.
58. Weyand CM, Goronzy JJ. The immunology of rheumatoid arthritis. Nat Immunol. 2021 Jan;22(1):10-8.
59. Wu CY, Yang HY, Lai JH. Anti-citrullinated protein antibodies in patients with rheumatoid arthritis: biological effects and mechanisms of immunopathogenesis. Int J Mol Sci. 2020 Jun 4;21(11):4015.
60. Yu KH, Chen HH, Cheng TT, Jan YJ, Weng MY, Lin YJ, et al. Consensus recommendations on managing the selected comorbidities including cardiovascular disease, osteoporosis, and interstitial lung disease in rheumatoid arthritis. Medicine (Baltimore). 2022 Jan 7;101(1):e28501.
61. Zerbini CAF, Clark P, Mendez-Sanchez L, Pereira RMR, Messina OD, Uña CR, et al.; IOF Chronic Inflammation and Bone Structure (CIBS) Working Group. Biologic therapies and bone loss in rheumatoid arthritis. Osteoporos Int. 2017 Feb;28(2):429-46.
62. Żuchowski P, Dura M, Jeka D, Waszczak-Jeka M. The applicability of trabecular bone score for osteoporosis diagnosis in ankylosing spondylitis. Rheumatol Int. 2022 May 21;42(5):839-46.

24

Osteoporose induzida por glicocorticoide

Thiago Quadrante Freitas
Mariana Ortega Perez
Vera Lúcia Szejnfeld

DESTAQUES DO TEMA

- A osteoporose induzida por glicocorticoide (OPIG) é a principal causa de osteoporose secundária.
- A fisiopatologia da OPIG é complexa e envolve o osso, o sistema neuroendócrino e os músculos.
- As diretrizes têm atentado cada vez mais para os efeitos deletérios de baixas doses de glicocorticoides e altas doses cumulativas.
- As diretrizes para prevenção e tratamento da OPIG têm contemplado como foco central a estratificação de risco de fratura.

INTRODUÇÃO

Os glicocorticoides são fármacos de ação rápida, com ampla função anti-inflamatória, imunomoduladora e imunossupressora e, consequentemente, são indicados em diferentes cenários clínicos. Por isso, estima-se que cerca de 0,5% a 2% da população faça uso crônico dessa classe de medicação, sendo o maior uso feito por pacientes acima dos 55 anos de idade, especialmente mulheres pós-menopausa.

O glicocorticoide é a principal causa de osteoporose secundária, e compromete sobretudo a formação óssea. Embora o dano ósseo relacionado à corticoterapia seja tempo e dose-dependente, a perda mais intensa de tecido ósseo ocorre nos primeiros três a seis meses de uso do glicocorticoide, e essa perda persiste, mesmo que mais lenta, até a suspensão da droga (Figura 1). Além disso, mesmo doses diárias baixas como 2,5 mg de prednisona estão associadas a um risco 50% maior de fraturas vertebrais quando comparadas com controles.

De fato, a perda óssea pelo glicocorticoide ocorre predominantemente em osso trabecular, isto é, em região de coluna, contudo, o glicocorticoide também está associado ao aumento do risco de fraturas de fêmur. Nesse contexto, doses diárias equivalentes a 2,5 a 7,5 mg de prednisona estão associadas a um risco relativo de fraturas de fêmur de 1,77, enquanto doses maiores fazem esse risco subir para 2,27 em relação a controles.

FISIOPATOLOGIA

A fisiopatologia da OPIG é complexa e envolve tanto efeitos diretos do glicocorticoide nos constituintes celulares e moleculares do tecido ósseo, quanto efeitos indiretos no eixo neuroendócrino, no balanço de cálcio e no tecido muscular (Figura 2). É importante entender os efeitos diretos no osso e, também, sobre os demais efeitos e a integração desses com o metabolismo ósseo.

Há intensa perda de massa óssea nos primeiros três a seis meses de uso do glicocorticoide, com posterior redução da velocidade de perda. A redução inicial mais veloz ocorre porque há uma rápida e transitória ativação dos osteoclastos, que reabsorverão o tecido ósseo. Ela é mediada por aumento da expressão de RANK, acompanhada por redução da expressão de osteoprotegerina (OPG), que, por consequência, deixa mais RANKL disponível para ligação aos RANKs hiperexpressos. A maior interação RANK-RANKL resultante não só ativa mais os osteoclastos, como aumenta a sua sobrevivência. Além disso, os glicocorticoides também estimulam a osteoclastogênese, aumentando a expressão do fator estimulador de colônia 1 (CSF-1), induzindo linfócitos T que expressam maiores níveis de RANKL e menores níveis de OPG, que aparentemente são ca-

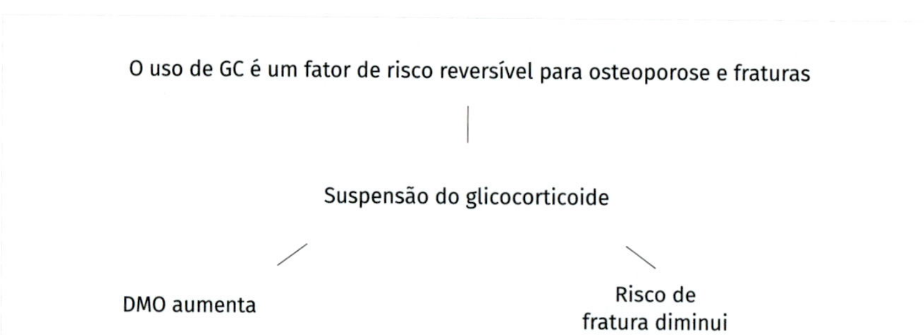

FIGURA 1 Efeitos ósseos da suspensão do glicocorticoide (GC).
DMO: Densidade mineral óssea.

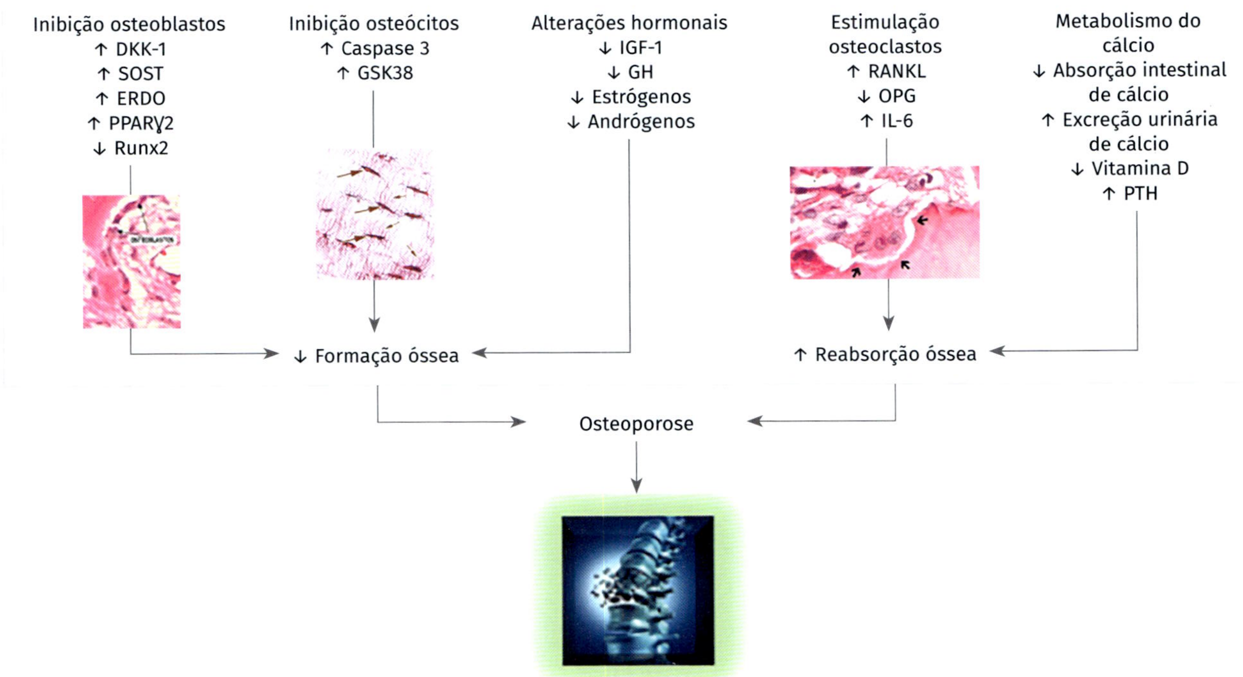

FIGURA 2 Esquematização dos efeitos diretos e indiretos dos glicocorticoides no tecido ósseo.

Fonte: adaptada de Rocha Bernardes da Silva A, Szejnfeld VL. Osteoporose induzida por glicocorticoides. Revista Paulista de Reumatologia. 2019;18(2):44.

pazes de induzir osteoclastogênese espontânea, independentemente da adição de fator estimulador de colônia de macrófagos (M-CSF).

Embora a perda inicial seja induzida pelos osteoclastos, classicamente a perda óssea induzida pelo glicocorticoide decorre da redução da formação óssea. O glicocorticoide leva à redução da osteoblastogênese ao aumentar a expressão de PPARγ2, um fator de transcrição capaz de desviar a diferenciação de células estromais mesenquimais para adipócitos em vez de osteoblastos. Além disso, a redução do fator de transcrição relacionado ao Runx-2 (Runx2) nos osteoblastos reduz a sua capacidade de maturação e de síntese de matriz proteica. A redução da proliferação, diferenciação e função dos osteoblastos também ocorre de maneira dose-dependente pelos glicocorticoides através da inibição da via Wnt, pois há interação direta com os correceptores LRP5 e LRP6 e aumento da expressão dos inibidores esclerostina (SOST) e Dickkopf-1 (DKK1), além do GSK-3β, que degrada a β-catenina no citoplasma. Com a ativação da via Notch, também há redução da função dos osteoblastos e de produção de matriz óssea.

Um efeito adicional, que envolve tanto os osteoblastos como os osteócitos, é o aumento da ativação de caspase 3, um importante mediador de apoptose, além da redução de expressão de fator induzível por hipóxia e fator de crescimento vascular e endotelial (VEGF), que também aumenta a perda dos osteoblastos.

À medida que a função dos osteoblastos diminui, o acoplamento com os osteoclastos é afetado. Isso resulta em uma redução na ativação inicial dos osteoclastos e, consequentemente, uma desaceleração na perda óssea. No entanto, enquanto o uso de glicocorticoide persistir, a disfunção dos osteoblastos também persistirá. Isso leva a uma diminuição na massa óssea devido ao estado de baixo remodelamento, afetando tanto as unidades multicelulares básicas de remodelamento quanto o tecido ósseo em geral.

No eixo neuroendócrino, há redução da produção e da ação do hormônio do crescimento (GH), do fator de crescimento semelhante à insulina-1 (IGF1) e da proteína ligadora do IGF1 (IGF-BP), além de desenvolvimento de hipogonadismo. Todos esses fatores em conjunto atuam aprofundando a já descrita ativação inicial dos osteoclastos e inibição dos osteoblastos. Em particular, a diminuição da ação do IGF-1 inibe a formação de osso ao reduzir a produção de colágeno do tipo I, além de aumentar a degradação dessa proteína e a apoptose dos osteoblastos. Por outro lado, a deficiência de esteroides sexuais contribui para a promoção inicial da reabsorção óssea, através do aumento da produção de interleucina-1 (IL-1) e da redução de IL-4, além da apoptose dos osteoclastos. Além disso, a inibição do fator transformador do crescimento β (TGF-β) perpetua a inibição da ação dos osteoblastos.

Os glicocorticoides também reduzem a absorção intestinal e aumentam a excreção renal de cálcio, o que promove um balanço negativo do íon, principal estímulo para produção de paratormônio (PTH), que agrava ainda mais a perda de massa óssea. Além disso, pelo balanço negativo do cálcio, pode haver também um defeito de mineralização induzido pelo glicocorticoide.

Todos esses fatores em conjunto atuam não só na redução de massa óssea, mas também na redução da qualidade óssea, elevando o risco de fraturas.

Outro fator que aumenta o risco de fraturas é a ação dos glicocorticoides nos músculos, em que a redução de GH e IGF-1 promove redução da síntese proteica, e a ativação de genes envolvidos na atrofia, com aumento da ação dos sistemas lisossomais e dos complexos ubiquitina-proteassoma, promove a proteólise, levando à atrofia especialmente de fibras do tipo II.

A atrofia muscular e a possibilidade de desenvolvimento de catarata aumentam o risco de quedas e, portanto, o risco de fraturas associada ao uso dos glicocorticoides.

ESTRATIFICAÇÃO DE RISCO DE FRATURA

Dose e tempo de uso de glicocorticoide

A maioria das diretrizes para diagnóstico e tratamento da OPIG utiliza a marca de três meses de uso contínuo de glicocorticoide sistêmico para considerar os usuários dessa classe de medicações sob risco de desenvolver osteoporose. No entanto, não há consenso sobre a dose mínima diária de risco. As diretrizes da Sociedade Brasileira de Reumatologia (SBR) de 2020 utilizam o corte equivalente a doses diárias de pelo menos 5 mg de prednisona, enquanto as diretrizes do *American College of Rheumatology* (ACR), de 2022, consideram a dose de pelo menos 2,5 mg/dia. A *European Alliance of Associations for Rheumatology* (EULAR) em 2007 e 2013 propôs o corte de 7,5 mg/dia.

Simplificando o rastreio de OPIG, diante de tais discrepâncias, faz sentido considerar indivíduos em uso de qualquer dose de glicocorticoides por pelo menos 3 meses contínuos sob risco de fraturas. Ademais, as diretrizes da SBR reúnem evidências que apontam para os riscos do uso de glicocorticoides inalatórios para a saúde óssea, porém sem consenso quanto ao tipo de fármaco, limiares de dose e tempo de uso que requeiram rastreio ou intervenção.

Adicionalmente, a diretriz da SBR foi pioneira em incluir a pulsoterapia como fator de risco independente, classificando-a como alto risco. Do mesmo modo, seguindo as tendências atuais de valorizar cada vez mais as doses cumulativas de glicocorticoide, o ACR incluiu o critério de doses cumuladas equivalentes a 5 g de prednisona ao ano como muito alto risco, assim como o uso de altas doses (de pelo menos 30 mg/dia) por mais de 30 dias. Harmonizando as duas diretrizes, pode se considerar tanto a presença de fratura quanto o uso da pulsoterapia e alta dose atual e cumulativa de glicocorticoide como fatores classificáveis como muito alto risco de fraturas.

Fracture Risk Assessment Tool (FRAX®)

Após definida a população sob risco, é necessário saber estratificá-la, para oferecer a estratégia adequada de acordo com a classificação de risco para fratura. Para tanto, utiliza-se a ferramenta *Fracture Risk Assessment Tool* (FRAX®) para aqueles entre 40 e 90 anos de idade. É importante notar que no Brasil aplicamos o FRAX-BR® ajustado para a estratégia NOGG, com limiares de categorização do risco de fratura em baixo, moderado (ou intermediário) e alto. Já os limiares utilizados pelo ACR (americanos) são fixos, com limiares de intervenção de 20% para fraturas de sítios maiores e 3% para quadril. O campo "glicocorticoide" no FRAX® deve ser assinalado sempre que o paciente avaliado tenha sido exposto a pelo menos o equivalente a 5 mg/dia de prednisona durante pelo menos 3 meses. Para aqueles em uso de doses maiores ou iguais ao equivalente

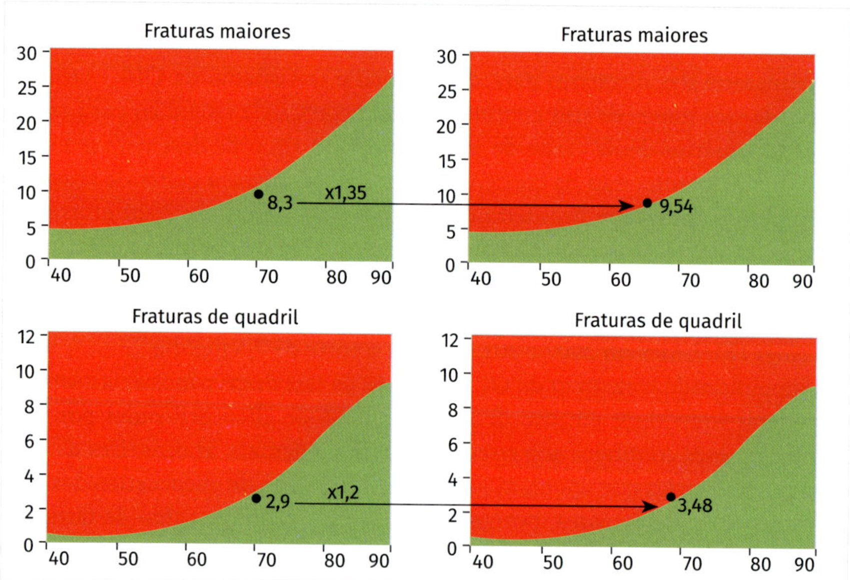

FIGURA 3 Exemplo de correção no risco de fraturas pela dose de glicocorticoide ≥ 7,5 mg/dia. A área em vermelho denota alto risco de fratura e a área em verde baixo risco de fratura. A figura ilustra que a correção de risco de acordo com a dose da medicação pode mudar a classificação de risco dos pacientes. Está prevista uma modificação da apresentação desses gráficos e a inclusão de mais uma categoria de risco (muito alto risco).

Fonte: adaptada de: https://abrasso.org.br/calculadora/calculadora/index.html.

a 7,5 mg/dia de prednisona, deverá ser realizado um ajuste multiplicando-se o risco de fraturas maiores por osteoporose obtido por 1,15 e o risco de fratura de quadril por 1,2 (Figura 3).

Pacientes a partir de 40 anos

Para pacientes com idade acima de 40 anos, classifica-se o risco de fratura de acordo com o FRAX®. Independentemente do FRAX®, a densitometria óssea também deve ser considerada para mulheres pós-menopausa e homens acima dos 50 anos, tendo em vista que as diretrizes do ACR consideram a) muito alto risco, se *T-score* ≤ -3,5; b) alto risco, se *T-scores* > -3,5 e ≤ -2,5; c) moderado risco, se *T-scores* de osteopenia (entre -1,0 e -2,5), sendo que, caso o *T-score* seja > -2,0 e a dose atual de glicocorticoide seja equivalente a menos de 7,5 mg/dia de prednisona, o risco pode ser considerado baixo. Nesse contexto, é imprescindível lembrar que fraturas associadas ao uso de glicocorticoide podem ocorrer com DMO fora da faixa de osteoporose.

Pacientes com menos de 40 anos

Na população com menos de 40 anos de idade, não é possível aplicar o FRAX®, desse modo classifica-se o risco de fratura de acordo com a) alto risco: presença de fratura, altas doses (diárias ou cumulativas) de glicocorticoide e pulsoterapia; b) moderado risco: uso de doses equivalentes a ≥ 7,5 mg/dia de prednisona por pelo menos 6 meses e/ou *Z-score* ≤ -3,0 ou perda de DMO; c) baixo risco: uso de doses equivalentes a < 7,5 mg/dia de prednisona e *Z-score* > -3,0, sem perda de DMO. Na diretriz anterior do ACR, a perda de DMO que classificava os pacientes como moderado risco era de pelo menos 10% em um ano, e essa estratégia é mencionada na diretriz da SBR. Nota-se que não há classificação de alto risco de fraturas para pessoas < 40 anos pela nova diretriz do ACR, apenas baixo, moderado e muito alto risco. A Tabela 1 resume as recomendações mais atuais das três principais diretrizes.

TRATAMENTO

Independentemente da classificação de risco, deve-se priorizar a menor dose pelo menor tempo possível de glicocorticoide. Todos os pacientes devem ser orientados quanto à correção de fatores de risco para perda óssea, o que inclui a prática de atividade física, priorizando exercícios de fortalecimento, resistência e equilíbrio, devendo ser evitada a flexão, rotação e compressão axial da coluna em pacientes com alto risco de fratura.

TABELA 1 Resumo das principais diretrizes (SBR, ACR e EULAR) quanto à classificação de risco dos pacientes em uso de glicocorticoides

	≥ 40 anos				< 40 anos			
	Muito alto risco	Alto risco	Moderado risco	Baixo risco	Muito alto risco	Alto risco	Moderado risco	Baixo risco
SBR 202`0		▪ Fratura prévia ▪ ***T-score*** ≤ -2,5 ▪ Pulsoterapia ▪ Alto risco pelo FRAX®	▪ Moderado risco pelo FRAX®	▪ Baixo risco pelo FRAX®		▪ Fratura prévia ▪ Pulsoterapia	▪ ≥ 7,5 mg/dia de prednisona por ≥ 6 meses e: ***Z-score*** ≤ -3,0 ou perda de DMO > 10% em um ano	▪ Nenhum fator de risco além do glicocorticoide
ACR 2022	▪ Fratura prévia ▪ ≥ 30 mg/dia prednisona > 30 dias ▪ Doses cumulativas ≥ 5 g/ano ▪ *T-score* ≤ -3,5 ▪ FRAX® (ajustado pela dose diária de glicocorticoide) de muito alto risco (limiar fixo ≥ 30% para fratura maior ou ≥ 4,5% para fêmur)	▪ 3,5 < *T-score* ≤ -2,5 ▪ FRAX® (ajustado pela dose diária de glicocorticoide) de alto risco (limiar fixo ≥ 20% e < 30% para fratura maior e ≥ 3% e < 4,5% para fêmur)	▪ 2,5 < *T-score* ≤ -1,0 ▪ FRAX® (ajustado pela dose diária de glicocorticoide) de alto risco (limiar fixo ≥ 10% e < 20% para fratura maior e ≥ 1% e < 3% para fêmur)	▪ FRAX® (ajustado pela dose diária de glicocorticoide) de alto risco (limiar fixo < 10% para fratura maior e < 1% para fêmur)	▪ Fratura prévia ▪ ≥ 30 mg/dia prednisona > 30 dias ▪ Doses cumulativas ≥ 5 g/ano		▪ ≥ 7,5 mg/dia de prednisona por ≥ 6 meses e: Z-score < -3,0 ou perda de DMO > MVS em um ano	
EULAR 2013		▪ ≥ 7,5 mg/dia de prednisona ▪ Presença de outros fatores de risco		▪ < 7,5 mg/dia de prednisona		▪ ≥ 7,5 mg/dia de prednisona ▪ Presença de outros fatores de risco		▪ < 7,5 mg/dia de prednisona

DMO: densidade mineral óssea; MVS: mínima variação significativa.

A cessação de tabagismo e etilismo também deve ser incentivada, assim como devem ser retomadas as orientações de prevenção de quedas em todas as consultas, tomando-se especial atenção à possível presença de alterações oculares, como cataratas, e miopatia e atrofia musculares induzidas pelo glicocorticoide.

Além disso, todos os usuários de glicocorticoides devem ter assegurada a ingesta diária de cálcio de cerca de 1.000 a 1.200 mg/dia, preferencialmente pela dieta, e, quando não possível, por suplementação. Ademais, é recomendada a manutenção de níveis séricos de 25-hidroxivitamina D entre 30 a 50 ng/mL.

Para pacientes de baixo risco, não são necessárias estratégias farmacológicas adicionais. Para pacientes com moderado, alto e muito alto risco de fratura, deverão ser reservadas estratégias medicamentosas. Nesse contexto, as diretrizes da SBR e da EULAR priorizam o uso de bisfosfonatos, por possuir um corpo maior de evidência no cenário específico da OPIG, além de maior disponibilidade e melhor acesso. Também são estratégias medicamentosas aprovadas para prevenção e tratamento da OPIG: bisfosfonatos orais, ácido zoledrônico, teriparatida, denosumabe e, se mulher pós-menopausa, raloxifeno. Em relação ao romosozumabe, embora ainda não tenha sido aprovado para OPIG, o ACR coloca como estratégia medicamentosa na OPIG.

SEGUIMENTO

Caso o glicocorticoide seja suspenso, o paciente não tenha outros fatores de risco e mantenha um baixo risco de fratura, a estratégia medicamentosa para prevenção ou tratamento da OPIG poderá ser suspensa. Durante o seguimento, recomenda-se anualmente a reavaliação de risco de fratura, realização de densitometria óssea, bem como radiografia de coluna torácica e lombar na incidência perfil ou *Vertebral Fracture Assessment* (VFA). Na Figura 5 encontra-se um esquema sobre a tomada de decisão quanto à manutenção ou parada do bisfosfonato em pacientes com OPIG.

CONCLUSÃO

A osteoporose induzida por glicocorticoide é a principal causa de osteoporose secundária e possui uma fisiopatologia complexa, que permite o uso de todas as medicações atualmente disponíveis para osteoporose, com evidência clínica de aumento de densidade mineral óssea e prevenção de fraturas. Pacientes em uso de prednisona ou equivalente na dose de 5 mg por pelo menos 3 meses apresentam risco de perda de massa óssea e fratura, especialmente nos primeiros 3-6 meses de uso do glicocorticoide. É essencial a estratificação de risco de fratura em pacientes em uso de glicocorticoide, para adequado manejo na prevenção e tratamento da OPIG.

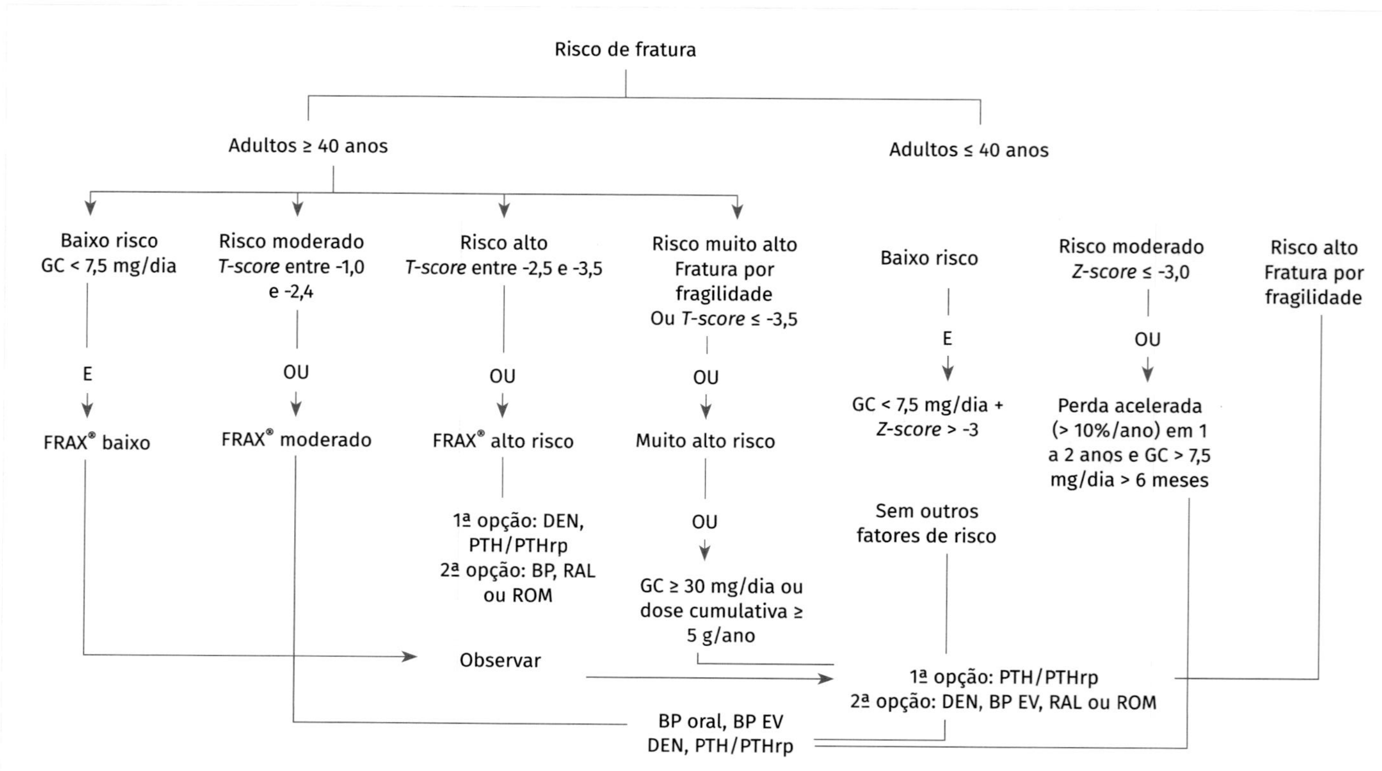

FIGURA 4 Tratamento conforme a classificação de risco, segundo as diretrizes do *American College of Rheumatology* (ACR).

BP: bisfosfonato; DEN: denosumabe; EV: endovenoso; RAL: raloxifeno; ROM: romosozumabe.

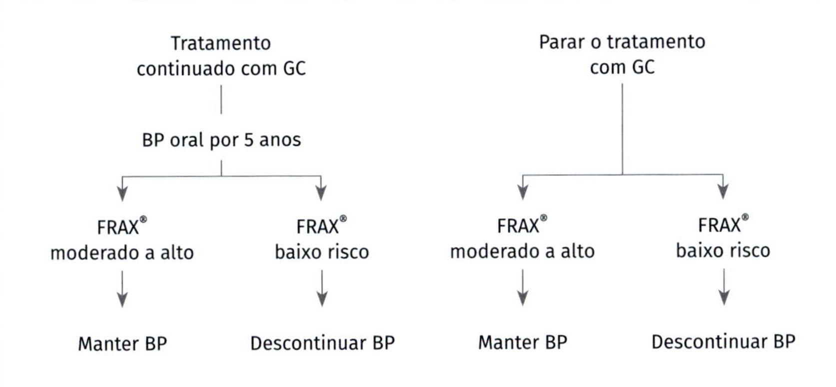

FIGURA 5 Algoritmo para decisão de continuidade ou suspensão de tratamento com bisfosfonato no seguimento da osteoporose induzida por glicocorticoide (OPIG).

BP: bisfosfonato; GC: glicocorticoide.

Fonte: adaptada de Buckely L, et al. ACR Guideline for the prevention and treatment of GC induced osteoporosis. Arthritis Care Res 2017;69(8):1095-10.

BIBLIOGRAFIA

1. Adami G, Saag KG. Glucocorticoid-induced osteoporosis update. Curr Opin Rheumatol. 2019;31(4):388-93.
2. Balasubramanian A, Wade SW, Adler RA, Lin CJF, Maricic M, O'Malley CD, et al. Glucocorticoid exposure and fracture risk in patients with new-onset rheumatoid arthritis. Osteoporos Int. 2016 Nov 1;27(11):3239-49
3. Balasubramanian A, Wade SW, Adler RA, Saag K, Pannacciulli N, Curtis JR. Glucocorticoid exposure and fracture risk in a cohort of US patients with selected conditions. J Bone Miner Res. 2018 Oct 1;33(10):1881-8.
4. Canalis E, Mazziotti G, Giustina A, Bilezikian JP. Glucocorticoid-induced osteoporosis: pathophysiology and therapy. Osteoporos Int. 2007 Oct;18(10):1319-28.
5. Cosman F, Langdahl B, Leder BZ. Treatment sequence for osteoporosis. Endocr Pract. 2024 May 1;30(5):490-6.
6. Díez-Pérez A, Hooven FH, Adachi JD, Adami S, Anderson FA, Boonen S, et al. Regional differences in treatment for osteoporosis. The Global Longitudinal Study of Osteoporosis in Women (GLOW). Bone. 2011 Sep 1;49(3):493-8.
7. Everts-Graber J, Lehmann D, Burkard JP, Schaller B, Gahl B, Häuselmann HJ, et al. Risk of osteonecrosis of the jaw under denosumab compared to bisphosphonates in patients with osteoporosis. J Bone Miner Res. 2022 Feb 1;37(2):340-8.
8. Hoes JN, Jacobs JWG, Boers M, Boumpas D, Buttgereit F, Caeyers N, et al. EULAR evidence-based recommendations on the management of systemic glucocorticoid therapy in rheumatic diseases. Ann Rheum Dis. 2007 Dec;66(12):1560-7.
9. Homik J, Cranney A, Shea B, Tugwell P, Wells G, Adachi R, et al. Bisphosphonates for steroid induced osteoporosis. Cochrane Database Syst Rev. 2000 Dec 1;54(2):135.
10. Homik J, Suarez-Almazor ME, Shea B, Cranney A, Wells GA, Tugwell P. Calcium and vitamin D for corticosteroid-induced osteoporosis. Cochrane Database Syst Rev [Internet]. 2000 Apr 27;1998(2).
11. Humphrey MB, Russell L, Danila MI, Fink HA, Guyatt G, Cannon M, et al. 2022 American College of Rheumatology Guideline for the prevention and treatment of glucocorticoid-induced osteoporosis. Arthritis and Rheumatology. 2023 Dec 1;75(12):2088-102.

12. Laurent MR, Goemaere S, Verroken C, Bergmann P, Body JJ, Bruyère O, et al. Prevention and treatment of glucocorticoid-induced osteoporosis in adults: consensus recommendations from the Belgian Bone Club. Front Endocrinol (Lausanne). 2022 Jun 9;13.
13. Lekamwasam S, Adachi JD, Agnusdei D, Bilezikian J, Boonen S, Borgström F, et al. A framework for the development of guidelines for the management of glucocorticoid-induced osteoporosis. Osteoporos Int. 2012 Sep;23(9):2257-76.
14. Pereira RMR, Perez MO, Paula AP, Moreira C, Castro CHM, Zerbini CAF, et al. Guidelines for the prevention and treatment of glucocorticoid-induced osteoporosis: an update of Brazilian Society of Rheumatology (2020). Arch Osteoporos. 2021 Dec 1;16(1).
15. Saag KG, Zanchetta JR, Devogelaer JP, Adler RA, Eastell R, See K, et al. Effects of teriparatide versus alendronate for treating glucocorticoid-induced osteoporosis: thirty-six-month results of a randomized, double-blind, controlled trial. Arthritis Rheum. 2009 Nov;60(11):3346-55.
16. Schakman O, Kalista S, Barbé C, Loumaye A, Thissen JP. Glucocorticoid-induced skeletal muscle atrophy. Int J Biochem Cell Biol. 2013;45(10):2163-72.
17. Van Staa TP, Leufkens HG, Abenhaim L, Zhang B, Cooper C. Use of oral corticosteroids and risk of fractures. Journal of Bone and Mineral Research [Internet]. 2005 Aug 1;20(8):1486-93.
18. Van Staa TP, Leufkens HGM, Abenhaim L, Zhang B, Cooper C. Oral corticosteroids and fracture risk: relationship to daily and cumulative doses. Rheumatology (Oxford). 2000;39(12):1383-9.
19. Wang LT, Chen LR, Chen KH. Hormone-related and drug-induced osteoporosis: a cellular and molecular overview. Int J Mol Sci. 2023 Mar 1;24(6).
20. Weinstein RS. Clinical practice. Glucocorticoid-induced bone disease. N Engl J Med. 2011 Jul 7;365(1):62-70.

25

Osteoporose em crianças e jovens

Felipe Merchan Ferraz Grizzo
Maicon Nunes Loureiro
Maria Teresa Terreri
Melissa Mariti Fraga

DESTAQUES DO TEMA

- A adolescência é o período de maior ganho de massa óssea.
- Os critérios diagnósticos de osteoporose em crianças e jovens são diferentes dos adultos.
- O ponto de corte de *Z-score* ≤ -2,0 DP é indicativo de massa óssea abaixo do esperado para a idade.
- Na maioria dos aparelhos de densitometria óssea disponíveis no Brasil, o banco de dados tem idade mínima de 5 anos.
- O reconhecimento de causas secundárias, tanto doenças sistêmicas subjacentes quanto uso de medicamentos osteopenizantes, faz parte do planejamento do tratamento.
- Antes do uso de medicamentos, medidas básicas de apoio alimentar e estilo de vida, como ingesta de cálcio e vitamina D e atividade física, devem ser abordadas.
- O tratamento com bisfosfonatos está sendo progressivamente mais usado.

INTRODUÇÃO

A infância é o período de maior mudança corporal de um indivíduo, quando ocorre o maior acúmulo de massa óssea. Durante a infância e adolescência, 80% da massa óssea é adquirida. Na infância, a formação supera a reabsorção óssea, sendo esse processo mais pronunciado durante a adolescência, quando ocorre um crescimento acelerado até o fechamento das epífises e um aumento significativo na mineralização.

O aumento da densidade mineral óssea (DMO) é intenso durante os três primeiros anos de vida, com diminuição progressiva até o início da puberdade. Durante a puberdade, o aumento anual da DMO eleva-se, chegando a um máximo nos estádios III e IV de Tanner. Após o término da puberdade, o aumento anual da DMO diminui progressivamente, mantendo-se em níveis inferiores até a idade de 21 a 25 anos, quando a DMO se estabiliza. Nessa fase, o indivíduo alcança seu pico de massa óssea. Do aumento total da DMO, 50% são produzidos desde os primeiros meses da vida até o início do desenvolvimento puberal, 30% durante o desenvolvimento puberal e aproximadamente 20% durante a adolescência tardia, até a idade de 21-25 anos.

Nos últimos anos tivemos o maior reconhecimento da osteoporose pediátrica, principalmente devido ao aumento da prevalência de doenças associadas à perda óssea. É importante reconhecer os fatores que interferem na massa óssea. A baixa massa óssea pode ter como causas o baixo pico de massa óssea que ocorre na adolescência, baixa força mecânica exercida nos ossos, excesso de reabsorção óssea pelos osteoclastos ou diminuição de formação óssea pelos osteoblastos. O pico de massa óssea é determinado principalmente pelo fator genético. Entretanto, fatores como sexo, raça, peso corporal, dieta, estado hormonal, atividade física e doenças crônicas ou uso de medicamentos podem influir na massa óssea.

As fraturas por fragilidade representam as características clínicas fundamentais da osteoporose pediátrica e as crianças que apresentam fraturas por fragilidade merecem uma avaliação completa para afastar uma causa secundária. A saúde óssea é um assunto a ser abordado de rotina no acompanhamento de pacientes pediátricos.

Fraturas ósseas na infância são comuns e cerca de metade das crianças apresentam pelo menos uma fratura antes da idade adulta.

CRITÉRIOS DIAGNÓSTICOS

Os critérios diagnósticos de osteoporose em crianças e jovens são diferentes dos adultos. Em pessoas com menos de 20 anos, o diagnóstico não deve ser feito com base apenas no critério densitométrico. Nessa faixa etária, um dos dois critérios a seguir pode ser utilizado:

- Critério 1: presença de fratura vertebral, na ausência de trauma de alta energia ou de doença local que a justifique, é indicativa de osteoporose, independentemente dos valores densitométricos.
- Critério 2: baixa massa óssea na densitometria óssea (DO) e história clinicamente significativa de fraturas (2 ou mais fraturas de ossos longos até os 10 anos ou 3 ou mais fraturas de ossos longos em qualquer idade até os 19 anos).

A baixa massa óssea na DO é avaliada através do menor *Z-score* nas regiões de coluna e corpo total. O ponto de corte de *Z-score* ≤ -2,0 DP é indicativo de massa óssea abaixo do esperado para a idade.

PARTICULARIDADES DA DENSITOMETRIA ÓSSEA ABAIXO DOS 20 ANOS

A idade mínima para realização de exames de densitometria óssea vai depender de dois fatores principais: a colaboração da criança e a disponibilidade de banco de dados. Na maioria dos aparelhos disponíveis no Brasil, o banco de dados tem idade mínima de 5 anos, idade também em que a maioria das crianças já coopera para realização do exame.

Sempre que possível, o corpo total deve ser analisado sem a inclusão do crânio (TBLH – *total body less head*). Essa recomendação é feita pelo fato de que o crânio representa proporções distintas em relação ao corpo nas diferentes idades. Em crianças menores, o crânio representa a proporção maior do corpo, sendo que, aos 5 anos, pode conter até 34% do conteúdo mineral ósseo (CMO) do corpo inteiro. Além disso, sua mineralização não é responsiva à atividade física ou a estímulos ambientais.

O fêmur e o antebraço não devem ser utilizados de rotina em pessoas com menos de 20 anos, pois a análise nesses locais de medida sofre interferência significativa das cartilagens de crescimento.

INVESTIGAÇÃO E CAUSAS DE OSTEOPOROSE NA INFÂNCIA

A osteoporose pode ser primária (que compreende principalmente a osteogênese imperfeita e a osteoporose idiopática juvenil, quee não serão tema deste capítulo) e secundária a várias doenças e situações (Tabela 1). Situações de aumento de reabsorção óssea ou diminuição de formação óssea são responsáveis por perda de massa óssea para a idade cronológica. Doenças autoimunes/inflamatórias aumentam as concentrações de citocinas pró-inflamatórias, estimulando osteoclastos, assim como medicações, em destaque os corticosteroides, que diminuem a formação óssea e aumentam a reabsorção óssea.

As doenças gastrointestinais (como intolerância à lactose, alergia à proteína do leite de vaca, má absorção intestinal, síndrome do intestino curto, doença celíaca, doença inflamatória intestinal, doença hepatobiliar, hepatite autoimune e fibrose cística), as doenças reumáticas (como lúpus eritematoso sistêmico, dermatomiosite e artrite idiopática juvenil), as doenças neoplásicas (como leucemia), as doenças alérgicas/pulmonares (como asma, pneumopatias) e as doenças renais são causas de osteoporose secundária. Função renal (ureia e creatinina), níveis de transaminases e gamaglutamiltransferase, níveis

TABELA 1 Causas de osteoporose secundária na infância

Genética	**Medicamentosa**
▪ Hipercalciúria idiopática	▪ Glicocorticoides
▪ Hipofosfatasia	▪ Ciclosporina
▪ Homocistinúria	▪ Metotrexato
▪ Síndrome de Ehlers-Danlos	▪ Anticonvulsivantes/antipsicóticos
▪ Síndrome de Marfan	▪ Anticoagulantes
Renal	▪ Quimioterápicos
▪ Insuficiência renal	▪ Inibidores de bomba de prótons
▪ Acidose tubular	▪ Antirretrovirais
▪ Pós-transplante	▪ Anticoncepcionais com progesterona
Neuropsiquiátricas – imobilização	**Endócrina**
▪ Paralisia cerebral	▪ Deficiência de hormônio do crescimento
▪ Paraplegia	▪ Hipertireoidismo
▪ Distrofia muscular	▪ Hipogonadismo
▪ Anorexia nervosa	▪ Hipopituitarismo
▪ Imobilização prolongada	▪ Hiperparatireoidismo
Reumatológica	▪ Síndrome de Cushing
▪ Artrite idiopática juvenil	**Doenças gastrointestinais**
▪ Lúpus eritematoso sistêmico	▪ Intolerância à lactose
▪ Dermatomiosite	▪ Alergia à proteína do leite de vaca
Outras causas	▪ Doença inflamatória intestinal
▪ Desnutrição	▪ Doença hepatobiliar
▪ Neoplasias/leucemias	▪ Doença celíaca
▪ Fibrose cística	▪ Síndromes de má absorção (intestino curto)

de albumina, presença de anticorpos antitransglutaminase e antiendomísio e concentração da 25-hidroxivitamina D podem identificar causas subjacentes de osteoporose secundária.

Doenças genéticas como homocistinúria, hipofosfatasia, síndrome de Ehlers-Danlos, síndrome de Marfan e hipercalciúria idiopática também podem ser incluídas na osteoporose secundária.

Para afastar uma causa endocrinológica de baixa massa óssea como hipo ou hiperparatireoidismo, hipo ou hipertireoidismo, hipopituitarismo, hipogonadismo, síndrome de Cushing ou deficiência de hormônio de crescimento, alguns exames devem ser pedidos, como cálcio e fósforo séricos, fosfatase alcalina, paratormônio (PTH), calciúria e fosfatúria. As avaliações da função tireoidiana, do hormônio de crescimento e hormônios sexuais e da dosagem de cortisol também ajudam a afastar essas causas.

Tão importante quanto as doenças, o uso de medicações como glicocorticoides, metotrexato, ciclosporina, quimioterápicos, anticonvulsivantes, antipsicóticos, diuréticos de alça, inibidores de bombas de prótons, antiácidos, anticoagulantes, antirretrovirais e anticoncepcionais com progesterona, pode levar a perda de massa óssea. Os glicocorticoides são as medicações mais nocivas para o osso e doses baixas se usadas por mais de um mês já podem ser osteopenizantes. Esse efeito é mais acentuado nos primeiros seis meses de uso, afetando mais o osso trabecular (da coluna vertebral).

Distúrbios nutricionais como deficiência de cálcio, de vitaminas D, C e K, desnutrição e anorexia nervosa também são causas de osteoporose secundária. Por último, a osteoporose também pode ser causada por imobilização prolongada.

Na osteoporose secundária, os níveis séricos de cálcio e fósforo, fosfatase alcalina, PTH e fosfatúria se encontram geralmente normais. Entretanto, é possível que a calciúria esteja aumentada em pacientes em uso de glicocorticoides ou com hipercalciúria idiopática. A relação entre a calciúria e a creatinúria em amostra isolada de urina (de preferência a primeira coleta matinal, normal até < 0,2) ou em urina de 24 horas (normal até 4 mg/kg/dia) detecta essa alteração. Outros exames podem ser pedidos, conforme indicação clínica, como velocidade de hemossedimentação, proteína C-reativa, hormônios sexuais e hormônio de crescimento e dosagem de cortisol.

Os marcadores bioquímicos de formação e de reabsorção óssea são de pouca utilidade na infância. Alterações nos marcadores bioquímicos de formação (como osteocalcina e fosfatase alcalina óssea) ou nos marcadores de reabsorção óssea (como hidroxiprolina e telepeptídeo) não estão bem definidos na criança e não são utilizados de rotina.

A Tabela 2 mostra o diagnóstico diferencial em relação aos exames laboratoriais entre hiperparatireoidismo, raquitismo e osteoporose secundária.

TRATAMENTO

O tratamento de condições osteoporóticas genéticas primárias e da osteoporose secundária em crianças está sendo motivo de muita atenção. Os objetivos do tratamento incluem o cuidado para aumento de massa óssea e da espessura trabecular e cortical, prevenção de fraturas vertebrais, prevenir e corrigir deformidades esqueléticas, remodelação de fraturas vertebrais, melhora da mobilidade, independência e qualidade de vida. O manejo de crianças com osteoporose envolve equipe multidisciplinar abrangendo subespecialidades médicas e outros profissionais da saúde. O reconhecimento de causas secundárias, tanto

TABELA 2 Diagnóstico diferencial em relação aos exames laboratoriais entre hiperparatireoidismo, raquitismo e osteoporose secundária

	Hiperparatireoidismo	Raquitismo	Osteoporose secundária
Cálcio sérico	Aumentado	Diminuído	Normal
Fósforo sérico	Diminuído	Normal ou diminuído	Normal
Fosfatase alcalina	Aumentada	Aumentada	Normal
Paratormônio	Aumentado	Aumentado	Aumentado
Calciúria	Aumentada	Diminuída	Normal ou aumentada
Fosfatúria	Aumentada	Normal ou aumentada	Normal

doenças sistêmicas subjacentes quanto uso de medicamentos osteopenizantes, faz parte do planejamento do tratamento.

Antes do uso de medicamentos, medidas básicas de apoio alimentar e estilo de vida, como ingesta de cálcio e vitamina D e atividade física devem ser abordadas. Ingesta adequada de cálcio na dieta é necessária para otimizar o pico de massa óssea. Recomendações atuais de ingesta de cálcio são de 500 mg/dia em crianças de 1 a 3 anos, 800 mg entre 4 e 8 anos e 1.300 mg entre 9 e 18 anos de idade. Estudo em crianças chinesas orienta a ingesta de 800 mg de cálcio por dia, que deve ser otimizada na idade entre 11-14 anos para 1.200 mg/dia quando há necessidade de maior aporte de cálcio.

Segundo parecer da *Physical Activity Guidelines Advisory Committee Report* (2018), crianças e adolescentes entre 6-17 anos devem ter no mínimo 60 minutos de atividade física moderada a intensa, preferencialmente diária. A atividade física pode compensar uma baixa ingesta de cálcio em alguns cenários. Estudo em ginastas que receberam suplemento de cálcio de 500 mg/dia não mostrou aumento significante no CMO em comparação com aquelas que tiveram baixa ingesta de cálcio. O exercício acabou fazendo a maior diferença. Estudos mostraram que pacientes com falha na ingesta de cálcio, mas com prática de atividade física em níveis crescentes, apresentaram aumento da DMO na coluna.

Para ossos que suportam peso, a associação entre ingesta de cálcio e atividade física levou a maior DMO que a presença de uma isolada da outra. Para ossos que não suportam peso, a suplementação de cálcio com ou sem acompanhamento de atividade física foi melhor que a atividade física isolada ou crianças sem atividade física.

A indicação da terapia medicamentosa e a frequência do acompanhamento são determinadas pela natureza do processo. Para crianças que têm previsão de se recuperar, seja por uma imobilização temporária ou tratamentos planejados com corticosteroides, o acompanhamento anual por 1 a 2 anos é razoável para confirmar o prognóstico favorável. Em pacientes que têm um potencial limitado de recuperação espontânea, o tratamento com bisfosfonato EV é o padrão.

O pamidronato EV é o agente mais usado e tem relatos de uso, com melhora da dor, mobilidade e remodelação de corpos vertebrais em crianças com osteogênese imperfeita moderada e grave. As crianças são tratadas com pamidronato (doses de 4,5 a 9 mg/kg/ano divididas a cada 2 a 4 meses por até 5 anos de evolução) ou zolendronato (0,05-0,1 mg/kg/ano em 2 ciclos) (Tabela 3).

Ainda há necessidade de mais conhecimento em estudos *head-to-head* entre esses dois tipos de bisfosfonatos para melhor definição de doses adequadas e intervalos de infusões. A despeito do que já se sabe, o efeito antirreabsortivo de ambos é semelhante na DMO e em taxas de fraturas em osteogênese imperfeita. Resultados em relação à prevenção de fraturas e melhora da mobilidade e da dor em várias doenças e na osteoporose secundária são escassos.

Na descontinuidade do tratamento, ocorre uma diferença de densidade dos ossos que foram expostos ao bisfosfonato daqueles ossos novos sem contato com a medicação. Essa diferença de "qualidade" do osso pode aumentar a possibilidade de fraturas metafisárias no local de transição. Isso é o racional para tentarmos utilizar o maior número de infusões possíveis e com baixa dose até a altura adulta.

Em crianças com resolução dos fatores de risco durante o crescimento (interrupção do corticosteroide, remissão da inflamação ou melhora da mobilidade), a descontinuação pode ser considerada se a criança estiver livre de fraturas (vertebrais e não vertebrais) por pelo menos 6 a 12 meses, com vértebras fraturadas estáveis ou remoduladas e *Z-score* apropriado para idade, sexo e altura. A reintrodução da terapia pode ser necessária durante o crescimento se os fatores de risco anteriores para osteoporose se repetirem e os pacientes mais uma vez atenderem aos critérios para início de tratamento.

Evento adverso osteonecrose de mandíbula em crianças em uso de bisfosfonatos não se confirmou na infância e na adolescência.

O denosumabe é um anticorpo monoclonal contra o ativador do receptor do ligante do fator nuclear kappa B (RANKL) usado para o tratamento de osteoporose adulta e na prevenção de metástases ósseas, devido à sua capacidade de reduzir o *turnover* ósseo, aumentar a densidade e prevenir a evolução de algumas neoplasias ósseas. Em recente revisão sistemática, concluiu-se que a farmacocinética e a farmacodinâmica dessa medicação não é totalmente conhecida em crianças e ainda não aprovada para o uso nessas condições.

Em relação às terapias anabólicas, terapias mais antigas com hormônio do crescimento (GH) e andrógenos parecem ser moduladoras anabólicas fracas da massa óssea. As terapias mais recentes (anticorpos antitransformador beta-TGF-β e antiesclerostina) parecem ter um papel mais promissor. O medicamento romosozumabe (antiesclerostina) ainda não possui respaldo científico para utilização nessa faixa etária. Nova molécula setrosumabe (UX143) está sendo avaliada atualmente em crianças com osteogênese imperfeita (ClinicalTrials.gov Identifier: NCT05768854).

TABELA 3 Bisfosfonatos de uso pediátrico e de adultos e suas doses

Molécula de bisfosfonato		Uso pediátrico	Uso adulto
Pamidronato	IV	< 1 ano: 0,5 mg/kg a cada 2 meses 1-2 anos: 0,25-0,5 mg/kg/dia 3 dias a cada 3 meses 2-3 anos: 0,375-0,75 mg/kg/dia 3 dias a cada 3 meses > 3 anos: 0,5-1 mg/kg/dia 3 dias a cada 4 meses	90 mg a cada 4 meses
Zolendronato	IV	0,0125-0,05 mg/kg a cada 6-12 meses	5 mg uma vez por ano
Alendronato	Oral	1-2 mg/kg/semana < 40 kg: 5 mg/dia ou 35 mg/semana > 40 kg: 10 mg/dia ou 70 mg/semana	70 mg/semana
Risedronato	Oral	15 mg/semana (< 40 kg) 30 mg/semana (> 40 kg)	35 mg/semana ou 150 mg/mês

BIBLIOGRAFIA

1. 2018 Physical Activity Guidelines Advisory Committee. Physical Activity Guidelines Advisory Committee scientifc report. Washington, DC: U.S. Department of Health and Human Services; 2018. p. 2018.
2. Barros E, Saraiva G, De Oliveira T, Lazaretti-Castro M. Safety and efficacy of a 1-year treatment with zoledronic acid compared with pamidronate in children with osteogenesis imperfecta. J Pediatr Endocrinol Metab. 2012;25(5-6):485-91.
3. Beck J, Mahan S, Novwicky P, Schereiber VM, Minkowitz B. What is new in pediatric bone health. J Pediatr Orthop. 2021;41:e 594-9.
4. Brandão C, Camargos BM, Zerbini CA, Plapler PG, Mendonça LMDC, Albergaria BH, et al. Posições oficiais 2008 da Sociedade Brasileira de Densitometria Clínica (SBDens). Arquivos Brasileiros de Endocrinologia & Metabologia. 2009;53:107-12.
5. Ciancia S, Högler W, Sakkers RJB, et al. Osteoporosis in children and adolescents: how to treat and monitor? Eur J Pediatr. 2023;182,501-11.
6. Clark EM. The epidemiology of fractures in otherwise healthy children. Curr Osteoporos Rep. 2014;12(3):272-8.
7. Daoxi W, Xueyang T, Qianyu S, Ruifeng W, Tao J, Xiaodong T, et al. Denosumab in pediatric bone disorders and the role of RANKL blockade: a narrative review. Transl Pediatr. 2023;12(3):470-86.

8. del Rio L, Carrascosa A, Pons F, Gussinyé M, Yeste D, Domenech M. Bone mineral density of the lumbar spine in white Mediterranean Spanish children and adolescents: changes related to age, sex and puberty. Pediatr Res. 1994;35:362-6.
9. Glastre C, Braillon P, David L, Cochat P, Meunier PJ, Delmas PD. Measurement of bone mineral content of the lumbar spine by dual energy X-ray absorptiometry in normal children: correlations with growth parameters. J Clin Endocrinol Metab. 1990;70:1330-3.
10. Hennedige A, Jayasinghe J, Khajeh J, Macfarlane T. Systematic review on the incidence of bisphosphonate related osteonecrosis of the jaw in children diagnosed with osteogenesis imperfecta. J Oral Maxillofac Res. 2013;4(4):e1.
11. Lim DBN, Moon RJ, Davies JH. Advances in diagnosis and management of childhood osteoporosis. J Clin Res Pediatr Endocrinol. 2022;14(4):370-84.
12. Nasomyont N, Hornung L, Gordon C, Wasserman H. Outcomes following intravenous bisphosphonate infusion in pediatric patients: a 7-year retrospective chart review. Bone. 2019;121:60-7.
13. Shuhart CR, Yeap SS, Anderson PA, Jankowski LG, Lewiecki EM, Morse LR, et al. Executive summary of the 2019 ISCD position development conference on monitoring treatment, DXA cross-calibration and least significant change, spinal cord injury, peri-prosthetic and orthopedic bone health, transgender medicine, and pediatrics. Journal of Clinical Densitometry. 2019;22(4):453-71.
14. Ward K, Roberts S, Adams J, Lanham-New S, Mughal M. Calcium supplementation and weight bearing physical activity – do they have a combined effect on the bone density of pre-pubertal children? Bone. 2007;41:496-504.
15. Ward L. A practical guide to the diagnosis and management of osteoporosis in childhood and adolescence. Front. Endocrinol. 2024;14:1266986.
16. Ward L. Glucocorticoid-induced osteoporosis: why kids are different. Front Endocrinol. 2020;11:576.
17. Yang X, ZhaI Y, Zhang J, Chen JY, Liu D, Zhao WH. Combined effects of physical activity and calcium on bone health in children and adolescents: a systematic review of randomized controlled trials. World J Pediatric. 2020 Aug;16(4):356-65.

26

Osteoporose em homem

Marco Antonio Araújo da Rocha-Loures
Pedro Paulo de Alcantara Pedro

DESTAQUES DO TEMA

- A osteoporose é menos prevalente no homem do que na mulher pós-menopausa, mas ainda é responsável por grande impacto socioeconômico, inclusive do ponto de vista populacional.
- O subdiagnóstico e não tratamento ainda é muito frequente nos homens: 40% das fraturas por osteoporose ocorrem em homens, e menos de 20% deles recebem tratamento.
- Há alta prevalência de causas secundárias de osteoporose no homem: 40-60%. Destacam-se as terapias com glicocorticoide, o hipogonadismo (secundário ou não a tratamento antineoplásico) e o alcoolismo.
- A osteoporose mata mais o homem. As fraturas de fêmur por osteoporose nos homens possuem elevada morbimortalidade, com risco de mortalidade até 2 vezes superior ao da mulher.
- O tratamento medicamentoso da osteoporose no homem é similar ao da mulher pós-menopausa.

INTRODUÇÃO

A osteoporose é comumente reconhecida como uma doença nas mulheres após a menopausa, que é frequentemente ignorada nos homens, principalmente porque não há processo de envelhecimento nos homens análogo à menopausa, com uma rápida perda resultante de massa óssea. Nos homens, a osteoporose secundária é mais frequente; causas comuns incluem excesso de glicocorticoides, hipogonadismo e abuso de álcool. A deficiência androgênica (hipogonadismo) no homem, que pode resultar da terapia de privação androgênica para câncer de próstata, é acompanhada por um declínio na densidade mineral óssea (DMO) nos primeiros 6 a 9 meses após o início, e um aumento no risco de fratura de quase 20% após 5 anos da terapia.

As fraturas osteoporóticas não se limitam às mulheres na pós-menopausa; um em cada cinco homens (em comparação com uma em cada duas mulheres) com mais de 50 anos de idade sofrerá uma fratura osteoporótica no decorrer da vida. Homens são responsáveis por 29% das fraturas osteoporóticas e 25% do custo das fraturas (com a despesa anual total para todas as fraturas relacionadas com a osteoporose nos EUA em aproximadamente 57 mil milhões de dólares em 2018, o que é comparável ao custo anual de 56 mil milhões de euros estimado em 2019 para a Europa). As consequências das fraturas, em particular as fraturas de quadril, demonstraram ser maiores em homens do que em mulheres, como sugerido pelo aumento do risco relativo de uma fratura subsequente e da mortalidade após as fraturas iniciais. Esse crescente impacto clínico e econômico da osteoporose nos homens levou à atenção redobrada para essa doença.

Com a disponibilidade de terapias farmacológicas, bem como a implementação de programas de cuidados pós-fratura para a prevenção de fraturas secundárias, foram realizadas avaliações de custo-efetividade dessas intervenções para informar a tomada de decisões ou para determinar limites de intervenção custo-efetivos para a osteoporose (ou seja, probabilidades de fratura em 10 anos nas quais o tratamento pode ser custo-efetivo). A maioria dos estudos foi realizada em mulheres. Até onde sabemos, não há atualmente uma visão geral das análises de custo-efetividade publicadas para o tratamento da osteoporose em homens. Essas informações podem informar sobre o valor econômico do tratamento da osteoporose nos homens, identificar lacunas e oportunidades relevantes e fornecer informações pertinentes para estudos econômicos adicionais.

No geral, a idade mediana na admissão aumentou para todas as fraturas, mas mais nos homens do que nas mulheres, consistente com o envelhecimento mais rápido da população masculina com 45 anos ou mais. As fraturas de quadril, uma complicação típica e grave da osteoporose subjacente em homens e mulheres, envolvem a parte proximal do fêmur e geralmente incluem fraturas do colo femoral e fraturas trocantéricas, mas também podem incluir fraturas subtrocantéricas. Em análise recente que abrangeu os anos de 1998 a 2018, foi demonstrado que o número de fraturas do quadril (incluindo fraturas subtrocantéricas) aumentou 42% e 11% em homens e mulheres, respectivamente, com 45 anos ou mais. A idade mediana de admissão por fratura do fêmur aumentou ao longo do tempo em ambos os sexos, mais nos homens do que nas mulheres, mas foi a mesma para o colo do fêmur e fraturas trocantéricas nos homens (80 anos em 2021), enquanto as mulheres eram geralmente mais idosas (83 anos para colo femoral e 85 anos para fraturas trocantéricas). Isso é consistente com as tendências de incidência observadas e com o envelhecimento mais rápido da população masculina, mas é ainda mais preocupante, uma vez que o aumento da idade está associado a mais comorbidades e piores resultados.

Em estudo populacional, seria de se esperar que um efeito do tratamento fosse observado mais nas mulheres do que nos homens e com uma dimensão de efeito semelhante em ambas as localizações da fratura. A diminuição acentuada observada nas fraturas do colo do fêmur em ambos os sexos e as alterações discrepantes observadas nas fraturas trocantéricas não são consistentes, nem em quantidade nem em qualidade, com o efeito esperado da terapia medicamentosa para osteoporose em nível populacional. As fraturas diafisárias do fêmur mostraram um aumento acentuado na incidência em homens e ainda mais em mulheres. A baixa incidência de fratura femoral atípica, o aumento das fraturas diafisárias observado em ambos os sexos, embora os homens sejam subtratados, parecem tornar improvável que o uso de antirreabsortivos possa explicar um aumento dessa magnitude. Esse aumento deve ser visto no contexto do aumento das atividades físicas e de alta velocidade propensas a lesões em idades cada vez mais avançadas. Os homens hospitalizados por fratura da diáfise do fêmur em 2021 eram 7 anos mais velhos do que em 1998, e as mulheres, 5 anos mais velhas. O aumento da incidência foi observado nas faixas etárias de 10 anos além dos 65 anos com maiores aumentos observados nos idosos longevos.

EPIDEMIOLOGIA

A prevalência da osteoporose e das fraturas tem aumentado nas últimas décadas de forma mais acentuada na população masculina do que na feminina. Entre o início dos anos 90 e meados dos anos 2000, a prevalência de osteoporose e osteopenia duplicou nos homens com mais de 50 anos nos EUA. A probabilidade de um homem sofrer uma fratura osteoporótica durante a sua vida é maior do que a de desenvolver câncer de próstata. Em 2000, 40% dos 9 milhões de fraturas que ocorreram no mundo foram em homens. Prevê-se um aumento de 310% das fraturas de quadril entre 1990 e 2050 nessa população. Estudo de coorte com 234 homens com mais de 60 anos mostrou uma prevalência de 32% de fraturas vertebrais morfométricas. Em estudo com 725 homens acima de 40 anos de cinco regiões brasileiras, a prevalência de fraturas por fragilidade foi de 12,8%. O aumento de fraturas osteoporóticas nessa população é bastante relevante, uma vez que, após uma primeira fratura, o risco de uma fratura subsequente, bem como o risco de morte, é maior na população masculina do que na feminina. Menos de 20% dos homens com osteoporose recebem tratamento, mesmo considerando aqueles com fraturas prévias.

FISIOPATOLOGIA

A menor prevalência de osteoporose nos homens, quando comparada com a das mulheres, pode ser explicada por vários fatores. O pico da DMO é de 8%

a 10% mais elevado nos homens do que nas mulheres. Assim, os homens são geralmente dotados de um maior pico de massa óssea antes de começarem a perdê-la. Além disso, o tamanho do osso é geralmente maior nos homens, o que confere uma vantagem mecânica, uma vez que as tensões são distribuídas por uma área de secção transversal mais ampla. O aumento do tamanho do osso pode ser explicado pela ação dos androgênios que influenciam a formação do osso periosteal nos homens. Com a idade, o diâmetro externo do osso aumenta mais nos homens do que nas mulheres, talvez para compensar o afinamento endocortical e o aumento da porosidade cortical. Esse aumento compensatório significativo do diâmetro ósseo, devido à ação dos androgênios na aposição periosteal, é provavelmente um ponto-chave de diferenciação entre homens e mulheres à medida que envelhecem. Outro ponto de diferenciação está relacionado com a microestrutura trabecular. Os homens têm mais trabéculas ósseas do que as mulheres e, com o envelhecimento, o padrão de perda trabecular é diferente. Nos homens, o envelhecimento está associado ao adelgaçamento das trabéculas, mas não à sua perda, enquanto nas mulheres o envelhecimento está mais associado a perfurações das trabéculas e à perda de conectividade. Esses pontos são característicos do estado de reabsorção óssea acelerada associado à menopausa.

Ao contrário das mulheres, em que a menopausa está associada a uma descida bastante abrupta dos níveis de estrogénio, os níveis de androgênio diminuem de forma muito mais lenta e gradual nos homens. Pode ocorrer uma aceleração desse processo nos homens, mas normalmente em idade mais avançada (depois dos 70 anos). Em situações especiais, em que se verifica um estado hipogonadal, por conta de doença ou medicação, uma descida súbita dos níveis de testosterona pode levar a um aumento da reabsorção óssea, a uma rápida perda óssea e a um maior risco de fraturas, semelhante ao que se verifica nas mulheres pós-menopáusicas não tratadas com estrogênios.

O aumento da globulina de ligação aos hormônios sexuais (SHBG) com uma redução dos níveis de testosterona livre está também associado a uma diminuição da DMO e a um aumento do risco de fraturas. Os níveis de estrogênio também parecem desempenhar um papel fundamental no esqueleto masculino. Sua suficiência é importante para atingir o pico de massa óssea e sua deficiência está diretamente associada ao aumento da remodelação e perda óssea em homens. Estudos multicêntricos prospectivos demonstraram que a redução do estradiol sérico é um fator de risco independente para fraturas em homens. Pacientes que apresentam a combinação de baixos níveis de estradiol e testosterona livre possuem maior risco de perda óssea e fraturas.

Níveis reduzidos de desidroepiandrosterona (DHEA) também foram associados a menor DMO, fraqueza muscular e risco de quedas, além de maior risco de fraturas em homens mais velhos. Além dos aspectos mecânicos e hormonais, existem aqueles especificamente associados ao envelhecimento, uma vez que nos homens a perda óssea ocorre em idade mais avançada em comparação com as mulheres. Citocinas inflamatórias em idosos podem levar a um aumento na atividade de osteoclasto e inibição de osteoblastos. Os idosos apresentam maior prevalência de deficiência de vitamina D por conta de vários fatores (restrição alimentar, menor exposição solar e menor capacidade de conversão cutânea de 7-desidrocolesterol em colecalciferol), bem como declínio da função muscular, levando a mais quedas.

ETIOLOGIA

As causas secundárias da osteoporose são mais comuns em homens do que em mulheres na pós-menopausa. Ainda assim, uma causa específica pode ser encontrada em apenas 40% a 50% dos homens com osteoporose. As principais causas de osteoporose na população masculina são o hipogonadismo, o consumo excessivo de álcool e o uso crônico de glicocorticoides. Outras causas estão descritas na Tabela 1.

QUADRO CLÍNICO

Os sintomas da osteoporose são frequentemente silenciosos até que ocorra uma fratura. As fraturas mais comuns em homens com osteoporose ocorrem:

- Na coluna vertebral: muitas vezes assintomáticas, essas fraturas podem resultar em perda de altura, dor nas costas e deformidades, como a cifose.
- No quadril/fêmur: associadas a uma alta morbidade e mortalidade.
- No punho: embora menos comuns do que em mulheres, também ocorrem em homens e podem ser um indicador precoce de osteoporose.

DIAGNÓSTICO

O diagnóstico de osteoporose em homens não difere dos critérios utilizados na mulher: I) diagnóstico densitométrico: *T-score* -2,5 (em indivíduos maiores de 50 anos); II) fratura maior por fragilidade: coluna e/ou fêmur; III) alto risco calculado pelo FRAX®. A presença de pelo menos um desses critérios é indicativo para início de terapia farmacológica ativa. Porém, durante a avaliação inicial é imperativa a exclusão de causas secundárias, muito mais do que na mulher, dada a elevada prevalência nesse grupo especial de pacientes, cerca de 40-60%. Dentre as causas secundárias mais comuns destacam-se: uso de glicocorticoide, hipogonadismo e hábitos sociais como tabagismo e alcoolismo.

TABELA 1 Etiologia de osteoporose no homem

Osteoporose	Etiologia
Primária	Idiopática
	Relacionada à idade
Secundária	Medicamentos ▪ Glicocorticoides ▪ Análogos de GnRH ▪ Inibidores de aromatase ▪ Anticonvulsivantes ▪ Dose excessiva de levotiroxina ▪ Quimioterapia
	Desordens endócrinas ▪ Hiperparatireoidismo ▪ Hipertireoidismo ▪ Hipogonadismo ▪ Hipopituitarismo ▪ Acromegalia ▪ Síndrome de Cushing ▪ Diabetes *mellitus*
	Desordens gastrointestinais ▪ Doença celíaca ▪ Doença inflamatória intestinal ▪ Pós-gastrectomia ▪ Outras síndromes de má absorção ▪ Cirrose biliar primária
	Desordens reumatológicas ▪ Artrite reumatoide ▪ Espondilite anquilosante ▪ Lúpus eritematoso sistêmico
	Desordens hematológicas ▪ Artrite reumatoide ▪ Espondilite anquilosante ▪ Lúpus eritematoso sistêmico
	Desordens genéticas ▪ Hipercalciúria idiopática ▪ Osteogênese imperfeita ▪ Hipofosfatasia ▪ Homocistinúria ▪ Síndrome de Klinefelter ▪ Hemocromatose
	Diversos ▪ Deficiência de vitamina D ▪ Doença pulmonar obstrutiva crônica ▪ Pós-transplante ▪ Neoplasia maligna ▪ Insuficiência cardíaca ▪ Doença renal crônica ▪ Uso abusivo de álcool

EXAMES COMPLEMENTARES

Além de uma história e exame físico cuidadosos, recomenda-se avaliação de exames complementares: laboratoriais, avaliação de massa óssea pela densitometria e avaliação de fraturas vertebrais através da radiografia de coluna dorsal e lombar. O rastreio específico de causas secundárias e outros exames de imagem, como tomografia e ressonância magnética, devem ser feitos conforme a suspeição clínica. O racional de exames recomendados com suas respectivas indicações pode ser visualizado na Tabela 2. Consideram-se fatores de risco: doenças inflamatórias, hábitos de vida (etilismo, tabagismo...), doenças crônicas com impacto ósseo (diabetes *mellitus*, doença renal crônica...), uso de medicamentos sabidamente com efeito deletério no osso (glicocorticoide, inibidores de aromatase, anticonvulsivantes...), entre outros. Por fim, estudos demonstram que a perda de massa muscular, especialmente nos membros inferiores, é um importante fator de risco para osteoporose em homens. Com isso, pacientes com risco de sarcopenia também possuem risco de osteoporose, de modo que a avaliação da composição corporal através da densitometria de corpo total pode ser outro exame interessante na investigação precoce dessas condições.

TABELA 2 Racional de exames complementares no homem com osteoporose ou na presença de fatores de risco

Laboratório inicial	Imagem
Hemograma, PCR, VHS Ureia, creatinina, TGO, TGP, FA, GGT Cálcio, fosforo, PTH, vitamina D TSH, cálcio urina 24 h Testosterona e SHBG	Densitometria óssea, se 70 anos ou 50 anos + fatores de risco Radiografia de coluna se: perda de estatura 4 cm na fase adulta, 2 cm em um ano; uso de corticoide por > 3 meses

TRATAMENTO

Todos os pacientes de risco ou com diagnóstico de osteoporose devem ser avaliados quanto ao aporte diário de cálcio, níveis de vitamina D, incentivados à prática de exercícios físicos, limitar ingestão alcoólica e cessar tabagismo. Recomenda-se uma ingestão diária de 1.000 a 1.200 mg de cálcio pela dieta e níveis séricos de 25(OH)vitamina-D maiores que 30 ng/mL. A suplementação de cálcio e vitamina D pode ser realizada se a meta não for alcançada.

Já o tratamento farmacológico é indicado para todos que tiverem diagnostico de osteoporose, ou seja, alto risco de fratura. A maior parte do arsenal terapêutico aprovado para o tratamento de osteoporose na mulher pós-menopausa também foi estudado no homem. Embora a maior parte dos estudos não tenha avaliado diretamente o risco de fratura, demonstraram eficácia no incremento da massa óssea e com isso tiveram aprovação para seu uso. As doses dos medicamentos utilizados nos estudos em homens não diferiam das mulheres (alendronato 70 mg/semana; risedronato 35 mg/semana; ácido zoledrônico 5 mg/ano; ibandronato 150 mg/mês; denosumab 60 mg/semestre; teriparatida 20 mcg/dia; abaloparatida 80 mcg/dia; romosozumab 210 mg/mês), e os resultados de eficácia tantos de antirreabsortivos quanto anabólicos podem ser vistos nas Tabelas 3 e 4.

TABELA 3 Efeito do uso de agentes antirreabsortivos em homens com diagnóstico de osteoporose

Medicamento	Melhoria na DMO da coluna lombar (%)	Melhoria na DMO do quadril total (%)	Melhoria na DMO do colo do fêmur (%)
Alendronato	5,2 (IC 95% 2,76-7,64)	2,34 (IC 95% 1,66-3,03)	2,53 (IC 95% 1,76-3,31)
Risedronato	4,39 (IC 95% 3,46-5,31)	2,46 (IC 95% 1,71-3,22)	1,95 (IC 95% 0,62-3,27)
Zoledronato	6,10 (IC 95% 4,99-7,21)	3,8 (IC 95% 2,2-5,4)	3,1 (IC 95% 2,2-5,4)
Ibandronato	2,58 (IC 95% 1,41-3,76)	2,13 (IC 95% 1,34-2,92)	–
Denosumabe	5,80 (IC 95% 3,5-8,1)	2,28 (IC 95% 1,51-3,04)	2,07 (IC 95% 1,23-2,92)

DMO: densidade mineral óssea; IC: intervalo de confiança.
Fonte: adaptada de Fuggle NR, Beaudart C, Bruyère O, Abrahamsen B, Al-Daghri N, Burlet N, et al. Evidence-based guideline for the management of osteoporosis in men. Nat Rev Rheumatol. 2024 Apr;20(4):241-51. Beaudart C, Demonceau C, Sabico S, Veronese N, Cooper C, Harvey N, et al. Efficacy of osteoporosis pharmacological treatments in men: a systematic review and meta-analysis. Aging Clin Exp Res. 2023 Sep;35(9):1789-806.

TABELA 4 Efeito do uso de agentes anabólicos em homens com diagnóstico de osteoporose

Medicamento	Melhoria na DMO da coluna lombar (%)	Melhoria na DMO do colo do fêmur (%)	Melhoria na DMO do quadril total (%)
Teriparatida	8,19 (IC 95% 1,14-15,25)	1,33 (IC 95% 0,39-2,27)	–
Abaloparatida	11,29 (IC 95% 1,80-20,8)	3,98 (IC 95% 1,10-6,85)	3,91 (IC 95% 0,34-7,49)
Romosozumabe#	12,1% vs. 1,2% (placebo)	2,2% vs. -0,2% (placebo)	2,5% vs. -0,5% (placebo)

#Ainda não está aprovado para uso em homens; DMO: densidade mineral óssea; IC: intervalo de confiança.
Fonte: adaptada de Fuggle NR, Beaudart C, Bruyère O, Abrahamsen B, Al-Daghri N, Burlet N, et al. Evidence-based guideline for the management of osteoporosis in men. Nat Rev Rheumatol. 2024 Apr;20(4):241-51. Beaudart C, Demonceau C, Sabico S, Veronese N, Cooper C, Harvey N, et al. Efficacy of osteoporosis pharmacological treatments in men: a systematic review and meta-analysis. Aging Clin Exp Res. 2023 Sep;35(9):1789-806.

O estudo BRIDGE, fase III do estudo controlado e randomizado romosozumab *versus* placebo, demonstrou um incremento significativo de densidade mineral óssea na coluna lombar e 3% no fêmur. Nesse estudo, 8 pacientes (4,9%) do grupo romosozumab *versus* 2 (2,5%) do placebo tiveram evento cardiovascular grave e, portanto, ainda está em avaliação a segurança do risco cardiovascular na população específica. Até o presente momento não temos aprovação em bula para uso desda medicação nos homens com osteoporose.

E a reposição hormonal com testosterona? O hipogonadismo é uma causa importante de osteoporose em homens, associado à redução da DMO e ao aumento do risco de fraturas. A reposição de testosterona aumenta a DMO, diminui os marcadores de remodelação óssea e melhora a força óssea em homens com hipogonadismo, mas não mostrou benefício em idosos com níveis normais de testosterona. As diretrizes da *Endocrine Society* recomendam a reposição de testosterona em homens hipogonadais sintomáticos ou com causas conhecidas de hipogonadismo, se não houver contraindicações. Para aqueles com alto risco de fraturas, um medicamento aprovado para osteoporose é preferível, podendo ser combinado com testosterona se indicado. A terapia com testosterona pode ser uma alternativa em pacientes com contraindicações para outros tratamentos, mas não é recomendada para homens com níveis normais de testosterona.

CONSIDERAÇÕES FINAIS

A osteoporose em homens permanece uma preocupação significativa tanto clínica quanto econômica para os profissionais de saúde, e principalmente para os pacientes. Existem medicamentos eficazes para reduzir o risco de fraturas, cuja eficácia foi discutida anteriormente, juntamente com recomendações detalhadas para ajudar os médicos a navegar nessa área complexa da prática clínica. Em termos de tratamento, as diretrizes recomendam o uso de agentes antirreabsortivos orais como primeira linha de tratamento em homens com alto risco de fraturas, e para os com muito alto risco, sugere-se o uso de agentes formadores seguidos por agentes antirreabsortivos – abordagem similar àquela recomendada para mulheres com osteoporose. Concluímos destacando que a osteoporose em homens é uma área relativamente negligenciada, exigindo mais pesquisas, investimentos e atenção para abordar aspectos fundamentais da doença nesse grupo de pacientes.

BIBLIOGRAFIA

1. Adler RA. Osteoporosis in men: a review. Bone Res. 2014;2(April):1-8.
2. Bandeira L, Silva BC, Bilezekian JP. Male osteoporosis. Arch Endocrinol Metab. 2022;66(5):739-47.

3. Beaudart C, Demonceau C, Sabico S, Veronese N, Cooper C, Harvey N, et al. Efficacy of osteoporosis pharmacological treatments in men: a systematic review and meta-analysis. Aging Clin Exp Res. 2023 Sep;35(9):1789-806.
4. Björnsdottir S, Clarke BL, Mannstadt M, Langdahl BL. Male osteoporosis – what are the causes, diagnostic challenges, and management. Best Pract Res Clin Rheumatol. 2022 Sep;36(3):101766.
5. Burge R, Dawson-Hughes B, Solomon DH, Wong JB, King A, Tosteson A. Incidence and economic burden of osteoporosis related fractures in the United States, 2005-2025. J Bone Miner Res. 2007;22(3):465-75.
6. Fuggle NR, Beaudart C, Bruyère O, Abrahamsen B, Al-Daghri N, Burlet N, et al. Evidence-based guideline for the management of osteoporosis in men. Nat Rev Rheumatol. 2024 Apr;20(4):241-51.
7. Lewiecki EM, Blicharski T, Goemaere S, Lippuner K, Meisner PD, Miller PD, et al. A phase III randomized placebo-controlled trial to evaluate efficacy and safety of romosozumab in men with osteoporosis. J Clin Endocrinol Metab. 2018 Sep 1;103(9):3183-93.
8. Lippuner K, Kyuchukova M , Schuab P , Rizzoli R. Differences in femoral fracture localizations in men and women in Switzerland between 1998 and 2021 – reversal of the secular trend? Osteoporos Int. 2024;35(5):893-902.
9. Mizutani M, Eguchi Y, Toyoguchi T, Orita S, Inage K, Shiga Y, et al. Association between osteoporosis and skeletal muscle mass in men. Asian Spine J. 2024 Feb;18(1):73-8.
10. Nannan L, Beaudart. C, Cauley JA, Ing SW, Lane NE, Reginster J-Y, et al. Cost effectiveness analyses of interventions for osteoporosis in men: a systematic literature review. Pharmacoeconomics. 2023;41:363-91.
11. Vilaca T, Eastell R, Schini M. Osteoporosis in men. Lancet Diabetes Endocrinol. 2022;10(4):273-83.
12. Walsh PC. Risk of fracture after androgen deprivation for prostate cancer. J Urol. 2005;174(3):929-30.

27

Fragilidade óssea e osteoporose na doença renal crônica

Marcelo de Medeiros Pinheiro
Alex Rocha Bernardes da Silva
Natalia Pereira Machado

DESTAQUES DO TEMA

- O termo osteodistrofia renal (OR) deve ser usado somente em casos de pacientes que tenham feito biópsia por histomorfometria óssea com anormalidades histológicas.
- O termo CKD-MBD (*Chronic Kidney Disease-Mineral and Bone Disorders*) ou DRC-DMO (doença mineral óssea associada à doença renal crônica – DRC) é o preferido para pacientes com distúrbios minerais e ósseos associados à DRC.
- A histomorfometria óssea avalia parâmetros de remodelação óssea, mineralização e volume (RMV).
- Os principais parâmetros laboratoriais de avaliação de pacientes com DRM-DMO incluem a dosagem plasmática de cálcio, fósforo, vitamina D, PTH, creatinina e fosfatase alcalina.
- Pacientes com DRC-DMO ou OR têm 1,5 a 2,5 maior risco de fraturas por fragilidade óssea do que indivíduos com função renal normal.
- A densitometria óssea e os marcadores da remodelação óssea não têm o mesmo desempenho diagnóstico, incluindo acurácia e precisão, para estratificação de risco em pacientes com DRC-DMO ou OR.
- A biópsia óssea transilíaca com histomorfometria óssea é o exame padrão-ouro para a definição do tipo histológico de OR, fornecendo informações valiosas sobre a taxa de RMV.
- A histomorfometria óssea classifica os achados em doença de baixa remodelação (doença óssea adinâmica e osteomalácia) e alta

remodelação [osteíte fibrosa ou hiperparatireoidismo (secundário ou terciário) e osteodistrofia urêmica mista].

- Em pacientes com DRC 3a-5D com anormalidades bioquímicas de DRC-DMO e baixa densidade mineral óssea e/ou fraturas por fragilidade, a escolha de tratamento deve levar em consideração a magnitude e a reversibilidade das anormalidades bioquímicas e a progressão da DRC, com a consideração da biópsia óssea e seguimento conjunto com o nefrologista.
- A premissa de correção dos distúrbios metabólicos e minerais deve ser a primeira estratégia medicamentosa, com análogos de vitamina D e quelantes de fósforo, antes de qualquer indicação terapêutica para agentes antifratura.
- A abordagem medicamentosa antifratura deve ser individualizada em pacientes com alto a muito alto risco de fratura por fragilidade óssea.
- A maioria das medicações antifratura usadas em pacientes com DRC 3b a 5D podem cursar com elevação do PTHi, mas com manutenção das concentrações plasmáticas de cálcio e fósforo dentro da normalidade.

A doença renal crônica (DRC) foi definida pelo KDIGO (*Kidney Disease Improving Global Outcomes*), em 2024, como anormalidades renais estruturais ou funcionais, presentes por pelo menos 3 meses, ocasionando implicações para a saúde. A DRC pode ser classificada pela causa, como albuminúria, em A1, A2 e A3, ou pela taxa de filtração glomerular (TFG), em G1, G2, G3, G4 e G5 (Tabela 1).

TABELA 1 Classificação da doença renal crônica pela taxa de filtração glomerular (TGF)

Estágio	TFG (mL/min/m²)	Descrição
1	≥ 90	Normal
2	60-89	Levemente reduzida
3a	45-59	Leve ou moderadamente reduzida
3b	30-44	Moderada a gravemente reduzida
4	15-29	Gravemente reduzida
5	< 15	Falência renal (em conservador)
5D	< 15	Falência renal (em terapia de substituição renal: hemodiálise ou peritoneal)

Durante mais de seis décadas, os distúrbios minerais e ósseos associados à DRC eram conhecidos como "osteodistrofia renal". Em 2006, o consenso da KDIGO cunhou um novo termo, "CKD-MBD" (*Chronic Kidney Disease-Mineral and Bone Disorders*) ou "DRC-DMO" (doença mineral óssea associada à DRC), que inclui não apenas as anormalidades bioquímicas (cálcio, fósforo, fosfatase alcalina, PTH e vitamina D) e histológicas ósseas, mas também outras complicações comuns, como fraturas por fragilidade óssea e calcificação vascular e valvular, bem como em partes moles. O termo "osteodistrofia renal" ficou, assim, restrito às anormalidades histológicas ósseas associadas à DRC, requerendo uma biópsia óssea para o diagnóstico das anormalidades com base em parâmetros de remodelação óssea, mineralização e volume (RMV). Para indivíduos com DRC e alterações ósseas e minerais, prefere-se usar DRC-DMO.

DIAGNÓSTICO

O diagnóstico de osteoporose no contexto da DRC-DMO é desafiador. Pacientes com DRC podem ter osteoporose antes ou após o desenvolvimento da doença renal. Em geral, pacientes com osteoporose primária têm parâmetros laboratoriais normais (PTH, fosfatase alcalina, cálcio, fósforo e FGF-23), além de taxa de formação óssea pouco reduzida e perda óssea tanto em osso cortical quanto trabecular. Por outro lado, na DRC-DMO, a perda óssea predomina no osso cortical, somada a alterações laboratoriais e na taxa de formação óssea relacionadas com doença de alta ou baixa remodelação. Além disso, a calcificação vascular está fortemente relacionada à DRC-DMO e não à osteoporose (Tabela 2).

TABELA 2 Parâmetros clínicos e laboratoriais para diferenciar osteoporose primária e DRC-DMO (doença mineral óssea associada à doença renal crônica)

Parâmetros	Osteoporose	DRC-DMO
Perda óssea predominante	Osso cortical e trabecular	Osso cortical
Calcificação vascular	-/+*	+++
Fósforo	Normal	Normal ou ↑
FGF-23	Normal	↑
Alterações laboratoriais**	Ausentes	Presentes

* A depender da idade e fatores de risco para doença cardiovascular; **PTH, 25-OH-vitamina D, cálcio, fósforo, fosfatase alcalina.

A DRC em estágios avançados está associada ao maior risco de fraturas por fragilidade, sobretudo naqueles indivíduos com DRC-DMO ou OR. Em recente revisão sistemática de estudos que avaliaram o risco de fraturas em adultos com TFG abaixo de 60 mL/min/1,73 m^2, houve incremento no risco de fraturas de quadril (RR = 2,36; IC95% 1,64-3,39) e não vertebrais (RR = 1,47; IC95% 1,15-1,88) em comparação com aqueles com valores acima de 60 mL/min/1,73 m^2.

Hiperparatireoidismo secundário, retenção de fósforo e perda de bicarbonato, concomitantes ao aumento do fator de crescimento de fibroblastos 23 (FGF-23) e da esclerostina, são alguns dos aspectos relacionados ao maior risco de fragilidade óssea com o avançar da DRC. Além disso, o aumento no risco de quedas associado com sarcopenia e maior fragilidade global são comuns nessa população e podem colaborar com o maior risco de fraturas.

Ferramentas para avaliação do risco de fraturas, como o FRAX®, não incluem ajustes para TFG. Embora alguns estudos populacionais utilizados para construir o modelo FRAX® tenham aferido a TFG, o tamanho da amostra não foi suficiente para avaliar o risco de fraturas independentemente da TFG reduzida e a ferramenta não pode ser ajustada e validada para a função renal. Estudos subsequentes demonstraram que o FRAX® foi capaz de predizer o risco de fraturas em paciente com DRC 3a e 3b, mas não em estadiamentos mais avançados e, assim, continua sendo uma necessidade não atendida na avaliação do risco de fratura, especialmente em pacientes com estágios 4, 5 e 5D.

Na última atualização do KDIGO, a realização da densitometria óssea foi encorajada após a publicação de quatro coortes prospectivas demonstrando que a DXA foi capaz de predizer o risco de fraturas em DRC 3a a 5. Essas coortes demonstraram maior risco de fraturas em pacientes com densidade óssea reduzida no colo do fêmur, independentemente de outros fatores clínicos tradicionais de risco. Em geral, em pacientes com DRC 2 ou 3, a DXA pode ser utilizada para avaliar o risco de fratura, mas em pacientes com 4, 5 ou 5D, a DXA pode não ser a ferramenta mais acurada e precisa para estratificação de risco. Portanto, o raciocínio clínico mais amplo, incluindo marcadores laboratoriais, DXA e radiografias, bem como fatores de risco extraesqueléticos (quedas, composição corporal, comorbidades, medicações concomitantes) e associados à própria DRC, como tempo de hiperparatireoidismo, resposta aos quelantes de fósforo e vitamina D e análogos, deve ser usado para estratificar melhor o risco, sobretudo naqueles com necessidade de introdução de terapia antifratura.

Os marcadores da remodelação óssea também têm algumas peculiaridades, pois alguns deles (P1NP e CTx) são excretados pelo rim e podem se acumular no plasma com a deterioração da função renal e são dialisáveis. A fosfatase alcalina osso-específica (BSAP) e a fosfatase ácida tartarato-resistente (TRAP5b) são marcadores respectivamente de formação e reabsorção ósseas que não possuem metabolismo renal e podem ter valor mais diferenciado na predição de fraturas, bem como na monitorização ao longo do tempo, embora tenha dificuldade de acesso no dia a dia. Na prática clínica, usa-se mais frequentemente a fosfatase alcalina total para avaliação da remodelação óssea, em conjunto com

PTH, vitamina D, cálcio e fósforo, a fim de melhor compreender as alterações da DRC-DMO e a mais adequada tomada de decisão.

Em pacientes com DRC 4, 5 e 5D, em especial nas faixas etárias mais avançadas, o diagnóstico da doença óssea pode ser ainda mais complexo, visto que podem coexistir DRC-DMO e osteoporose, além da incerteza em relação à aplicabilidade dos limiares propostos pela OMS para o diagnóstico de osteoporose pela DXA. Nesse cenário, a realização de biópsia óssea é recomendada, embora não tenha amplo acesso e disponibilidade em muitos centros.

A biópsia óssea transilíaca com histomorfometria óssea é o exame padrão-ouro para a definição do tipo histológico de OR, fornecendo informações valiosas sobre a taxa de remodelação, mineralização e volume ósseo. Utilizando essa abordagem, diferentes tipos de OR são caracterizados, incluindo doenças de baixa remodelação, como doença óssea adinâmica e osteomalácia, e alta remodelação, como osteíte fibrosa ou hiperparatireoidismo (secundário ou terciário) e osteodistrofia urêmica mista (Tabela 3). É importante destacar que um paciente com OR pode transitar de uma forma histológica para outra, induzida por agentes farmacológicos (como calcimiméticos e análogos da vitamina D) ou pela progressão da doença ou, até mesmo, pela combinação entre elas. O uso de calcifediol ainda carece de evidências no cenário da DRC-DMO, embora possa ser usado, principalmente em pacientes pouco responsivos ao colecalciferol.

TABELA 3 Tipos histológicos de osteodistrofia renal, incluindo as características de volume, mineralização e remodelação, bem como a abordagem de tratamento

Tipo histológico	Remodelação	Característica	Tratamento
Osteíte fibrosa	Alta	↑ MO ↑ Ob.N ↑ Oc.S, Oc.N ↑ fibrose medular	AVD, CM
Doença óssea adinâmica	Baixa	↓ Formação óssea Osteoide normal ou ↓	↓ Ingestão de cálcio Evitar quelantes a base de cálcio, CM, BFF e AVD Evitar calcitriol se PTH menor que 300 pg/mL ↓ Cálcio do dialisato
Doença urêmica mista	Alta	Características comuns à OF e OM	AVD, CM. Colecalciferol, ergocalciferol, calcifediol
Osteomalácia	Baixa	↑ MO ↓ Mineralização óssea	Colecalciferol, ergocalciferol, calcifediol

AVD: análogos da vitamina D (calcitriol, alfacalcidol, doxercalciferol e paricalcitol); BFF: bisfosfonatos; CM: calcimiméticos (cinacalcete); MO: matriz osteoide; OF: osteíte fibrosa; OM: osteomalácia; PTH: paratormônio.

Além disso, como a osteoporose é uma forma prevalente de doença óssea metabólica em todas as populações, ela também afeta pacientes com DRC, prejudicando ainda mais a fragilidade óssea. Nesse sentido, duas formas de OR são particularmente importantes de discriminar da osteoporose: doença óssea adinâmica e osteomalácia. A razão é que as terapias antirreabsortivas para osteoporose são contraindicadas em doenças renais de baixa remodelação óssea, sobretudo os bisfosfonatos.

No entanto, por se tratar de um método invasivo, de alto custo e que requer centros especializados para sua realização, a biópsia óssea não tem sido recomendada como avaliação rotineira de pacientes com DRC. No entanto, em algumas situações clínicas específicas, a realização da biópsia óssea deve ser realizada (Tabela 4). Segundo as últimas recomendações do KDIGO, é razoável realizar uma biópsia óssea se o conhecimento do tipo de OR vai ser decisivo para a tomada de decisão terapêutica. De modo geral, é um procedimento seguro e as complicações são raras, com prevalência menor que 5%, e incluem dor, hematoma e infecção local e, raramente, neuropatia.

TABELA 4 Indicações de biópsia óssea na doença renal crônica

- Fraturas por baixo impacto ou fragilidade
- Dor óssea persistente
- Discrepância entre exames bioquímicos que impeçam uma interpretação definitiva do caso [como paratormônio (PTH) muito aumentado e fosfatase alcalina baixa no mesmo indivíduo]
- Suspeita de intoxicação alumínica
- Antes de paratireoidectomia
- Antes de terapia com medicamentos antifratura

Na indisponibilidade da biópsia óssea, os marcadores bioquímicos, especialmente a fostatase alcalina e o paratormônio (PTH), podem ser usados no raciocínio médico para melhor compreender ou predizer o tipo histológico da OR na prática clínica. Outra premissa relevante é interpretar esses exames ao longo do tempo e não em medidas isoladas, pois a curva ou tendência das alterações pode ajudar a melhor predizer o que está ocorrendo com os distúrbios DRC-DMO. No entanto, é importante ressaltar que nem sempre essa abordagem é suficientemente precisa, sobretudo na presença de doenças ósseas de baixo remodelamento ou superposição de doenças ou em hepatopatias avançadas, e alterações limítrofes podem gerar certo grau de confusão e precisam ser repetidas e, se a dúvida persistir, a histomorfometria óssea está muito bem indicada.

Concentrações plasmáticas muito elevadas do PTH sérico, geralmente superiores a 600 pg/ mL, têm um valor preditivo histológico razoavelmente bom para doença de alta remodelação óssea. Baixas concentrações plasmáticas de PTH estão associadas com menor atividade celular e, consequentemente, doença de baixa remodelação óssea. Há duas maneiras de estimá-las, como valores inferiores a 2 vezes o limite superior da normalidade (65 pg/mL), ou seja, em torno de 120-150 pg/mL, ou até, no máximo, 300 pg/mL. Valores entre 300-600 pg/mL estão em uma zona cinzenta e têm valor mais limitado para a definição do que está ocorrendo no tecido ósseo (Figura 1).

O Registro Brasileiro de Biópsia Óssea (REBRABO) é uma coorte nacional multicêntrica prospectiva que inclui pacientes com DRC submetidos à biópsia óssea. Dos 386 pacientes avaliados, a osteíte fibrosa (OF) (42%), a doença óssea adinâmica (DOA) (25%) e a osteodistrofia urêmica mista (OUM) (21%) foram os diagnósticos de OR mais frequentemente encontrados.

No entanto, coortes internacionais encontraram mudança de padrão predominantemente de alta remodelação para baixa remodelação óssea em 58% dos pacientes ao longo do tempo (de 2003 a 2008). Esses achados podem estar correlacionados com a introdução, em 2004, de medicamentos como os calcimiméticos, resultando em supressão excessiva da remodelação ou melhora do controle das alterações metabólicas e minerais, bem como incremento e adequação das metodologias de substituição renal/dialíticas.

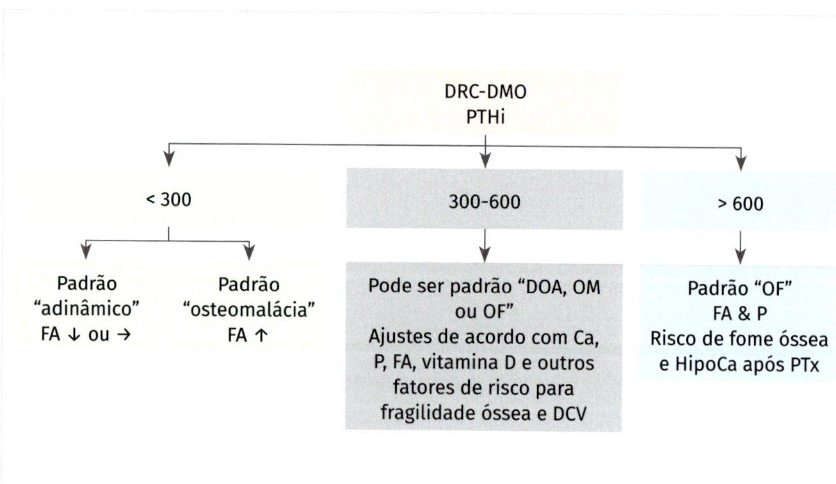

FIGURA 1 Interpretação dos marcadores do metabolismo ósseo e mineral em pacientes com DRC-DMO, de acordo com os valores plasmáticos do PTH (paratormônio), em situações de não acesso à histomorfometria óssea

Ca: cálcio; DOA: doença óssea adinâmica; DCV: doença cardiovascular; DRC-DMO: doença mineral óssea associada à doença renal crônica; FA: fosfatase alcalina; HipoCa: hipocalcemia: OF: osteíte fibrosa; OM: osteomalácia; P: fósforo; PTH: paratormônio; PTHi: paratormônio intacto; PTx: paratireoidectomia.

TRATAMENTO

Pacientes com DRC 3a e 3b com PTH normal e diagnóstico de osteoporose, e/ou alto a muito alto risco de fraturas, devem ser tratados de acordo com as recomendações para osteoporose da população geral (Figura 2).

Em pacientes com DRC 3a–5D com anormalidades bioquímicas de DRC-DMO e baixa densidade mineral óssea e/ou fraturas por fragilidade, a escolha de tratamento deve levar em consideração a magnitude e a reversibilidade das anormalidades bioquímicas e a progressão da DRC, com a consideração da biópsia óssea, e seguimento conjunto com o nefrologista (Tabela 5).

TABELA 5 Alvos e tratamento dos distúrbios minerais e ósseos na doença renal crônica (DCR)

Mineral	Tratamento	Alvo laboratorial
Fosfato	Controle ingestão dietética Quelante sem cálcio (sevelamer) ↑ Remoção na diálise	Manter dentro dos valores de referência
Cálcio	Restringir quelantes de fósforo à base de cálcio Concentração de cálcio no dialisato 1,25-1,5 mmol/ L	Evitar hipercalcemia (hipocalcemia leve e assintomática pode ser tolerada, mas ajustes da vitamina D são recomendados)
PTH	DRC 3a-5: AVD (HP grave ou progressivo) DRC 5D: AVD, CM PTx: HP grave (PTH acima 600 pg/mL) com falha à terapia medicamentosa	DRC 3a-5: normal a discretamente elevado DRC 5D: 2-9x limite normalidade Basear tratamento na tendência e não em valores individuais
25 (OH) vitamina D	Colecalciferol ou ergocalciferol ou calcifediol (?)	30-60 pg/mL Evitar durante hipercalcemia/ hiperfosfatemia não controlada

AVD: análogos da vitamina D (calcitriol, alfacalcidol, doxercalciferol e paricalcitol); CM: calcimiméticos (cinacalcete); HP: hiperparatireoidismo, PTH: paratormônio; PTx: paratireoidectomia.

Em pacientes com DRC 5D, o manejo inicial sugerido para reduzir o PTH é o uso de calcimiméticos e/ou análogos da vitamina D (AVD), especialmente o paricalcitol por via parenteral. Naqueles em tratamento conservador, o calcitriol (diário e em doses variadas ou em pulsos semanais, a depender do PTH) é o mais usado, desde que o PTH não esteja inferior a 300 pg/mL, pois pode piorar a doença adinâmica e deve ser evitado. Embora ambos sejam eficazes de forma independente por meio de sua ação em diferentes receptores, como receptor sensor de cálcio (CaSR) e receptor de vitamina D (VDR), a administração combinada desses medicamentos tem mostrado efeito sinérgico. A seleção do medicamento inicial para o tratamento deve basear-se não apenas nos

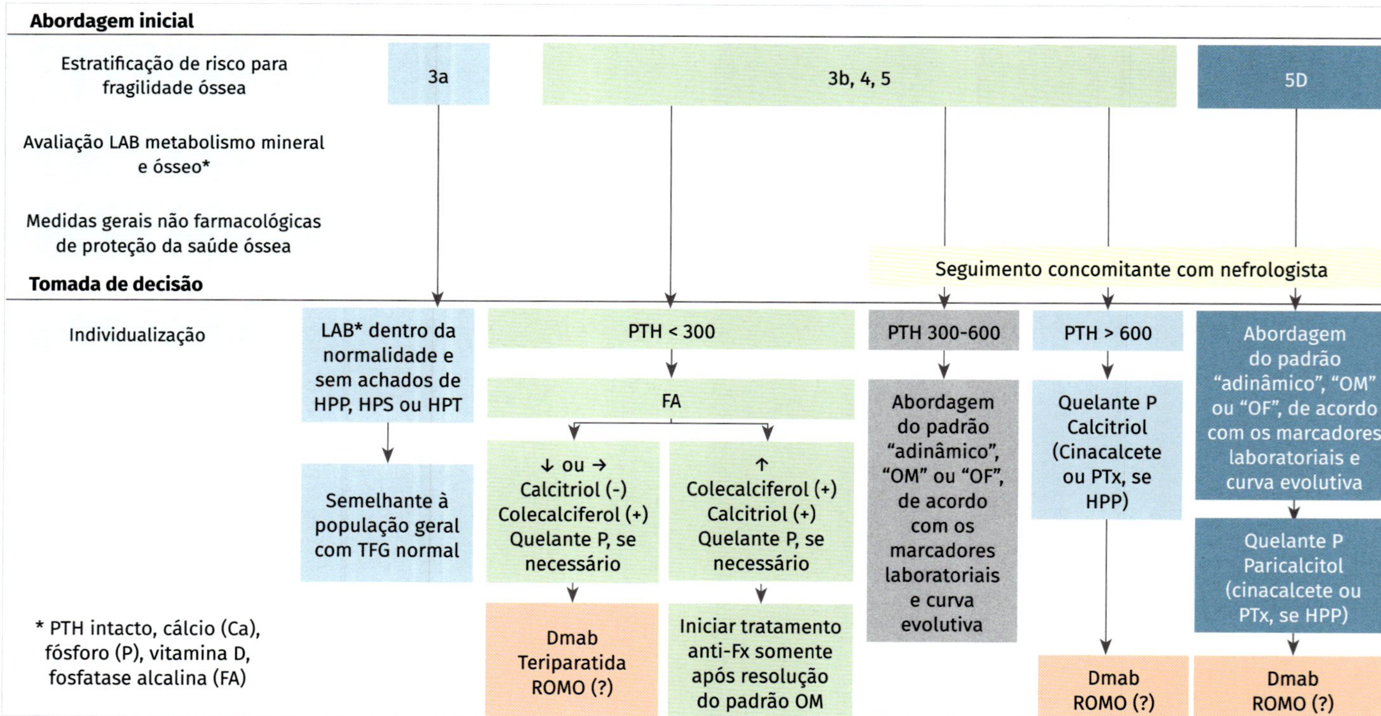

FIGURA 2 Manejo clínico farmacológico da fragilidade óssea com medicações antifratura em pacientes com DRC-DMO, de acordo com o estadiamento clínico.

(+): permitido; (-): evitar; Dmab: denosumabe; DRC-DMO: doença mineral óssea associada à doença renal crônica; Fx: fratura; HPP: hiperparatireoidismo primário; HPS: hiperparatireoidismo secundário; HPT: hiperparatireoidismo terciário; LSN: limite superior da normalidade; OF: osteíte fibrosa; OM: osteomalácia; PTH: paratormônio; PTx: paratireoidectomia; ROMO: romosozumabe; TFG: taxa de filtração glomerular (mL/mim/1,73 m²).

valores de PTH, mas também nas concentrações plasmáticas de cálcio, fósforo, fosfatase alcalina e vitamina D, bem como na estratificação de risco de fratura e em outros aspectos da DRC-DMO, como a presença de comorbidades e calcificação vascular (Figura 2).

Se um AVD for utilizado, o surgimento de hiperfosfatemia ou hipercalcemia requer sua redução ou suspensão e investigação de HPP associado, assim como ocorre com a hipocalcemia grave (< 7 mg/ dL) e/ou sintomática com o uso de calcimiméticos. A associação de AVD e calcimimético não apenas tem efeitos moleculares sinérgicos, mas também reduz a possibilidade de efeitos adversos sobre o cálcio e fosfato sérico, uma vez que os efeitos de um podem contrabalançar os efeitos do outro. Se o PTH for drasticamente reduzido para valores associados com baixa remodelação óssea, o uso de ambos deve ser reduzido ou descontinuado.

Medicamentos antifratura

Fraturas por fragilidade óssea que ocorrem em indivíduos com DRC podem ser decorrentes da própria OR ou da OP ou da concomitância de ambas. Esta última é uma condição altamente prevalente associada à idade e houve incremento relevante com o envelhecimento dos indivíduos com DRC. Há evidências crescentes indicando que eles tenham risco maior de fraturas do que a população em geral e, quando elas ocorrem, também estão associadas a maior mortalidade e fragilidade global, incluindo sarcopenia. O risco de fratura é explicado tanto pelo comprometimento das propriedades mecânicas do osso, incluindo aspectos quantitativos e qualitativos, mas também relacionado ao envolvimento mineral propriamente dito com alterações específicas do ambiente urêmico crônico.

A abordagem não farmacológica é indicada para todos os pacientes, como adequação dietética para a ingestão de cálcio ou suplementação naqueles com dificuldade de ajustes alimentares, interrupção do tabagismo e consumo de álcool, minimização do risco de quedas, prática regular de exercícios físicos com treino resistido e de equilíbrio. A suplementação de vitamina D deve ser feita com colecalciferol para preservar valores de 25OHD acima de 30 ng/mL e que mantenham o PTH intacto dentro dos limites da normalidade, mas dependendo do estadiamento da DRC (até 200 pg/mL, em geral). Em casos de hiperparatireoidismo primário (HPP) ou secundário (HPS) ou com autonomia, medidas específicas são recomendadas (Figura 2). A premissa de correção dos distúrbios metabólicos e minerais deve ser a primeira estratégia medicamentosa, como análogos de vitamina D e quelantes de fósforo, antes de qualquer indicação terapêutica para agentes antifratura.

Não há um consenso e há grande debate e inúmeras controvérsias quanto à indicação de medicamentos antifratura em pacientes com DRC avançada (3b, 4, 5 e 5D). Até recentemente, o uso desses medicamentos era aceito apenas para pacientes com DRC nos estágios 1-3a, sem alterações bioquímicas dos marcadores ósseos e minerais. Nesse cenário, o manejo terapêutico é semelhante ao recomendado para a população em geral, uma vez que os medicamentos para o tratamento da osteoporose pós-menopausa e em homens foram aprovados com a exclusão de pacientes com TFG menor que 30 mL/min/1,73 m^2, especialmente nos estágios 3b a 5D.

Considerando essa necessidade não atendida e de grande impacto na prática clínica diária quando há paciente com fragilidade óssea e deterioração da função renal, vários estudos foram compilados, incluindo ensaios clínicos randomizados pivotais e de coorte prospectiva, e reanalisados por meio de revisão sistemática e meta-análises, para fornecer algumas evidências sobre a eficácia e segurança desses medicamentos em indivíduos com deterioração da função renal.

De modo geral, a recomendação é uma abordagem medicamentosa individualizada para a mais adequada tomada de decisão partindo da premissa do niilismo ao pragmatismo e que pode ser considerada em pacientes com alto a muito alto risco de fratura por fragilidade após cuidadosa avaliação do padrão de remodelação óssea, preferencialmente por meio de biópsia óssea, quando possível. As principais ponderações para a escolha personalizada do tratamento estão no Quadro 1.

QUADRO 1 Pontos de reflexão para a tomada de decisão de tratamento medicamentoso em pacientes com DRC-DMO

- Tempo de DRC, diálise (tempo, modalidade)
- Risco de fragilidade óssea (Fx e perda óssea recente, estratificação de risco, fatores de risco extraesqueléticos)
- PTH plasmático/tempo de hiperparatireoidismo
- Autonomia da paratireoide e necessidade de paratireoidectomia ou procedimento prévio
- Risco de DCV (evento recente, grau de calcificação vascular, fatores de risco tradicionais, comorbidades, sobretudo diabetes e tabagismo)
- Riscos de hipo e hipercalcemia
- Terapia antifratura inicial e sequencial

DCV: doença cardiovascular; DRC-DMO: doença mineral óssea associada à doença renal crônica; Fx: fratura; PTH: paratormônio.

Considerando os antirreabsortivos, os bisfosfonatos são contraindicados nesse cenário e o denosumabe (Dmab) é uma alternativa com aprovação pelas agências regulatórias nacionais e internacionais. Ele não tem eliminação renal e não precisa de ajustes de doses em pacientes em tratamento conservador ou sob tratamento dialítico. O principal evento adverso é a hipocalcemia, que pode ocorrer em até 40% dos pacientes e tem gravidade variável, incluindo necessidade de internação para reposição parenteral de cálcio em 1-2% dos casos (Figura 3). A preocupação mais premente é o tempo de uso dessa medicação (*ad eternum*?) e o que fazer como sequência de tratamento se a interrupção for necessária por falha terapêutica ou toxicidade ou feita inadvertidamente. Outras opções para bloqueio da reabsorção óssea com evidências menos robustas são o raloxifeno e a terapia hormonal.

Considerando que a maioria dos pacientes apresentam doença de baixa remodelação, a terapia anabólica parece ser um raciocínio estratégico certeiro. No entanto, os dados ainda são contraditórios, sobretudo pela possibilidade de hiperparatireoidismo concomitante e segurança cardiovascular em pacientes com alto escore de calcificação vascular.

A teriparatida pode ser usada por 24 meses com eficácia e segurança em pacientes com suspeita de doença de baixa remodelação óssea, especialmente naqueles com baixos valores plasmáticos de PTHi e fosfatase alcalina. O principal efeito adverso é a hipercalcemia, que ocorre em cerca de 10% dos pacientes e pode ser manejada com redução da dose para dias alternados. A abaloparatida, ainda não disponível no Brasil, também pode ser usada pela menor probabilidade de hipercalcemia (menor 5%) (Figura 2). Embora não existam dados de farmacocinética e farmacodinâmica, ambas são macromoléculas proteicas e, potencialmente, dialisáveis. Porém, não existem estudos com ajustes de doses em pacientes com DRC ou em terapia de substituição renal. Na prática, usamos as doses ha-

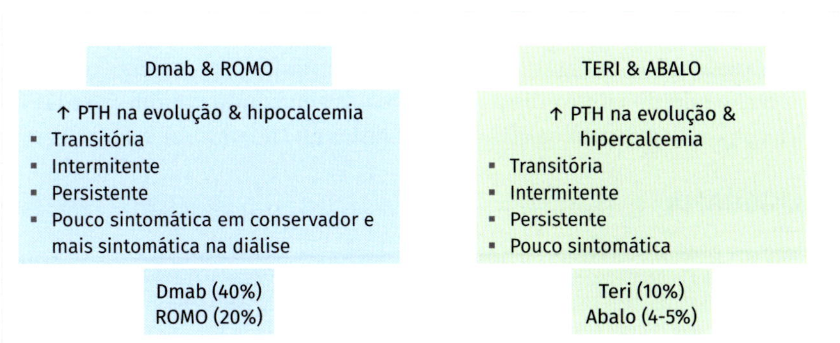

FIGURA 3 Pontos de segurança dos medicamentos antifratura em pacientes com DRC-DMO.

ABALO: abaloparatida; DRC-DMO: doença mineral óssea associada à doença renal crônica; Dmab: denosumabe; PTH: paratormônio; ROMO: romosozumabe; TERI: teriparatida.

bituais com monitorização trimestral do PTHi e calcemia. A terapia sequencial após essas medicações é a continuidade com Dmab por tempo indeterminado.

Mais recentemente, análises de pequenas séries de casos têm mostrado a eficácia e segurança do romosozumabe (ROMO) em pacientes com DRC e em hemodiálise. Os estudos não randomizados e que usaram coorte histórica como grupo controle têm mostrado ganho de massa óssea com dimensões semelhantes aos indivíduos com OP e função renal normal. A hipocalcemia pode ocorrer em cerca de 20% dos pacientes, mas é mais facilmente manejada com suplementos de cálcio e vitamina D do que aquela observada com o uso do Dmab (Figura 3). O risco de doença cardiovascular é a principal preocupação atual para a indicação do ROMO, particularmente em pacientes com DRC que têm probabilidade maior *per se*. Assim como o Dmab, o ROMO é metabolizado pelo sistema reticuloendotelial e não precisa de ajuste de dose para a TFG e, também, não é dialisável. A terapia sequencial do ROMO é semelhante aos outros agentes osteoanabólicos com continuidade com Dmab em sequência por tempo indeterminado.

Importante ressaltar que todas as medicações antifratura usadas em pacientes com DRC 3b a 5D podem cursar com elevação do PTHi, mas com manutenção das concentrações plasmáticas de cálcio e fósforo dentro da normalidade. Em geral, esses valores não ultrapassam 200 a 300 pg/mL e não necessitam ajustes de dose. No entanto, casos com valores maiores de PTHi ou alterações de cálcio e fósforo indicam a necessidade de afastar HPP ou doença óssea de alta remodelação, a depender da fosfatase alcalina e de outros achados clínicos e laboratoriais.

Assim, pacientes com DRC-DMO e fragilidade óssea têm maior risco de fraturas e necessitam de uma abordagem individualizada e bem estruturada para minimizar o impacto da doença óssea, incluindo uma equipe multidisciplinar com nefrologista e nutricionista. Considerando que não existe consenso ou diretriz de tratamento, as Figuras 1 e 2 foram construídas com o objetivo de nortear o raciocínio do clínico diante desse desafio, incluindo opiniões usadas na prática clínica de reumatologistas e nefrologistas que lidam com esse cenário.

BIBLIOGRAFIA

1. Carbonara CEM, Roza NAV, dos Reis LM, Carvalho AB, Jorgetti V, de Oliveira RB. Overview of renal osteodystrophy in Brazil: a cross-sectional study. Brazilian J Nephrol. 2023;45(2):259-64.
2. Carbonara CEM, dos Reis LM, da Silva Quadros KR, Roza NAV, Sano R, Carvalho AB, et al. Renal osteodystrophy and clinical outcomes: Data from the Brazilian Registry of Bone Biopsies – REBRABO. Brazilian J Nephrol. 2020;42(2):138-46.
3. Carvalho F, Leandro B, Lucca J. Diretrizes brasileiras de prática clínica para o distúrbio mineral e ósseo na doença renal crônica. Biópsia óssea na DRC. Bone biopsy in chronic kidney disease. J Bras Nefrol. 2011;33:189-247.
4. Cannata-Andía JB, Martín-Carro B, Martín-Vírgala J, Rodríguez-Carrio J, Bande-Fernández JJ, Alonso-Montes C, et al. Chronic kidney disease – mineral and bone disorders: pathogenesis and management. Calcif Tissue Int. 2021;108(4):4100-22.

5. Dalle Carbonare L, Valenti MT, Giannini S, Gallieni M, Stefani F, Ciresa R, et al. Bone biopsy for histomorphometry in chronic kidney disease (CKD): state-of-the-art and new perspectives. J Clin Med. 2021;10(19):4617.
6. Evenepoel P, Cunningham J, Ferrari S, et al. and the European Renal Osteodistrophy (EUROD) workgroup; an initiative of the CKD-MBD Working Group of the ERA-EDTA; and the Committee of Scientific Advisors and National Societies of the IOF. Diagnosis and management of osteoporosis in chronic kidney disease stages 4 to 5D: a call for a shift from nihilism to pragmatism. Osteoporos Int. 2021;32(12):2397-405.
7. Ginsberg C, Ix JH. Diagnosis and management of osteoporosis in advanced kidney disease: a review. Am J Kidney Dis. 2021;79(3):427-36.
8. Hara T, Hijikata Y, Matsubara Y, Watanabe N. Pharmacological interventions versus placebo, no treatment or usual care for osteoporosis in people with CKD stages 3-5D. Cochrane Database System Rev. 2021;7(7):CD01342.
9. Jamal SA, West SL, Miller PD. Fracture risk assessment in patients with chronic kidney disease. Osteoporos Int. 2012;23:1191.
10. Ketteler M, Block GA, Evenepoel P, Fukagawa M, Herzog CA, McCann L, et al. Executive summary of the 2017 KDIGO Chronic Kidney Disease-Mineral and Bone Disorder (CKD-MBD) Guideline Update: what's changed and why it matters. Kidney Int. 2017;92(1):26-36.

28

Osteoporose em pacientes bariátricos

Luciana Parente Costa Seguro
Maria Fernanda Resende Guimarães

DESTAQUES DO TEMA

- Pacientes obesos candidatos à cirurgia bariátrica apresentam alta prevalência de deficiência de vitamina D e hiperparatireoidismo secundário e maior risco de fraturas periféricas.
- Cirurgia bariátrica está associada a perda de massa óssea significativa, deterioração da microarquitetura óssea e aumento do risco de fratura. Procedimentos cirúrgicos com componente de má absorção (BPD/ BPD-DS/ RYGB) estão associados a maior risco de fratura.
- Doses mais elevadas de cálcio e vitamina D do que as habitualmente recomendadas são frequentemente necessárias em pacientes bariátricos.
- Tratamento medicamentoso de osteoporose deve ser avaliado em pacientes com fratura por fragilidade nos últimos 2 anos, *T-score* ≤ - 2 DP na coluna ou no quadril, ou FRAX® de alto risco.
- Ácido zoledrônico é o tratamento medicamentoso de primeira linha. Correção de deficiência de cálcio e vitamina D, com PTH normal, é importante para evitar hipocalcemia induzida por tratamento antirreabsortivo.

INTRODUÇÃO

É evidente e alarmante a prevalência da obesidade em todo o mundo. Os procedimentos cirúrgicos são cada vez mais realizados porque proporcionam perda de peso significativa e sustentável, melhora das comorbidades, melhores resultados em curto e longo prazo e redução da mortalidade. O sucesso dos procedimentos bariátricos resulta em vários fatos positivos, incluindo a remissão do diabetes *mellitus*, a resolução da dislipidemia e da hipertensão arterial, uma melhoria da qualidade de vida e uma redução na morbimortalidade a longo prazo.

No entanto, procedimentos bariátricos estão associados a rápida perda óssea precoce e sustentada e a aumento dramático nos marcadores de remodelamento ósseo (BTMs). Além disso, também estão associados à redução da resistência óssea, à deterioração da microarquitetura óssea e ao aumento de 21-44% no risco de fratura. Indivíduos com obesidade submetidos a cirurgia apresentam maior propensão a fraturas mesmo antes do procedimento quando comparados a seus pares obesos ou não obesos, e esse risco permanece elevado após a cirurgia bariátrica. Esses efeitos são atribuídos a uma combinação de fatores, incluindo a descarga mecânica do esqueleto com perda de peso, deficiências nutricionais devido à má absorção de cálcio e vitamina D, perda de massa muscular, alterações na gordura da medula óssea e alterações nos hormônios secretados pelo tecido adiposo, esteroides sexuais e hormônios derivados do intestino.

TÉCNICAS CIRÚRGICAS

As técnicas cirúrgicas se baseiam em três abordagens distintas: restrição ou limitação da quantidade de ingestão de alimentos através da redução do tamanho do estômago; má absorção ou limitação da quantidade de calorias absorvidas; ou uma combinação de ambas. Não só a taxa de perda de peso e resolução de comorbidades varia de acordo com o tipo de procedimento, como os efeitos esqueléticos também são específicos. Atualmente, a gastrectomia vertical – SLEEVE e o *bypass* gástrico em Y-de-Roux (RYGB) são os procedimentos mais realizados, tendo o SLEEVE atualmente superado o RYGB em frequência em todo o mundo.

O SLEEVE consiste na remoção de dois terços do estômago, incluindo o fundo. Seu efeito é principalmente restritivo, pois não apenas reduz o volume gástrico total (100 mL a 150 mL após a cirurgia), mas também induz alterações hormonais, incluindo principalmente uma redução na secreção de grelina. Esse procedimento leva a uma perda média de peso corporal de 20 a 30%, equivalente a uma perda de 45 a 64% do excesso de peso corporal.

O RYGB consiste em um componente restritivo e disabsortivo. Durante esse procedimento, uma pequena bolsa gástrica do estômago proximal é construída e anastomosada ao jejuno proximal. Isso forma um trato alimentar no qual o alimento se mistura com a bile e as secreções pancreáticas no jejuno distal. Os efeitos são restrição, má absorção moderada e alterações hormonais. Foi demonstrado que o RYGB melhora a doença hepática gordurosa, a esteato-hepatite e a fibrose hepática. Após o RYGB, os pacientes perdem até aproximadamente

35% do seu peso inicial, o equivalente a uma perda de 62-75% do excesso de peso corporal, sendo essa perda mantida 10-14 anos após a cirurgia. O RYGB está associado a uma maior redução na densidade mineral óssea (DMO), um maior aumento nos marcadores de remodelamento ósseo e um maior risco de fratura do que o SLEEVE.

Outros procedimentos bariátricos são a derivação biliopancreática (BPD) e a derivação biliopancreática com *duodenal switch* (BPD-DS), que envolvem duas etapas principais: gastrectomia e *bypass* intestinal, levando a menor absorção pelo intestino dos alimentos ingeridos. Levam à restrição de ingestão de alimentos e má absorção importante. Apesar de serem muito eficazes para a perda de peso (perda média de 70-80% do excesso de peso corporal), estão associados com mais riscos, incluindo desnutrição e deficiências vitamínicas. Após BPD-DS, mais de 50% dos pacientes têm deficiência de vitamina D e 60-100% têm hiperparatireoidismo secundário, mesmo com suplementação agressiva. Atualmente, BPD e BPD-DS são raramente realizados, sendo reservados para pessoas com IMC > 50 kg/m^2.

Essas características devem ser levadas em consideração na escolha do procedimento bariátrico mais adequado para os pacientes. Em pacientes com alto risco de fratura, procedimentos com componente de má absorção (RYGB, BPD e BPD-DS) devem ser analisados cuidadosamente, levando em consideração o risco de fratura, comorbidades e perda de peso desejada. Antes e depois de todos os procedimentos bariátricos, é necessária uma ingestão suficiente de cálcio, vitamina D e proteínas, além de atividade física adequada, para neutralizar os impactos negativos nos ossos.

OBESIDADE E SAÚDE ÓSSEA

Indivíduos obesos frequentemente apresentam anormalidades esqueléticas. Apesar do aumento da DMO (relacionado à maior carga mecânica, ao maior tamanho ósseo e à aromatização de andrógenos do tecido adiposo e adipocinas), apresentam maior risco de fraturas periféricas. O estado dos ossos é influenciado por vários fatores, como deficiências de vitaminas, má absorção, redução da ingestão oral e perda de peso. A obesidade leva muitas vezes à nutrição inadequada ou insuficiente apesar do alto consumo calórico. Deficiências de vitamina D e cálcio são comuns; aproximadamente 80% dos pacientes que serão submetidos a cirurgia bariátrica apresentam deficiências de vitamina D, o que contribui ainda mais para a redução dos níveis de cálcio.

Indivíduos com excesso de peso e histórico de dietas intermitentes de baixa caloria podem apresentar uma diminuição no conteúdo mineral ósseo. Esse risco é ainda agravado pela subsequente perda de peso após a cirurgia bariátrica, que é um fator independente que contribui para a osteoporose (OP). Antes da cirurgia bariátrica, existem outros fatores que podem contribuir para as deficiências no paciente obeso, como mobilidade limitada, falta de exposição solar e incapacidade da vitamina D lipossolúvel de estar prontamente disponível devido ao seu armazenamento no tecido adiposo. Após a cirurgia, as restrições alimentares podem afetar a quantidade e a qualidade da ingestão de alimentos, levando a deficiências de vitaminas e minerais. A vitamina D desempenha um papel crucial na manutenção do equilíbrio do cálcio no corpo e sua deficiência pode resultar em fraqueza muscular, dor musculoesquelética generalizada, dor óssea progressiva, hipocalcemia, perda óssea, fraturas, tetania em alguns casos, pseudofraturas, osteopenia, OP e osteomalácia.

FISIOPATOLOGIA DA PERDA DE MASSA ÓSSEA APÓS A CIRURGIA BARIÁTRICA

As alterações no metabolismo ósseo decorrentes dos procedimentos bariátricos são consequência de uma série de mecanismos. A diminuição do aporte de nutrientes essenciais é encontrada após a realização das diferentes técnicas, bem como a restrição energética esperada após a cirurgia, imobilização pós-cirúrgica, alterações hormonais, além da mudança na sobrecarga mecânica decorrente da perda de peso. Somam-se a isso as alterações da homeostase de cálcio e a deficiência de vitamina D preexistentes que são frequentes em pacientes obesos e contribuem para o hiperparatireoidismo secundário e anormalidades metabólicas e esqueléticas.

Após a cirurgia bariátrica, a vitamina D é mal absorvida, e na grande maioria dos estudos, a média de 25 OHD sérica permanece < 30 ng/mL, apesar de suplementação. A ingestão pré-operatória de cálcio é abaixo da dose dietética recomendada para quase metade da população submetida à bariátrica, e a combinação de deficiência de vitamina D e baixa ingestão de cálcio na dieta provavelmente explicam a taxa de prevalência de hiperparatireoidismo entre 21% e 66%. Após RYGB, a absorção intestinal de cálcio diminui e hiperparatireoidismo secundário também é comum no pós-operatório, atingindo até 74% dos pacientes submetidos ao RYGB após 5 anos.

Além disso, alterações hormonais, em resposta à perda de massa gorda ou às alterações anatômicas induzidas pelo procedimento cirúrgico, podem afetar o metabolismo ósseo. A leptina, produzida principalmente pelos adipócitos, atua diretamente nos ossos por meio de seu receptor nos osteoblastos e condrócitos, e indiretamente por meio da ativação do FGF23, promovendo o crescimento ósseo e a ativação de osteoblastos. Redução na leptina após a cirurgia bariátrica pode estar associada a aumento de atividade osteoclástica. A adiponectina é uma adipocina que é inversamente associada à quantidade de massa gorda. O aumento de adiponectina após a cirurgia bariátrica pode estar associado à redução na DMO de corpo total. O peptídeo YY (PYY), secretado por células da mucosa intestinal, inibe a atividade dos osteoblastos, reduz a mineralização dos tecidos e estimula os osteoclastos no osso esponjoso e cortical. Níveis de PYY aumentam após SLEEVE e RYGB. Os peptídeos semelhantes ao glucagon (GLP-1 e GLP-2) desempenham papel na diferenciação osteogênica do tecido ósseo e podem inibir a reabsorção óssea através de um mecanismo dependente da calcitonina. Após RYGB e SLEEVE, os níveis pós-prandiais de GLP-1 e GLP-2 aumentam e supõe-se que ajudem a preservar a massa óssea. A grelina, um regulador ósseo positivo produzido principalmente no estômago, promove a proliferação de osteoblastos, além de atuar indiretamente estimulando a liberação do hormônio do crescimento, do hormônio adrenocorticotrófico e controlando a pulsatilidade do hormônio luteinizante, aumentando assim a renovação óssea. Sua secreção é reduzida após a cirurgia bariátrica. A insulina promove a proliferação de osteoblastos e inibe diretamente a reabsorção através dos receptores de insulina nos osteoclastos. Os níveis de insulina reduzem após a cirurgia bariátrica.

Finalmente, os esteroides gonadais, conhecidos por estarem intimamente relacionados com a regulação da remodelação óssea, mudam na direção oposta após o RYGB (o nível de estradiol diminui enquanto o nível de testosterona aumenta) e espera-se, portanto, que promovam um efeito diferencial na massa óssea.

A redução da carga mecânica induzida pela perda de peso também contribui para a perda óssea. O esqueleto se adapta à tensão mecânica, e a massa e a microarquitetura óssea são mantidas e melhoradas em resposta à carga, ou diminuídas em resposta ao desuso. Após procedimentos bariátricos, a redução acentuada de peso resulta em uma diminuição relativa da densidade mineral óssea. Um estudo registrou, após a cirurgia, aumento no hormônio esclerostina, que é secretado pelos osteócitos, sensíveis à pressão, e associado a aumento nos marcadores de remodelamento ósseo e diminuição na DMO. Em diversos estudos sobre cirurgia bariátrica, uma maior perda de peso foi ligada a uma maior diminuição na DMO do fêmur proximal. No entanto, a relação entre a quantidade de peso perdida e a diminuição da DMO pode também estar associada a mudanças mais significativas nos níveis nutricionais ou hormonais naqueles que perderam mais peso. Além disso, a pressão mecânica não consegue explicar isoladamente as mudanças ósseas que acontecem no rádio sem suporte de peso após a cirurgia bariátrica, nem a contínua perda de massa óssea mesmo após a estabilização da perda de peso. A perda de massa magra, paralelamente à perda de massa gorda e ao aumento da gordura da medula óssea após procedimentos de perda de peso, também são potenciais intervenientes. Finalmente, o risco aumentado de queda pós-cirurgia bariátrica, secundário à neuropatia induzida por deficiências nutricionais, consumo de álcool e hipoglicemia, também precisa ser levado em consideração.

AVALIAÇÃO DO METABOLISMO ÓSSEO

Como os pacientes obesos candidatos à cirurgia bariátrica apresentam alta prevalência de deficiência de vitamina D e hiperparatireoidismo secundário, é importante fazer a avaliação do metabolismo ósseo no pré-operatório.

É recomendada a dosagem de cálcio, fósforo, fosfatase alcalina, 25-hidroxivitamina D e PTH séricos, bem como do cálcio urinário (urina 24 h) antes e após a cirurgia bariátrica, para corrigir as possíveis deficiências. A avaliação densitométrica com DXA também é importante para avaliar a DMO basal (antes ou logo após a cirurgia bariátrica) e após 2 anos. A tomografia computadorizada periférica de alta resolução (HRpQCT) parece ter mais acurácia para avaliação da DMO que a DXA em indivíduos obesos e pode ser uma opção se disponível.

Em pacientes com alto risco de fratura, procedimentos com componente de má absorção devem ser revistos, e a intervenção cirúrgica deve ser escolhida e adaptada levando em consideração o risco de fratura, as comorbidades e a perda de peso desejada.

TRATAMENTO

Dados de literatura sobre os efeitos do tratamento na prevenção de perda de massa óssea ou fraturas são escassos, mas diversas recomendações de especialistas estão disponíveis para orientar o manejo do metabolismo ósseo no paciente bariátrico. Nesse sentido, algumas sociedades voltadas ao cuidado do paciente bariátrico se uniram para elaborar recomendações oficiais em conjunto (Tabela 1).

TABELA 1 Harmonização das principais diretrizes de avaliação do metabolismo ósseo e tratamento de osteoporose em pacientes com cirurgia bariátrica programada ou já realizada

Medidas gerais para todos os pacientes:
▪ Tratamento da deficiência de vitamina D: suplementação de 3.000 UI/dia, com alvo de 25OHD sérica de 30 ng/dL e PTH normal; doses maiores até 50.000UI 1-3x/semana podem ser necessárias, em especial nos procedimentos com má absorção (BPD/BPD-DS) ▪ Ingesta diária de cálcio: 1.200-1.500 mg/dia, dividida em 2 a 3 doses, com intervalo de 4 a 5 horas; 1.800-2.400 mg/dia se procedimento com má absorção (BPD/BPD-DS). Suplemento citrato de cálcio é preferível ao carbonato de cálcio ▪ Otimização da ingesta proteica e atividade física (exercícios de força e aeróbicos) ▪ Cessar tabagismo e reduzir etilismo excessivo ▪ Avaliação de DMO (DXA) basal e após 2 anos

(continua)

TABELA 1 Harmonização das principais diretrizes de avaliação do metabolismo ósseo e tratamento de osteoporose em pacientes com cirurgia bariátrica programada ou já realizada (*continuação*)

Mulheres na pós-menopausa e homens ≥ 50 anos	**Mulheres na pré-menopausa e homens < 50 anos com fatores de risco para OP**
Tratamento medicamentoso para OP se: ▪ Fratura por fragilidade nos últimos 2 anos **ou** ▪ DMO *T-score* ≤ - 2 DP na coluna ou no quadril **ou** ▪ FRAX® de alto risco	Considerar tratamento medicamentoso para OP se: ▪ Fratura por fragilidade nos últimos 2 anos **ou** ▪ DMO *T-score* ≤ - 2 DP na coluna ou no quadril **ou** ▪ FRAX® de alto risco (se ≥ 40 anos)
Em pacientes com alto risco de fratura, procedimentos com componente de má absorção (BPD/BPD-DS/RYGB) devem ser revistos levando em consideração o risco de fratura, comorbidades e perda de peso desejada.	
Tratamento medicamentoso: ▪ Bisfosfonato injetável (ácido zoledrônico) é primeira linha de tratamento ▪ Importância de manter status repleto de vitamina D e suplementação adequada de cálcio, com PTH dentro do limite de normalidade, antes do uso de ácido zoledrônico, para evitar hipocalcemia induzida por tratamento antirreabsortivo	

BPD: derivação biliopancreática; BPD-DS: derivação biliopancreática com *duodenal switch*; DMO: densidade mineral óssea; DXA: absormetria de raios X de dupla energia; OP: osteoporose; PTH: paratormônio; RYGB: *bypass* gástrico em Y-de-Roux.
Fonte: adaptada de Paccou J, Tsourdi E, Meier C, Palermo A, Pepe J, Body JJ, et al. Bariatric surgery and skeletal health: a narrative review and position statement for management by the European Calcified Tissue Society (ECTS). Bone. 2022;154:116236; Kim J, Nimeri A, Khorgami Z, El Chaar M, Lima AG, Vosburg RW; American Society for Metabolic and Bariatric Surgery (ASMBS) Clinical Issues Committee. Metabolic bone changes after bariatric surgery: 2020 update, American Society for Metabolic and Bariatric Surgery Clinical Issues Committee position statement. Surg Obes Relat Dis. 2021;17(1):1-8; Mechanick JI, Apovian C, Brethauer S, Garvey WT, Joffe AM, Kim J, et al. Clinical practice guidelines for the perioperative nutrition, metabolic, and nonsurgical support of patients undergoing bariatric procedures – 2019 update. Endocr Pract. 2019;25(12):1346-59.

MEDIDAS GERAIS PARA TODOS OS PACIENTES

Tratamento da deficiência de vitamina D (com nível sérico alvo de 30 ng/mL), otimização da ingestão diária total de cálcio e proteínas (dieta e/ou suplementos), bem como atividade física (incluindo programa de exercícios aeróbicos e de força) são medidas que devem ser adotadas para todos os pacientes, antes e depois da cirurgia bariátrica para contrabalançar os efeitos negativos da cirurgia bariátrica no osso e no músculo.

Com relação à ingesta e/ou suplementação de cálcio e vitamina D, doses mais elevadas do que as habitualmente recomendadas são frequentemente necessárias, em especial para pacientes submetidos a procedimentos com componente de má absorção.

Diversas Sociedades Médicas recomendam ingestão diária de cálcio de 1.200-1.500 mg, divididos em 2 a 3 doses, com intervalo de 4 a 5 horas, para melhorar a absorção (para os pacientes submetidos aos procedimentos: banda gástrica, gastrectomia SLEEVE e RYGB). Para os procedimentos com componente de má absorção (DPB e DPB-DS), recomendam ingestão diária de cálcio de 1.800-2.400 mg. O suplemento citrato de cálcio é preferível ao carbonato de cálcio, devido à melhor absorção e biodisponibilidade na ausência ou redução do ácido gástrico. Citrato de cálcio pode ser ingerido junto com refeição ou não; carbonato de cálcio deve ser ingerido junto com a refeição.

As Sociedades também recomendam que, após qualquer procedimento bariátrico, pacientes devem receber vitamina D, pelo menos 2.000 a 3.000 UI/dia. Doses maiores são frequentemente necessárias para atingir nível sérico de 25-hidroxivitamina D de 30 ng/mL e para normalização do PTH, podendo chegar a 6.000 UI/dia ou 50.000 UI 1 a 3 vezes por semana, para pacientes com má absorção grave. Casos refratários podem necessitar do uso de calcitriol (1,25-OH2D), a forma ativa de vitamina D, ou de suplementação parenteral.

Otimização de ingesta proteica (pela dieta ou suplementos) e atividade física também são importantes. Se não houver contraindicação, pacientes bariátricos devem ser estimulados a fazer atividade física aeróbica moderada, pelo menos 150 minutos por semana (com meta de chegar a 300 minutos por semana), incluindo treinamento de força 2 a 3 vezes por semana.

Outros fatores de risco modificáveis para OP também devem ser avaliados, incluindo orientações para cessação do tabagismo e diminuição do consumo excessivo de álcool.

TRATAMENTO MEDICAMENTOSO PARA OSTEOPOROSE

O tratamento medicamentoso para OP é recomendado para mulheres na pós-menopausa ou homens > 50 anos que apresentem:

- Fratura por fragilidade nos últimos 2 anos **ou**
- DMO *T-score* ≤ -2 DP na coluna ou no quadril **ou**
- FRAX® de alto risco.

O tratamento medicamentoso também pode ser considerado em mulheres na pré-menopausa e homens < 50 anos com fatores de risco para OP e que apresentem algum desses fatores já citados.

É essencial garantir níveis séricos adequados de vitamina D, cálcio e PTH antes de administrar agentes antirreabsortivos (bisfosfonatos ou denosumabe) a pacientes bariátricos, a fim de evitar hipocalcemia induzida por antirreabsortivos.

Com relação às opções de medicamentos, o ácido zoledrônico é preferido como primeira linha devido à intolerância, má absorção e potencial de ulceração da anastomose com os bisfosfonatos orais. Sua posologia é: ácido zoledrônico 5 mg, via endovenosa, 1 vez ao ano. Denosumabe deve ser considerado medicamento de segunda linha pelos maiores riscos, especialmente o risco de efeito rebote na descontinuação do tratamento. Sua posologia é: denosumabe 60 mg, via subcutânea, a cada 6 meses. Se não houver potencial para má absorção ou ulceração de anastomose, o uso de bisfosfonatos orais pode ser considerado (alendronato 70 mg, via oral, 1 vez por semana; risedronato 35 mg, via oral, 1 vez por semana; risedronato 150 mg, via oral, 1 vez por mês).

BIBLIOGRAFIA

1. Brzozowska MM, Sainsbury A, Eisman JA, Baldock PA, Center JR. Bariatric surgery, bone loss, obesity and possible mechanisms. Obes Rev. 2013;14:52-67.
2. Chang SH, Stoll CR, Song J, Varela JE, Eagon CJ, Colditz GA. The effectiveness and risks of bariatric surgery: an updated systematic review and meta-analysis, 2003-2012. JAMA Surg. 2014 Mar;149(3):275-87.
3. Delhanty PJ, van der Eerden BC, van Leeuwen JP. Ghrelin and Bone. BioFactors. 2014;40(1):41-8.
4. Gagnon C, Schafer AL. Bone health after bariatric surgery. JBMR Plus. 2018 May 1;2(3):121-33.
5. Isom KA, Andromalos L, Ariagno M, Hartman K, Mogensen KM, Stephanides K, et al. Nutrition and metabolic support recommendations for the bariatric patient. Nutr Clin Pract. 2014 Dec;29(6):718-39.
6. Kim J, Nimeri A, Khorgami Z, El Chaar M, Lima AG, Vosburg RW; American Society for Metabolic and Bariatric Surgery (ASMBS) Clinical Issues Committee. Metabolic bone changes after bariatric surgery: 2020 update, American Society for Metabolic and Bariatric Surgery Clinical Issues Committee position statement. Surg Obes Relat Dis. 2021;17(1):1-8.
7. Lee P, Linderman J, Smith S, Brychta RJ, Perron R, Idelson C, et al. Fibroblast growth factor 21 (FGF21) and bone: is there a relationship in humans? Osteoporos Int. 2013 Dec;24(12):3053-7.
8. Mechanick JI, Apovian C, Brethauer S, Garvey WT, Joffe AM, Kim J, et al. Clinical practice guidelines for the perioperative nutrition, metabolic, and nonsurgical support of patients undergoing bariatric procedures – 2019 update: cosponsored by American Association of Clinical Endocrinologists/American College of Endocrinology, The Obesity Society, American Society for Metabolic & Bariatric Surgery, Obesity Medicine Association, and American Society of Anesthesiologists – Executive Summary. Endocr Pract. 2019;25(12):1346-59.
9. Mori C, Sheehan D, Graor CH, Petrinec A. A scoping review of the phenomenon of osteoporosis in post bariatric surgical patients. Int J Orthop Trauma Nurs. 2021 Feb;40:100835.
10. Morinigo R, Moize V, Musri M, et al. 2006 Glucagon-like peptide-1, peptide YY, hunger, and satiety after gastric bypass surgery in morbidly obese subjects. J Clin Endocrinol Metab. 91(5):1735-40.
11. Paccou J, Caiazzo R, Lespessailles E, Cortet B. Bariatric surgery and osteoporosis. Calcif Tissue Int. 2022 May;110(5):576-91.
12. Paccou J, Tsourdi E, Meier C, Palermo A, Pepe J, Body JJ, et al. Bariatric surgery and skeletal health: a narrative review and position statement for management by the European Calcified Tissue Society (ECTS). Bone. 2022;154:116236.
13. Parrott J, Frank L, Rabena R, Craggs-Dino L, Isom K, Greiman L. American Society for Metabolic and Bariatric Surgery integrated health nutritional guidelines for the surgical weight loss patient 2016 update: micronutrients, surgery for obesity and related diseases. 2017;13(5):727-41.

14. Romero F, Nicolau J, Flores L, et al. Comparable early changes in gastrointestinal hormones after sleeve gastrectomy and Roux-En-Y gastric bypass surgery for morbidly obese type 2 diabetic subjects. Surg Endosc. 2012;26(8):2231-9.
15. Rousseau C, Jean S, Gamache P, Lebel S, Mac-Way F, Biertho L, et al. Change in fracture risk and fracture pattern after bariatric surgery: nested case-control study. BMJ. 2016 Jul 27;354:i3794.
16. Saad R, Habli D, El Sabbagh R, Chakhtoura M. bone health following bariatric surgery: an update. J Clin Densitom. 2020 Apr-Jun;23(2):165-81.
17. Sayadi Shahraki M, Mahmoudieh M, Kalidari B, Melali H, Mousavi M, Ghourban Abadi MR, et al. Bone health after bariatric surgery: consequences, prevention, and treatment. Adv Biomed Res. 2022;11:92.
18. Schafer AL, Kazakia GJ, Vittinghoff E, Stewart L, Rogers SJ, Kim TY, et al. Effects of gastric bypass surgery on bone mass and microarchitecture occur early and particularly impact postmenopausal women. J Bone Miner Res. 2018 Jun;33(6):975-86.
19. Schafer AL, Weaver CM, Black DM, et al. Intestinal calcium absorption decreases dramatically after gastric bypass surgery despite optimization of vitamin D status. J Bone Miner Res. 2015;30:1377-85.
20. Stein EM, Silverberg SJ. Bone loss after bariatric surgery: causes, consequences, and management. Lancet Diabetes Endocrinol. 2014 Feb;2(2):165-74.

Seção V

Outras doenças osteometabólicas

29

Doença de Paget do osso

Thiago Quadrante Freitas
Diogo Souza Domiciano
Juliane Aline Pauptiz

DESTAQUES DO TEMA

- A doença de Paget do osso é uma doença metabólica comum que afeta 1-2% dos adultos > 55 anos.
- É uma desordem primariamente do osteoclasto, apresentando-se em três fases: osteolítica, mista e osteoblástica.
- A fisiopatogenia não é totalmente compreendida e envolve fatores ambientais e genéticos, dos quais o mais importante é o gene sequestossoma 1 (SQSTM1).
- É uma condição assintomática em 5 a 30% dos portadores, porém também pode se manifestar com dor óssea, deformidades, fraturas ou outras complicações.
- Alto grau de suspeição na presença de fosfatase alcalina total elevada pode auxiliar em diagnóstico mais precoce.
- A maioria dos casos é poliostótica e a radiografia é capaz de detectar 93% das lesões pagéticas, sendo o padrão-ouro para diagnóstico.
- A cintilografia óssea pode ser utilizada para avaliar extensão do comprometimento ósseo.
- Bisfosfonatos são indicados para pacientes sintomáticos, com altas taxas de remissão, e devem ser considerados em pacientes com comprometimento ósseo em sítios que podem levar a complicações, como vértebras, crânio, ossos longos.
- Fosfatase alcalina total é o indicador mais útil para mensurar atividade da doença.

INTRODUÇÃO

Em 1877, o médico inglês Sir James Paget descreveu a osteíte deformante, que mais tarde receberia o nome de doença de Paget do osso, uma doença esquelética benigna focal caracterizada por áreas de aumento do remodelamento ósseo que podem acontecer em vários ossos, correspondendo à forma poliostótica ou, menos frequentemente, em apenas um osso, na forma monostótica. Quase todos os ossos podem ser afetados, mas há uma predileção por pelve, coluna, fêmur, tíbia e crânio.

EPIDEMIOLOGIA

É a segunda doença osteometabólica mais frequente, apesar de sua incidência estar em declínio. Tem leve predomínio em homens, com proporção de 1,4:1, e afeta 1-2% dos adultos acima de 55 anos, sendo raramente diagnosticada antes dos 50 anos de idade.

A prevalência é variável, pois possui uma distribuição geográfica característica: no Reino Unido, onde há a maior incidência mundial, a prevalência é de 2% da população. Porém, como sua frequência aumenta 2 vezes a cada década após os 50 anos de idade, a doença de Paget chega a acometer 5,8% das mulheres e 6,9% dos homens com mais de 85 anos de idade no Reino Unido e países de colonização inglesa, como Estados Unidos, Canadá, Austrália e Nova Zelândia. Também é comum em outros países europeus como França, Espanha e Itália. Em locais como África, Ásia, Escandinávia e América do Sul tende a ser uma doença mais rara. No Brasil, as maiores prevalências ocorrem em Recife, provavelmente por uma maior ascendência holandesa, e Florianópolis.

É uma doença que possui fatores ambientais e genéticos associados, apresentando formas genéticas e esporádicas. Há história familiar de primeiro grau positiva em 15 a 40% dos pacientes, e o risco relativo da presença da doença em parentes de casos-índice é sete vezes maior que em parentes de controles, aumentando para 20 vezes para parentes de pacientes com doença grave ou de início precoce. Nas formas genéticas, assume padrão autossômico dominante com penetrância incompleta: apenas 17% das pessoas com a mutação mais frequente desenvolvem a doença.

FISIOPATOLOGIA

A característica patognomônica da doença de Paget são os osteoclastos anormalmente ativos, que aumentam em tamanho e número, podendo chegar a apresentar 100 núcleos em uma só célula, quando o normal é dez vezes menos. Esses osteoclastos secretam enzimas que dissolvem o osso mineralizado e a matriz, formando lesões líticas. Uma vez que há o acoplamento entre essas células e os osteoblastos, o aumento da função osteoclástica leva, secundariamente, a um aumento da função osteoblástica.

A disfunção osteoclástica, base da fisiopatogenia da doença, é determinada tanto por fatores genéticos como por fatores ambientais. O principal gene envolvido com a doença é o SQSTM1 (sequestossoma 1), pertencente ao cromossomo 5q35, que codifica a proteína p62, envolvida na degradação de proteínas ubiquitinadas e que participa de processos de resposta imunológica, diferenciação celular e apoptose. No tecido ósseo, essa proteína auxilia no controle da via de sinalização do fator nuclear kappa B (NFκB) e, portanto, de todo o sistema RANK-RANKL-osteoprotegerina (OPG). A maior parte das mutações (40-50% dos casos) está localizada no domínio UBA (associado à ubiquitina) desse gene, e a P392L é a mais frequente, apesar de já terem sido descritas mais de 20 mutações diferentes nesse domínio. As mutações no gene SQSTM1 são responsáveis por 20 a 50% das formas familiais e 5 a 20% das formas esporádicas.

A doença de Paget também pode ocorrer por mutações em outros genes, como o VCP, gene da proteína contendo valosina, também conhecida como CDC48 ou p97, uma APTase que atua na autofagia de proteínas ubiquitinadas. Pacientes portadores de mutações nesse gene podem apresentar, além de Paget, miopatia por corpos de inclusão e/ou demência lobar frontotemporal. Mutações no gene ZNF687, que codifica o motivo dedos de zinco CYS2-HIS2, comum em proteínas de ligação ao DNA, também estão implicadas na doença de Paget, em particular formas mais agressivas e associadas ao desenvolvimento de tumor de células gigantes. Outros genes implicados, associados à atividade dos osteoclastos, incluem M-CSF, CSF-1, INF, INFR, STAT, TRAF6, RIN3, OPTN, TM7SF4 e TNFRSF11A.

Com relação aos fatores ambientais, foram associados ao desenvolvimento da doença de Paget: deficiência de vitamina D, baixa ingesta de cálcio, traumatismos e sobrecargas ósseas repetitivas, exposição a toxinas como arsênico ou chumbo, assim como exposição a queima de madeira durante infância ou viver próximo a minas. Infecções virais foram potencialmente implicadas como gatilho para o desenvolvimento da doença, em particular os vírus da família *Paramyxoviridae*, como o vírus do sarampo, o vírus sincicial respiratório e o vírus da cinomose canina. Há evidências conflitantes quanto ao achado de RNA mensageiro em osteoclastos de pacientes com doença de Paget, assim como o achado de inclusões virais em núcleos de osteoclastos e macrófagos, com microfilamentos verdadeiros ou agregados proteicos anormais de produtos de autofagia celular. Esses achados também foram observados em outras doenças como osteopetrose, picnodisostose e tumor de células gigantes. Por isso, é possível que a vacinação para sarampo esteja envolvida na redução da prevalência e gravidade da doença de Paget do osso em muitos países ao longo dos últimos 25 anos.

Inicialmente, a hiperatividade dos osteoclastos leva ao aparecimento de lesões líticas (fase osteolítica) e, conforme os osteoblastos vão sendo ativados, forma-se um osso esponjoso desorganizado e altamente vascularizado, propenso a fraturas; à radiografia, as lesões adquirem uma característica mista. Na fase tardia, a hiperatividade de osteoblastos gera lesões escleróticas, com aumento do volume ósseo e de trabéculas. Porém, a velocidade de formação é tão grande que o osso perde a sua estrutura lamelar, tornando-se desorganizado, um mosaico caótico (*woven bone)*, caracterizado por uma mistura de tecido ósseo anormal com aumento do volume osteoide não mineralizado, além de apresentar aumento de vascularização da medula óssea e fibrose peritrabecular. Além disso, a mineralização não consegue acompanhar a produção de matriz colágena, originando defeitos de mineralização. Com isso, o osso torna-se menos resistente e mais suscetível a deformidades e fraturas. Em lesões ainda mais avançadas, os osteoblastos também reduzem sua atividade, tornando-as inativas ou *burnt-out*, histologicamente caracterizadas pela ausência de células, com fibrose e lipossubstituição.

MANIFESTAÇÕES CLÍNICAS E COMPLICAÇÕES

A doença é frequentemente assintomática: apenas 5 a 30% dos seus portadores apresentam sintomas. Por isso, o diagnóstico costuma ser incidental, por achados radiográficos ou elevação de marcadores de formação óssea, especialmente a fosfatase alcalina (FA).

O acometimento poliostótico é mais frequente, sendo encontrado em até 85% dos casos e, embora qualquer osso possa ser afetado, é uma condição que tem preferência pelo esqueleto axial e fêmur. Os ossos mais acometidos, em ordem decrescente de frequência, são: pelve (58-80%), fêmur (32%), coluna lombar, crânio, coluna torácica, sacro, tíbia, úmero, escápula e coluna cervical.

As manifestações clínicas (Tabela 1), além de raras, são variáveis, pois dependem do local de acometimento, porém a maioria das características clínicas e complicações ocorrem em decorrência das áreas anormais da remodelação óssea, características da doença. Apenas cerca de 40-52% dos sintomáticos evoluem com dor óssea, que é comumente contínua, mal caracterizada e mal localizada, sem relação estrita com sobrecarga osteoarticular ou melhora com repouso, a não ser que esteja associada ao aparecimento de microfraturas ou lesões líticas. Os mecanismos da dor não são completamente entendidos. Atividade metabólica aumentada pode causar dor em alguns indivíduos; entretanto, há uma associação fraca entre ocorrência de dor óssea e atividade metabólica, mensurada pela concentração fosfatase alcalina total. Reid et al. demostraram que 41,8% dos pacientes com elevação de fosfatase alcalina total não relatam dor óssea. A presença de dor óssea já foi associada à hipervascularização local, porém também com baixa correlação com atividade metabólica avaliada pela FA. A hipervascularização também pode causar calor local, especialmente em ossos mais superficiais como a tíbia e, em casos extremos, mais extensos e não tratados, insuficiência cardíaca de alto débito e calcificação arterial e valvar devido ao turbilhonamento sanguíneo.

TABELA 1 Sintomas e complicações da doença de Paget do osso

Órgão/sistema	Complicação (prevalência)
Osso	▪ Dor óssea (52%) ▪ Deformidade óssea (22%) ▪ Fratura (9%) ▪ Osteossarcoma (0,3%)
Articular	▪ Osteoartrite (73%)
Neurológico	▪ Surdez (9%) ▪ Compressão de raiz nervosa (4%) ▪ Compressão de nervo periférico (2%) ▪ Neuropatia compressiva (4%) ▪ Invaginação basilar (2%) ▪ Paralisia de nervo craniano (0,4%) ▪ Paraplegia, quadriplegia, síndrome do roubo vascular
Cardíaco	▪ Insuficiência cardíaca de alto débito (3%) ▪ Estenose aórtica ▪ Calcificação de endocárdio
Metabólico	▪ Hipercalcemia (5%) ▪ Hipercalciúria ▪ Nefrolitíase ▪ Hiperuricemia

Outra justificativa para a presença de dor nesses pacientes é a osteoartrite secundária, caso a lesão pagética esteja adjacente a uma articulação, o que pode ocorrer em até metade dos casos sintomáticos. Os locais com maior ocorrência de osteoartrite por doença de Paget são o quadril e o joelho, e os pacientes evoluem cerca de três vezes mais para artroplastia total do que a população geral (Figura 1). Nesses casos, o aumento da vascularização do osso pagético pode causar sangramento excessivo durante o intraoperatório.

Como o osso, além de aumentar o seu volume, perde a sua estrutura lamelar e é menos mineralizado, deformidades esqueléticas podem ocorrer em qual-

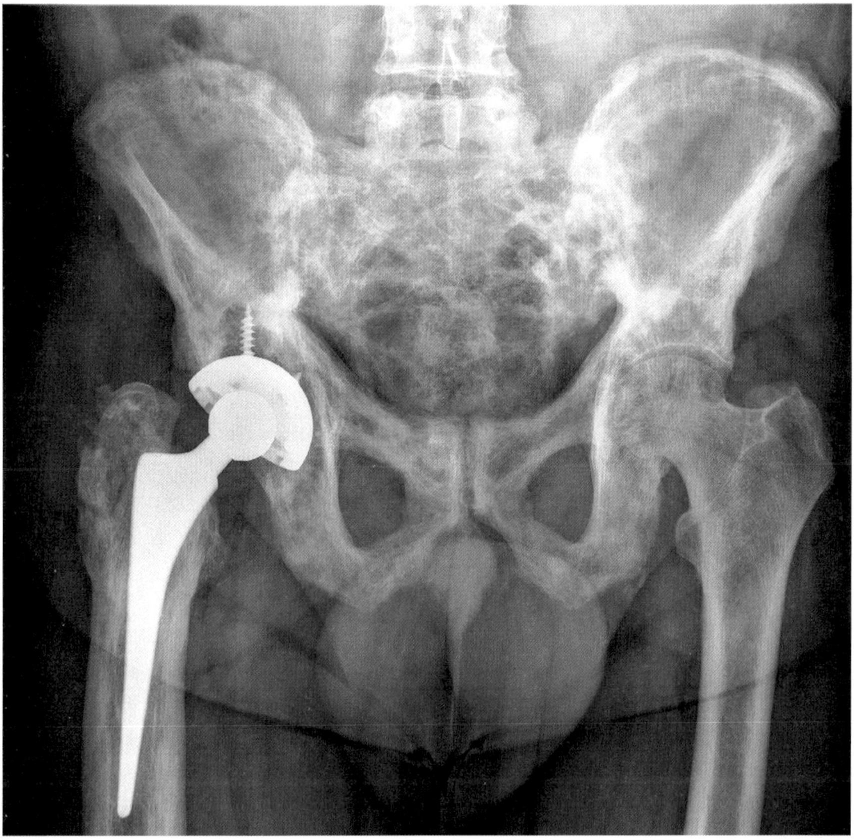

FIGURA 1 Lesões osteoblásticas e, em menor número, osteolíticas em ossos da bacia e do fêmur direito, com artroplastia total de quadril à direita e sinais de osteoartrite secundária, como redução de espaço articular, à esquerda.

quer local e acometem até um terço dos pacientes sintomáticos. O acometimento da mandíbula pode levar à perda dentária; no fêmur e na tíbia pode haver arqueamento, predispondo a dores mecânicas no mesmo membro ou no membro contralateral devido à sobrecarga mecânica; no crânio, podem causar cefaleia, vertigem, zumbido, hidrocefalia de pressão normal, surdez, paralisia facial e amaurose por compressão nervosa. Complicações neurológicas como estenose de canal medular, compressão radicular, invaginação basilar e paraplegia (causada por roubo vascular ou compressão direta da medula espinhal) são raras.

Em uma revisão sistemática recente, 21,5% dos pacientes mostravam deformidades ósseas como manifestação clínica inicial, seguidas de surdez (8,9%) e fraturas patológicas (8,5%).

Devido à acelerada remodelação óssea, podem ocorrer hiperuricemia e gota. Até 50% dos homens com doença de Paget do osso extensa podem evoluir com aumento das concentrações séricas de ácido úrico.

Fraturas ocorrem em cerca de 7% dos casos, porém há casuísticas em que essa frequência chega até a 16%, sendo uma das complicações mais frequentes e mais comuns em ossos longos. Quando da ocorrência de fratura, um diagnóstico diferencial que deve ser aventado, apesar de raro (menos de 1% dos pacientes), é a transformação maligna do osso em osteossarcoma. Esse tipo de complicação é mais frequente em homens, na proporção de 2:1, entre 55 e 80 anos de idade e com acometimento extenso; clinicamente pode apresentar-se com dor nova, edema ou fratura. As localizações mais comuns são fêmur, pelve e úmero.

Outro tipo de complicação neoplásica óssea, menos frequente que o osteossarcoma, é o aparecimento de tumor de células gigantes, que é benigno; porém, o diagnóstico precoce é mais difícil e em geral necessita ressecção cirúrgica.

DIAGNÓSTICO

O diagnóstico deve se basear nos sintomas, quando presentes, e nos achados bioquímicos, como elevação de marcadores de remodelamento ósseo, e radiológicos.

Com relação à bioquímica, os marcadores de remodelamento, sejam de formação ou de reabsorção óssea, encontram-se elevados. Os demais exames do osteometabolismo, incluindo o cálcio e o fósforo, são normais, exceto quando da presença de hiperparatireoidismo primário associado, o que pode ocorrer em cerca de 10% dos casos. A FA total aumentada em pessoas acima dos 55 anos eleva em dez vezes a possibilidade de doença de Paget do osso quando comparadas com controles. É importante lembrar dos diagnósticos diferenciais, principalmente com lesões hepáticas e osteomalácia, tornando a dosagem sérica de 25-hidroxivitamina D importante nesses casos. Apesar de geralmente elevada, a FA total possui sensibilidade de 57,7%, pois pode ser normal em pacientes com a forma monostótica ou com predomínio de lesões tardias ou *burnt-out*, sendo também um marcador de atividade da doença. Nesse cenário, pode ser útil a solicitação da fração óssea da FA e/ou do propeptídeo N-terminal do pró-colágeno tipo 1 (P1NP) ou ou telopeptideo N-terminal urinário (NTXu). Apesar da magnitude do aumento dos marcadores ter associação com a extensão e atividade da doença, eles não possuem associação com sintomas.

Uma meta-análise recente mostrou que P1NP tem a maior correlação com atividade da doença antes e após o tratamento. Fosfatase alcalina total e NTXu são recomendados para seguimento após tratamento, caso P1NP não esteja disponível.

Várias modalidades radiológicas podem ser utilizadas para apoio diagnóstico, classificação de extensão e pesquisa de complicações na doença de Paget do osso. O método padrão-ouro para caracterização das lesões e diagnóstico é a radiografia convencional. Na fase osteolítica inicial, podem ser vistas lesões de osteoporose circunscrita, que caracteristicamente aparecem no crânio (Figura 2), ou lesões em "chama de vela" ou "V invertido" no eixo longitudinal dos ossos longos, caracterizando-se por lesões radiotransparentes localizadas (Figura 3). Na fase mista, aparecem lesões líticas e escleróticas, formando um mosaico com perda da diferenciação corticomedular (Figura 4), acentuação do osso trabecular, que se torna mais grosseiro, alargamento da cavidade medular e espessamento cortical. A "vértebra em moldura" ou "vértebra em quadro" é característica da doença e ocorre por espessamento cortical, mantendo o centro da vértebra sem esclerose. Já na fase tardia ocorre aumento do volume ósseo com esclerose medular, além da esclerose cortical. No esqueleto axial pode se manifestar como "vértebra em marfim", com esclerose de todo o corpo vertebral, mantendo seu tamanho e forma. Nesses casos, o diagnóstico diferencial com metástases blásticas, neoplasias de mama e próstata e linfomas deve ser lembrado.

Os achados radiográficos de cada uma das fases estão resumidos na Tabela 2.

Dadas as principais localizações das lesões pagéticas, as diretrizes da Sociedade Americana de Estudo do Metabolismo Ósseo e Mineral (ASBMR) recomendam a realização de radiografias simples do abdome (incluindo desde a última costela até a cabeça do fêmur), tíbias, crânio e ossos da face quando há suspeita da doença, pois a avaliação dessas topografias é capaz de detectar 93% das lesões.

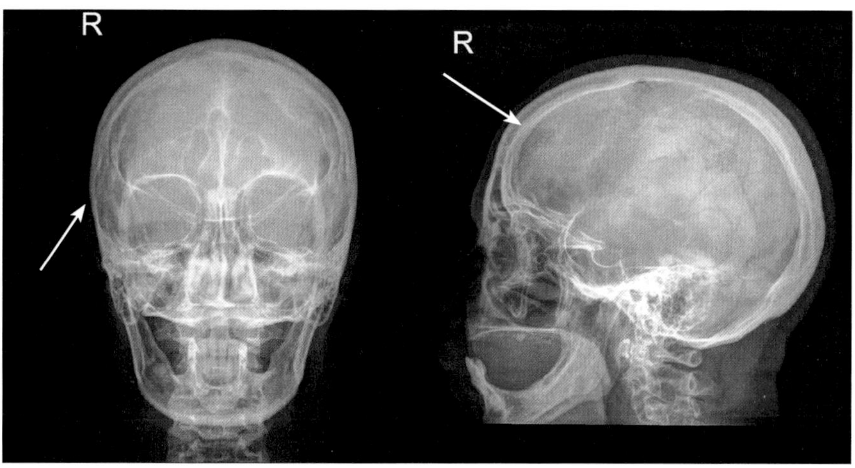

FIGURA 2 Lesão de osteoporose circunscrita em região frontoparietal esquerda, indicada com a seta.

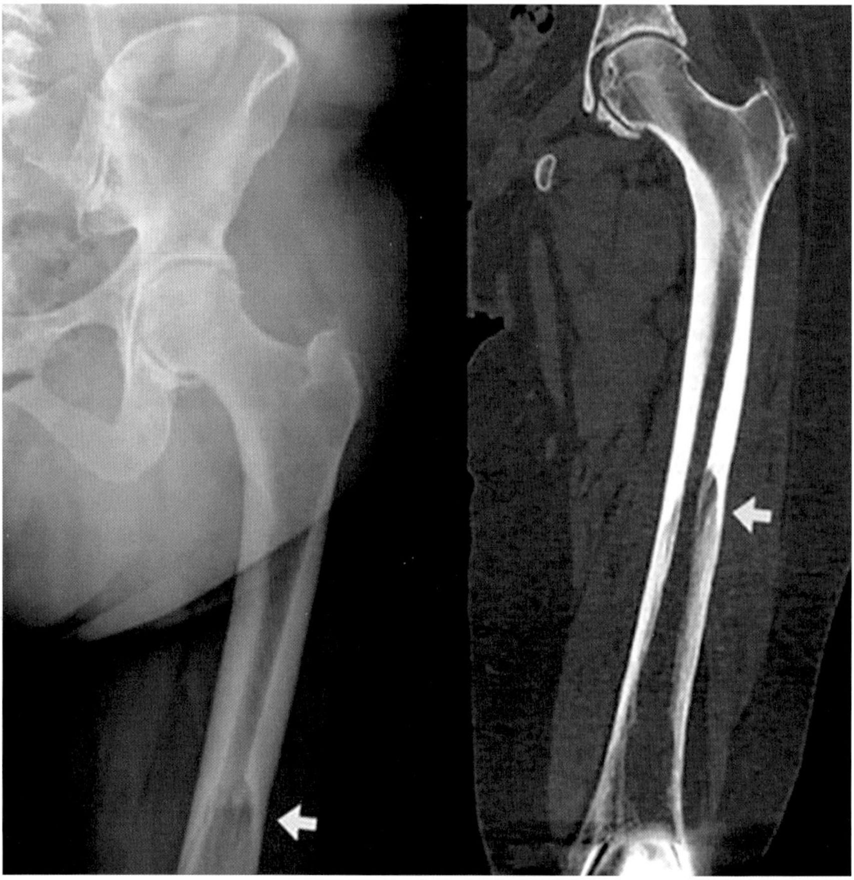

FIGURA 3 Sinal da chama de vela.

A cintilografia óssea, pela sua maior sensibilidade, detecta lesões não visíveis pela radiografia em 10 a 15% dos casos, sendo útil também para caracterizar a extensão da doença nas formas poliostóticas (Figura 5). Quando há concentração do radiofármaco na cintilografia, alguns padrões são característicos e auxiliam no diagnóstico diferencial com displasia fibrosa, metástases e infecções. Entretanto, é necessário confirmar com radiografia, que é o padrão-ouro para o diagnóstico. Em menos de 10% dos casos, a cintilografia pode ser negativa, especialmente se houver presença de lesões tardias ou *burnt-out*.

Técnicas como a tomografia computadorizada e a ressonância magnética são mais importantes para diagnosticar e avaliar complicações, como compressões nervosas ou medulares, invaginação basilar, fraturas e transformação sarcomatosa.

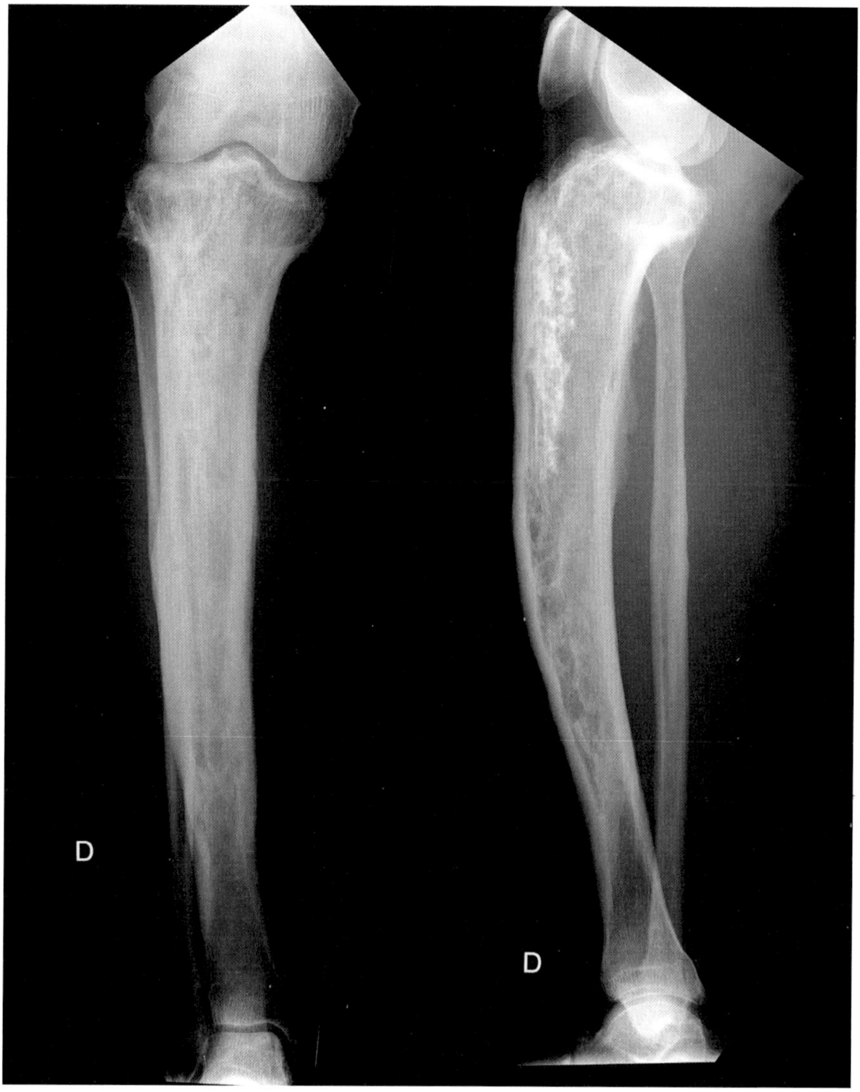

FIGURA 4 Lesões mistas, líticas e escleróticas, em tíbia e fíbula direitas (incidências anteroposterior, à esquerda, e lateral, à direita), com arqueamento anterior da tíbia.

A biópsia óssea, embora raramente necessária, pode ser realizada em caso de dúvida quanto a diferenciais como displasia fibrosa, osteomielite crônica e metástases, ou quando há suspeita de transformação sarcomatosa.

Apesar da displasia fibrosa ser um dos principais diagnósticos diferenciais da doença de Paget do osso, ela é mais comum em pacientes mais jovens, entre a

TABELA 2 Alterações radiográficas nas diferentes fases da doença de Paget

Fase da doença de Paget	Achados radiográficos
Osteolítica (inicial)	▪ Osteoporose circunscrita do crânio
	▪ Sinal da chama de vela nos ossos longos
Mista (intermediária)	▪ Trabéculas grosseiras e aumento ósseo intercalado com zonas osteolíticas
	▪ Aparência de algodão do crânio ▪ Vértebra em quadro (espessamento cortical que aparece nas margens dos corpos vertebrais)
	▪ Vértebra de marfim (aumento da opacidade do corpo vertebral que mantém o tamanho e contorno)
Esclerótica (tardia)	▪ Aumento do osso frontal
	▪ Espessamento cortical e esclerose das linhas iliopectíneas e isquiopúbicas
	▪ Zonas de Looser

3ª e 4 décadas de vida, e o padrão de acometimento craniano, quando presente, auxilia no diagnóstico diferencial, pois é assimétrico e costuma acometer locais específicos como a órbita e os seios paranasais, incaracterísticos no Paget. Além disso, na displasia fibrosa não há espessamento de cortical, e as lesões líticas tendem a ser pequenas.

TRATAMENTO

O tratamento é indicado, em sua maioria, para pacientes sintomáticos, especialmente na presença de dor. Pode também ser indicado para redução de progressão da doença em locais como crânio, coluna vertebral e próximos a articulações. Quando da presença de complicações como fraturas, sintomas neurológicos e hipercalcemia (em geral associada a imobilismo), assim como quando da necessidade de abordagem cirúrgica em locais acometidos (p. ex., para artroplastia total de joelho em paciente com acometimento proximal da tíbia), também faz-se necessário o tratamento. Uma vez que a evidência para tratamento de indivíduos assintomáticos é escassa, ele pode ser considerado de maneira condicional, especialmente se houver lesões líticas presentes.

As drogas mais estudadas são os bisfosfonatos, que agem reduzindo a reabsorção e, consequentemente, o remodelamento ósseo. Eles foram associados à melhora principalmente da dor e sintomas neurológicos, porém não é muito bem estabelecida a sua capacidade de redução de complicações no longo prazo.

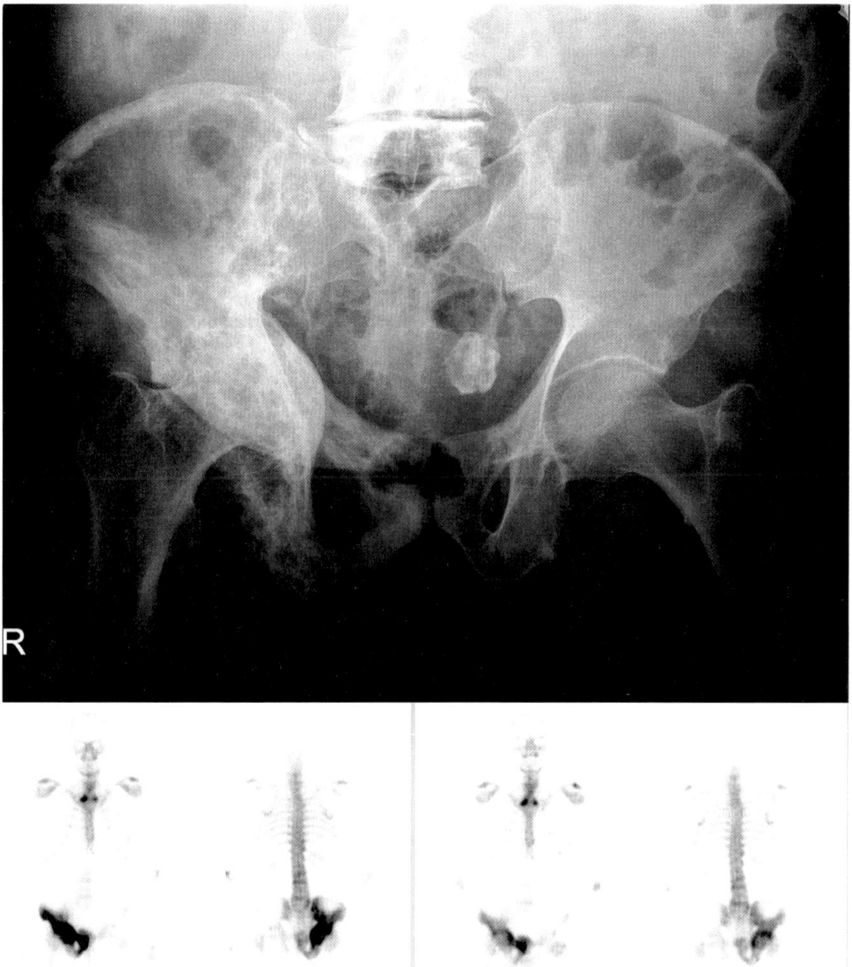

FIGURA 5 Acima, radiografia de pelve evidenciando lesões osteolíticas e osteoblásticas à direita. Abaixo, à esquerda, cintilografia com tecnécio com captação intensa do radiofármaco em pelve direita. Abaixo, à direita, cintilografia com tecnécio realizada após tratamento, evidenciando redução da captação do radiofármaco em pelve.

Os esquemas terapêuticos incluem:

- Ácido zoledrônico 5 mg intravenoso em pelo menos 15 minutos, em dose única.
- Risedronato 30 mg/dia via oral, por 2 meses.
- Alendronato 40 mg/dia (pode-se utilizar 70 mg em dias alternados, como uma adaptação a essa posologia) via oral, por 3 a 6 meses.

Apenas uma dose de ácido zoledrônico é capaz de induzir remissão em 90 a 95% dos pacientes, enquanto as taxas de remissão com risedronato chegam próximas aos 75%. A recidiva é relativamente infrequente e chega até 14% após dose única de ácido zoledrônico, sendo possivelmente associada a doenças mais extensas ou de início muito precoce.

A remissão total na doença de Paget do osso é definida como normalização da fosfatase alcalina total, enquanto a remissão parcial se dá quando há redução de pelo menos 75% da FA total pré-tratamento, após 3 a 6 meses de terapia. Após esse período, caso não haja resposta ou ocorra aumento, durante o seguimento, de mais de 25% da FA total pós-tratamento, é necessário um novo curso terapêutico.

O uso de denosumabe foi associado à melhora da dor e dos marcadores de remodelamento, porém com pouca evidência sobre a evolução clínica e laboratorial após a descontinuação da droga. Nesse contexto, o inibidor de RANKL pode ser útil em pacientes com contraindicação aos bisfosfonatos, especialmente no cenário de doença renal crônica. Além disso, há boa evidência para uso nos pacientes com evolução para tumor de células gigantes, particularmente quando procedimentos cirúrgicos não podem ser realizados.

CONCLUSÕES

Por ser frequentemente assintomática, o diagnóstico tardio da doença de Paget do osso não é raro, tornando os portadores mais suscetíveis a complicações como deformidades ósseas e fraturas. Portanto, é necessário alto grau de suspeição, com atenção à fosfatase alcalina elevada e lesões osteolíticas e osteoblásticas aos exames de imagem. O tratamento é relativamente simples e curto, e capaz de induzir remissão em cerca de 90% dos pacientes.

BIBLIOGRAFIA

1. Audet MC, Jean S, Beaudoin C, Guay-Bélanger S, Dumont J, Brown JP, et al. Environmental factors associated with familial or non-familial forms of Paget's disease of bone. Joint Bone Spine. 2017 Dec 1;84(6):719-23.
2. Banaganapalli B, Fallatah I, Alsubhi F, Shetty PJ, Awan Z, Elango R, et al. Paget's disease: a review of the epidemiology, etiology, genetics, and treatment. Front Genet. 2023;14:1131182.

3. Corral-Gudino L, Borao-Cengotita-Bengoa M, Del Pino-Montes J, Ralston S. Epidemiology of Paget's disease of bone: a systematic review and meta-analysis of secular changes. Bone. 2013 Aug;55(2):347-52.
4. Cortis K, Micallef K, Mizzi A. Imaging Paget's disease of bone – from head to toe. Clin Radiol. 2011 Jul;66(7):662-72.
5. Gutteridge DH, Gruber HE, Kermode DG, Worth GK. Thirty cases of concurrent Paget's disease and primary hyperparathyroidism: sex distribution, histomorphometry, and prediction of the skeletal response to parathyroidectomy. Calcif Tissue Int. 1999;65(6):427-35.
6. Merlotti D, Rendina D, Cavati G, Abate V, Falchetti A, Mingiano C, et al. Drug treatment strategies for paget's disease: relieving pain and preventing progression. Expert Opin Pharmacother. 2023;24(6):715-27.
7. Morissette J, Laurin N, Brown JP. Sequestosome 1: mutation frequencies, haplotypes, and phenotypes in familial Paget's disease of bone. J Bone Miner Res. 2006 Feb;21 Suppl 2(SUPPL. 2).
8. Ralston SH, Corral-Gudino L, Cooper C, Francis RM, Fraser WD, Gennari L, et al. Diagnosis and management of Paget's disease of bone in adults: a clinical guideline. J Bone Miner Res. 2019 Apr 1;34(4):579-604
9. Ralston SH, Langston AL, Reid IR. Pathogenesis and management of Paget's disease of bone. Lancet. 2008;372(9633):155-63.
10. Ralston SH. Pathogenesis of Paget's disease of bone. Bone. 2008 Nov;43(5):819-25.
11. Reid IR, Lyles K, Su G, Brown JP, Walsh JP, Del Pino-Montes J, et al. A single infusion of zoledronic acid produces sustained remissions in Paget disease: data to 6.5 years. J Bone Miner Res. 2011 Sep;26(9):2261-70.
12. Reid IR, Miller P, Lyles K, Fraser W, Brown JP, Saidi Y, et al. Comparison of a single infusion of zoledronic acid with risedronate for Paget's disease. N Engl J Med. 2005 Sep;353(9):898-908.
13. Reid IR, Nicholson GC, Weinstein RS, Hosking DJ, Cundy T, Kotowicz MA, et al. Biochemical and radiologic improvement in Paget's disease of bone treated with alendronate: a randomized, placebo-controlled trial. American Journal of Medicine. 1996 Oct;101(4):341-8.
14. Reis RL, Poncell MF, Diniz ET, Bandeira F. Epidemiology of Paget's disease of bone in the city of Recife, Brazil. Rheumatol Int. 2012 Oct;32(10):3087-91.
15. Seitz S, Priemel M, Zustin J, Beil FT, Semler J, Minne H, et al. Paget's disease of bone: histologic analysis of 754 patients. J Bone Miner Res. 2009 Jan;24(1):62-9.
16. Smith SE, Murphey MD, Motamedi K, Mulligan ME, Resnik CS, Gannon FH. From the archives of the AFIP. Radiologic spectrum of Paget disease of bone and its complications with pathologic correlation. Radiographics. 2002;22(5):1191-216.
17. Tan A, Goodman K, Walker A, Hudson J, MacLennan GS, Selby PL, et al. Long-term randomized trial of intensive versus symptomatic management in Paget's disease of bone: The PRISM-EZ study. J Bone Miner Res. 2017 Jun 1;32(6):1165-73.
18. Walsh JP, Ward LC, Stewart GO, Will RK, Criddle RA, Prince RL, et al. A randomized clinical trial comparing oral alendronate and intravenous pamidronate for the treatment of Paget's disease of bone. Bone. 2004 Apr;34(4):747-54
19. Werner De Castro GR, Heiden GI, Zimmermann AF, Morato EF, Neves FS, Toscano MA, et al. Paget's disease of bone: analysis of 134 cases from an island in Southern Brazil: another cluster of Paget's disease of bone in South America. Rheumatol Int. 2012 Mar;32(3):627-31.
20. Whyte MP. Clinical practice. Paget's disease of bone. N Engl J Med. 2006 Aug 10;355(6):593-600.

30

Osteogênese imperfeita

Daniela Gerent Petry Piotto
Yhasmin Oliveira Gondim Moraes

DESTAQUES DO TEMA

- A osteogênese imperfeita (OI) é uma doença genética rara do tecido conjuntivo que afeta a síntese do colágeno tipo I, resultando em fragilidade óssea e fraturas frequentes.
- Existem vários tipos de OI com base na gravidade e nas características clínicas. O tipo mais comum é o I, que é leve e frequentemente não diagnosticado até a infância tardia ou adolescência, sendo o subtipo comum na idade adulta.
- O diagnóstico é clínico, por exames laboratoriais e de imagem, confirmado por testes genéticos para identificar mutações nos genes relacionados ao colágeno.
- Exames de imagem podem mostrar ossos longos com múltiplas fraturas, fraturas antigas e deformidades.
- O tratamento visa principalmente prevenir fraturas e melhorar a qualidade de vida. Os bisfosfonatos (pamidronato, ácido zoledrônico e alendronato) e o desonumabe são os mais utilizados atualmente.

INTRODUÇÃO

A osteogênese imperfeita (OI), também conhecida como doença dos ossos de vidro, pertence ao grupo de displasias esqueléticas genéticas raras, que possuem em comum fragilidade óssea, fraturas frequentes e deformidades ósseas.

A OI é causada por mutações nos genes responsáveis pela produção do colágeno tipo I, uma proteína essencial para a estruturação e resistência dos ossos.

A doença atinge um a cada 10.000 a 20.000 nascidos vivos no mundo e a sobrevida dos pacientes está relacionada à gravidade aos fenótipos manifestados.

Existem vários tipos de OI. Alguns pacientes apresentam apenas algumas fraturas ao longo da vida, enquanto outros sofrem múltiplas fraturas desde o nascimento e podem ter problemas respiratórios por conta de deformidades torácicas. Outros sintomas em comum são esclera azulada, dentinogênese imperfeita, hiperextensibilidade articular e baixa estatura, em alguns casos. O diagnóstico é clínico, por exames de imagem e testes moleculares.

O tratamento é multidisciplinar e visa principalmente reduzir o risco de fraturas, melhorar a qualidade de vida do paciente e minimizar as complicações associadas à doença.

CLASSIFICAÇÃO DA OSTEOGÊNESE IMPERFEITA

A classificação da OI é baseada em critérios clínicos, genéticos e radiológicos, levando em consideração a gravidade da doença e suas manifestações.

A classificação utilizada inicialmente foi definida com base nas mutações nos genes COL1A1 e COL1A2. Com o aperfeiçoamento da técnica molecular e melhor compreensão da doença, novas subcategorias e classificações foram sendo propostas para refletir melhor a heterogeneidade genética e fenotípica da OI. Na prática clínica, o Grupo de Nosologia da Sociedade Internacional de Displasias Esqueléticas recomenda manter a classificação de Sillence expandida (Tabela 1) como a universalmente aceita, uma vez que mais 90% das pessoas com OI se enquadram nos primeiros quatro subtipos incialmente descritos.

FISIOPATOLOGIA

A fisiopatologia da OI está intimamente ligada às mutações genéticas envolvidas na síntese de colágeno tipo I, na função osteoplástica ou na mineralização da matriz óssea. O entendimento desses mecanismos é fundamental para o diagnóstico, manejo e desenvolvimento de novas terapias.

Defeito na síntese de colágeno tipo I (tipo I-IV)

O colágeno tipo I é o componente mais importante da matriz extracelular óssea. É um heterotrímero composto por duas cadeias α1 codificadas pelo gene COL1A1 e uma hélice de cadeia α2 codificada pelo gene COL1A2.

TABELA 1 Classificação de Sillence expandida da osteogênese imperfeita (OI)

Tipo	Gravidade clínica	Manifestações típicas	Mutações associadas*
I	OI leve	Esclera azulada, sem dentinogênese imperfeita aparente, estatura normal. Escoliose leve como consequência das fraturas vertebrais ao final da infância e adolescência. Não há comprometimento auditivo, mas há afinamento da pele e hipermobilidade de articulações	Códon de parada prematuro em COL1A1
II	OI perinatal letal	Múltiplas fraturas de costelas, calota craniana mole, hemorragia intracraniana e insuficiência respiratória ao nascimento. Deformidades pronunciadas, ossos longos largos, esclera escura. Óbito nos primeiros dias ou semanas de vida	Substituições de glicina em baixa densidade em COL1A1 ou COL1A2
III	OI grave Deformante progressivo	Estatura baixa, macrocefalia, rosto triangular, esclera acinzentada, dentinogênese imperfeita. Fraturas, escoliose e deformidades ósseas marcantes desde o nascimento. A perda auditiva tende a ocorrer na vida adulta	Substituições de glicina em COL1A1 ou COL1A2
IV	OI moderada Moderadamente deformado	Estatura moderadamente baixa, escoliose (leve ou moderada), esclera acizentada ou branca, dentinogênese imperfeita. O diagnóstico precoce é importante, pois esses pacientes podem ser beneficiados pelo tratamento	Substituições de glicina em COL1A1 ou COL1A2
V	Moderadamente deformado	Baixa estatura, luxação da cabeça do rádio, membrana interóssea mineralizada, calo hiperplásico, esclera branca, sem dentinogênese imperfeita	IFITM5
VI	Moderada a severamente deformante	Estatura moderadamente baixa, escoliose, acúmulo de osteoide no tecido ósseo, lamelação óssea em padrão escama de peixe, esclera branca, sem dentinogênese imperfeita	SERPINF1
VII	Moderadamente deformante	Baixa estatura leve, fêmures e úmeros curtos, coxa vara, esclera branca e sem dentinogênese imperfeita	CRTAP

*Pode não ser detectado em determinados pacientes.
Fonte: adaptada de Van Dijk FS, Sillence DO. Osteogenesis imperfecta: clinical diagnosis, nomenclature and severity assessment. Am J Med Genet A. 2014;164(6):1470-81.

Aproximadamente 85% das OIs são causadas mutações em genes que codificam o colágeno tipo 1 (COL1A1/COL1A2). Essas mutações podem resultar em defeitos quantitativos que são caracterizados pela síntese reduzida de colágeno tipo I, com fenótipo mais leve de doença, ou em defeitos qualitativos em que há produção de colágeno com estrutura alterada, associados aos tipos considerados moderados e progressivos.

Defeitos na ossificação e mineralização

Os tipos V e VI de OI têm em comum o fato de causarem defeitos primários na formação ou mineralização óssea endocondral. O tipo V, de herança dominante, e o tipo VI, de herança recessiva, foram identificados clinicamente com base em características fenotípicas, radiográficas e histológicas, assim como na alteração pós-tradução do colágeno tipo I. Certas mutações genéticas levam à OI não por afetarem o colágeno tipo I, mas devido à mineralização óssea.

Defeitos na diferenciação e função osteoblástica

Três genes intrínsecos na diferenciação de osteoblastos foram associados aos fenótipos da OI: WNT1 (tipo XV), CREB3L1 (tipo XVI) e SP7 (tipo XII). Defeitos nesses genes causam uma redução na expressão do colágeno tipo I. A relação desses defeitos genéticos com o colágeno pode ser quantitativa, resultando em osteopenia.

DIAGNÓSTICO CLÍNICO

O diagnóstico clínico é inicialmente feito por uma história clínica completa sobre fraturas frequentes desde a infância, história familiar de fragilidade e deformidades ósseas. O exame físico deve incluir uma avaliação cuidadosa da estatura do paciente, deformidades ósseas (como espinha bífida, escoliose), hiperextensibilidade articular e características faciais típicas, como esclerótica azulada e dentinogênese imperfeita. É importante excluir outras causas de fragilidade óssea, como osteoporose, osteomalácia, outras doenças metabólicas ósseas ou trauma não acidental em casos de suspeita de abuso. Crianças e adolescentes com OI possuem 11 vezes mais fraturas do que a população em geral, em localizações atípicas como as fraturas vertebrais que ocorrem em cerca de 70% dos pacientes até mesmo por traumas leves. As características clínicas associadas aos principais subtipos estão descritas na Tabela 1. Além dessas manifestações clínicas, também há relatos de dores agudas e crônicas, o que infere uma redução na qualidade de vida desses pacientes, sendo responsável pela mudança de rotina que acaba por se torna-los mais sedentários, com sobrepeso e depressivos devido à intensidade do quadro doloroso.

EXAMES DE IMAGEM

- **Radiografias de ossos longos e panorâmica da coluna:** são indicadas para identificar fraturas, deformidades, escoliose, osteopenia e calos ósseos. Nas diáfises de ossos longos, costelas e coluna vertebral são frequentemente um achado marcante de fraturas na OI, especialmente nas formas mais graves da doença. Na coluna vertebral, múltiplas fraturas por compressão toracolombar e encurtamento vertebral podem ser observadas e necessitam de avaliação rigorosa para determinar a gravidade da doença. As deformidades ósseas incluem principalmente os membros inferiores, mas também podem envolver os membros superiores e o crânio. No entanto, as aparências radiográficas podem estar dentro dos limites da normalidade nas formas leves de OI, tornando o diagnóstico mais difícil. A osteopenia se apresenta como adelgaçamento do osso cortical e aumento da transparência do osso trabecular nas radiografias. No entanto, esses resultados podem ser subjetivos e difíceis de avaliação com radiografia convencional, a menos que haja uma redução de pelo menos 30 a 50% no conteúdo mineral ósseo.
- **Densitometria mineral óssea (DMO):** um método rápido, preciso e com exposição reduzida à radiação que avalia a densidade mineral óssea reduzida nesses pacientes. No entanto, não foram encontradas evidências sobre o uso de DMO como exame diagnóstico para a OI, bem como sua validade no monitoramento do tratamento, não sendo possível preconizá-la no Brasil.
- **Tomografia computadorizada (TC)**: proporciona imagens detalhadas dos ossos e pode ser útil para avaliar a gravidade das fraturas e deformidades.
- **Ressonância magnética (RM)**: utilizada para avaliar os tecidos moles e estruturas ao redor dos ossos.
- **Ultrassonografia pré-natal**: ossos longos curtos, fêmures arqueados e perímetro cefálico relativamente grande sugerem uma displasia esquelética, como OI grave. Esses resultados alterados são frequentemente detectados a partir do segundo trimestre da gravidez.

EXAMES LABORATORIAIS

Embora o diagnóstico seja predominantemente clínico e em exames de imagem, os exames laboratoriais contribuem para o diagnóstico e monitoramento da doença.

1. **Marcadores de formação óssea**:
   - Osteocalcina: níveis elevados podem indicar aumento da atividade osteoblástica e formação óssea. Isso pode ocorrer em resposta a fraturas ou como efeito de terapias específicas.
   - Fosfatase alcalina fração óssea (ALP): uma enzima envolvida na formação óssea. Níveis elevados podem indicar aumento da atividade osteoblástica.
2. **Marcadores de reabsorção óssea – telopeptídeo C-terminal do colágeno tipo I (CTX) e N-telopeptídeo do colágeno tipo I (NTX):** ambos refletem a degradação do colágeno tipo I e são liberados em pacientes com OI na circulação devido à fragilidade óssea e frequentes microfraturas. Na OI, em que há um desequilíbrio entre formação e reabsorção óssea, esses marcadores podem ajudar a monitorar a atividade da doença e a eficácia do tratamento, como os bisfosfonatos, que visam reduzir a reabsorção óssea.
3. **Exames bioquímicos de sangue**:
   - **Cálcio e fosfóro sérico:** assim como o cálcio, os níveis de fósforo no sangue tendem a ser normais em pacientes com OI. Eles devem ser monitorados pelo uso de medicamentos que afetam o metabolismo ósseo. Suplementos de cálcio podem ser recomendados para garantir uma ingestão adequada, especialmente em crianças em crescimento e em casos de dieta insuficiente.
   - **Paratormônio (PTH):** anormalidades nos níveis de PTH podem indicar distúrbios na regulação do cálcio e do fósforo, o que pode complicar o manejo da OI. Avaliação da função paratireoidiana pode ser importante, especialmente se houver suspeita de hipoparatireoidismo ou hiperparatireoidismo secundário devido ao uso prolongado de bisfosfonatos.
   - **Vitamina D**: pacientes com OI devem manter níveis adequados de vitamina D para otimizar a saúde óssea. A vitamina D é essencial para a absorção de cálcio e fósforo no intestino e para a mineralização óssea. Ela também tem um papel na função imunológica e na prevenção de doenças ósseas.
   - **Fosfatase alcalina**: embora já mencionado como marcador de formação óssea, níveis gerais de ALP também podem ser medidos.
   - **Função renal**: importante tanto pelo papel dos rins no metabolismo do cálcio e fósforo, quanto pela necessidade de monitoramento devido ao uso de medicamentos nefrotóxicos, como o ácido zoledrônico.
4. **Análise de urina**: pode ser utilizada para medir marcadores de reabsorção óssea, como o NTX urinário.

DIAGNÓSTICO MOLECULAR

Além da suspeita clínica e do método de imagem, pode-se recomendar testes genéticos para identificar mutações específicas nos genes associados à OI. especialmente naqueles com histórico familiar positivo ou manifestações clínicas atípicas.

Cerca de 85-90% dos casos se devem a uma variante alélica em um dos dois genes que codificam as cadeias alfa do colágeno tipo 1 (*COL1A1* e *COL1A2*), com herança autossômica dominante, enquanto as formas recessivas correspondem a 10-15%. Outras mutações em genes relacionados à biossíntese de colágeno, como CRTAP, PPIB, SERPINF1 e SERPINH1, também foram associadas a formas mais raras de OI.

A metodologia utilizada no exame é o sequenciamento de nova geração (NGS) das regiões codificantes e adjacentes aos éxons em um painel com os principais genes para OI. O exame pode ser feito em amostras de sangue periférico, saliva, material de vilo corial ou líquido amniótico, colaborando para o diagnóstico precoce intraútero nos casos de suspeita clínica na gestação.

Indicações do painel genético para OI:

- Histórico pessoal de múltiplas fraturas de ossos longos e/ou de fratura vertebral relacionadas a trauma de baixo impacto.
- Histórico familiar de fraturas não traumáticas em pessoas jovens e/ou consanguinidade.
- Sintomas clínicos como esclera azulada, dentinogênese imperfeita, déficit auditivo e hiperextensibilidade de pele e ligamentos.
- Baixa densidade mineral óssea desproporcional à faixa etária, sem antecedentes clínicos, e exclusão de causas secundárias que justifiquem o achado.
- Para confirmação diagnóstica nos casos em que a apresentação clínica e radiológica não é conclusiva para um diagnóstico claro de OI.
- Aconselhamento genético para orientações de pacientes e suas famílias sobre o risco de recorrência da doença em futuras gestações.
- Planejamento de tratamento, uma vez que alguns tratamentos emergentes para OI estão sendo desenvolvidos com base em mutações genéticas específicas.

DIAGNÓSTICO DIFERENCIAL

A OI deve ser considerada em qualquer criança com fraturas de repetição por pequenos traumas. Formas leves de OI podem ser confundidas com a ocorrência de maus-tratos, acrescentando a necessidade da avaliação social, além da avaliação clínica e radiológica. Os exames laboratoriais para avaliação sérica do metabolismo do cálcio permitem afastar a hipótese de hipocalcemia ou hiperparatireoidismo preexistentes.

O diagnóstico diferencial de OI inclui:

- Raquitismo.
- Condições metabólicas e distúrbios sindrômicos com fragilidade óssea (como hipofosfatasia e osteopetrose com acidose tubular renal).
- Síndrome de Cole-Carpenter.
- Síndrome de Pelger-Huet (SOPH).
- Síndrome de Bruck.
- Síndrome do pseudoglioma da osteoporose.
- Osteoporose juvenil idiopática.
- Doença de Caffey (hiperostose cortical infantil).
- Hipofosfatasia.
- Displasia fibrosa/síndrome de McCune-Albright.
- Hiperfosfatasia hereditária (doença de Paget Juvenil).
- Síndrome de Snyder-Robinson.
- Canalopatias de sódio.
- Outras causas de fragilidade/fraturas ósseas em adultos, como fatores ambientais, distúrbios alimentares e/ou deficiências nutricionais (p. ex., doença de Crohn, doença celíaca).

TRATAMENTO

O tratamento de OI é geralmente medicamentoso, não medicamentoso e multidisciplinar (Figura 1). A escolha do tratamento depende da gravidade da doença, da idade do paciente e de outros fatores individuais.

1. Tratamento medicamentoso:
    - Bisfosfonatos: são os principais medicamentos farmacológicos utilizados. Esses medicamentos, como pamidronato, alendronato e ácido zoledrônico, são frequentemente utilizados para aumentar a densidade óssea e reduzir a incidência de fraturas. Eles funcionam ao inibir a reabsorção óssea pelos osteoclastos. O paciente deve apresentar fenótipos leves a graves (tipos 1, 3, 4 ou 5); ter sofrido pelo menos duas fraturas por ano, fraturas de vértebras ou deformidades ósseas com comprovação radiológica e/ou apresentar dor crônica, independentemente do tipo de OI.
    - Denosumabe: um anticorpo monoclonal que inibe a ação do RANKL, uma proteína envolvida na formação e atividade dos osteoclastos, e com sua inibição reduz a reabsorção óssea. Essa droga foi estudada inicial-

mente em OI tipo VI, que é uma forma recessiva pouco responsiva aos bisfosfonatos. Deve ser usada com cautela em pacientes pediátricos devido ao efeito de hipercalcemia rebote.

- Medicamentos opioides: em casos de dor intensa e refratária aos analgésicos comuns, os opioides podem ser prescritos. No entanto, seu uso deve ser cuidadosamente monitorado devido ao risco de dependência e efeitos colaterais.
- Terapia com hormônio de crescimento (GH): em alguns casos, a terapia com hormônio de crescimento pode ser utilizada para estimular o crescimento e melhorar a densidade óssea em crianças com OI.
- Análogos do hormônio paratireoide (PTH): em estudos experimentais, a teriparatida tem mostrado potencial para aumentar a densidade óssea e reduzir fraturas em pacientes com OI, especialmente em formas mais leves da doença.
- Anticorpos monoclonais contra esclerostina (romosozumabe): esclerostina é uma proteína que inibe a formação óssea. Suprimir a sua função pode aumentar a formação óssea e está sendo explorado como uma terapia potencial para OI.
- Terapia gênica e terapia com células-tronco: ainda em pesquisa, visam corrigir os defeitos genéticos subjacentes ou regenerar o tecido ósseo saudável.

2. Tratamento não medicamentoso: a combinação de ossos frágeis, fraqueza muscular associada e ciclos de fratura e imobilidade criam dificuldades para o paciente atingir e manter habilidades motoras, especialmente caminhar, devendo receber tratamento ortopédico e fisioterápico. A fisioterapia e a hidroterapia focadas na força muscular, na amplitude de movimento e proteção articular são cruciais para melhorar a função e a independência nas atividades diárias.

A intervenção cirúrgica desempenha papel importante de proteção à região intramedular, visto que atua no realinhamento e na prevenção de deformidades, o que propicia a redução da ocorrência de fraturas e estimula a deambulação.

OSTEOGÊNESE IMPERFEITA EM ADULTOS

Embora seja mais comumente associada à infância devido à fragilidade óssea que resulta em fraturas frequentes desde o nascimento, os sintomas da OI podem persistir e impactar a vida adulta.

O tipo mais comum de OI em adultos é o I. Também conhecido como forma leve, apresenta fraturas menos frequentes em comparação com outras formas mais graves da doença. Geralmente, as fraturas ocorrem durante a infância e reduzem com o tempo, à medida que a pessoa atinge a idade adulta. Entretanto, alguns ainda podem apresentar fraturas e complicações relacionadas, como deformidades ósseas, dor crônica e dificuldades de locomoção. A OI é uma doença sistêmica que envolve não apenas o sistema musculoesquelético, mas também o sistema cardiopulmonar e gastrointestinal, audição, visão, saúde bucal e saúde da mulher.

O tratamento da OI em adultos é semelhante ao tratamento em crianças e adolescentes, com uma abordagem multidisciplinar, com foco na prevenção de fraturas, gerenciamento da dor, cirurgias ortopédicas para corrigir deformidades ou estabilizar ossos fraturados. Embora a OI seja uma condição genética que geralmente está presente desde o nascimento, os sintomas e o impacto da doença podem variar ao longo da vida de uma pessoa, e o tratamento geralmente é adaptado às necessidades específicas de cada paciente.

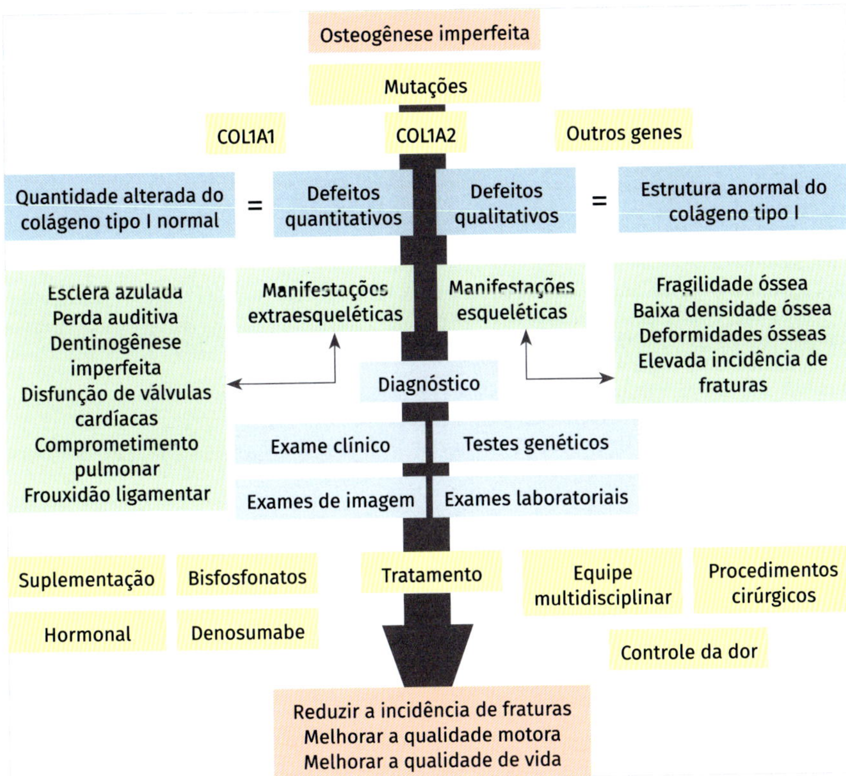

FIGURA 1 Fluxograma descritivo sobre a osteogênese imperfeita.

Fonte: adaptada de Wilvert ME, Centa A, Habermann MAM, Assolini JP. Osteogênese imperfeita: uma revisão narrativa. Revista Fit. 2023;27(123).

BIBLIOGRAFIA

1. Arundel P, Bishop N. Medical management for fracture prevention in children with osteogenesis imperfecta. Calcif Tissue Int. 2024 Mar 29.
2. Brasil. Ministério da Saúde. Protocolo clínico e diretrizes terapêuticas da osteogênese imperfeita. Brasilia: Conitec; 2022. Disponível em: https://www.gov.br/conitec/pt-br/midias/protocolos/20220926_pcdt_osteogenese_imperfeita.pdf.
3. Brizola E, et al. Características clínicas e padrão de fraturas no momento do diagnostico de osteogênese imperfeita em crianças. Rev Paul Pediatr. 2017;35(2).
4. Dinulescu A, Păsărică AS, Carp M, Dușcă A, Dijmărescu I, Pavelescu ML, et al. new perspectives of therapies in osteogenesis imperfecta – a literature review. J Clin Med. 2024 Feb 13;13(4):1065.
5. Dwan K, Phillipi CA, Steiner RD, Basel D. Bisphosphonate therapy for osteogenesis imperfecta. Cochrane Database Syst Rev. 2016 Oct 19;10(10):CD005088.
6. Folkestad L, et al. Fracture rates and fracture sites in patients with osteogenesis imperfecta: a nationwide register-based cohort study. Journal Of Bone And Mineral Research. 2016;32(1):125-34.
7. Forlino A, Marini JC. Osteogenesis imperfecta. Lancet. 2016 Apr 16;387(10028):1657-71.
8. Hald JD, Langdahl B, Folkestad L, Wekre LL, Johnson R, Nagamani SCS, et al. Osteogenesis imperfecta: skeletal and non-skeletal challenges in adulthood. Calcif Tissue Int. 2024 Jun.
9. Liu J, Lin X, Sun L, Zhang Q, Jiang Y, Wang O, et al. Safety and efficacy of denosumab in children with osteogenesis imperfecta – the first prospective comparative study. J Clin Endocrinol Metab. 2024 Jun 17;109(7):1827-36.
10. Mahmoud I, Bouden S, Sahli M, Rouached L, Ben Tekaya A, Tekaya R, et al. Efficacy and safety of intravenous zolidronic acid in the treatment of pediatric osteogenesis imperfecta: a systematic review. J Pediatr Orthop B. 2024 May 1;33(3):283-9.
11. Martin E, Shapiro JR. Osteogenesis imperfecta: epidemiology and pathophysiology. Curr Osteoporos Rep. 2007;5(3):91-7.
12. Rossi V, Lee B, Marom R. Osteogenesis imperfecta: advancements in genetics and treatment. Curr Opin Pediatr. 2019;31(6):708-15.
13. Salles Rosa Neto N, Pereira IA, Sztajnbok FR, Azevedo VF. Unraveling the genetic collagen connection: clinical and therapeutic insights on genetic connective tissue disorders. Adv Rheumatol. 2024 Apr 25;64(1):32.
14. Unger S, Ferreira CR, Mortier GR, Ali H, Bertola DR, Calder A, et al. Nosology of genetic skeletal disorders: 2023 revision. Am J Med Genet A. 2023;191(5):1164-209.
15. Van Dijk FS, Sillence DO. Osteogenesis imperfecta: clinical diagnosis, nomenclature and severity assessment. Am J Med Genet A. 2014;164(6):1470-81.
16. Wehrli S, Rohrbach M, Landolt MA. Quality of life of pediatric and adult individuals with osteogenesis imperfecta: a meta-analysis. Orphanet J Rare Dis. 2023 May 24;18(1):123.
17. Wilvert ME, Centa A, Habermann MAM, Assolini JP. Osteogênese imperfeita: uma revisão narrativa. Revista Fit. 2023;27(123).
18. Yu H, Li C, Wu H, Xia W, Wang Y, Zhao J, et al. Pathogenic mechanisms of osteogenesis imperfecta, evidence for classification. Orphanet J Rare Dis. 2023 Aug 9;18(1):234.

31

Hipofosfatasia

André Silva Franco
Thiago Quadrante Freitas
Nádia Emi Aikawa

DESTAQUES DO TEMA

- A hipofosfatasia é uma doença genética rara, de fenótipo variável, caracterizada por baixa atividade da enzima fosfatase alcalina.
- É classificada de acordo com a idade da primeira manifestação em formas perinatal, infantil, juvenil e do adulto.
- A principal manifestação da doença é o distúrbio de mineralização óssea, causado pelo acúmulo de pirofosfato inorgânico, um dos substratos da fosfatase alcalina.
- Manifestações sistêmicas incluem alterações dentárias, convulsões responsivas a vitamina B6, nefrolitíase, nefrocalcinose e deposição de cristais de pirofosfato de cálcio em articulações e tendões.
- O diagnóstico é clínico, baseado nos sintomas e sinais, e pode ser corroborado por exames de imagem, dosagem da atividade plasmática da fosfatase alcalina e seus substratos, e pesquisa de mutações no gene ALPL.
- O atraso no diagnóstico pode levar a tratamento inadequado, por exemplo, com uso de bisfosfonatos, e piorar o prognóstico da doença.
- O tratamento envolve reposição enzimática com asfotase alfa, inclusive em adultos, além de ingesta adequada de cálcio, atividade física e manter níveis séricos adequados de 25-OH-vitamina D.

INTRODUÇÃO

A hipofosfatasia (HPP) é um raro erro inato do metabolismo, que causa um fenótipo extremamente variável e tende a ser progressivo, principalmente com manifestações ósseas por conta da baixa atividade da fosfatase alcalina, que pode aparecer em qualquer momento da vida. A prevalência das formas graves de HPP é estimada em 1/300.000 na Europa e 1/100.000 no Canadá, com evidências de maior incidência das formas menos graves. Classifica-se a HPP com base na idade da primeira manifestação: perinatal, infantil, juvenil e adulta.

Trata-se de uma doença genética (OMIM146300, 241,500,241,510) caracterizada por alelos mutantes com efeito dominante negativo ou perda de efeito no gene da fosfatase alcalina não específica (TNSALP), resultando em enzima fosfatase alcalina mal funcionante. Até o presente momento, mais de 400 variantes patogênicas distintas foram identificadas, evidenciando um alto grau de heterogeneidade alélica da doença.

FISIOPATOLOGIA

As manifestações da HPP são atribuídas à atividade deficiente da TNSALP, responsável por 95% da atividade total da fosfatase alcalina (ALP). Existem três isoformas específicas de fosfatases alcalinas: a germinativa, a intestinal e a placentária. A TNSALP está presente em todos os tecidos, sendo mais abundante no osso, fígado e rins. Essa ectoenzima é ancorada à superfície externa da membrana plasmática dos osteoblastos através de uma âncora de glicofosfatidilinositol (GPI). A TNSALP é um homodímero constituído por duas subunidades idênticas; sua atividade enzimática depende de três sítios de ligação a metais, dois ocupados por zinco e um por magnésio, enquanto o terceiro é ocupado por cálcio.

A TNSALP desfosforila várias moléculas extracelulares, com três principais substratos naturais: pirofosfato inorgânico (PPi), fosfato de piridoxal-5' (PLP) e fosfoetanolamina (PEA). O acúmulo de PPi na presença de atividade deficiente da TNSALP resulta em uma proporção alterada de fosfato para pirofosfato inorgânico, levando a defeitos de mineralização óssea e dentária. As manifestações esqueléticas desses defeitos de mineralização incluem raquitismo (deficiência de mineralização da placa de crescimento) em crianças e osteomalácia (deficiência de mineralização do tecido ósseo) em crianças e adultos (para mais detalhes, ver Capítulo "Osteomalácia e defeitos da mineralização óssea"). A redução da atividade da TNSALP e/ou defeitos de mineralização podem resultar em múltiplas manifestações da doença envolvendo diversos sistemas orgânicos.

As manifestações musculoesqueléticas da HPP incluem dor crônica, mobilidade reduzida e deposição de cristais de pirofosfato de cálcio nas articulações, resultando em doença por pirofosfato de cálcio, nas suas várias formas, como condrocalcinose ou pseudogota.

Fraturas e pseudofraturas são relativamente comuns, com 62,1% dos pacientes apresentando pelo menos uma fratura ou pseudofratura antes do tratamento com terapia de reposição enzimática. As pseudofraturas foram propostas como um dos principais sinais da HPP.

A HPP é uma condição rara, e a maioria dos indivíduos com ALP suprimida por terapia com bisfosfonatos não tem HPP subjacente; a ALP suprimida é decorrente da terapia com bisfosfonatos (Tabela 1).

TABELA 1 Causas de valores baixos de fosfatase alcalina

Redução transitória	Redução persistente
Sepse	***Causas adquiridas***
Grandes cirurgias	Endocrinológicas (hipoparatireoidismo, hipotireoidismo, hipercortisolismo)
Traumas	Nutricionais (desnutrição e deficiência de vitamina C, vitamina B12, cálcio, zinco ou magnésio)
	Hematológicas (anemia grave, mieloma múltiplo)
	Fármacos (clofibrato, antirreabsortivos, intoxicação por vitamina D)
	Gastrointestinais (doença celíaca)
	Renais (insuficiência renal)
	Causas genéticas
	Doença de Wilson
Causas pré-analíticas	Displasia cleidocraniana
Tubo errado (p. ex., contendo EDTA)	Osteogênese imperfeita
	Nanismo com braquidactilia, tipo Mseleni
	Hipofosfatasia

EDTA: ácido etilenodiamino tetra-acético.
Fonte: adaptada de Riancho JA. Diagnostic approach to patients with low serum alkaline phosphatase. Calcif Tissue Int. 2023 Mar;112(3):289-96.

As complicações renais incluem nefrocalcinose, associada à presença de múltiplos fatores de risco, incluindo hipercalcemia, hiperfosfatemia e hipercalciúria. A nefrocalcinose pode contribuir para o declínio da função renal. Devido à falta de mineralização esquelética causada pelo acúmulo de PPi e pela proporção alterada de fosfato para PPi, podem ocorrer elevações no cálcio sérico, levando à supressão do paratormônio (PTH).

Manifestações neurológicas significativas e suas consequências resultam do metabolismo alterado da vitamina B6. O fosfato de piridoxal-5', o metabólito ativo da vitamina B6, é desfosforilado pela TNSALP para formar piridoxal. O piridoxal atravessa a barreira hematoencefálica e, no cérebro, é refosforilado para PLP, que é um cofator essencial para a síntese de neurotransmissores (incluindo ácido gama-aminobutírico (GABA), serotonina e dopamina) (Figura 1). A depleção de vitamina B6 no sistema nervoso central (SNC) pode resultar em convulsões em alguns lactentes afetados. A TNSALP também influencia a proliferação e diferenciação de células-tronco neurais, bem como a mielinização, o crescimento de axônios e a maturação e manutenção de sinapses. Em adultos, as manifestações neuropsiquiátricas podem ser mais sutis, incluindo fadiga, cefaleia, depressão e ansiedade. Em uma revisão retrospectiva de prontuários de 82 pacientes com HPP, 66% apresentavam fadiga, 61% cefaleia, 51% distúrbios do sono, 44% anormalidade da marcha, 43% vertigem, 39% depressão e 35% ansiedade.

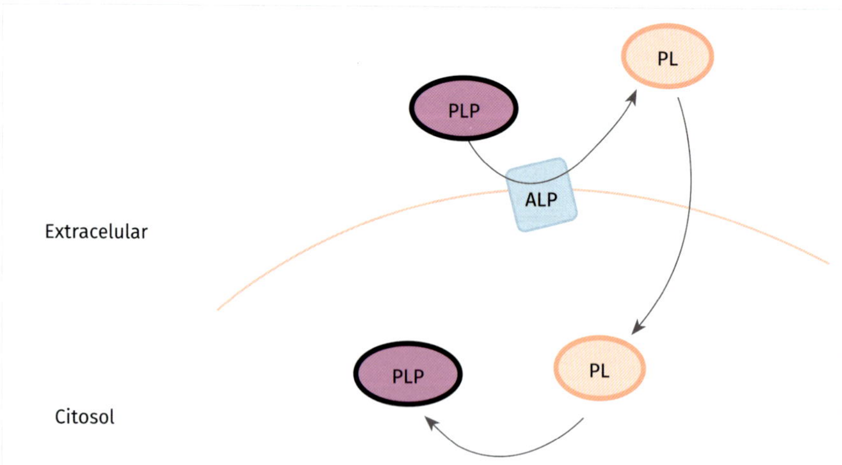

FIGURA 1 Entrada do fosfato de piridoxal-5' (PLP) no tecido nervoso através da ação da enzima fosfatase alcalina (ALP).
PL: piridoxal.

FORMAS CLÍNICAS

A HPP é dividida nas seguintes formas clínicas: perinatal, infantil, juvenil e do adulto. Existe ainda uma forma com acometimento odontológico isolado, chamada de odonto-hipofosfatasia.

Manifestações clínicas na infância e adolescência

Pacientes com HPP infantil podem ter HPP autossômica dominante ou recessiva, sendo a forma recessiva geralmente mais grave. Esses pacientes frequentemente apresentam elevações nos substratos naturais da fosfatase alcalina, como PLP no plasma e fosfoetanolamina na urina. O PPi, outro substrato natural da fosfatase alcalina, pode estar elevado no plasma e na urina, embora seja menos frequentemente medido por conta da falta de testes amplamente disponíveis.

Pacientes com HPP perinatal e infantil apresentam raquitismo grave, distrofia torácica, insuficiência respiratória, perda auditiva e convulsões responsivas à vitamina B6. Até recentemente, esses pacientes raramente sobreviviam. Apesar de algumas lacunas no reconhecimento dos pacientes perinatais e infantis, a apresentação clínica não é sutil, dispensando novas diretrizes para diagnóstico preciso.

A HPP infantil é caracterizada por raquitismo, arqueamento dos ossos longos, baixa estatura, craniossinostose, dor e atrasos motores. Pesquisas recentes indicam um aumento nas taxas de transtorno do déficit de atenção/hiperatividade, distúrbios do sono e desafios na regulação comportamental.

As manifestações dentárias incluem perda de osso alveolar e câmaras pulpares aumentadas. A mineralização deficiente do cemento e do ligamento periodontal resulta na perda prematura dos dentes primários até os 4 anos de idade. O dente cai com a raiz intacta e pode apresentar formato, cor e estrutura anormais. A doença periodontal também é uma manifestação importante da HPP.

Manifestações clínicas na vida adulta

Adultos com hipofosfatasia podem ter sintomas iniciados na infância, mesmo que o diagnóstico não tenha acontecido nessa fase, ou na idade adulta.

A forma mais branda e comum da doença com início na idade adulta é a odonto-hipofosfatasia, em que as únicas manifestações, que podem ocorrer em qualquer momento da vida, são as dentárias. Como nas crianças com perda dos dentes primários, a perda da dentição secundária se dá por alteração no cemento, estrutura óssea que dá suporte ao arco dentário e, por isso, o aspecto dos dentes é normal: os dentes caem sem fratura ou comprometimento da raiz. Além do aspecto dentário normal, outro ponto que deve chamar a atenção durante a anamnese é que a perda acontece sem dor ou saída de sangue. Em formas mais graves, contudo, o aspecto dentário pode não ser preservado, possuindo cor ou forma anormal, com alteração do esmalte, em geral hipoplásico ou adelgaçado, além de alargamento das câmaras pulpares.

Assim como nas crianças, as demais manifestações esqueléticas da HPP nos adultos distribuem-se dentro de um espectro de gravidade, por ser uma doença heterogênea. Independentemente da gravidade, o sintoma musculoesquelético mais comum é a dor óssea ou muscular generalizada. Já nos quadros mais leves, pode haver presença de hiperostose esquelética difusa idiopática (DISH), mesmo em pacientes mais jovens; além disso, podem ocorrer pseudofraturas e fraturas leves, como em metatarsos, mas que podem ser recorrentes e de consolidação viciosa. Nesses casos, o histórico de fraturas pode ter iniciado na infância ou durante a fase adulta. É possível também a presença de deformidades, como joelhos em valgo ou varo. Nos quadros mais graves, podem ocorrer pseudofraturas e fraturas recorrentes mais graves, como em ossos longos, incluindo em fêmur, também com má consolidação, além de baixa estatura.

De maneira geral, a tendência é de que, quanto mais graves, mais precoces as manifestações; portanto, nos casos com múltiplas fraturas de ossos longos, as manifestações provavelmente terão se iniciado na infância. Não necessariamente as manifestações precoces serão já as fraturas; portanto, é de fundamental importância, durante a anamnese, a pesquisa de histórico de craniossinostose, perdas dentárias e outras manifestações mais leves durante a infância.

Há também outras manifestações musculoesqueléticas que envolvem fadiga crônica, fraqueza muscular, entesopatias e deposição de pirofosfato de cálcio (CPPD), podendo ocasionar tendinopatias com calcificações periarticulares e artrite microcristalina, que pode evoluir em crises (pseudogota) ou como osteoartrite.

Como a HPP é uma doença sistêmica, há sintomas também não relacionados ao metabolismo ósseo que podem estar presentes nos adultos. Diferente das crianças, que podem apresentar convulsões responsivas à vitamina B6, adultos tendem a ter manifestações mais brandas ou mais facilmente negligenciadas, como cefaleia diária e transtornos de humor.

Manifestações renais também podem ser precoces ou mais tardias, a depender da gravidade, e incluem hipercalciúria, nefrolitíase e nefrocalcinose, que pode culminar em insuficiência renal crônica e necessidade de terapia substitutiva renal.

DIAGNÓSTICO

O diagnóstico de HPP frequentemente é perdido ou atrasado, especialmente em adultos. Dados do Registro Global de HPP indicam que o tempo médio entre o início dos sintomas e o diagnóstico é de 5,7 anos. Durante esse período, os pacientes podem sofrer complicações multissistêmicas significativas e serem mal diagnosticados e/ou tratados com bisfosfonatos, que podem piorar o defeito de mineralização esquelética e aumentar o risco de fraturas femorais atípicas.

O diagnóstico de HPP é clínico, fundamentado em sinais, sintomas e complicações da HPP (Figura 2). Esse diagnóstico é sustentado por um nível persistentemente baixo de fosfatase alcalina ajustado para idade e sexo. Um nível baixo de ALP requer uma avaliação adicional para excluir outras condições ou medicamentos que possam contribuir para a redução da atividade da ALP (Tabela 1). Existem também fatores pré-analíticos que resultam em níveis baixos de ALP. O ensaio mede a atividade da enzima, não a quantidade. Dessa forma, é importante evitar tubos de ensaio que contenham anticoagulantes com agentes quelantes de íons, como EDTA ou oxalato, pois a TNSALP requer Mg^{2+} como cofator. A presença de EDTA ou oxalato como anticoagulante se ligará ao magnésio e diminuirá a atividade da ALP.

Em crianças, qualquer distúrbio que prejudique o crescimento linear tem o potencial de resultar em níveis séricos mais baixos de ALP, uma vez que os marcadores de remodelação óssea são influenciados pelo crescimento linear. Esse é um princípio tão importante que, ao avaliar os níveis séricos de ALP em crianças e adolescentes, eles devem ser comparados com valores de referência ajustados por idade (ou idade óssea, se atrasada) e sexo.

Radiografias são essenciais na avaliação de indivíduos com suspeita de HPP. Um estudo esquelético completo auxilia na identificação de sinais de raquitismo ou craniossinostose em crianças. Radiografias também podem detectar fraturas e pseudofraturas, características da osteomalácia, além de atraso na cicatrização de fraturas, particularmente nos metatarsos. A condrocalcinose com deposição de pirofosfato de cálcio nas articulações (quadris, joelhos e punhos) também pode ser visualizada nas radiografias. Exames adicionais, como cintilografia óssea, ressonância magnética ou tomografia computadorizada, podem ser necessários para uma avaliação mais detalhada do acometimento ósseo. A ultrassonografia renal é útil para identificar nefrocalcinose e nefrolitíase.

A análise genética do gene *ALPL* e de outros genes fenotipicamente relacionados (como *COL1A1/COL1A2*) é crucial para a confirmação do diagnóstico. Dependendo do tipo de teste genético realizado, deve-se verificar se deleções/duplicações são detectáveis como parte do sequenciamento de nova geração ou se é necessário um teste adicional específico para deleções/duplicações. A tecnologia atual permite avaliar aproximadamente 95% das mutações documentadas até o momento. A transmissão genética pode ser autossômica dominante ou recessiva, sendo o aconselhamento genético fundamental para identificar membros da família afetados e fornecer orientação reprodutiva.

TRATAMENTO

Realizando o diagnóstico correto da HPP, é possível iniciar a terapia de reposição enzimática com asfotase alfa, que está disponível desde 2015.

O atraso no diagnóstico e no tratamento para outras patologias que não HPP, como osteoporose e osteogênese imperfeita, em que o uso de bisfosfona-

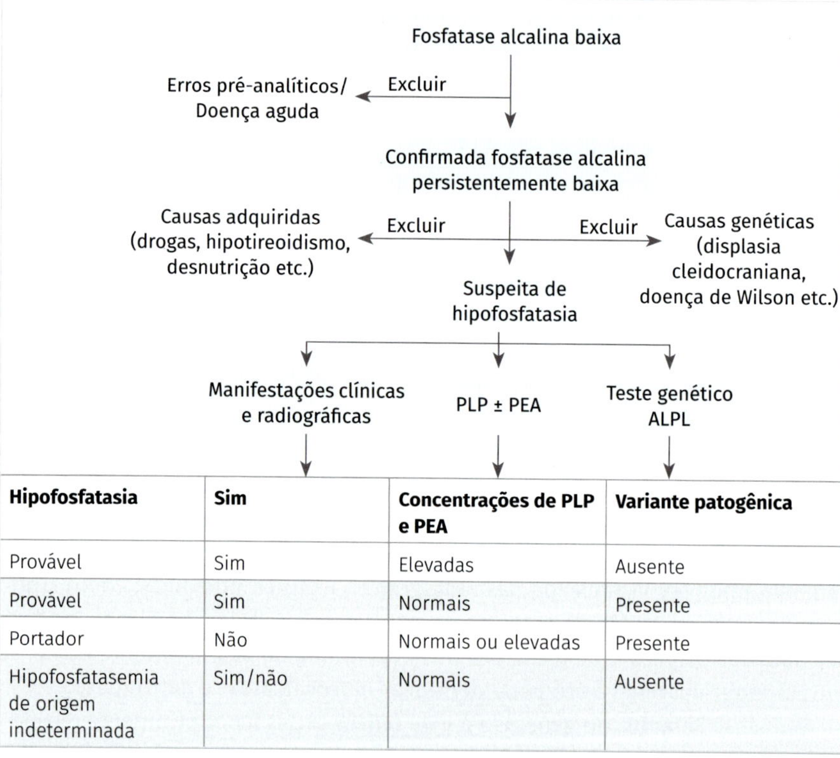

Hipofosfatasia	**Sim**	**Concentrações de PLP e PEA**	**Variante patogênica**
Provável	Sim	Elevadas	Ausente
Provável	Sim	Normais	Presente
Portador	Não	Normais ou elevadas	Presente
Hipofosfatasemia de origem indeterminada	Sim/não	Normais	Ausente

FIGURA 2 Fluxograma para investigação de hipofosfatasemia e diagnóstico de hipofosfatasia.

PEA: fosfoetanolamina; PLP: fosfato de piridoxal-5'.

Fonte: adaptada de Riancho JA. Diagnostic approach to patients with low serum alkaline phosphatase. Calcif Tissue Int. 2023 Mar;112(3):289-96.

tos é frequente, pode piorar o prognóstico da doença, pois inibe ainda mais a fosfatase alcalina e atrapalha a mineralização óssea.

Para todos os pacientes é importante uma avaliação global, estimulando ingesta adequada de cálcio conforme sexo e idade, atividade física, níveis séricos adequados de 25-OH-vitamina D e evitar outros distúrbios hidroeletrolíticos, como do fósforo e magnésio. Ademais, por se tratar de doença genética, deve-se encaminhar familiares para diagnóstico precoce e oferecer aconselhamento genético.

A reposição de asfotase alfa, usualmente na dose de 2 mg/kg/dose, 3 vezes por semana, de aplicação subcutânea já é bem estabelecida nas formas perinatais, juvenis e infantis, pois melhora o defeito de mineralização óssea e os outros problemas decorrentes da falta da ALP.

Em pacientes adultos, já com formação do esqueleto, o uso da terapia de reposição enzimática melhora a qualidade de vida, dor e pode prevenir complicações como novas fraturas, falha de consolidação óssea e progressão da doença renal.

Os principais efeitos adversos da asfotase alfa são reações locais no local da injeção subcutânea, hipocalcemia e hiperfosfatemia.

Em pacientes com crises convulsivas, o uso de vitamina B6 em altas doses pode ser eficaz no controle dessas crises.

CONCLUSÃO

A HPP, além de rara, possui fenótipo muito variável, o que pode dificultar a suspeita clínica. O atraso no diagnóstico ou o tratamento incorreto com bisfosfonatos podem levar a aumento de fraturas e piora no prognóstico da doença. Portanto, é essencial conhecer a doença e suas manifestações, além de desenvolver alto grau de suspeição, especialmente diante de níveis séricos reduzidos de fosfatase alcalina.

O tratamento correto, realizado com asfotase alfa, é capaz de melhorar o metabolismo ósseo e as demais consequências da deficiência de fosfatase alcalina e também pode ser utilizado em adultos.

BIBLIOGRAFIA

1. Alsarraf F, Ali DS, Almonaei K, Al-Alwani H, Khan AA, Brandi ML. Hypophosphatasia: presentation and response to asfotase alfa. Osteoporos Int. 2024 Apr;35(4):717-25.
2. Charoenngam N, Thongpiya J, Yingchoncharoen P, Ponvilawan B, Marangoz MS, Chenbhanich J, et al. Atypical femoral fracture in hypophosphatasia: a systematic review. Int J Endocrinol. 2023 Sep 12;2023:5544148.
3. Feurstein J, Behanova M, Haschka J, Roetzer K, Uyanik G, Hadzimuratovic B, et al. Identifying adult hypophosphatasia in the rheumatology unit. Orphanet J Rare Dis. 2022 Dec 14;17(1):435.
4. Freitas TQ, Franco AS, Pereira RMR. Improvement of bone microarchitecture parameters after 12 months of treatment with asfotase alfa in adult patient with hypophosphatasia: case report. Medicine (Baltimore). 2018 Nov;97(48):e13210.

5. González-Cejudo T, Villa-Suárez JM, Ferrer-Millán M, Andújar-Vera F, Contreras-Bolívar V, Andreo--López MC, et al. Mild hypophosphatasia may be twice as prevalent as previously estimated: an effective clinical algorithm to detect undiagnosed cases. Clin Chem Lab Med. 2023 Jul 14;62(1):128-37.
6. Khan AA, Brandi ML, Rush ET, Ali DS, Al-Alwani H, Almonaei K, et al. Hypophosphatasia diagnosis: current state of the art and proposed diagnostic criteria for children and adults. Osteoporos Int. 2024 Mar;35(3):431-8.
7. Kishnani PS, Martos-Moreno GÁ, Linglart A, Petryk A, Messali A, Fang S, et al. Effectiveness of asfotase alfa for treatment of adults with hypophosphatasia: results from a global registry. Orphanet J Rare Dis. 2024 Mar 8;19(1):109.
8. Makris K, Mousa C, Cavalier E. Alkaline phosphatases: biochemistry, functions, and measurement. Calcif Tissue Int. 2023 Feb;112(2):233-42.
9. Martos-Moreno GÁ, Rockman-Greenberg C, Ozono K, Petryk A, Kishnani PS, Dahir KM, et al. Clinical profiles of children with hypophosphatasia prior to treatment with enzyme replacement therapy: an observational analysis from the Global HPP Registry. Horm Res Paediatr. 2024;97(3):233-42.
10. Okawa R, Nakano K. Dental manifestation and management of hypophosphatasia. Jpn Dent Sci Rev. 2022 Nov;58:208-16.
11. Reis FS, Lazaretti-Castro M. Hypophosphatasia: from birth to adulthood. Arch Endocrinol Metab. 2023 May 25;67(5):e000626.
12. Riancho JA. Diagnostic approach to patients with low serum alkaline phosphatase. Calcif Tissue Int. 2023 Mar;112(3):289-96.
13. Schini M, Vilaca T, Gossiel F, Salam S, Eastell R. Bone turnover markers: basic biology to clinical applications. Endocr Rev. 2023 May 8;44(3):417-73.
14. Shajani-Yi Z, Ayala-Lopez N, Black M, Dahir KM. Urine phosphoethanolamine is a specific biomarker for hypophosphatasia in adults. Bone. 2022 Oct;163:116504.
15. Tsiantouli E, Biver E, Chevalley T, Petrovic R, Hannouche D, Ferrari S. Prevalence of low serum alkaline phosphatase and hypophosphatasia in adult patients with atypical femur fractures. Calcif Tissue Int. 2022 Jun;110(6):703-11.

32

Osteomalácia e defeitos da mineralização óssea

André Silva Franco
Charlles Heldan de Moura Castro

DESTAQUES DO TEMA

- O raquitismo e a osteomalácia são doenças caracterizadas por hipomineralização da matriz óssea.
- As causas estão comumente relacionadas à deficiência grave de vitamina D, cálcio e fosfato ou à inibição direta do processo de mineralização.
- As manifestações incluem baixa massa óssea e fraturas, podendo erroneamente ser diagnosticadas como osteoporose.
- Diferentemente da osteoporose, a osteomalácia se associa a dor óssea, fraqueza muscular e níveis elevados de fosfatase alcalina.

DEFINIÇÃO

O raquitismo e a osteomalácia são doenças caracterizadas por reduzida mineralização da matriz óssea. O raquitismo ocorre apenas em crianças (antes do fechamento epifisário) e leva ao desenvolvimento anormal da placa de crescimento, atraso no desenvolvimento e deformidades ósseas. As causas desses distúrbios osteometabólicos são mais comumente a deficiência grave de vitamina D, cálcio e fósforo ou a inibição direta do processo de mineralização. Histologicamente, o raquitismo e a osteomalácia são marcados pelo acúmulo de osteoide e pelo atraso prolongado no tempo de mineralização. Em adultos, a osteomalácia causa baixa densidade mineral óssea (DMO) e, às vezes, fraturas, e pode ser confundida com a osteoporose. No entanto, a presença de dor óssea, fraqueza muscular e alterações bioquímicas (particularmente o aumento da fosfatase alcalina sérica) deve levantar a suspeita do diagnóstico de osteomalácia. O tratamento da osteomalácia e do raquitismo tem o objetivo de corrigir o déficit de mineralização.

No raquitismo nutricional, a deficiência de vitamina D e/ou a baixa ingestão dietética de cálcio em crianças promovem defeito na diferenciação e mineralização de condrócitos da placa de crescimento com deficiente mineralização do osteoide. O raquitismo relacionado à deficiência de cálcio e/ou vitamina D é também denominado raquitismo "calciopênico", para distingui-lo das formas hipofosfatêmicas ("fosfopênicas"), principalmente causadas pela deficiência de fosfato.

EPIDEMIOLOGIA

Raquitismo

Em meados do século XVII, o raquitismo tornou-se conhecido na Europa como a "doença inglesa". Durante a Revolução Industrial, os elevados níveis de poluição atmosférica, a baixa exposição solar e as condições nutricionais inadequadas contribuíram para o desenvolvimento da deficiência de vitamina D e para a baixa ingestão dietética de cálcio. Esse cenário fez a incidência do raquitismo aumentar em meados do século XVII e tornar-se bastante comum em crianças pobres de regiões industrializadas no final do século XIX e início do século XX. A descoberta da vitamina D e do seu papel na prevenção e tratamento do raquitismo fez com que essa condição fosse erradicada em países desenvolvidos. Por outro lado, a doença ainda é prevalente em países mais pobres, particularmente naqueles do subcontinente indiano, Oriente Médio e África, onde a ingestão dietética de cálcio em crianças não alcança 300 mg/dia.

Osteomalácia

Em regiões geográficas onde a ingestão de cálcio em adultos é baixa e a deficiência grave de vitamina D é comum, a osteomalácia tem maior prevalência, podendo alcançar 3,6% das mulheres adultas. A deficiência grave de vitamina D está associada à baixa DMO, elevação da fosfatase alcalina e hiperparatireoidismo secundário e/ou hipocalcemia. As gestantes e os idosos representam grupos de risco para osteomalácia. A prevalência da doença pode atingir 5% dos idosos. A osteomalácia é também comumente encontrada em pacientes com distúrbios gastrointestinais, como doença celíaca, e naqueles submetidos a cirurgia bariátrica.

METABOLISMO DO FÓSFORO

O metabolismo e a fisiologia do cálcio e da vitamina D são abordados no Capítulo "Cálcio". Cerca de 80-90% do conteúdo de fósforo encontra-se na forma de cristais de fosfato de cálcio presentes nos ossos e dentes. O fósforo é obtido a partir da dieta por meio de alimentos como carne e vegetais (30%), produtos lácteos (30%) e aditivos contendo fósforo usados no processamento dos alimentos (40%). A ingestão dietética diária de fósforo nos Estados Unidos é de cerca de 1.200-1.600 mg e o limite tolerável é estimado em 4.000 mg por dia. O fósforo é absorvido na forma de fosfato inorgânico (Pi) pelo intestino delgado, por mecanismo ativo e por difusão paracelular. A eficiência do processo absortivo é de cerca de 80%. É secretado novamente para a luz intestinal 20% do fósforo absorvido. A absorção de Pi no enterócito é regulada pelo calcitriol, por intermédio do receptor de vitamina D (VDR), e pelo FGF23 (*fibroblast growth factor 23,* fator de crescimento de fibroblastos 23).

Nos rins, a filtração glomerular transporta cerca de 5.000 mg de Pi ao túbulo proximal, dos quais 80% são reabsorvidos. Com capacidade máxima de reabsorção tubular de Pi (TmPi) ao redor de 2 mg/dL, o túbulo proximal é o principal sítio de reabsorção de Pi. A excreção de fósforo pode ser avaliada através da fração de excreção de fósforo. Para medir a fração de excreção de fósforo, o fósforo é mensurado em amostra isolada de urina (habitualmente coleta em jejum da segunda micção do dia) e no soro, coletado entre 1-2 horas da coleta da amostra urinária. A fração de excreção de fósforo normal é de até 15% para indivíduos com níveis séricos normais de fósforo. Na hipofosfatemia, os valores da fração de excreção de fósforo devem ser inferiores a 5%.

$$\text{Fração de excreção de fósforo} \quad FE_P = \frac{\text{fósforo sérico} \times \text{creatinina urinária}}{\text{fósforo urinário} \times \text{creatinina sérica}}$$

A fração de reabsorção tubular de fósforo, por sua vez, é calculada como:

$$TRP = 1 - FE_P$$

Se a TRP for igual ou inferior a 86%, a reabsorção de fósforo está no seu máximo e, assim, a TmPi é dada por:

$$TmPi = TRP \times \text{fósforo sérico}$$

Se a TRP for superior a 86%, a reabsorção de fósforo não está em seu máximo, e a TmPi é dada por:

$$\text{TmPi} = \alpha \times \text{fósforo sérico}$$

$$\text{em que } \alpha = \frac{0{,}3 \times \text{TRP}}{1-(0{,}8 \times \text{TRP})}$$

Os valores de referência de TmPi variam conforme a idade e o sexo.

O nível sérico de fósforo é finamente regulado (Figura 1). A $1{,}25(OH)_2D$ (calcitriol) estimula a absorção intestinal de Pi, enquanto o PTH atua no túbulo proximal aumentando a excreção renal de fósforo. Aumentando a expressão da 1α-hidroxilase renal, o PTH também estimula a síntese de calcitriol. O FGF23, produzido por osteócitos, tem importante efeito fosfatúrico reduzindo diretamente a reabsorção tubular de Pi. O FGF23 inibe a expressão do gene CYP27B1, reduzindo a síntese de 1α-hidroxilase, ao mesmo tempo em que estimula a expressão do gene CYP24A1, aumentando a síntese de 24-hidroxilase, enzima responsável pela degradação da vitamina D. As ações direta e indireta do FGF23 contribuem para reduzir os níveis séricos de fósforo.

ETIOLOGIA

A osteomalácia e o raquitismo compartilham processos semelhantes e suas causas podem ser classificadas de acordo com quatro mecanismos subjacentes primordiais:

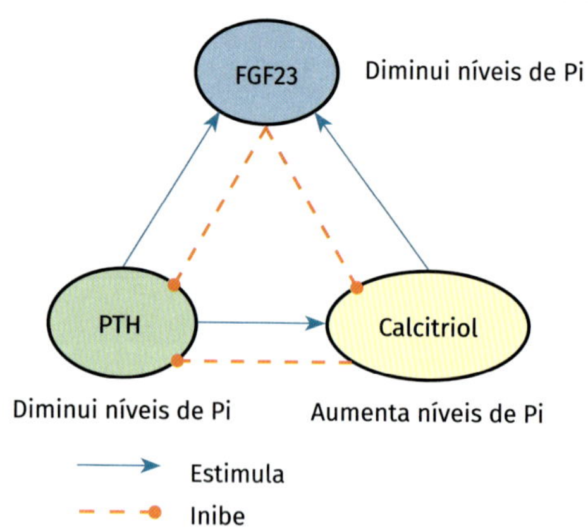

FIGURA 1 Regulação metabólica do fósforo.

FGF23: fator de crescimento de fibroblastos 23; Pi: fósforo inorgânico; PTH: paratormônio.

Fonte: adaptada de Peacock M. Phosphate metabolism in health and disease. Calcif Tissue Int. 2021 Jan;108(1):3-15.

1. Deficiência ou resistência à vitamina D.
2. Deficiência de cálcio, independente de vitamina D.
3. Distúrbios hipofosfatêmicos.
4. Presença de inibidores da mineralização.

A lista detalhada de causas potenciais é mostrada na Tabela 1.

TABELA 1 Causas de raquitismo e osteomalácia

Raquitismo/osteomalácia relacionados à vitamina D
Deficiência grave de vitamina D: ▪ Baixa exposição solar, baixa ingestão alimentar. ▪ Má absorção (de cálcio): cirurgia bariátrica, ressecção intestinal, doença celíaca, doença hepática colestática, insuficiência pancreática exócrina, gastrectomia, doença inflamatória intestinal. ▪ Reduzida 25-hidroxilação hepática: cirrose grave. ▪ Reduzida 1α-hidroxilação renal: doença renal crônica (osteomalácia renal), hipoparatireoidismo. ▪ Aumento das perdas renais: síndrome nefrótica. ▪ Degradação enzimática aumentada: medicamentos indutores de enzimas (anticonvulsivantes, rifampicina). Raquitismo dependente ou resistente à vitamina D: ▪ Tipo 1A: deficiência de 1α-hidroxilase. ▪ Tipo 1B: deficiência de 25-hidroxilase. ▪ Tipo 2A: raquitismo hereditário resistente à vitamina D (mutações VDR). ▪ Tipo 2B: raquitismo dependente de vitamina D com VDR normal. ▪ Tipo 3: ativação da mutação CYP3A4.
Deficiência de cálcio (com *status* normal de vitamina D)
▪ Nutricional: ingestão dietética muito baixa de cálcio. ▪ Má absorção de cálcio (causas semelhantes à má absorção de vitamina D). ▪ Hipercalciúria: em combinação com perda renal de fosfato.
Raquitismo/osteomálacia hipofosfatêmicos
Causas gastrointestinais: má ingestão nutricional, diarreia crônica, uso excessivo de quelantes de fósforo. Perda renal de fosfato: ▪ Osteomalácia induzida por tumor (oncogênica). ▪ Síndrome de Fanconi (medicamentos como tenofovir, adefovir, ifosfamida, gamopatia de cadeia leve, síndrome de Sjögren). ▪ Raquitismo hipofosfatêmico dominante ligado ao cromossomo X. ▪ Raquitismo hipofosfatêmico recessivo ligado ao X. ▪ Raquitismo hipofosfatêmico autossômico dominante. ▪ Raquitismo hipofosfatêmico autossômico recessivo tipo 1 (mutações DMP1), tipo 2 (mutações ENPP1). ▪ Raquitismo hipofosfatêmico hereditário com hipercalciúria (SLC34A3). ▪ Doença tubular renal Dent-1 (mutações CLCN5), Dent- 2 (mutações OCRL), síndrome oculocerebrorenal de Lowe.

(continua)

TABELA 1 Causas de raquitismo e osteomalácia *(continuação)*

Inibidores de mineralização
▪ Etidronato em doses elevadas. ▪ Intoxicação ambiental com cádmio, estrôncio. ▪ Hipofosfatasia (acúmulo de pirofosfato inorgânico). ▪ Acidose metabólica: insuficiência renal, acidose tubular renal (± perda renal de fosfato), ileostomia. ▪ Toxicidade por alumínio (uso de antiácidos, diálise). ▪ Fluorose. ▪ Ferro (pacientes em diálise ou com hipofosfatemia mediada por FGF23).
Doenças da matriz óssea
▪ Osteogênese imperfeita tipo VI (mutações SERPINF1). ▪ Fibrogênese imperfeita *ossium*. ▪ Osteomalácia axial.

FISIOPATOLOGIA DO RAQUITISMO E DA OSTEOMALÁCIA

A presença de cálcio e fosfato para a formação da hidroxiapatita é fundamental para a mineralização do osteoide sintetizado pelos osteoblastos (Figura 2). Cenários com baixos níveis de cálcio ou de fósforo favorecem o aparecimento da osteomalácia.

O osteoblasto é responsável por sintetizar a matriz óssea e iniciar o processo de mineralização. A fosfatase alcalina presente na membrana de osteoblastos diferenciadas é responsável pela clivagem enzimática do pirofosfato em Pi, etapa importante para formação da hidroxiapatita (Figura 2).

Raquitismo

A hipofosfatemia desempenha papel fundamental na patogênese das anormalidades da placa de crescimento observadas no raquitismo. Essas anormalidades são histologicamente caracterizadas por aumento na largura da zona de condrócitos hipertrofiados com ruptura do padrão colunar, acúmulo de cartilagem da placa de crescimento, falha na mineralização da cartilagem e ausência de invasão vascular. Níveis normais de fosfato são necessários para a maturação normal da placa de crescimento através da regulação da apoptose dos condrócitos e da mineralização da matriz. Os níveis baixos de 25-hidroxivitamina D (25OHD) são a causa mais comum. Durante a infância e adolescência, níveis séricos de 25OHD inferiores a 12 ng/mL (deficiência grave) e entre 12-20 ng/mL (deficiência) são reconhecidamente associados ao raquitismo, particularmente quando a ingestão dietética de cálcio é inferior a 300 mg/dia.

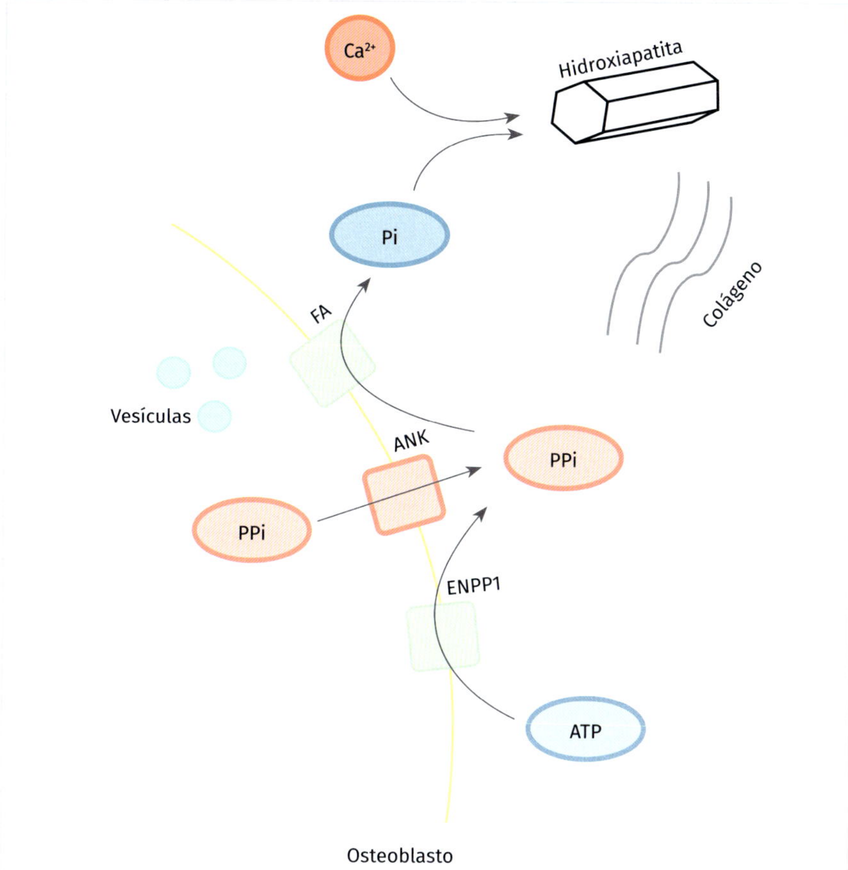

FIGURA 2 Mineralização óssea e formação da hidroxiapatita a partir do cálcio (Ca^{2+}) e fosfato (Pi). O osteoblasto secreta por vesícula cálcio e fosfato. O fosfato também é gerado a partir do pirofosfato (PPi) pela ação da enzima fosfatase alcalina (FA). O PPi é obtido pela quebra do ATP pela enzima ENPP1 e secretado pelo transportador ANK.
Fonte: adaptada de Collins MT, Marcucci G, Anders HJ, Beltrami G, Cauley JA, Ebeling PR, et al. Skeletal and extraskeletal disorders of biomineralization. Nat Rev Endocrinol. 2022 Aug;18(8):473-89. Erratum in: Nat Rev Endocrinol. 2023 Jan;19(1):62. Jannin A, Kerlan V, Desailloud R. Endocrinology of bone mineralization: an update. Ann Endocrinol (Paris). 2022 Feb;83(1):46-53.

Osteomalácia

A 1,25-di-hidroxivitamina D (1,25$(OH)_2$D), metabólito ativo da vitamina D, promove a absorção intestinal de cálcio e auxilia na manutenção da calcemia. A deficiência de vitamina D e a baixa absorção de cálcio (causada por baixa ingestão), frequentemente observadas nos idosos, provocam hiperparatireoidismo secundário e aumento da remodelação óssea, enquanto os níveis de 1,25$(OH)_2$D, cálcio plasmático e a calciúria geralmente permanecem normais.

Na deficiência grave de vitamina D e ou de cálcio, por outro lado, os níveis de 1,25$(OH)_2$D e a absorção intestinal de cálcio são afetados. As concentrações plasmáticas de cálcio são mantidas em níveis normais pelos hormônios calciotrópicos às custas da integridade esquelética. No raquitismo e na osteomalácia, o hiperparatireoidismo secundário é mais pronunciado, o que contribui para hipocalciúria, hipofosfatemia e aumento da reabsorção óssea. A vitamina D também promove a mineralização *in vitro* pelos osteoblastos. Assim, a mineralização prejudicada na deficiência grave de vitamina D pode ser mediada pelos níveis inadequados de 1,25$(OH)_2$D, pela hipocalcemia e também pela hipofosfatemia. Entretanto, pacientes com absorção intestinal de cálcio muito baixa também podem desenvolver osteomalácia, apesar das concentrações séricas normais de 25OHD. Em situações de baixa absorção de cálcio com concentrações séricas (relativamente) normais de 25OHD, a 1,25$(OH)_2$D não apenas aumenta a reabsorção óssea e a liberação de cálcio do osso, mas também regula positivamente os inibidores de mineralização, reduzindo a incorporação de cálcio na matriz óssea. Na osteomalácia, a calcemia pode ser mantida dentro de valores normais baixos pelo efluxo líquido de cálcio dos reservatórios esqueléticos, processo ativado por aumento da reabsorção e diminuição da mineralização, pelo manejo renal de cálcio muito eficiente; e por meio de qualquer pequena quantidade de cálcio absorvida pelo intestino. O tratamento inadvertido desses pacientes com medicamentos osteoanabólicos e antirreabsortivos pode quebrar esse equilíbrio e provocar hipocalcemia.

QUADRO CLÍNICO

Raquitismo

As características clínicas do raquitismo dependem da idade de apresentação. As manifestações habitualmente incluem diminuição do crescimento longitudinal e alargamento das zonas metafisárias, com dor e edema nesses sítios. Durante os primeiros 6 meses de vida, a deficiência de vitamina D normalmente se apresenta com quadro de hipocalcemia (convulsões, crises de apneia, espasmos). O raquitismo clássico por deficiência de vitamina D com deformidades ósseas é mais comum entre 6 e 18 meses de idade. Depois dos 6 meses de idade, deformidades cranianas com fechamento tardio das suturas, alargamento das junções costocondrais (rosário raquítico), deformidades torácicas e alargamento dos punhos podem ser observadas. As deformidades ósseas incluem pernas arqueadas, bossa frontal, irregularidades de caixa torácica e baixa estatura. Além do rosário raquítico, a vértebra em espinha de peixe (*codfish vertebrae*) (Figura 3), deformidade bicôncava do corpo vertebral, é achado característico.

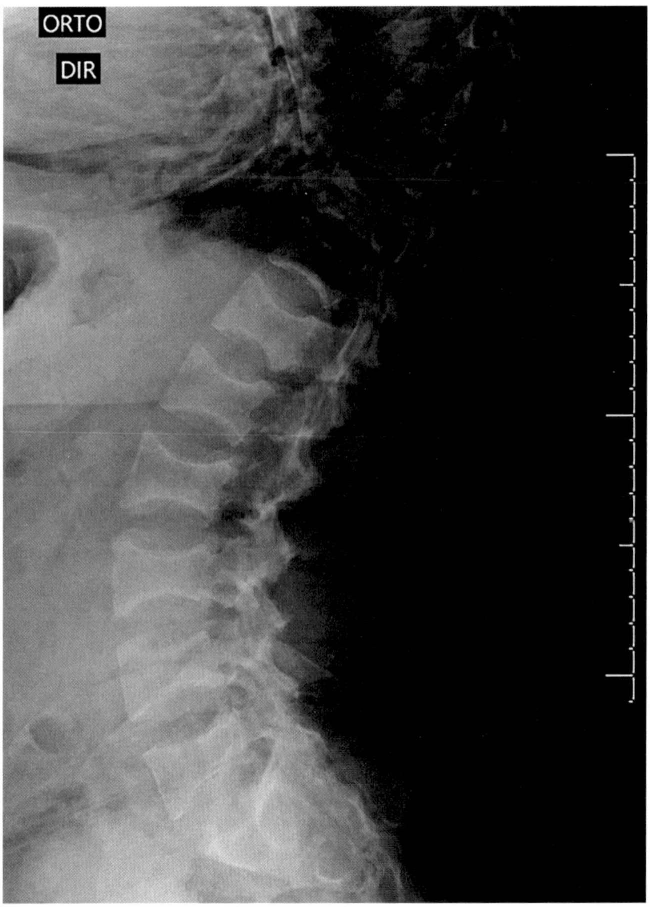

FIGURA 3 Vértebra em espinha de peixe.

Fonte: imagem cedida pelo Ambulatório de Osteoporose e Osteometabolismo do Serviço de Reumatologia do Hospital das Clínicas da Faculdade de Medicina da Universidade de São Paulo.

Associados a essas alterações ósseas, atraso na erupção dos dentes, hipotonia, atraso nos marcos do desenvolvimento motor, sudorese excessiva e aumento do risco de infecções respiratórias são também reportados.

Osteomalácia

Dor óssea, fraqueza muscular e dificuldade para deambular são manifestações clínicas observadas na osteomalácia. A fraqueza muscular ocorre notadamente na musculatura proximal das cinturas escapular e pélvica e pode ser grave, levando o paciente a ficar completamente acamado. O quadro de dor associado à fraqueza pode ser confundido com fibromialgia, polimialgia reumática ou até mesmo miopatias autoimunes sistêmicas. Quando as concentrações plasmáticas de cálcio são muito baixas, podem prevalecer sintomas de hipocalcemia, como tetania e convulsões. Podem ocorrer fraturas, incluindo fraturas por estresse, mas também fraturas caracteristicamente classificadas como "osteoporóticas", como as fraturas do fêmur e as vertebrais.

Pseudofraturas (fraturas de Looser-Milkman) (Figura 4) são também observadas e são caracterizadas como radiolucência cortical linear nas costelas, pelve, margens mediais do fêmur e da tíbia e margem lateral da escápula.

DIAGNÓSTICO

A presença de alterações clínicas, bioquímicas ou radiográficas sugestivas de osteomalácia ou raquitismo em pacientes com fatores de risco reforçam a necessidade da investigação. Apesar de altamente sensíveis, os sinais e sintomas clínicos não são específicos. A biópsia óssea continua sendo o padrão-ouro para diagnosticar a osteomalácia, muito embora seja problemática na prática clínica. Na histomorfometria óssea, a osteomalácia é definida pela presença de espessura osteoide superior a 12,5 µm associada a tempo de mineralização superior a 100 dias (Figura 5). Em virtude das limitações da biópsia, critérios e pontuações são propostos para auxiliar o diagnóstico clínico-laboratorial (Tabela 2).

A avaliação laboratorial deve incluir níveis séricos de cálcio e fósforo, função renal, 25OHD, PTH e fosfatase alcalina. No raquitismo e na osteomalácia relacionados à deficiência de vitamina D, normalmente as concentrações séricas de 25OHD são muito baixas (abaixo de 12 ng/mL). No entanto, apenas um subgrupo de indivíduos com deficiência grave de vitamina D desenvolve raquitismo ou osteomalácia, enquanto outros podem desenvolver raquitismo/osteomalácia mesmo com concentrações normais de 25OHD quando a ingestão ou a absorção intestinal de cálcio estão muito abaixo do normal. O aumento da fosfatase alcalina é o melhor preditor individual de osteomalácia comprovada por biópsia. Outras causas de aumento da fosfatase alcalina (colestase hepática, doença de Paget ou metástase óssea etc.) devem ser excluídas. Níveis elevados de fosfatase alcalina e PTH com valores normais baixos de cálcio ou fósforo séricos são o achado laboratorial com melhor propriedade diagnóstica. A maioria dos pacientes tem cálcio sérico normal baixo ou hipocalcemia intermitente. A hipocalcemia é um achado habitualmente tardio. O hiperparatireoidismo secundário é comum, mas não é específico. A hipocalciúria é um indicador sensível de déficit de cálcio e pode ser usado para monitorar o tratamento.

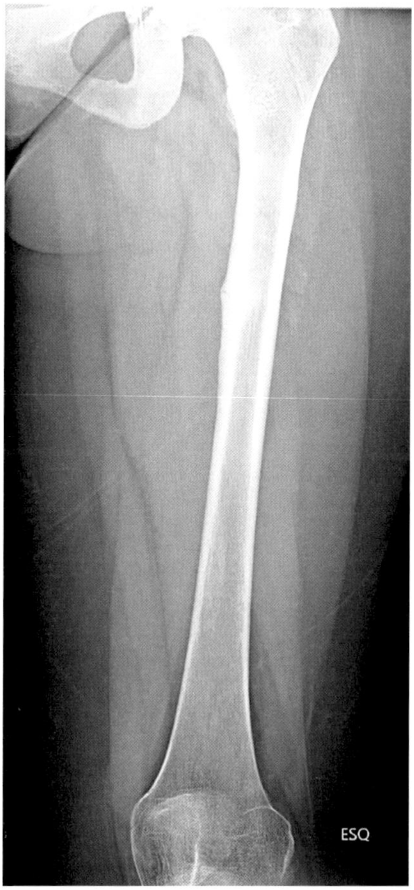

FIGURA 4 Pseudofraturas em diáfise de fêmur esquerdo em paciente com osteomalácia.

Fonte: imagem cedida pelo Ambulatório de Osteoporose e Osteometabolismo do Serviço de Reumatologia do Hospital das Clínicas da Faculdade de Medicina da Universidade de São Paulo.

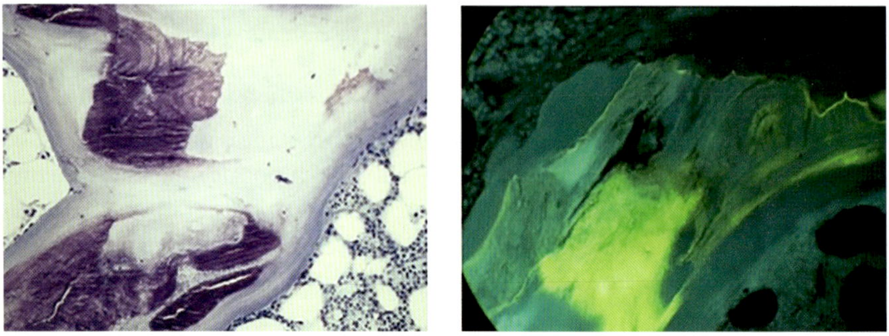

FIGURA 5 Histomorfometria óssea de paciente com osteomalácia. Atentar-se ao acúmulo de osteoide e ausência da dupla marcação de tetraciclina.
Fonte: imagens cedidas pelo Laboratório de Osteoporose e Osteometabolismo do Laboratório de Investigação Médica- 17 (LIM-17) da Faculdade de Medicina da Universidade de São Paulo.

TABELA 2 Critérios clínicos para osteomalácia

Japanese Society for Bone and Mineral Research/Japan Endocrine Society (Fukumoto S et al., 2015)	Critério Uday-Hogler
a) Hipofosfatemia ou hipocalcemia	Paratormônio elevado
b) Fosfatase alcalina elevada	Fosfatase alcalina elevada
c) Dor óssea ou fraqueza muscular	Ingestão de cálcio < 300 mg/dia ou 25OHD sérica < 30 nmól/L (12 ng/mL)
d) Densidade mineral óssea < 80% em adultos jovens	Cálcio urinário baixo
e) Imagem: múltiplas áreas de captação óssea ou pseudofraturas	Na ausência de doença hepática ou renal, sugere o diagnóstico de osteomalácia
Osteomalácia definitiva: 5 critérios (a-e) Osteomalácia provável: a + b E 2 entre c-e	Presença de sintomas e zonas de Looser auxiliam no diagnóstico em fases avançadas

Em casos selecionados, a dosagem de 1,25$(OH)_2D$ (calcitriol) e FGF23 pode auxiliar na definição etiológica da osteomalácia. A hipofosfatemia pode causar ou contribuir para o raquitismo e a osteomalácia. Quando os níveis de fósforo estiverem baixos, deve-se calcular a fração de excreção de fósforo ou a taxa de reabsorção tubular de fósforo (TmPi) para distinguir perda renal ou gastrointestinal de fósforo (Figura 6).

As diferenças laboratoriais observadas em pacientes com osteoporose, osteogênese imperfeita e causas selecionadas de osteomalácia são mostradas na Tabela 2. Testes genéticos podem ser necessários para alguns casos.

EXAMES DE IMAGEM

Radiologia convencional

Raquitismo

As alterações iniciais do raquitismo incluem ossos radiotransparentes com cortical fina e perda do padrão trabecular normal. A perda da zona de calcificação e o alargamento da placa de crescimento são observados nos casos adiantados. A placa de crescimento se alarga com o desgaste da borda metafi-

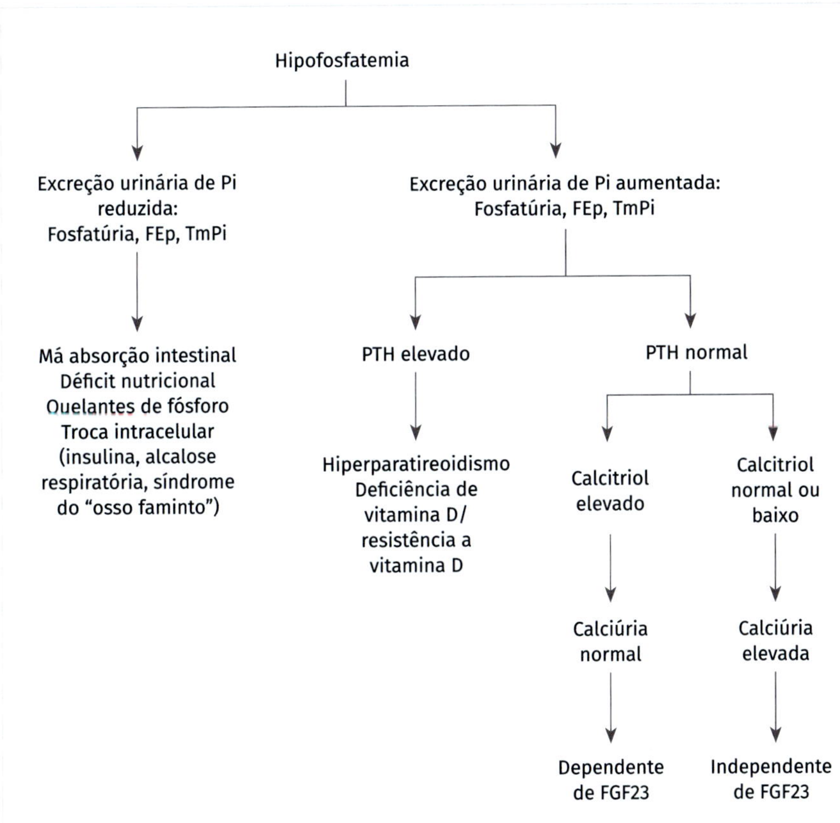

FIGURA 6 Fluxograma diante de uma hipofosfatemia.

FEp: fração de excreção de fósforo; FGF23: fator de crescimento do fibroblasto 23; Pi: fósforo inorgânico; PTH: paratormônio; TmPi: reabsorção tubular de Pi.

Fonte: adaptada de Arboleya L, Braña I, Pardo E, Loredo M, Queiro R. Osteomalacia in adults: a practical insight for clinicians. J Clin Med. 2023 Apr 5;12(7):2714.

TABELA 3 Achados laboratoriais na osteoporose, osteogênese imperfeita e causas selecionadas de osteomalácia

	Osteoporose	Osteomalácia				Osteogênese imperfeita
		Deficiência da vitamina D	Perda tubular de fósforo	Oncogênica	Hipofosfatasia	
Cálcio	N	↓ ou N	N ou ↓	N	N	N
Fósforo	N	↓ ou N	↓↓	↓↓	N	N
Fosfatase alcalina	N	↑	N ou ↑	↑	↓↓	N ou ↑
25OHD	N ou ↓	↓↓	N	N	N	N
1,25OHD	N	N ou ↓ou↑	↓ ou N (inapropriado)	↓↓	N	N
PTH	N	↑	N	N	N	N
Fosfatúria	N	-	↑↑	↑↑	-	-
FGF23	N	N ou ↓	–	↑↑	N	N

N: normal; ↓: reduzido; ↑: aumentado. FGF23: fator de crescimento de fibroblastos 23; Pi: fósforo inorgânico; PTH: paratormônio.

sária com o agravamento do quadro. Há atraso na idade óssea e deformidades das diáfises dos ossos longos (especialmente naqueles que suportam carga). Deformidades em varo dos membros inferiores são comuns em bebês e crianças menores, enquanto as deformidades em valgo ou mistas (valgo e varo) são mais comuns em crianças mais velhas. Em quadros graves, podem ser encontradas fraturas patológicas e pseudofraturas de Looser, que são zonas com linhas radiolucentes, de 2 a 5 mm de largura, com bordas escleróticas, bilaterais e perpendiculares à margem cortical do osso e que representam fraturas de insuficiência em regiões de sobrecarga mecânica.

Osteomalácia

A osteomalácia pode apresentar-se radiograficamente com importante rarefação óssea. Um achado comum, porém, não muito específico, é o adelgaçamento da cortical. Achados radiológicos mais específicos incluem as alterações em corpos vertebrais e as pseudofraturas de Looser. Achado radiológico mais característico da osteomalácia, as pseudofraturas são mais frequentemente encontradas no colo femoral. Os corpos vertebrais apresentam-se com perda do trabeculado ósseo e consequente aparência de uma radiografia de baixa qualidade. Com o avanço da doença, as vértebras mostram-se biconvexas.

Densitometria óssea

A densitometria óssea habitualmente mostra valores de *T-score* muito baixos, similares ou mesmo piores que aqueles vistos na osteoporose. A quantidade de osso não mineralizado (osteoide) pode ser elevada, levando a aumentos vultosos e rápidos da DMO (até mais de 50%) quando a terapia apropriada é instituída (Figura 7). Em alguns casos, como na osteomalácia por XLH, a densitometria óssea pode revelar valores elevados em virtude de entesopatia.

Cintilografia óssea

A cintilografia óssea pode apresentar múltiplas áreas de captação, indicando atividade osteoblástica anormal, e pseudofraturas (Figura 8). Múltiplos pontos de captação nas costelas, na pelve, nas regiões metafisárias e nos locais de pseudofraturas podem ser eventualmente confundidos com metástases ósseas.

RAQUITISMO E OSTEOMALÁCIA NUTRICIONAIS

O raquitismo calciopênico deve ser tratado com vitamina D e cálcio. Recomenda-se que crianças com menos de 12 meses de idade recebam vitamina D 2.000 UI/dia durante 3 meses, enquanto crianças mais velhas devem receber de 3.000 a 6.000 UI/dia. Recomendam-se suplementos orais de cálcio de pelo menos 500 mg/dia (doses entre 1.000 e 2.000 mg/dia são habitualmente recomendadas). Nos casos em que há hipocalcemia sintomática, uma dose de ataque de cálcio deve ser administrada por via intravenosa, seguida de uma infusão lenta de cálcio de manutenção até que a hipocalcemia seja controlada.

A osteomalácia nutricional ocorre principalmente em cenários de dieta pobre em cálcio, indivíduos de pele escura, naqueles com baixa exposição solar pelo uso de roupas que cobrem a maior parte do corpo, e em locais de elevada latitude (acima de 34°). A deficiência de vitamina D ocasiona baixa absorção intestinal de cálcio e fósforo e resulta em osteomalácia. Hipocalcemia, hipofosfatemia, baixos níveis de 25OHD e hiperparatireoidismo secundário são observados, com fosfatase alcalina elevada e fração de excreção de fósforo normal ou baixa.

Doenças disabsortivas, como a doença celíaca, intestino curto, doença inflamatória intestinal, insuficiência pancreática, e cirurgia bariátrica podem levar à carência crônica de cálcio, fósforo e vitamina D. Dieta vegana sem acompanhamento regular é outra condição associada a risco de osteomalácia nutricional.

A osteomalácia nutricional pode ser tratada com suplementação de cálcio (1.000 mg/dia) e vitamina D (800 a 1.200 UI/dia). Dose de ataque de vitami-

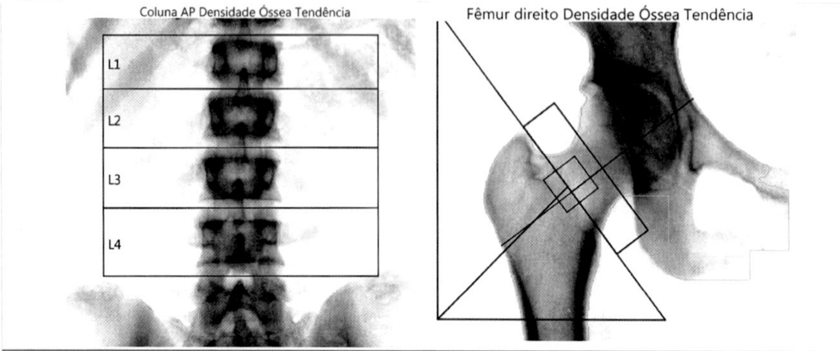

Densitometria óssea	Inicial		Após 1 ano de tratamento		Variação
	DMO	*Z-score*	DMO	*Z-score*	
Coluna lombar L1-L4	1,013	-1,1	1,161	0,0	0,148 (14,6%)
Fêmur total	0,567	-3,3	0,718	-2,1	0,151 (26,6%)
Colo do fêmur	0,467	-3,9	0,628	-2,8	0,161 (34,4%)

FIGURA 7 **Densitometria óssea de paciente com 23 anos com osteomalácia hipofosfatêmica – tratamento com solução fosfatada e calcitriol.**
DMO: densidade mineral óssea.
Fonte: imagens cedidas pelo Laboratório de Osteoporose e Osteometabolismo do Laboratório de Investigação Médica- 17 (LIM-17) da Faculdade de Medicina da Universidade de São Paulo.

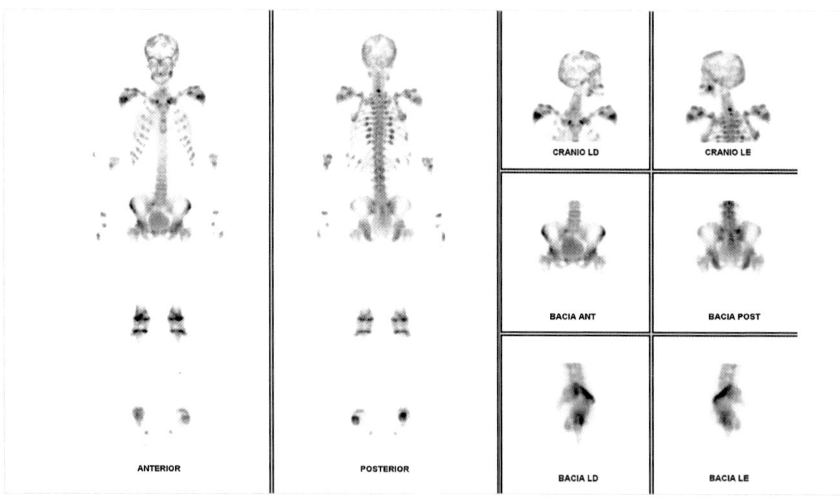

FIGURA 8 **Cintilografia óssea de paciente com osteomalácia. Atentar-se às captações difusas, sobretudo em regiões epifisárias de fêmures, tíbias e úmeros.**
Fonte: imagens cedidas pelo Ambulatório de Osteoporose e Osteometabolismo do Serviço de Reumatologia do Hospital das Clínicas da Faculdade de Medicina da Universidade de São Paulo.

na D (50.000 UI por semana por 8 a 12 semanas) pode ser considerada para normalizar a concentração sérica de 25OHD mais rapidamente. O calcifediol (25OHD) pode ser útil em pacientes com má absorção de gordura. A causa subjacente deve sempre ser tratada, se possível; por exemplo, a adesão a uma dieta isenta de glúten na doença celíaca. O objetivo do tratamento é melhorar os sintomas, normalizar as concentrações plasmáticas de cálcio e fósforo, corrigir o hiperparatiroidismo secundário e trazer os níveis séricos de 25OHD para suficiência (em torno de 30 ng/mL). O monitoramento regular é recomendado durante o acompanhamento. A fosfatase alcalina pode aumentar no início do tratamento, mas normaliza gradualmente ao longo de vários meses, assim como a hipocalciúria e as alterações radiográficas. Agentes osteoanabólicos e antirreabsortivos são contraindicados porque podem precipitar hipocalcemia.

RAQUITISMO HEREDITÁRIO

Erros inatos do metabolismo da vitamina D são responsáveis por formas de raquitismo que não respondem à reposição e incluem:

A. Raquitismo hereditário dependente de vitamina D do tipo 1A: doença autossômica recessiva em que há mutações inativadoras do gene da 1α-hidroxilase resultando em raquitismo durante a infância e sinais de hipocalcemia, tetania ou convulsões. A 25OHD sérica está dentro da faixa normal, mas a $1,25(OH)_2D$ sérica é muito baixa ou indetectável. As características clínicas são indistinguíveis do raquitismo nutricional.

B. Raquitismo hereditário dependente de vitamina D do tipo 1B: doença causada pela falta de atividade da 25-hidroxilase no fígado (mutação CYP2R1).

C. Raquitismo hereditário dependente de vitamina D do tipo 2A: verdadeira resistência ao $1,25(OH)_2D$, o raquitismo hereditário dependente de vitamina D do tipo 2A é uma doença autossômica recessiva que se apresenta com raquitismo e sinais de hipocalcemia, incluindo tetania e convulsões. O fenótipo está associado a alopecia, mas a doença pode ocorrer raramente em crianças sem alopecia. O PTH sérico é elevado e os níveis plasmáticos de $1,25(OH)_2D$ são muito altos. Quando alguma função do VDR é preservada, doses farmacológicas de calcitriol ou alfacalcidol podem melhorar a absorção de cálcio e tratar o raquitismo. Em caso de resistência completa, os metabólitos ativos da vitamina D são ineficazes.

D. Raquitismo hereditário dependente de vitamina D do tipo 2B: doença rara é causada pela superexpressão de ribonucleoproteínas nucleares que apresentam influência dominante negativa na transativação gênica mediada por VDR. Os achados clínicos e bioquímicos são similares ao tipo 2A, mas não há mutações no VDR.

E. Raquitismo hereditário dependente de vitamina D do tipo 3: raquitismo responsivo à vitamina D causado por uma mutação ativadora no CYP3A4, que aumenta o catabolismo da 25OHD. Distúrbio autossômico dominante, pode ser tratado com altas doses de 25OHD.

OSTEOMALÁCIA HIPOFOSFATÊMICA LIGADA AO X

A osteomalácia hipofosfatêmica ligada ao X (XLH) é uma doença genética caracterizada pelo aumento da excreção renal de fósforo por aumento dos níveis de FGF23. Isso decorre de uma mutação no cromossomo Xp22.1, que codifica a protease PHEX (*phosphate-regulating neutral endopeptidase*). Embora não totalmente esclarecida, a PHEX é provavelmente é um inibidor de FGF23. Por se tratar de doença dominante ligada ao X, sua prevalência é o dobro em mulheres.

A avaliação laboratorial revela hipofosfatemia com fração de excreção de fósforo elevada, baixos níveis de calcitriol e elevados níveis de FGF23. O exame confirmatório é o teste genético, com análise de mutações no gene PHEX.

O tratamento da XLH é feito com reposição oral de fósforo e calcitriol. Anticorpo monoclonal humano anti-FGF23 de uso subcutâneo, o burosumabe é aprovado para o tratamento do XLH, tanto em crianças quanto em adultos.

OSTEOMALÁCIA INDUZIDA POR TUMOR

Síndrome paraneoplásica rara que acomete adultos entre 40-60 anos, a osteomalácia induzida por tumor (oncogênica) é geralmente associada a tumores mesenquimais produtores de FGF23. Em alguns casos, a doença se associa a tumores agressivos e metastáticos.

O quadro clínico é geralmente mais abrupto, com sintomas de fraqueza, dor difusa e múltiplas fraturas, sobretudo vertebrais. A densitometria óssea mostra baixa densidade mineral óssea e o quadro pode ser erroneamente atribuído à osteoporose, o que pode causar atraso no diagnóstico. O diagnóstico laboratorial é sugerido pela presença de hipofosfatemia com fração de excreção de fósforo aumentada e níveis elevados de FGF23. A localização do tumor costuma ser um desafio. A investigação dos principais sítios de neoplasia e a avaliação dermatológica detalhada podem ser complementadas por métodos de medicina nuclear. A identificação do sítio tumoral pode ser feita pela cintilografia com octreotide ou pela tomografia por emissão de pósitrons utilizando o radiofármaco gálio-68 (PET-CT com Ga-68-DOTATATE) (Figura 9). A identificação de imagens hipermetabólicas sugere a localização, devendo-se proceder com a exérese do tumor e a confirmação anatomopatológica e laboratorial. A exérese do tumor promove a normalização dos níveis de FGF23 e do fósforo sérico.

Em casos de recidiva ou na impossibilidade de exérese do tumor, a reposição de fosfato e a suplementação de calcitriol são recomendadas e, mais recentemente, o uso do burosumabe.

OSTEOMALÁCIA INDUZIDA POR MEDICAMENTOS

Vários medicamentos, incluindo analgésicos (acetaminofeno), antiandrogênicos, anticonvulsivantes (fenitoína, topiramato), antineoplásicos, inibidores da mTOR (sirolimo, everolimo), inibidores da calcineurina (ciclosporina, tacrolimo), antirreabsortivos (bisfosfonatos, denosumabe) e diuréticos (tiazídicos), são causa de hipofosfatemia. A revisão sistemática do uso de medicamentos é fundamental para o diagnóstico correto. Merece menção especial o uso clínico de carboximaltose férrica e do tenofovir.

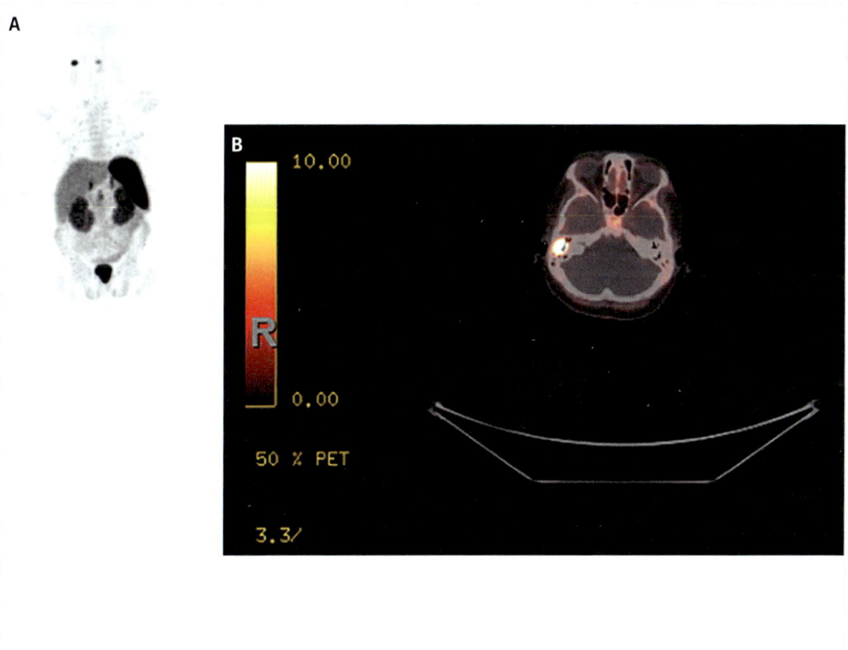

FIGURA 9 Tomografia por emissão de pósitrons utilizando o radiofármaco gálio-68 (PET-CT com Ga-68-DOTATATE) para investigação de paciente com osteomalácia induzida por tumor. Na imagem da esquerda, de corpo inteiro, vemos captação em região craniana direita. Na imagem da direita, fusão com a tomografia, vemos captação intensa em região de mastoide direita.

Fonte: imagens cedidas pelo Ambulatório de Osteoporose e Osteometabolismo do Serviço de Reumatologia do Hospital das Clínicas da Faculdade de Medicina da Universidade de São Paulo.

A carboximaltose férrica é utilizada para reposição de ferro por via intravenosa. Pode ocasionar hipofosfatemia transitória, e em alguns casos persistente, levando ao risco de osteomalácia, particularmente em pacientes com infusões frequentes. O mecanismo parece ser mediado por FGF23. Para os casos de hipofosfatemia persistente ou sintomática, deve-se considerar a reposição oral de fosfato ou suplementação de calcitriol, até a resolução laboratorial.

O tenofovir, antiviral utilizado no tratamento do HIV e da hepatite B, é causa de tubulopatia proximal (síndrome de Fanconi) associada a acidose tubular renal tipo II, com perda urinária de aminoácidos, glicose, fosfato, ácido úrico e bicarbonato. Em pacientes em uso crônico dessa medicação, recomenda-se avaliação densitométrica, além de urina tipo I para avaliação do pH urinário, gasometria venosa e monitorização regular de eletrólitos séricos e urinários. A descontinuação da droga costuma melhorar o quadro. Em casos de hipofosfatemia grave pode ser necessária a reposição oral de fosfato ou suplementação de calcitriol.

HIPOFOSFATASIA

A hipofosfatasia é uma forma rara de raquitismo ou osteomalácia hereditários caracterizada bioquimicamente pela atividade subnormal da isoenzima não tecido-específica da fosfatase alcalina (mais detalhes no Capítulo "Hipofosfatasia"). Embora essa isoenzima seja expressa em diversos tecidos, a deficiência enzimática na hipofosfatasia afeta majoritariamente o osso e os dentes. A doença pode se manifestar em seis formas principais desde a fase perinatal até a forma dos adultos. Geralmente, quanto mais precoce a apresentação, mais grave é o curso clínico. Habitualmente mais grave nas crianças, nos adultos a hipofosfatasia se apresenta geralmente com fraturas por estresse do metatarso, recorrentes e de difícil cicatrização. Às vezes, os pacientes relatam raquitismo e/ou perda prematura da primeira dentição. Posteriormente, podem ocorrer pseudofraturas femorais e episódios de condrocalcinose ou pseudogota.

O raquitismo/osteomalácia observado na hipofosfatasia é bastante singular. Diferentemente de outras formas de raquitismo/osteomalácia, na hipofosfatasia os níveis circulantes de cálcio ou fósforo não são baixos e a fosfatase alcalina é baixa, e não alta. De fato, nas formas infantis pode ocorrer hipercalcemia e, nesses casos, os níveis séricos de paratormônio e $1,25(OH)_2D$ podem estar suprimidos. Nas formas infantis e adultas, muitos pacientes são hiperfosfatêmicos em virtude de maior reabsorção renal de fosfato. Na hipofosfatasia, a histomorfometria mostra raquitismo ou osteomalácia sem sinais hiperparatireoidismo secundário. As formas perinatal e infantil são herdadas como traços autossômicos recessivos; formas mais leves normalmente representam herança autossômica dominante.

O diagnóstico da hipofosfatasia é realizado a partir de achados clínicos e de exame físico consistentes, evidências radiográficas ou histopatológicas de raquitismo ou osteomalácia e hipofosfatemia, juntamente a baixos níveis de fosfatase alcalina com acúmulo de seus substratos da fosfatase alcalina não tecido-específica (piridoxal 5-fosfato sérico e fosfoetanolamina urinária). Os valores de referência da fosfatase alcalina devem corrigidos pela idade e sexo. Para o diagnóstico diferencial, é importante considerar outros cenários associados à redução dos níveis de fosfatase alcalina (Tabela 4). O teste genético com análise de mutação do gene da fosfatase alcalina não tecido-específica (TNSALP) confirma o diagnóstico.

Uma vez que os níveis circulantes de Ca, P e 25OHD geralmente não são baixos na hipofosfatasia, a suplementação de cálcio e vitamina D, elementos do manejo de outras formas de osteomalácia, deve ser evitada nesses pacientes. A suplementação pode provocar ou exacerbar hipercalcemia ou hipercalciúria. A terapia de reposição com fosfatase alcalina recombinante direcionada ao osso (asfotase alfa) apresenta excelentes eficácia e segurança.

TABELA 4 Causas de diminuição dos níveis de fosfatase alcalina

Fosfatase alcalina reduzida	Causas
Redução persistente	Hipofosfatasia Displasia cleidocranial Doença articular de Mseleni
Redução transitória	Doença de Wilson Hipotireoidismo grave Síndrome de Cushing/hipercortisolismo Uso de bisfosfonatos Intoxicação por vitamina D
Redução rápida	Cirurgia de *bypass* cardíaco Politrauma Neoplasias e quimioterapia Mieloma múltiplo Transfusão sanguínea Anorexia Sepse e disfunção de múltiplos órgãos Erro laboratorial

Fonte: adaptada de McKiernan FE, Shrestha LK, Berg RL, Fuehrer J. Acute hypophosphatasemia. Osteoporos Int. 2014 Feb;25(2):519-23.

CONCLUSÃO

Com variada etiologia, o raquitismo e a osteomalácia são doenças ósseas caracterizadas por falha da mineralização mais comumente associada a causas nutricionais. Importante diagnóstico diferencial da osteoporose, produzem similar redução da massa óssea na avaliação densitométrica. O tratamento deve ser direcionado para as causas subjacentes.

BIBLIOGRAFIA

1. Arboleya L, Braña I, Pardo E, Loredo M, Queiro R. Osteomalacia in adults: a practical insight for clinicians. J Clin Med. 2023 Apr 5;12(7):2714.
2. Calvo MS, Uribarri J. Public health impact of dietary phosphorus excess on bone and cardiovascular health in the general population. Am J Clin Nutr. 2013 Jul;98(1):6-15.
3. Cianferotti L. Osteomalacia is not a single disease. Int J Mol Sci. 2022 Nov 28;23(23):14896.
4. Collins MT, Marcucci G, Anders HJ, Beltrami G, Cauley JA, Ebeling PR, et al. Skeletal and extraskeletal disorders of biomineralization. Nat Rev Endocrinol. 2022 Aug;18(8):473-89. Erratum in: Nat Rev Endocrinol. 2023 Jan;19(1):62.
5. Freitas TQ, Franco AS, Pereira RMR. Improvement of bone microarchitecture parameters after 12 months of treatment with asfotase alfa in adult patient with hypophosphatasia: case report. Medicine (Baltimore). 2018 Nov;97(48):e13210.
6. Fukumoto S, Ozono K, Michigami T, Minagawa M, Okazaki R, Sugimoto T, et al. Pathogenesis and diagnostic criteria for rickets and osteomalacia – proposal by an expert panel supported by the Ministry of Health, Labour and Welfare, Japan, the Japanese Society for Bone and Mineral Research, and the Japan Endocrine Society. J Bone Miner Metab. 2015 Sep;33(5):467-73.
7. Jannin A, Kerlan V, Desailloud R. Endocrinology of bone mineralization: an update. Ann Endocrinol (Paris). 2022 Feb;83(1):46-53.
8. McKiernan FE, Shrestha LK, Berg RL, Fuehrer J. Acute hypophosphatasemia. Osteoporos Int. 2014 Feb;25(2):519-23.
9. Munns CF, Shaw N, Kiely M, Specker BL, Thacher TD, Ozono K, et al. Global consensus recommendations on prevention and management of nutritional rickets. J Clin Endocrinol Metab. 2016 Feb;101(2):394-415.
10. Payne RB. Renal tubular reabsorption of phosphate (TmP/GFR): indications and interpretation. Ann Clin Biochem. 1998;35:201-6.
11. Peacock M. Phosphate metabolism in health and disease. Calcif Tissue Int. 2021 Jan;108(1):3-15.
12. Uday S, Högler W. Nutritional rickets and osteomalacia in the twenty-first century: revised concepts, public health, and prevention strategies. Curr Osteoporos Rep. 2017 Aug;15(4):293-302. Erratum in: Curr Osteoporos Rep. 2017 Aug 14.

33

Hiperparatireoidismo primário

André Silva Franco
Diogo Souza Domiciano

DESTAQUES DO TEMA

- Hiperparatireodismo primário é causa importante de osteoporose secundária.
- A maioria dos casos de hiperparatireoidismo primário é assintomática; portanto, o diagnóstico é laboratorial (hipercalcemia com PTH elevado ou inapropriadamente normal).
- A correção de fatores associados, como hipovitaminose D, baixa ingesta de cálcio, sedentarismo, tabagismo e etilismo, deve ser realizada em todos os pacientes.
- Indicação cirúrgica (paratireoidectomia): pacientes com sintomas, hipercalcemia importante, nefrolitiase e osteoporose.

INTRODUÇÃO

O hiperparatireoidismo primário (HPP) é uma doença comum do metabolismo mineral, cujo aumento mais recente na incidência se deve principalmente à maior frequência de diagnóstico pela determinação rotineira do cálcio sérico ou do paratormônio (PTH) no contexto de investigação para osteoporose. O HPP é uma das causas mais importantes de osteoporose secundária.

DEFINIÇÃO E EPIDEMIOLOGIA

O HPP é uma desordem endócrina que afeta o metabolismo mineral e é caracterizado por uma produção excessiva e inadequada do PTH por uma ou mais glândulas paratireoides. Esse desequilíbrio provoca elevação nas concentrações séricas de cálcio.

Essa condição tem uma taxa de incidência similar em homens e mulheres com menos de 45 anos de idade, mas é mais comum em mulheres após os 45 anos, com uma proporção estimada de 3-4 mulheres para cada homem afetado. Nos Estados Unidos, estima-se que cerca de 0,86% da população seja afetada pelo HPP. Na América do Sul, os pacientes parecem ter valores séricos de cálcio mais altos do que aqueles observados na América do Norte. Embora não existam estudos populacionais na América do Sul, semelhante ao que acontece na América do Norte, dados de centros de referência sugerem que mais pacientes estão se apresentando com HPP assintomático, devido à maior disponibilidade de medições de cálcio sérico e PTH e à maior conscientização sobre a doença.

FISIOPATOLOGIA

A secreção do PTH está intimamente ligada às concentrações circulantes de cálcio, um processo controlado pelo receptor sensor de cálcio (CaSR). Quando o cálcio sérico diminui, há um aumento na secreção de PTH, ao passo que o aumento do cálcio resulta em redução na secreção de PTH. Outros fatores, como os valores de calcitriol (a forma ativa da vitamina D) e, em menor grau, as concentrações séricas de fosfato e do fator de crescimento de fibroblastos 23 (FGF-23), também influenciam na secreção do PTH.

Pequenas alterações na concentração de cálcio ionizado extracelular (Ca^{2+}) são detectadas por um receptor sensível ao cálcio associado à membrana celular (CaSR), que também reconhece outros cátions divalentes. No entanto, o Ca^{2+} é o ligante mais sensível. A ativação do CaSR inibe a secreção de PTH, a expressão do gene do PTH e a proliferação das células das paratireoides. O fosfato também parece interagir com o CaSR. O calcitriol (1,25-dihidroxivitamina D) reduz a expressão do gene do PTH e a proliferação das células paratireoides através do receptor de vitamina D, que também é expresso nas células paratireoideanas.

A secreção de PTH ocorre de três formas: contínua, circadiana e pulsátil. A secreção contínua é mais significativa, seguindo o ciclo circadiano com um pico pela manhã, enquanto a secreção pulsátil é mais imprevisível.

Ações do PTH

- No tecido ósseo: o PTH tem um efeito catabólico quando secretado de forma contínua, estimulando a reabsorção óssea pelos osteoclastos. Quando secretado de forma pulsátil, tem efeito anabólico, aumentando a formação óssea.
- Nos rins: aumenta a reabsorção de cálcio nos túbulos proximais e promove a excreção de fosfato, resultando em um efeito hipercalcêmico e fosfatúrico.
- No intestino: aumenta a absorção de cálcio através do aumento do estímulo à produção de vitamina D ativa (calcitriol).

Embora também tenha ações em outros tecidos, como o tecido muscular cardíaco, a pele e o sistema nervoso central, há menos estudos sobre a verdadeira participação do PTH nesses sítios.

ETIOLOGIA

A principal causa de HPP é o adenoma único de paratireoide. Entretanto, podem ocorrer adenomas múltiplos de paratireoide ou hiperplasia de paratireoide. Pacientes muito jovens ou com cálcio sérico muito elevado (> 13 mg/dL) devem ser investigados para carcinoma de paratireoide, situação rara (menos de 1% dos casos), entretanto grave e com altas taxas de óbito e baixa cura.

Cerca de 10% dos casos estão associados a doenças genéticas. Devemos investigar causas genéticas em pacientes com história familiar de hiperparatireoidismo, jovens (< 40 anos) e quando associado a outras neoplasias. A neoplasia endócrina múltipla tipo 1 (NEM1), em que 95% dos pacientes têm HPP, 40% tumores pancreáticos e 30% adenomas de adeno-hipófise, apresenta mutações no gene *MEN1*. A neoplasia endócrina múltipla tipo 2a (NEM2a) também se apresenta com HPP (20%), associado a carcinoma medular de tireoide (99%) e feocromocitomas (50%), estando relacionada a mutações com ganho de função no gene *RET*. Outra condição é a síndrome do hiperparatireoidismo e tumor de mandíbula, associada a mutação germinativa no gene *CDC73*, em que há adenomas de paratireoide associados a fibromas ossificantes da mandíbula e tumores benignos de rim e útero. Nessa condição, até 15% dos adenomas de paratireoide podem ser malignos.

QUADRO CLÍNICO

A maioria dos pacientes com HPP é diagnosticada incidentalmente por meio de exames de rotina que identificam hipercalcemia dependente de PTH, sem apresentar sintomas.

A osteíte fibrosa cística é uma das manifestações ósseas do HPP e é caracterizada por lesões em "sal e pimenta" no crânio, reabsorção subperiosteal das falanges, cistos ósseos e tumores marrons. Essas lesões, devido à fragilidade óssea, podem resultar em fraturas, deformidades e dor.

A hipercalciúria decorrente da hipercalcemia e a hiperfosfatúria aumentam o risco de formação de cálculos renais e nefrocalcinose, podendo levar à perda de função renal. As alterações eletrolíticas podem causar fraqueza muscular proximal. Além disso, o HPP está associado a um maior risco de aterosclerose, sendo uma causa clássica de hipertensão endócrina. Estudos epidemiológicos sugerem uma possível associação entre HPP e declínio cognitivo.

Em casos raros, se hipercalcemia grave ou se a hipercalcemia se desenvolve rapidamente, podem surgir sintomas específicos como fadiga, fraqueza muscular, diabetes *insipidus* nefrogênico e insuficiência renal aguda, entre outros. Nessas situações, é crucial adotar medidas imediatas para tratar a hipercalcemia.

DIAGNÓSTICO E EXAMES COMPLEMENTARES

O diagnóstico do HPP baseia-se na detecção laboratorial de hipercalcemia e aumento das concentrações de PTH (Figura 1). É fundamental ajustar o cálcio sérico de acordo com a concentração de albumina sérica ou, em casos de incerteza ou situações limítrofes, considerar a medição do cálcio iônico. Geralmente, os valores de fósforo estão no limite inferior da normalidade devido ao efeito fosfatúrico. A dosagem de 25-OH-vitamina D é de extrema importância, pois a hipovitaminose D pode ser uma causa de hiperparatireoidismo secundário.

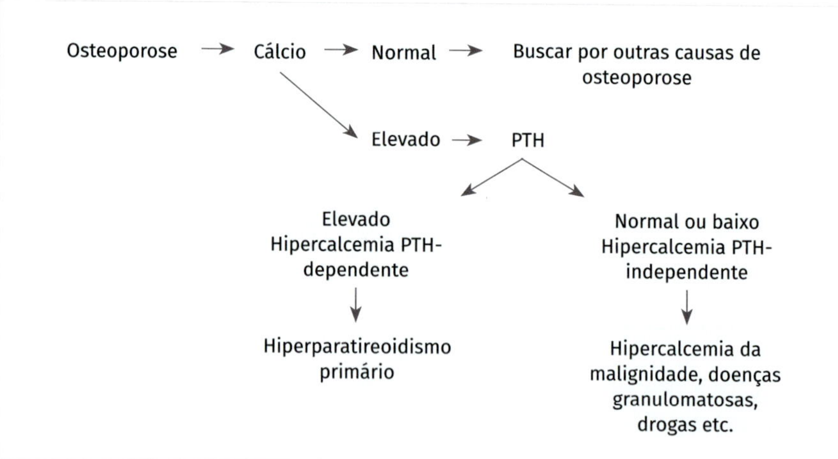

FIGURA 1 Interpretação clínico-laboratorial da hipercalcemia.
PTH: paratormônio.

A hipercalcemia hipocalciúrica familiar é um diagnóstico diferencial do HPP, geralmente diagnosticada antes dos 30 anos de idade, com uma história familiar significativa de hipercalcemia, formação de cálculos renais e falha na eficácia da paratireoidectomia. Indivíduos afetados geralmente apresentam calciúria muito baixa.

Outra condição importante a ser considerada é o hiperparatireoidismo normocalcêmico, caracterizado por PTH aumentado e cálcio normal, geralmente confirmados por meio de dosagens subsequentes. Nesses casos, é crucial excluir possíveis causas de hiperparatireoidismo secundário, conforme resumido na Tabela 1.

TABELA 1 **Causas de hiperparatireoidismo secundário**

- Hipovitaminose D
- Baixa ingestão de cálcio e doenças de má absorção (doença celíaca, bariátricos, pancreatite crônica)
- Doença renal crônica
- Medicamentos: lítio, bisfosfonatos, denosumabe, diuréticos, inibidores de bomba de prótons, inibidores do cotransportador SGLT-2
- Hipercalciúria idiopática
- Distúrbios do fósforo

Fonte: adaptada de Cusano NE, Cetani F. Normocalcemic primary hyperparathyroidism. *Archives of Endocrinology and Metabolism*. 2022;66(5):666-77.

Após o diagnóstico, é crucial realizar uma avaliação minuciosa da saúde óssea e renal. A avaliação óssea pode ser conduzida através da densitometria óssea da coluna lombar, fêmur proximal e do rádio não dominante (Figura 2). O terço proximal do rádio distal, rico em osso cortical, geralmente é o primeiro local afetado pelo efeito catabólico do PTH em secreção contínua. No HPP, é comum observar um aumento no número de fraturas vertebrais, tornando importante a busca ativa por essas fraturas, seja por meio da avaliação visual com densitometria – VFA (*Vertebral Fracture Assessment*) – ou por radiografias da coluna lombar e torácica (Figura 3). O TBS (*trabecular bone score*) complementa essa avaliação óssea, e pode ser utilizado no cálculo do risco absoluto de fraturas pela calculadora FRAX®.

Se disponível, a tomografia computadorizada periférica de alta resolução (HR-pQCT) mostra comprometimento tanto de compartimento cortical como trabecular e de rádio e tíbia distais. Isso é importante, pois não apenas o osso trabecular é alterado no HPP, mas também o compartimento cortical.

Em relação à avaliação renal, é importante realizar exames de imagem, como radiografias simples, ultrassonografias dos rins e vias urinárias, ou tomografias

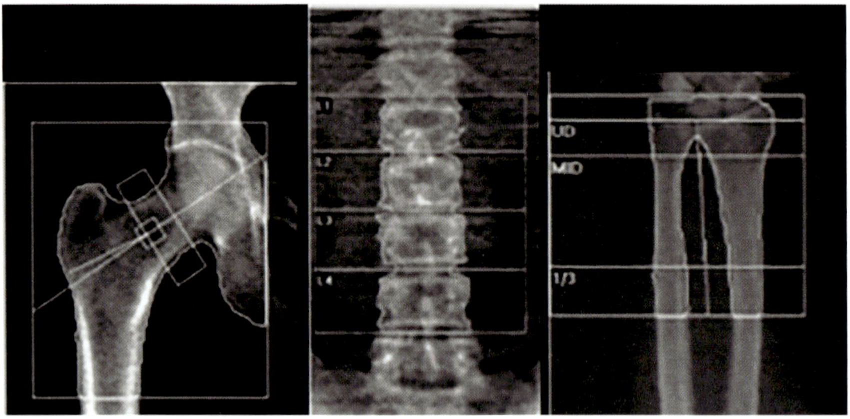

Região	DMO (g/cm²)	*T-score*	*Z-score*
Colo do fêmur	0,796	-1,7	-0,9
Fêmur total	0,882	-1,0	0,0
Coluna L1-L4	0,796	-2,4	-1,6
Rádio 33%	0,479	**-3,0**	-1,8

FIGURA 2 Densitometria óssea de paciente do sexo feminino, 69 anos, com hiperparatireoidismo primário. Notar o acometimento de rádio 33%.

DMO: densidade mineral óssea.

Fonte: imagens do Laboratório de Metabolismo Ósseo da Disciplina de Reumatologia da Faculdade de Medicina da Universidade de São Paulo.

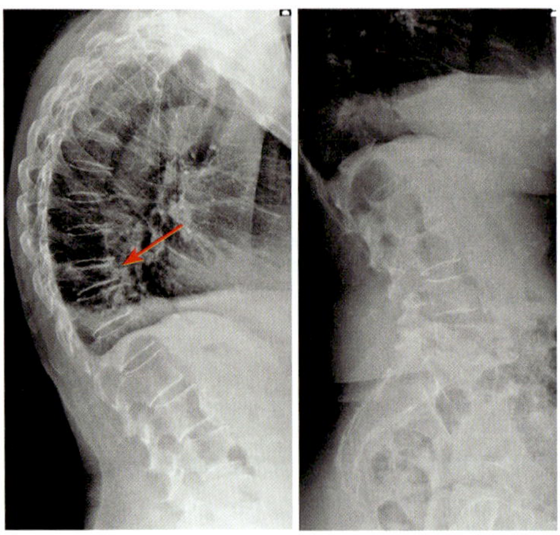

FIGURA 3 Radiografias de coluna torácica e lombar, em perfil, para avaliação de fratura vertebral. Notar o achamento anterior (seta), indicando fratura de fragilidade.

Fonte: imagens do Laboratório de Metabolismo Ósseo da Disciplina de Reumatologia da Faculdade de Medicina da Universidade de São Paulo.

computadorizadas do abdome e da pelve, a fim de detectar a presença de nefrocalcinose e nefrolitíase. A coleta de urina durante 24 horas também é indicada, permitindo a avaliação da calciúria, fosfatúria, creatinúria e uricosúria.

TRATAMENTO

Para pacientes sintomáticos, o tratamento de escolha do HPP é a cirurgia – paratireoidectomia. Em pacientes assintomáticos, deve-se avaliar alguns critérios para verificar se há indicação de cirurgia (Tabela 2). Sempre devemos avaliar as condições perioperatórias e clínicas, pois em alguns casos a cirurgia pode ser contraindicada.

Cuidados clínicos e melhora de condições associadas devem sempre ser avaliados para diminuir a progressão da doença.

TABELA 2 Indicações de paratireoidectomia no hiperparatireoidismo primário assintomático

- Cálcio sérico superior a 1 mg/dL do limite superior da normalidade
- Envolvimento ósseo: fratura vertebral ou osteoporose densitométrica (*T-score* ≤ -2,5 em qualquer sítio)
- Envolvimento renal: redução da função renal (*clearance* de creatinina < 60 mL/min) OU nefrocalcinose ou nefrolitíase OU hipercalciúria (> 250 mg em mulheres; > 300 mg em homens)
- Idade < 50 anos (condição suficiente para indicar paratireoidectomia)
- Decisão conjunta entre médico e paciente, desde que não haja contraindicação cirúrgica

Fonte: adaptada de Bilezikian JP, Khan AA, Silverberg SJ, Fuleihan GE, Marcocci C, Minisola S, et al. Evaluation and management of primary hyperparathyroidism: summary statement and guidelines from the fifth international workshop. Journal of Bone and Mineral Research. 2022 Oct 17;37(11):2293-314.

Tratamento cirúrgico

O tratamento de escolha para o HPP sintomático é a abordagem cirúrgica, conhecida como paratireoidectomia. Na maioria dos casos esporádicos de HPP, a causa é um adenoma único na paratireoide. Portanto, é crucial para o cirurgião de cabeça e pescoço localizar previamente a glândula anômala. Isso pode ser feito por meio de ultrassonografia cervical, tomografia computadorizada cervical com contraste (protocolo 4D), ressonância magnética cervical, cintilografia de paratireoides (Figura 4) ou tomografia computadorizada por emissão de pósitrons (PET-CT).

No caso de identificação de paratireoide hiperfuncionante, a programação cirúrgica é a paratireoidectomia focalizada (apenas um lado). Caso negativo, paratireoidectomia com exploração bilateral. A congelação intraoperatória é útil para confirmar a exérese da paratireoide, assim como a dosagem de PTH rápido no intraoperatório: redução de pelo menos 50% nos valores de PTH após 10 minutos da exérese da(s) paratireoide(s) é um indicador importante de sucesso do procedimento. Caso não haja essa queda, a cirurgia deve continuar.

Em caso de suspeita de carcinoma de paratireoide, deve-se realizar paratireoidectomia e tireoidectomia parcial ipsilateral com esvaziamento cervical recorrencial ipsilateral.

Após a cirurgia de paratireoidectomia, pode ocorrer "fome óssea", situação em que há absorção de cálcio e fósforo pelo osso com consequente hipocalcemia. Dessa forma, é importante monitorar cálcio e fósforo séricos e adequar a ingestão de cálcio. Manter concentrações adequadas de 25-hidroxivitamina D e, em alguns casos, utilizar calcitriol para melhorar a absorção intestinal de cálcio e fósforo.

Pacientes com contraindicações cirúrgicas podem se beneficiar de radioablação.

Tratamento clínico

No tratamento clínico, é essencial corrigir 25-OH-vitamina D sérica, pois a hipovitaminose D pode agravar o hiperparatireoidismo. Idealmente, os pacientes com HPP devem ter 25-OH-vitamina D acima de 30 ng/mL. Entretanto, a

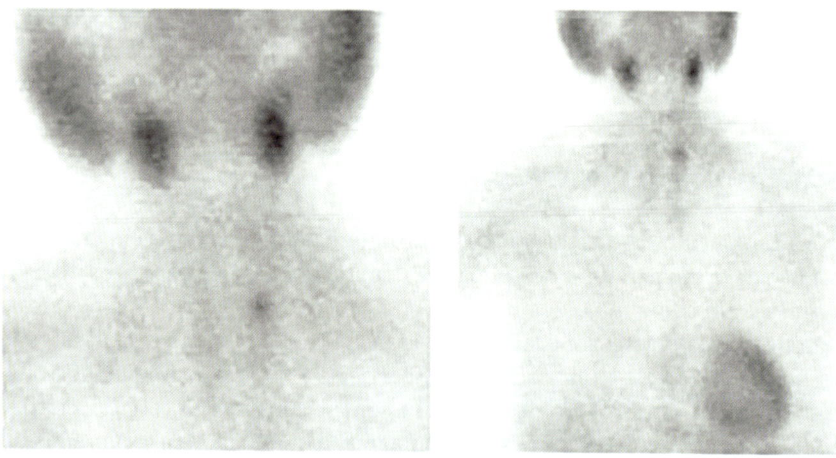

FIGURA 4 Cintilografia de paratireoides – 2 horas após injeção do contraste. Visualização de região cervical (esquerda) e torácica (direita) com captação de região nodular em campo inferior esquerdo sugestivo de adenoma de paratireoide.

correção da hipovitaminose D deve ser cuidadosa, pois doses excessivas podem agravar a hipercalcemia.

Em relação à ingestão de cálcio, não devemos indicar dieta pobre em cálcio, pois isso pode levar a um hiperparatireoidismo secundário e agravar a doença óssea. Os pacientes devem ter dieta adequada em cálcio conforme idade e sexo (de forma geral, ao redor de 1.000 a 1.200 mg/dia).

O cinacalcete atua no receptor sensor de cálcio (CaSR), reduzindo a secreção de PTH e a hipercalcemia. É indicado para pacientes com valores séricos totais de cálcio acima de 11 mg/dL que não são candidatos à paratireoidectomia. Em cerca de 70% dos pacientes há normalização do cálcio, com redução discreta dos valores de PTH. No entanto, o cinacalcete não parece ter efeito sobre as consequências prejudiciais do HPP nos ossos.

Os bisfosfonatos (alendronato, ácido zoledrônico) e o denosumabe são medicamentos antirreabsortivos usados no tratamento da osteoporose secundária ao HPP.

Em situações de hipercalcemia sintomática, que são excepcionais nos dias de hoje, o paciente deve ser tratado em uma unidade de emergência, idealmente em um leito monitorizado. Iniciar com hidratação intravenosa com solução salina, visando um bom débito urinário. Pode-se considerar o uso de diuréticos de alça, se o paciente estiver bem hidratado (com cuidado, pois pode piorar a desidratação). Bisfosfonatos, como pamidronato ou ácido zoledrônico, e denosumabe são opções para o tratamento intravenoso. A calcitonina intranasal ou subcutânea também pode ser utilizada em casos refratários. Quando o paciente estiver estabilizado, deve-se proceder com a paratireoidectomia.

SEGUIMENTO

Para todos os pacientes, é importante realizar um acompanhamento clínico pelo menos anualmente, incluindo:

- Uma dieta normocalcêmica e hipossódica, com o objetivo de preservar o cálcio nos ossos, evitar a indução de um hiperparatireoidismo secundário devido à baixa ingestão de cálcio e reduzir a calciúria causada pela excreção de sódio.
- Manter concentrações adequadas de vitamina D (> 30 ng/mL).
- Monitorar regularmente o cálcio sérico.
- Realizar avaliações regulares da densidade mineral óssea por meio de densitometria óssea e, se disponíveis, TBS e HR-pQCT.
- Realizar uma busca ativa por fraturas vertebrais, especialmente se houver uma redução de 2 cm ou mais na altura.
- Avaliar a função renal, procurando sinais de nefrolitíase, nefrocalcinose e calciúria.

BIBLIOGRAFIA

1. Bilezikian JP, Bandeira L, Khan A, Cusano NE. Hyperparathyroidism. The Lancet. 2018 Jan;391(10116):168-78.
2. Bilezikian JP, Khan AA, Silverberg SJ, Fuleihan GE, Marcocci C, Minisola S, et al. Evaluation and management of primary hyperparathyroidism: summary statement and guidelines from the fifth international workshop. Journal of Bone and Mineral Research. 2022 Oct 17;37(11):2293-314.
3. Brown EM. Role of the calcium-sensing receptor in extracellular calcium homeostasis. Best Pract Res Clin Endocrinol Metab. 2013 Jun;27(3):333-43.
4. Centeno PP, Herberger A, Mun HC, Tu C, Nemeth EF, Chang W, et al. Phosphate acts directly on the calcium-sensing receptor to stimulate parathyroid hormone secretion. Nat Commun. 2019 Oct 16;10(1):4693.
5. Cusano NE, Cetani F. Normocalcemic primary hyperparathyroidism. Archives of Endocrinology and Metabolism. 2022;66(5):666-77.
6. Del Rio P, Boniardi M, De Pasquale L, Docimo G, Iacobone M, Materazzi G, et al. Management of surgical diseases of primary hyperparathyroidism: indications of the United Italian Society of Endocrine Surgery (SIUEC). Updates Surg. 2024 Jun;76(3):743-55.
7. Eufrazino C, Veras A, Bandeira F. Epidemiology of primary hyperparathyroidism and its non-classical manifestations in the city of Recife, Brazil. Clin Med Insights Endocrinol Diabetes. 2013 Dec 4;6:69-74.
8. Goltzman D, Mannstadt M, Marcocci C. Physiology of the calcium-parathyroid hormone-vitamin D axis. Front Horm Res. 2018;50:1-13.
9. Griebeler ML, Kearns AE, Ryu E, Hathcock MA, Melton LJ 3rd, Wermers RA. Secular trends in the incidence of primary hyperparathyroidism over five decades (1965-2010). Bone. 2015 Apr;73:1-7.
10. Hock JM, Gera I. Effects of continuous and intermittent administration and inhibition of resorption on the anabolic response of bone to parathyroid hormone. Journal of Bone and Mineral Research. 2009 Dec 3;7(1):65-72.
11. Martin TJ. Bone Biology and anabolic therapies for bone: current status and future prospects. Journal of Bone Metabolism. 2014;21(1):8.
12. Minisola S, Arnold A, Belaya Z, Brandi ML, Clarke BL, Hannan FM, et al. Epidemiology, pathophysiology, and genetics of primary hyperparathyroidism. J Bone Miner Res. 2022 Nov;37(11):2315-29.
13. Ohe MN, Santos RO, Barros ER, Lage A, Kunii IS, Abrahão M, et al. Changes in clinical and laboratory findings at the time of diagnosis of primary hyperparathyroidism in a University Hospital in São Paulo from 1985 to 2002. Braz J Med Biol Res. 2005 Sep;38(9):1383-7.
14. Silva BC, Boutroy S, Zhang C, McMahon DJ, Zhou B, Wang J, et al. Trabecular bone score (TBS) – a novel method to evaluate bone microarchitectural texture in patients with primary hyperparathyroidism. J Clin Endocrinol Metab. 2013 May;98(5):1963-70.
15. Silva BC, Cusano NE, Bilezikian JP. Primary hyperparathyroidism. Best Pract Res Clin Endocrinol Metab. 2024 Jan;38(1):101247.
16. Stein EM, Silva BC, Boutroy S, Zhou B, Wang J, Udesky J, et al. Primary hyperparathyroidism is associated with abnormal cortical and trabecular microstructure and reduced bone stiffness in postmenopausal women. J Bone Miner Res. 2013 May;28(5):1029-40.
17. Walker MD, Shane E. Hypercalcemia. JAMA. 2022 Oct 25;328(16):1624.
18. Yeh MW, Ituarte PH, Zhou HC, Nishimoto S, Liu IL, Harari A, et al. Incidence and prevalence of primary hyperparathyroidism in a racially mixed population. J Clin Endocrinol Metab. 2013 Mar;98(3):1122-9.

Índice remissivo

E

F

G

H

Q

R

S

T

U

V